Angst und Depression

Angst und Depression

Kognitive Verhaltenstherapie bei Angststörungen und unipolarer Depression

von

Sigrun Schmidt-Traub
und Tina-Patricia Lex

HOGREFE
GÖTTINGEN · BERN · WIEN
TORONTO · SEATTLE · OXFORD · PRAG

Dr. rer. pol., Dipl.-Psych., Dipl.-Soz. Sigrun Schmidt-Traub, geb. 1942. Studium der Psychologie und Soziologie in Tübingen, Hamburg, Berlin, Frankfurt und an der Yale University in New Haven (USA). 1974 Promotion. Ausbildung in Verhaltens-, Gesprächspsycho- und Hypnotherapie. Seit 1974 eigene psychotherapeutische Praxis und Lehrtätigkeit an Universitäten. Seit 1989 Dozentin und Supervisorin an verschiedenen Ausbildungsinstituten für Klinische Verhaltenstherapie.

Dipl.-Psych. Tina-Patricia Lex, geb. 1964. 1988-1997 Studium der Betriebswirtschaft und Psychologie in Köln und Düsseldorf. Weiterbildung zur Verhaltenstherapeutin und Klinischen Neuropsychologin. Seit 1997 Tätigkeit in zwei Kliniken für Neurologie in Hattingen und Hagen.

Bibliografische Information Der Deutschen Bibliothek
Die Deutsche Bibliothek verzeichnet diese Publikation in der Deutschen Nationalbibliografie; detaillierte bibliografische Daten sind im Internet über http://dnb.ddb.de abrufbar

Göttingen • Bern • Wien • Toronto • Seattle • Oxford • Prag
Rohnsweg 25, 37085 Göttingen

http://www.hogrefe.de
Aktuelle Informationen • Weitere Titel zum Thema • Ergänzende Materialien

Umschlagabbildung: Sigrun Schmidt-Traub
Satz: Beate Hautsch, Göttingen
Druck: Hubert & Co., 37079 Göttingen
Printed in Germany
Auf säurefreiem Papier gedruckt

ISBN 3-8017-1906-5

Inhaltsverzeichnis

Vorwort[1]

Dieses Buch richtet sich an Psychotherapeuten mit Weiterbildung in kognitiver Verhaltenstherapie oder mit starkem Interesse daran. Unser wichtigstes Anliegen ist, dem Leser die präzise diagnostische Einschätzung und gezielte Behandlung von Angststörungen und Depressionen zu erleichtern. Außerdem sollen Therapeuten angeregt werden, weniger auf vage, undifferenzierte Diagnosen wie „Angst und depressive Störung, gemischt" (ICD-10: F41.2) oder „Anpassungsstörungen" (F43.2) zurückzugreifen. Obgleich unpräzise, erfreuen sich diese Diagnosen erstaunlich großer Beliebtheit, sicherlich zum einen, weil Ängste und Depressionen tatsächlich oft zusammen gehen, aber vermutlich auch deshalb, weil genaues Diagnostizieren im Formenkreis von Angststörungen und Depressionen weniger routinierten Therapeuten Mühe bereiten kann.

Sowohl Ängste als auch Depressionen können im Rahmen einer gemischten Störung aufeinander bezogen sein und jeweils unterschiedliche Qualitäten haben. In der Supervision zeigt sich immer wieder, wie schwer es ist, die Nuancen des Angstgehalts und des depressiven Anteils einer gemischten Störung genau zu erkennen oder die Intensität von depressiven Beschwerden und Angstsymptomen einzuschätzen. Jedenfalls wird ohne präzise Differenzialdiagnose bei jeder der unter den Sammeldiagnosen etwas schwammig zusammengefassten Störungen die Wahl der therapeutischen Vorgehensweise erschwert und das Gelingen der Therapie infrage gestellt.

Aus diesen Gründen sind Erscheinungsform, Differenzialdiagnostik und kognitiv verhaltenstherapeutische Behandlung von allen sieben Angststörungen einschließlich der unipolaren Depressionen Gegenstand dieses Buches. Die Störungen gelten nicht nur für Erwachsene, sondern auch für Kinder und Jugendliche. Hauptaugenmerk liegt auf der diskriminierenden Wahrnehmung der unterschiedlichen Ängste und Depressionen, auf der Prioritätenstellung bei Komorbidität und der Wahl der angemessenen Therapierationale.

Über das Vorkommen von Ängsten und Depressionen und ihre Komorbiditäten gibt es gesicherte Erkenntnisse aus epidemiologischen Studien. Diese belegen die häufige Verbindung von Ängsten und Depressionen. Bei vielen depressiven Patienten finden sich Angststörungen in der Vorgeschichte, weshalb die Behandlung dieser Angststörung(en) von außerordentlicher Bedeutung für die psychosoziale Gesundheit ist. In den meisten Fällen, in denen Angst und Depression zusammen auftreten, erweist sich bei genauem Hinsehen die Angststörung als die vorrangige psychische Auffälligkeit und die Depression als sekundäre Störung. Außer aus epidemiologischen Untersuchungen geht das auch aus klinischen Studien hervor.

Ängste führen vielfach zu depressivem Erleben, in manchen Fällen sogar sehr schnell. Die subjektive Bedeutung und Verarbeitung von *Angststörungen* stellt nämlich eine chronische Belastung für die Betroffenen dar und bildet ein *Risiko für Depressionen*. Im Allgemeinen gilt die Therapie einer Angststörung mit komorbider Depression als komplizierter im Vergleich zu der Behandlung einer reinen Störung. Unserer klinischen Erfahrung nach trifft dies überwiegend auf Patienten zu, die *schon vor dem Aufkommen von Angsterleben depressive Verstimmungen* hatten, jedoch nicht auf solche, die eine sekun-

[1] Obgleich im Text das generische Maskulinum verwendet wird, sind immer beide Geschlechter gemeint.

däre Depression entwickelt haben oder nahezu zeitgleich Angst und Depression bekamen. Dem größeren Teil der Patienten mit sekundären Depressionen hilft in der Regel eine *Angstbehandlung* über beide Störungen hinweg.

Tatsächlich belegen neuere Studien, wie die von Goodwin et al. (2001) und Tsao et al. (2002), dass eine erfolgreich durchgeführte kognitiv-verhaltenstherapeutische Behandlung der dominierenden psychischen Störung – bei komorbider Angst und Depression ist es meist die Angststörung – auch zur Behebung der komorbiden Störung führt. Deshalb wird empfohlen, sich therapeutisch auf die für den einzelnen Patienten bedeutungsvollere Störung zu konzentrieren. Dieser Empfehlung schließen wir uns gerne an, denn sie deckt sich mit unseren Erfahrungen.

Infolgedessen ist für Verhaltenstherapeuten eine der wichtigsten Botschaften dieses Buches: Bei Patienten, die *zuerst* eine *Angststörung* hatten, und das betrifft die Mehrzahl der Fälle mit gemischter Angst- und Depressionssymptomatik (ca. 65 bis 75%), wird vorerst nur die Angststörung mit Konfrontation, kognitiver Therapie und Gesundheitsverhalten behandelt und abgewartet, ob damit nicht auch die Depression verschwindet.

Wie aus neueren epidemiologischen Studien hervorgeht, sind Angststörungen des Kindes- und Jugendalters ein Risikofaktor für unipolare Depressionen. Außerdem erhöhen unbehandelte Ängste bei depressiven Patienten die Wahrscheinlichkeit eines Rezidivs der Depression (Wittchen, 2004). Folglich ist es nicht nur für die Prävention von unipolaren depressiven Störungen im Erwachsenenalter notwendig, Angststörungen bei Kindern und Jugendlichen zu behandeln. Auch erwachsene Patienten, bei denen Angsterleben in der Biographie vorkam, sind in kognitiv-verhaltenstherapeutischen Angstbewältigungsstrategien zu unterweisen, selbst wenn die Angst im Moment nicht akut ist. Damit sind sie gleichzeitig für den Fall der Rückkehr von Angst gewappnet.

Weil bei komorbiden Ängsten und Depressionen der Einfluss von Angststörungen so markant ist, wird im vorliegenden Buch ein größeres Gewicht auf die Diagnostik und Behandlung von Angststörungen gelegt. Die posttraumatische Belastungsstörung wird, obgleich sie in ihrer Komplexität ein Sonderfall unter den Angststörungen darstellt, mit einbezogen, denn gerade bei ihr kommen Angst- und Depressionssymptome sehr oft gemischt vor. Zahlreiche kontrollierte Studien zur Wirksamkeit von Therapien belegen, dass sich die akute Belastungsreaktion ebenso wie die posttraumatische Belastungsstörung mit kognitiver Verhaltenstherapie sehr gut behandeln lässt.

Jede Angststörung hat eine differenzialdiagnostisch spezifische Ausprägung, die eine spezielle Therapieplanung erforderlich macht. Durchgängig werden zwei wichtige Therapiebausteine für die Angstbehandlung herangezogen: *Konfrontation* und *kognitive Therapie*. Kognitive Verhaltenstherapie, insbesondere Konfrontation in vivo, ist der Wirksamkeitsforschung zufolge erstaunlich wirkungsvoll bei allen Angststörungen und deshalb konsistent heranzuziehen.

Nicht selten fällt die Gestaltung eines angemessenen Therapiekonzepts bei der generalisierten Angststörung etwas schwer: Angesichts ihrer hohen Komorbidität – sie tritt besonders häufig mit unipolarer Depression auf – verunsichert sie viele therapeutische Anfänger und auch manchen gestandenen Verhaltenstherapeuten nicht nur bei der diagnostischen Einschätzung, sondern auch bei der Auswahl von geeigneten therapeutischen Vorgehensweisen.

Bei den Erklärungsansätzen von Angststörungen und Depressionen ist zwischen ursächlichen, auslösenden und aufrechterhaltenden Bedingungen zu unterscheiden. Grundsätzlich hängt der therapeutische Schwierigkeitsgrad von den individuellen Bedingungen und Belastungen ab, unter denen die Störbilder der Patienten zustande gekommen sind und von denen sie heute aufrechterhalten werden. Zudem sollten Therapeuten die persönlichen Bewältigungsmethoden ihrer Patienten und die jeweilige Intensität ihrer Beeinträchtigung – beides geht nicht aus der Diagnose hervor – in den diagnostischen Prozess und die Therapieplanung mit einbeziehen.

Die Angststörungen und Depressionen von Kindern und Jugendlichen sind vergleichbar mit denen der Erwachsenen. Sie werden sehr ähnlich diagnostiziert und behandelt (Essau, 2003; Schmidt-Traub, 2001; Schneider, 2003). Angststörungen, vor allem phobische, kommen schon bei Kleinstkindern vor (Schmidt-Traub, 2001). Die meisten treten jedoch erst im Erwachsenenalter auf, auch wenn sie mit Beginn der Pubertät, besonders bei den Mädchen, schon deutlich zunehmen. Aus diesem Grund werden Jugendliche seit den 90er Jahren in die Untersuchungspopulation von epidemiologischen Studien einbezogen. Depressionen hingegen können irgendwann und jederzeit im Leben eines Menschen entstehen.

Das hier vorgelegte Buch ist ein *diagnostisch-therapeutisches Handbuch für Praktiker im ambulanten und stationären Bereich*. Gezeigt wird zum einen, wie die diagnostischen und therapeutischen Prozesse verzahnt sind, und zum anderen, wie sich ohne sorgfältige diagnostische Einschätzung eine angemessene und wirksame Therapie nicht durchführen lässt. Evaluation, Wirksamkeit, Akzeptanz durch den Patienten, therapeutische Allianz und Katamnese sind Schlüsselbegriffe einer wissenschaftlich fundierten Psychotherapie und werden im Bezugsrahmen der Verhaltenstherapie beleuchtet.

Hinweise zur Epidemiologie und zu diagnostischen Klassifikationssystemen führen den Leser in das Handbuch ein. Im Teil I werden *Angststörungen* im exakten Wortlaut der diagnostischen Kriterien für Forschung und Praxis des ICD-10 (2000) und des DSM-IV (1996) wiedergegeben und im Teil II *depressive Störungsbilder* nach ICD-10, um Praktikern präzise explorative Leitlinien an die Hand zu geben. *Störungsspezifisch* werden anschließend jeweils die diagnostische Vorgehensweise, störungsspezifische Erklärungsmodelle und therapeutische Interventionen (für die Angststörungen im Teil I und die depressiven Störbilder im Teil II) beschrieben, um den differenzialdiagnostischen Blick des Therapeuten für feinere Unterschiede zwischen den Störungen zu schärfen, ihm die Bedingungs- und Funktionsanalyse zu erleichtern und Impulse für die kognitiv-verhaltenstherapeutische Arbeit zu geben. Abgerundet wird die Darstellung jeder Störung mit einem ausführlichen Behandlungsbeispiel.

Im Teil III werden empirisch gesicherte und plausible Daten zur therapeutischen Beziehung referiert, weil Ausführungen über therapieübergreifende Wirkvariablen wie „therapeutische Allianz“ und „therapeutische Beziehung“ in Therapiemanualen meist zu kurz kommen.

Wir haben uns bemüht, auf therapeutische Vorgehensweisen zurückzugreifen, die sich in der ambulanten Praxis als besonders wirkungsvoll erweisen und die zugleich in ihrer therapeutischen Wirkung empirisch weitgehend abgesichert sind. Sie werden so dargestellt, wie sie in der Fachliteratur, sowohl in neuen experimentellen und klinischen Studien als auch in aktuellen Therapiemanualen diskutiert werden. Außerdem haben wir

Wert darauf gelegt, die Erklärungsmodelle für jede spezifische Störung entsprechend unseren Erfahrungen so abzufassen, dass sie dem Patienten leicht zu vermitteln sind und ihnen auch einleuchten. Die empfohlenen therapeutischen Interventionen, die sich mithilfe der angegebenen Primärliteratur vertiefen lassen, können ambulant und stationär im Einzel-Setting wie auch in homogen zusammengesetzten Patientengruppen durchgeführt werden.

Bei der Vorstellung von diagnostischen Prozessen und therapeutischen Vorgehensweisen bauen wir auf die Bereitschaft zur *Selbsthilfe* beim Patienten und gehen von einer hohen *therapeutischen Flexibilität* beim Therapeuten aus. Je eigenständiger der Patient seine Therapie durchführt, desto selbstwirksamer fühlt er sich und desto leichter wird er bei einem Rückschlag in der Lage sein, die gelernten Bewältigungsstrategien wieder aufzufrischen. Kognitiv-verhaltenstherapeutische Methoden sind sehr vielfältig und fordern den Therapeuten zur kreativen Weiterentwicklung heraus. Je mehr Vorgehensweisen er beherrscht, desto angemessener kann er sich an den Bedürfnissen seiner Patienten orientieren. Mit der Verfügbarkeit einer Vielzahl von empirisch abgesicherten Therapiemethoden wird der Therapeut, wenn er sich nicht nur auf eine bestimmte (halb-)standardisierte Vorgehensweise beschränkt, viele Patienten – gegebenenfalls zusammen mit ihren Angehörigen – erfolgreich behandeln und die Zahl der Therapieabbrüche und Therapiemisserfolge herabsetzen können.

Das Selbsthilfepotenzial von Patienten lässt sich durch den Einsatz von *Selbsthilfebüchern* beachtlich steigern. Unseren Patienten empfehlen wir für die Wartezeit bis zum Therapiebeginn die Lektüre von einschlägigen Selbsthilfebüchern, die wissenschaftlichen Kriterien genügen. Viele Patienten werden durch die Lektüre bereits angeregt, einige erste kognitive Umstrukturierungsübungen und Konfrontationsschritte zu versuchen. Ein Vorgehen in Selbstorganisation hat noch weitere Vorteile: Mit Unterstützung der Selbsthilfefähigkeiten des Patienten lassen sich therapeutische Interventionen nicht nur kostengünstiger, sondern auch effektiver gestalten (Scogin, 2003). Für die Behandlung von Ängsten und Depressionen liegen im deutschen Sprachraum mittlerweile eine ganze Reihe von Selbsthilfebüchern vor (Fehm et al., 2004; Fricke et al., 2004; Hoffmann et al., 2002; Pitschel-Walz, 2003; Schmidt-Traub, 2005 und 2001).

Mit diesem Handbuch möchten wir einen Beitrag zur Verbreitung und vermehrten Anwendung von kognitiver Verhaltenstherapie bei der Behandlung von Patienten mit Angststörungen und unipolaren Depressionen leisten.

Essen, Frühjahr 2005 Sigrun Schmidt-Traub und Tina-Patricia Lex

Einleitung

1 Epidemiologie von Angststörungen und depressiven Störungen

In der epidemiologischen Forschung werden Krankheiten und ihre Verteilung innerhalb einer definierten Population untersucht. Wesentliches Ziel ist die wissenschaftliche Erhellung des Verlaufs von (psychischen) Störungen und ihrer kausalen Bedingungen. Daraus lassen sich vorbeugende Maßnahmen ableiten zur Verminderung des Auftretens oder zur Reduktion von psychischen Störungen und der Beeinträchtigung durch sie. Ein weiteres wichtiges Ziel ist die Planung von geeigneten Versorgungs- und Therapieleistungen.

Zur Veranschaulichung der Verteilung von Angststörungen und Depressionen in der Allgemeinbevölkerung werden im Folgenden einige störungsspezifische epidemiologische Resultate vorgestellt. Sie werden in den Kapiteln über einzelne psychische Störungen weiter ausgeführt und ergänzt.

1.1 Vorkommen von Angststörungen

Angststörungen in der Normalbevölkerung sind epidemiologisch relativ gut untersucht (Lieb et al., 2003). Die Epidemiological Catchment Area Study (ECA – z. B. bei Regier et al., 1990) aus den 80er Jahren, das National Comorbidity Survey für 15- bis 54-Jährige der 90er Jahre (NCS – z. B. Eaton et al., 1994), beide aus den USA, oder die Münchner-follow-up-Studie (MFS) sowie neuere Studien aus Deutschland wie die GHS-MHS (General Health Survey – Mental Health Supplement – Jacobi et al., 2002) für 18- bis 65-Jährige über die Versorgungssituation psychischer Störungen im Bundes-Gesundheits-Survey von 1998 oder die EDSP (Early Developmental Stages of Psychopathology Study – Lieb et al., 2003) für 14- bis 24-Jährige geben einen Überblick über die Verbreitung von Angststörungen und Depressionen.

Die hier erörterten epidemiologischen Ergebnisse über psychische Störungen wurden aus Interviews mit einer repräsentativen Stichprobe aus der Normalbevölkerung gewonnen. Bei den Daten handelt es sich immer um subjektive Darstellungen, die auf den retrospektiven Erinnerungen der Befragten basieren und entsprechend kognitiv-emotionale Verzerrungen aufweisen. Selbst neuere epidemiologische Studien, die auf dem DSM-IV (1996) aufbauen, demonstrieren nach wie vor eine erhebliche Streubreite der Prävalenzwerte. Zum Beispiel liegen die Lebenszeit-Prävalenzschätzungen für Angststörungen insgesamt zwischen 5,6 und 28,7% (Lieb et al., 2003), wobei die Lebenszeitprävalenz dem Teil der Allgemeinbevölkerung entspricht, der irgendwann im Leben bis zum Untersuchungszeitpunkt die diagnostischen Kriterien für eine Angststörung erfüllt. Demgegenüber geben epidemiologische Schätzungen, die sich auf kürzere Zeitintervalle wie Punkt-, 6-Monats- oder 12-Monatsprävalenzen beziehen, jenen Anteil der Bevölkerung an, der in dem jeweiligen Zeitraum vor der Erhebung eine Angststörung nach DSM-IV (oder DSM-III) hatte.

Die beachtliche Inkonsistenz der Datenlage wird vor allem damit erklärt, dass sich die Untersuchungspopulationen über die verschiedenen Studien hinweg in ihrer Alterszusammensetzung, in der Auswahl der einzelnen Angststörungen für die diagnostische Obergruppe und in den Falldefinitionen unterscheiden.

Für die deutsche Allgemeinbevölkerung liegt die erwähnte neue epidemiologische Studie GHS-MHS mit einer Untersuchungspopulation von 4.181 18- bis 65-Jährigen vor, die mit dem für epidemiologische Forschungszwecke häufig angewandten Composite International Diagnostic Interview CIDI befragt wurden (Jacobi et al., 2002). Die *12-Monatsprävalenz* für Angststörungen nach DSM-IV (mit Ausnahme der posttraumatischen Belastungsstörung) liegt in dieser Studie bei 14,5%. Eine Aufschlüsselung nach spezifischen Angststörungen ergibt

- Panikstörung 1,1%
- Agoraphobie 2,0%
- Spezifische Phobie 7,6%
- Soziale Phobie 2,0%
- Generalisierte Angststörung (GAS) 1,5%
- Zwangsstörung 0,7%.

Dieser Untersuchung und auch der NCS zufolge sind Spezifische Phobie und Soziale Phobie die am häufigsten vorkommenden Angststörungen in Deutschland.

Über die Hälfte der Personen mit einer Angststörung geben an, dass sie bereits vor dem Erwachsenenalter unter irgend einer Form von Angst gelitten haben. In der Mehrzahl werden phobische Ängste oder Trennungsangst im Kindesalter genannt. Das *Erstmanifestationsalter* von Angststörungen wird auf das 5. bis 6. Lebensjahr datiert (Andrade et al., 2000). 80 bis 90% der Angststörungen beginnen bis zum 35. Lebensalter, wobei phobische Ängste besonders früh auftreten und Panikstörung sowie generalisierte Angststörung eher später. Die Hochrisikozeit für die Entstehung von Angststörungen liegt zwischen 10 und 25 Jahren. Demnach kommen Angststörungen häufiger in jüngeren Altersgruppen vor (Andrade et al., 2000) als vergleichsweise Depressionen.

Mit den epidemiologischen Studien des In- und Auslandes lässt sich nachweisen, dass Angststörungen insgesamt

- etwa doppelt so häufig bei Frauen und
- vermehrt bei allein Lebenden, Geschiedenen und Verwitweten vorkommen.
- Betroffene haben oft eine geringere Schul- und Berufsausbildung, sind öfters arbeitslos, leben vermehrt als Hausfrau oder Hausmann und
- befinden sich häufig in einer eher schlechten finanziellen Lage.

1.1.1 Risikofaktoren

Der Verlust einer Partnerschaft ist eine schwere Belastung und wahrscheinlich ein häufiger Risikofaktor für den Ausbruch einer Angststörung. Andererseits gehen Personen mit Angststörungen seltener eine Partnerbeziehung ein und halten sie im Vergleich zur Allgemeinbevölkerung auch weniger aufrecht. Unserer Erfahrung nach gilt das für Personen mit Sozialer Phobie oder Zwängen, aber nicht für Panik- und Agoraphobiepatienten. Ein weiterer Risikofaktor ist die familiäre Belastung mit psychischen Störungen: Kinder von Eltern mit depressiven Episoden haben nicht nur vermehrt depressive Störungen, sondern auch häufiger Angststörungen (Lieb et al., 2003).

Kinder unterscheiden sich in ihrer physiologischen Disposition zu einer Verhaltenshemmung, die für temperamentsbedingt gehalten wird und höchst wahrscheinlich genetisch vorgegeben ist: Säuglinge mit einer solchen Verhaltenshemmung (behaviorale Inhibition) sind vom ersten Tag ihres Lebens an zurückhaltender, gehemmter, gehen Neuem aus dem Wege und neigen zu erhöhter Erregbarkeit des sympathischen Nervensystems (Kagan et al., 1987). Epidemiologische Studien, in denen Verhaltenshemmung retrospektiv erfasst wurde, kommen zu unterschiedlichen Ergebnissen bei der Beurteilung, ob dieser Faktor unspezifisch zu allen Angststörungen des Jugend- und Erwachsenenalters disponiert (Prior et al., 2000) oder vielmehr nur spezifisch zur Entwicklung von Sozialer Phobie (Biederman et al., 2001; Hayward et al., 1998). In der EDSP-Studie wiesen Lieb et al. (2000) nach, dass sowohl elterliche Überbehütung als auch elterliche Zurückweisung mit einer höheren Lebenszeitprävalenz für Soziale Phobie einhergeht.

Besonders belastende Lebensereignisse, wie körperliche Gewalterfahrung, sexuelle Übergriffe oder Naturkatastrophen, können in unspezifischer Weise zu Angststörungen, Depressionen und anderen psychischen Störungen führen (MacMillan et al., 2001).

Für weitere Risikofaktoren, die in der Angstliteratur lebhaft diskutiert werden wie Angstsensibilität (S. 40), Anfälligkeit für Stress, autonome Reaktivität oder Fehlen von sozialer Unterstützung gibt es noch keine *epidemiologischen* Belege (Lieb et al., 2003).

1.1.2 Therapeutische Versorgung

Die Versorgungssituation lässt noch sehr zu wünschen übrig. Unabhängig von der Art der therapeutischen Intervention, ihrer Sitzungsfrequenz und Dauer waren laut GHS-MHS etwa 40,5% der angstanfälligen Personen im Jahr vor der epidemiologischen Erhebung in Therapie und ließen eine der erfassten psychischen Störungen mit 12-Monats-Prävalenz behandeln (Lieb et al., 2003). Phobische Angststörungen werden mit 45.3% behandelter Fälle weniger – wie auch immer – therapiert als Panikstörung (75%) und GAS (69%), aber häufiger als Personen mit somatoformen (42,5%) und Substanzstörungen (34,8%) (Wittchen et al., 2000).

Nur 10% der Personen mit einer psychischen Störung werden den epidemiologischen Erkenntnissen zufolge adäquat mit einer wissenschaftlich abgesicherten Behandlungsmethode behandelt (Wittchen et al., 2000), 6,5% der in der GHS-MHS als „versorgt" bezeichneten Personen mit Verhaltenstherapie, 47% mit einer „anderen" Psychotherapie, 34% medikamentös und 26% mit einer „anderen Behandlung als Medikamente oder Psychotherapie" (Lieb et al., 2003). Es wird davon ausgegangen, dass 14,5% der psychisch gestörten Personen lediglich eine hausärztliche Behandlung erhalten, darunter sind besonders viele mit GAS.

Die Versorgungssituation für Kinder und Jugendliche ist noch unbefriedigender: Von den psychisch gestörten 14- bis 17-Jährigen der EDSP-Studie waren lediglich 17% in irgend einer Behandlung, davon nur ein Fünftel in einer empirisch gestützten Psychotherapie (Wittchen et al., 2000).

Die *Unterversorgung von Personen mit Angststörungen* ist demnach erheblich: 60% haben sich niemals um Behandlung ihrer *Ängste* bemüht (Lieb et al., 2003). Gleichwohl suchen Personen mit bestimmten Angststörungen wegen *körperlicher Beschwerden* besonders häufig den Arzt auf oder lassen sich wiederholt stationär durchchecken. Durch unnötige medizinische Untersuchungen, Fehlbehandlungen und Erwerbsunfähigkeit werden die volkswirtschaftlichen Kosten in die Höhe getrieben.

1.1.3 Komorbiditäten von Angststörungen

Komorbide Störungen bedeuten mehr als nur das gleichzeitige Auftreten von psychischen Störungen bei einer Person zu einem gegebenen Zeitpunkt, denn sie beeinflussen sich gegenseitig. Komorbiditäten sind bei Angststörungen keine Seltenheit, vielmehr eher die Regel, denn etwa 70% der Angstpatienten entwickeln laut amerikanischer NCS (Kessler et al., 1995) und deutscher GHS-MHS (Jacobi et al., 2002) irgendwann im Laufe ihres Lebens eine weitere, wenn nicht noch mehr psychische Störungen. In der deutschen epidemiologischen Untersuchung war der Anteil der mehrfach komorbiden Personen mit mindestens *drei* zusätzlichen psychischen Störungen sogar auffallend hoch: Das betraf etwa 50% der Personen mit Panikstörung und GAS und 60% der Personen mit Zwangsstörung gegenüber nur 20% der Personen mit einer phobischen Störung (Lieb et al., 2003). Die höchsten Komorbiditäten wurden bei Panikstörung (92% bzw. 88%) und GAS (91% bzw. 94%) ermittelt.

Die epidemiologischen Ergebnisse zeigen *Komorbiditäten vornehmlich mit anderen Angststörungen*. So ist die Komorbidität zwischen Panikstörung und GAS sehr hoch, desgleichen zwischen Panikstörung und Agoraphobie. Weniger stark, aber immer noch statistisch relevant, ist das gemeinsame Vorkommen von GAS und Sozialer Phobie (Lieb et al., 2003).

Darüber hinaus treten *Angststörungen oft zusammen mit depressiven Störungen* auf (S. 22). Am häufigsten wurde dieser Zusammenhang für die Lebenszeitdiagnose von GAS und (rezidivierender) depressiver Episode, auch Major Depression genannt, gefunden. Panikstörung geht ebenfalls oft mit unipolaren Depressionen einher. Am wenigsten treten Depressionen und Soziale Phobie zusammen auf (Kessler et al., 1995; Wittchen et al., 2000). Mehr als zwei Drittel der in der NCS befragten Personen gaben an, ihre Angststörung bereits vor Ausbruch der Depression gehabt zu haben, weshalb davon ausgegangen werden kann, dass die Depression auf die Angststörung hin erfolgte und somit eine sekundäre Störung ist. Panikstörung tritt in 83% und GAS in 76% der Fälle im gleichen Jahr auf wie die Depression, während sich Phobien in der Mehrzahl eindeutig vor einer depressiven Störung manifestieren: Das gilt für die Soziale Phobie in 72% und für die Spezifische Phobie in 75% der Fälle (Kessler et al., 1995; Kessler, 2001).

Schließlich gehen *Substanzstörungen* ebenfalls häufiger mit *Angststörungen* einher: Der NCS zufolge haben 21% der Personen mit Angststörungen auch eine Alkoholabhängigkeit und etwa 15% erfüllen zusätzlich die Kriterien für die Abhängigkeit von illegalen Drogen (Lieb et al., 2003). Außerdem liegt ein störungsspezifischer Zusammenhang für Nikotinabusus und Panikstörung vor (Isensee et al., 2003; Schmidt-Traub et al., 1997). Auch bei den Personen mit Angststörung und komorbider Substanzmittelabhängigkeit tritt in der überwiegenden Zahl der Fälle die Angststörung vor der Drogenabhängigkeit auf: Das gilt für 57% der Personen mit einer Alkoholproblematik, 68% derjenigen mit Drogenabhängigkeit und für die Mehrheit der Raucher (Isensee et al., 2003).

1.2 Vorkommen von depressiven Störungen

Depressionen verlaufen in der Regel in Episoden. Epidemiologisch gesehen sind sie die dritthäufigste psychische Störung in der Allgemeinbevölkerung und die zweithäufigste in der Allgemeinarztpraxis (Wittchen, 2004, GHS-MHS). Jeder 4. wird demnach irgendwann in seinem Leben depressiv. An 12-Monatsprävalenzen wurden für bipolare Störungen 1,3% gefunden, 4,5% für Dysthymie und 8,3% für depressive Episoden (Wittchen, 2004, GHS-MHS). Aktuell sind 10,3% der Bevölkerung in irgendeiner Form depressiv, davon 5,6% leicht, 7,3% mittelgradig und 4,2% schwer.

Wiederum ist die Streubreite in der Häufigkeit der Störung in den epidemiologischen Studien beträchtlich: So zeigen die epidemiologischen Studien ECA, NCS und MFS, dass annähernd 2 bis 7% der Bevölkerung an unipolaren depressiven Störungen leiden und 0,4 bis 1,7% an bipolaren (6- bis 12-Monatsprävalenzen; vgl. z. B. Kessler et al., 1995). Die Schätzungen für Lebenszeitprävalenzen streuen von 3 bis 18%.

Depressionen nehmen seit den 40er Jahren des 20. Jahrhunderts weltweit zu (Wittchen, 2004). Besonders jüngere Menschen werden zunehmend von Depressionen heimgesucht. Der Ersterkrankungsgipfel liegt heute nicht mehr zwischen dem 30. und 40. Lebensjahr wie noch vor einigen Jahren, sondern zwischen dem 18. und 25. Lebensjahr. Depressive Episoden oder Major Depression sind bei Jugendlichen etwas seltener als bei Erwachsenen und ab dem 14. Lebensjahr bei Mädchen zweimal häufiger als bei Jungen (Lewinsohn et al., 1999). In jüngeren Jahrgängen zeigt sich eine Geschlechtsannäherung (Wittchen, 2004).

Frauen erkranken früher und 2- bis 3-mal so häufig an unipolarer Depression wie Männer (Kessler et al., 2003); nach Wittchen (2004) haben Frauen ein 1,9fach erhöhtes Risiko, an einer Depression zu erkranken. Von 50 000 Frauen, die entbunden hatten, litten 13% unter einer Postpartum-Depression (S. 227) von leichter bis schwerer Ausprägung (Evans et al., 2001). In ihren 40er und 50er Jahren haben Frauen ein wesentlich höheres Risiko, eine unipolare Depression zu entwickeln. Frauen werden zudem öfters rückfällig als Männer. Mit höherem Alter gleichen sich die Geschlechter hinsichtlich depressiver Erkrankungen immer mehr an, wobei die Depressionsrate von Frauen relativ konstant bleibt, während sie bei Männern ab dem Rentenalter ansteigt. Unter 80-jährigen Männern und Frauen gibt es keine signifikanten Geschlechtsunterschiede mehr (Barefoot et al., 2001).

Das Morbiditätsrisiko für *bipolare Störungen* liegt bei 1 bis 2% (Hautzinger, 1997). An Punktprävalenzen werden 0,1 bis 0,4% und an Lebenszeitprävalenzen 3,3% angegeben. Das Ersterkrankungsrisiko wird auf 16 bis 26 Jahre geschätzt. Geschlechtsunterschiede sind nicht gesichert.

1.2.1 Risikofaktoren

Wesentliche Risikofaktoren für die Entwicklung von Depression sind primäre frühe Angststörungen mit einem Beginn oft in der Vorpubertät oder Pubertät, wenn nicht sogar noch früher; das trifft vor allem auf GAS zu (Wittchen, 2004). Das Risiko, aufgrund irgendeiner unbehandelten Angststörung in der Kindheit später eine unipolare Depression zu entwickeln, liegt zwischen 30 und 40%, bei GAS sogar zwischen 50 und 60%. Nach früher nicht behandelter Angststörung ist das Risiko erhöht für

1. eine erste frühe depressive Episode vor dem 18. Lebensjahr,
2. eine längere depressive Episode, Dauer 5 Monate und mehr,
3. häufige, rezidivierende Episoden (mindestens 2 Episoden und mehr innerhalb von 5 Jahren) und Chronizität (Wittchen, 2004).

Risikofaktoren für Depressionen sind im Übrigen negative kognitive Prozesse wie „Grübeleien“, „Fokussieren auf die eigene Person“ und „Negativieren von Erlebnissen“. Personen, die über die aversiven Seiten von belastenden Lebensereignissen wie Leistungsversagen oder Liebeskummer grübeln und sich dadurch in Gefühle der Hoffnungslosigkeit hineinsteigern, entwickeln eher eine unipolare depressive Störung. Sie erleben künftig auch mehr depressive Episoden als Menschen, die nicht zum Grübeln neigen (Robinson et al., 2003).

Für die Entwicklung von depressivem Erleben ist ein weiterer Risikofaktor die Zufriedenheit in der Partnerbeziehung. Männer und Frauen, die von Partnerproblemen berichten, neigen 25-mal häufiger zu depressiven Symptomen als solche, die sich in ihrer Beziehung glücklich fühlen (Scott et al., 2002).

Weitere Risikofaktoren für die Entwicklung von unipolarer Depression sind unfreiwilliges Single-Dasein, Fehlen von sozialer Unterstützung im Berufsleben und Wohnen in urbaner Umgebung (ECA, NCS, MFS).

1.2.2 Therapeutische Versorgung

80% der depressiv gestörten Personen suchen in Deutschland zunächst den Hausarzt auf. Bedauerlicherweise lässt die Vernetzung von Allgemeinmedizinern, Psychiatriefachärzten und psychiatrischen Krankenhäusern noch zu wünschen übrig (Rudolf et al., 2003). Versorgungsleitlinien liegen spätestens seit der Einführung der Disease-Management-Programme vor, werden aber nur vereinzelt bei der Versorgung von depressiven Patienten befolgt. So kommt es, dass weniger als 50% der Depressionen überhaupt diagnostiziert und weniger als ein Viertel langfristig angemessen behandelt werden (Rudolf et al., 2003). Wittchen (2004) gibt eine Behandlungsrate von 50,1% für depressive Patienten an. Aber nur jeder 5. Depressive wird adäquat behandelt. Depressive sind „Weltmeister in stationärer Behandlung“ (Wittchen, 2004).

1.2.3 Komorbidität von depressiven Störungen

Depressionen haben eine hohe *Komorbidität.* Bei mindestens der Hälfte der Personen mit Depressionen kommen komorbide Störungen vor, am häufigsten Angststörungen (Wittchen, 2004). Außerdem verstecken sich oftmals *frühere* andere psychische Störungen hinter einer Depression, insbesondere phobische, panische und soziale Ängste (Wittchen, 2004). Angststörungen gehen demnach häufig in Depressionen über oder sind mit depressiven Verstimmungen assoziiert.

Studien liegen vor, die eindeutig den großen Nutzen einer Behandlung von Vorläuferstörungen wie Panikerleben bei Patienten mit unipolarer Depressionen belegen. An 425 Teilnehmern (Alter: 15 bis 54 Jahre) des National Comorbidity Survey wurde untersucht, inwieweit sich Panikanfälle, die bei einigen der Befragten behandelt wurden, bei anderen nicht, auf die Entstehung einer depressiven Störung auswirken (Goodwin et al., 2001). Nur 19% derjenigen, deren Panik behandelt worden war, entwickelten eine unipolare Störung, während es 45% bei den Nichtbehandelten waren.

1.3 Gemeinsames Vorkommen von Angst und Depression

Bei Patienten mit Angststörungen und Depressionen ist die Arbeitslosigkeit vergleichbar hoch. Die Gesundheitskosten sind bei Angstpatienten jedoch am höchsten, höher als bei Patienten mit Depressionen oder Schizophrenie (Wittchen, 2004), denn sie nehmen infolge ihrer Krankheits- und Todesängste das Gesundheitssystem unverhältnismäßig häufig in Anspruch.

Epidemiologische Studien belegen, wie in der Einleitung bereits erwähnt, dass bei gemeinsamem Auftreten von Ängsten und Depressionen die Angststörung meist die primäre Störung ist. In etwa 2/3 bis 3/4 der Fälle mit gemischter Problematik war die Angststörung *vor* der Depression da, bei 10 bis 20% der Befragten traten beide Störungen im gleichen Jahr auf und nur bei 15 bis 20% gingen depressive Symptome der Angststörung voraus (Kessler, 2001). Das Erleben der eigenen Hilflosigkeit und Selbstunwirksamkeit angesichts der peinigenden Angstsymptome hat wahrscheinlich eine demoralisierende und deprimierende Wirkung. Möglicherweise ähneln sich aber auch die Risikofaktoren beider Störungsgruppen (vgl. Erklärungsmodelle).

Die empirisch gesicherte Erkenntnis, dass primäre Angststörungen, insbesondere GAS, ein massiver Risikofaktor für Depressionen sind, ist von großer therapeutischer Tragweite. Die Wahrscheinlichkeit einer spontanen Remission im Verlaufe eines Jahres ist noch am höchsten bei einer reinen Depression und am zweithöchsten bei reinen Angststörungen, mit Ausnahme der GAS. Remissionsraten sind bei GAS noch seltener als bei Angst und Depression, gemischt. Das Risiko für Suizidhandlungen ist bei Angststörungen mit komorbider Depression höher als bei reiner Angststörung (Wittchen, 2004).

Am häufigsten treten Ängste und Depressionen gemeinsam in enger Verbindung mit außergewöhnlichen Lebensveränderungen oder belastenden Lebensereignissen auf. Eine angemessene Diagnose wird – nach ICD-10 (2000) – aus den Reaktionen auf schwere Belastungen und Anpassungsstörungen (F43) (S. 228) gewählt.

Der Frage, welche kritischen Lebensereignisse tendenziell zu Angststörungen bzw. eher zu depressiven Störungen führen, ist in einer neueren Untersuchung nachgegangen worden (Kendler et al., 2003). Aus einem Zwillingsregister wurden 7.322 Erwachsene gezogen und nach dem Vorkommen von belastenden Lebensereignissen und dem Auftreten von Depressionen oder GAS in der Lebensgeschichte befragt. Subjektiv besonders kritische Belastungen waren (1) der Verlust einer Beziehung oder der Verlust an Wohlbefinden, (2) Demütigung in Form von Abwertung, (3) Eingeengtsein durch widrige Lebensumstände und (4) die Gefahr eines drohenden Verlustes oder sonstiger Nachteile. Verluste und vor allem Demütigungen entpuppten sich als besonders einflussreich für die Entwicklung einer unipolaren depressiven Störung. Gefahren waren hingegen eher ein Risikofaktor für die Entstehung von GAS. Eine Kombination aller Risikofaktoren führte zur Entstehung von GAS mit komorbider Depression.

Schwierigkeiten ergeben sich bereits in der diagnostischen Phase: Ganz gleich, aus welchem Blickwinkel die Störungen betrachtet oder gemessen werden, mit den Augen des Klinikers oder des Therapieforschers, mithilfe von genauen Beobachtungsmethoden oder mit standardisierten Verfahren, fast immer kommt es zu einer Überlappung der Symptome von Angststörungen und Depressionen. Beide Störungsgruppen erweisen sich in den wenigsten Fällen als separate, reine diagnostische Kategorien. Weil Ängste und Depressionen obendrein auf die gleichen Psychopharmaka (S. 321) ansprechen, insbesondere auf SSRI wie Paroxetin und SSNRI wie Venlafaxin, ist die Frage durchaus berechtigt, ob Depressionen und Angststörungen tatsächlich diskrete, eigenständige diagnostische Einheiten sind (Nemeroff, 2002). Diese diagnostischen Kategorien besser auseinander zu halten, ist eine der Herausforderungen der Autoren.

Treten Ängste und Depressionen gemeinsam auf, sollte nach unserem Dafürhalten die gemischte Diagnose nicht verwendet werden. Sie ist undifferenziert und gibt weder Auskunft über Richtung und Qualität der Ängste und Depressionen, noch lassen sich bei ihr klare Hinweise für die Entwicklung eines maßgeschneiderten Therapiekonzepts erkennen. Stattdessen sollte jeweils die zutreffende Angststörung – eine oder mehrere von sieben – zusammen mit der genauen depressiven Diagnose ermittelt werden.

In einer Schweizer Längsschnitt-Studie (Merikangas et al., 2003) wurde das Vorkommen von Angst und Depression bei 591 Erwachsenen ab 19 Jahren über einen Zeitraum von 15 Jahren beobachtet und zu 5 verschiedenen Zeitpunkten mit dem Strukturierten Diagnostischen Interview für Psychopathologische und Somatische Symptome untersucht. Über den gesamten Zeitverlauf wurde die Stabilität jeder der drei diagnostischen Einheiten „Angststörung alleine", „depressive Störung alleine" sowie „Komorbide Angst- und Depressionsstörung" verfolgt und die Wahrscheinlichkeit berechnet, mit der die eine Störung in die andere überging. In die Studie einbezogen waren auch Personen mit subklinischen, unterschwelligen, also noch nicht behandlungsbedürftigen, Ängsten und Depressionen.

Die Ergebnisse zeigen, dass sowohl reine Angststörungen als auch reine Depressionen sehr wahrscheinlich in komorbide Störungen übergehen. Kommt es dazu, dann bleiben sie besonders stabil über die Zeit im Vergleich zu reinen depressiven oder Angststörungen. Im Untersuchungszeitraum wechselte fast die Hälfte der Angstpatienten in eine andere psychodiagnostische Kategorie über. Dabei hatten Personen mit *reinen* Angststörungen eine moderate Chance, später eine *reine* depressive Störung zu entwickeln. Depressive bekamen hingegen keine reine Angststörung. Personen mit entweder reiner Angststörung (21%) oder reiner depressiver Störung (24%) zeigten eine erhöhte Wahrscheinlichkeit, in der Folge komorbide Angst und Depression zu entwickeln. Umgekehrt entwickelten Personen, die bereits eine komorbide Störung hatten, zu einem späteren Zeitpunkt keine reine Angst- oder Depressionsstörung mehr.

Patienten mit Angststörungen und Depressionen unterscheiden sich auch hinsichtlich ihrer dysfunktionalen kognitiven Abläufe: In einer Untersuchung von Jugendlichen mit jeweils einer der beiden Störungen wurde das Vorkommen von *logischen Denkfehlern* untersucht (Weems et al., 2001): „Katastrophisieren" und „Personalisieren" hatten eine starke Vorhersagekraft für die Persönlichkeitseigenschaft Angstsensibilität und für panisches und phobisches Angsterleben. Demgegenüber erwiesen sich die Denkfehler „Übergeneralisieren" und „selektive Abstraktion" als Hinweisindikatoren für unipolare Depression.

Sobald Patienten mit Angststörungen, Depressionen oder mit Angst und Depression, gemischt, in der Lage sind, eine *positive Veränderung* in ihrem Leben zu *erkennen*, hat dies Einfluss auf die Remission der psychischen Störung, ganz gleich welche Symptome vorliegen und wie intensiv die Störung ist (Neeleman et al., 2003). Patienten, die über soziale Netzwerke verfügen und soziale Unterstützung in Anspruch nehmen, haben ebenfalls höhere Remissionsraten. Offensichtlich beeinflussen persönliche Eigenschaften wie Sensibilität, soziale Unterstützung und Bewältigungsstile den Störungsverlauf von Ängsten und/oder Depressionen.

2 Diagnostische Klassifikation und Erhebung

In ganz enger Anlehnung an die international anerkannten psychiatrischen Klassifikationssysteme ICD-10 und DSM-IV werden die in diesem Buch behandelten Depressions- und Angststörungen wortgetreu vorgestellt. Das ICD-10 (International Classification of Disorders, 10. Version, 1991, klinisch diagnostische Leitlinien, und ICD-10, diagnostische Kriterien für Forschung und Praxis, 2000) folgt den Vorgaben der Weltgesundheitsorganisation und das DSM-IV (Diagnostisches und Statistisches Manual psychischer Störungen, 4. Revision, DSM-IV, 1994, in deutsch 1996) denen der American Psychiatric Association.

Die Kriterien von DSM-IV sind für die diagnostische Einschätzung von Angststörungen etwas ausführlicher und präziser im Vergleich zu ICD-10. Am deutlichsten lässt sich das erkennen an der posttraumatischen Belastungsstörung PTB (S. 179). Zur genaueren Information werden deshalb im Teil I sowohl ICD-10 als auch DSM-IV-Kriterien zur Veranschaulichung jeder einzelnen Angststörung herangezogen, während bei der Vorstellung der depressiven Störungen im Teil II nur auf ICD-10 zurückgegriffen wird, da diese Störungen unserer Einschätzung nach dort hinreichend umfassend dargestellt sind.

Bei beiden Klassifikationssystemen gibt es einige *diagnostische Einschränkungen*. Sie präsentieren psychische Störungen zwar in operationalisierter Form, und das ist sehr hilfreich bei der Therapieplanung, aber ohne Erläuterung der Entstehungsgeschichte, des theoretischen Hintergrunds der Störung oder weiterführender Interpretationen. Desgleichen fehlen Hinweise auf Beeinträchtigungen, die Patienten mit der jeweiligen Störung in ihrer Lebensführung hinnehmen müssen, Informationen über das Ausmaß von Extraversion und Introversion beim Patienten und über seine Fähigkeiten, Probleme in verschiedenen Lebensbereichen zu bewältigen (vgl. Kapitel 13). Eine diagnostische Einschätzung, die sich alleine auf DSM-IV oder ICD-10 stützt, reicht somit nicht aus, um eine für den Patienten angemessene Therapiezielsetzung und Therapieplanung vorzunehmen.

Zum Erfassen der Behandlungsbedürftigkeit des Patienten und für die individuelle Bedingungs- und Verhaltensanalyse müssen folglich zusätzliche Informationen, unabhängig von der Diagnose des Patienten, wie Widerstandseigenschaft (S. 291) oder Bewältigungsstil (S. 293), eingeholt werden. Psychische Störungen und körperliche Erkrankungen kommen häufig komorbide vor, wobei Symptome und Störungen von Patient zu Patient variieren.

Psychische Störungen und diagnoseunabhängige Eigenschaften können für die Therapieplanung in probatorischen Gesprächen mit den in Kasten 1 aufgelisteten Fragen erhoben werden:

Kasten 1: Diagnostische Leitfragen zur Therapieplanung (in Anlehnung an ICD-10, 2000, und DSM-IV, 1996)

- Welche Beschwerden und Symptome liegen vor?
- In welcher Situation und zu welchem Zeitpunkt sind sie aufgetreten?
- Wie häufig kommen die Beschwerden vor?
- Wie schwer sind die Beschwerden (Intensität der Symptome)?

- Welche Beeinträchtigungen liegen vor?
- Wie haben sie sich entwickelt und wie lange dauern sie schon an?
- Von welchen organischen und psychischen Beschwerden lassen sie sich abgrenzen oder sind sie Teil einer anderen körperlichen oder seelischen Störung (wie z. B. Panikerleben im Rahmen einer Schilddrüsenüberfunktion)?
- Neigt der Patient eher zu einem externalen Bewältigungsstil und mehr handlungsorientiertem Vorgehen oder eher zu internal ausgerichteten Vermeidungsreaktionen und mehr einsichts-orientiertem Vorgehen?
- Welche spezifischen Bedürfnisse äußert der Patient außerdem?
- Welche eigenen Bewältigungsversuche hat der Patient bereits unternommen?
- Waren diese erfolgreich? Wenn nein, warum nicht?

Neben den diagnostischen Leitfragen gibt es noch eine Reihe diagnostischer Mittel zum allgemeinen *Angst-und-Depressions-Screening*: Nahezu unüberschaubar ist die Fülle von evaluierten Angst- und Depressionsinventaren zur Fremd- und Selbsteinschätzung von Angststörungen und Depressionen, die mehrheitlich aus dem angelsächsischen Bereich stammen und zum Teil an deutsche Verhältnisse angepasst wurden. Einen aktuellen Überblick über Angstinventare geben Hoyer und Margraf (2003) und über Verfahren zur Depressionsdiagnostik Hautzinger und Meyer (2002).

Für ein breites Angst- und Depressions-Screening und die Fremdeinschätzung von komorbiden Störungen eignen sich strukturierte oder halbstandardisierte Interviews wie das Strukturierte Klinische Interview für DSM-IV (SKID, Wittchen et al., 1997a), das auch ICD-10-Diagnosen erlaubt. Das Diagnostische Interview bei Psychischen Störungen (DIPS) von Margraf et al. (1990) baut auf DSM-III auf und ist von daher überholt.

Bei der diagnostischen Einschätzung von Angststörungen führen die allgemeinen Angstskalen Trait-State Anxiety Inventory von Spielberger oder die Hamilton-Anxiety-Scale nicht sehr weit, denn mit ihnen lassen sich nur wenige diagnostische Informationen erheben, die für eine kognitive Verhaltenstherapie relevant sind (vgl. auch Konermann et al., 2003).

Von großer Bedeutung für die Ausgangsdiagnostik mit Baseline, die Therapieplanung und Evaluation über den gesamten Therapieverlauf ist die *Selbstbeobachtung* des problematischen Verhaltens (S. 56), die der Patient nach abgesprochenen Beobachtungskriterien zu Beginn und am Ende der Therapie, wenn nicht sogar über den gesamten Therapieverlauf schriftlich vornimmt. Mit ihrer Hilfe lassen sich bei Therapieende recht anschaulich Prä-Post-Vergleiche zur Evaluation der Angst- oder Depressions-Behandlung durchführen.

Störungsspezifische Selbst- und Fremdbeurteilungs-Fragebögen werden bei der Darstellung der einzelnen Angst- und Depressionsstörungen in Teil I und II aufgeführt. Diese Fragebögen können auch gemeinsam mit dem Patienten in der Exploration durchgegangen werden. Wir nutzen das explorative Gespräch für den Aufbau einer guten therapeutischen Beziehung (S. 273).

TEIL I

Diagnostik und Therapie von Angststörungen

Normale, begründete Angst ist im Gegensatz zum unbegründeten Angsterleben ein lebenswichtiges Grundgefühl. Es macht auf reale Gefahren aufmerksam und zündet Flucht- oder Kampfreaktionen. Somit dient Angst dem Überleben. Mittlerweile ist Angst über eine Zeitspanne von gut hundert Jahren beobachtet und untersucht worden (Gullone, 2000): Spezifische Ängste gehen vor allem im Kindesalter meist auf natürliche Weise vorüber, indem sie durch Gewöhnungsprozesse an Häufigkeit und Heftigkeit nachlassen.

Angstinhalte verändern sich im Laufe der individuellen Entwicklung: Aus unmittelbar konkreten, nicht-kognitiven phobischen Angstinhalten werden im Zuge der kognitiv-emotionalen Reifung im späteren Kindes- und Jugendalter kognitiv-abstrakte Befürchtungen und Erwartungsängste.

Damit kommt es bei einigen Personen zu *unbegründeter Angst* in nicht wirklich gefährlichen Situationen, die von ihnen jedoch subjektiv als bedrohlich erlebt werden. Begründete und nicht begründete Angstreaktionen haben wie jedes andere intensive Gefühl immer ein kognitives, physiologisches und motorisches Korrelat. Bei panischem und phobischem Angsterleben ist die körperlich-physiologische Ebene des Angsterlebens besonders ausgeprägt.

Zur besseren vergleichenden Betrachtung werden die diagnostischen Kriterien aller Angststörungen von ICD-10 (2000) und DSM-IV (1996) jeweils nebeneinander gestellt. Die darin aufgelisteten Angst-Items sind ein idealer Leitfaden für die Exploration des Patienten während der ersten probatorischen Sitzungen, in der seine Therapiebedürftigkeit festgestellt wird.

3 Panikattacken, Panikstörung und Agoraphobie

3.1 Diagnostische Kriterien

3.1.1 Panikattacken

Panikanfälle stellen keine eigenständige Diagnose dar, sondern werden immer nur im Zusammenhang mit einer anderen (psychischen) Störung diagnostiziert. Panikattacken sind spontan, oftmals unerwartet auftretende, heftige psycho-physiologische Erregungszustände bei gleichzeitigem Erleben von intensiver Furcht und Unbehagen. Die diagnostischen Kriterien von ICD-10 und DSM-IV sind wie folgt:

ICD-10 (2000): Kriterien für Panikattacke, Teil von Panikstörung, F41.0

a. Eine Panikattacke ist eine einzelne Episode von intensiver Angst oder Unbehagen
b. sie beginnt abrupt
c. sie erreicht innerhalb weniger Minuten ein Maximum und dauert mindestens einige Minuten
d. Mindestens vier Symptome der unten angegebenen Liste, davon eins von den Symptomen 1. bis 4., müssen vorliegen.

Vegetative Symptome:

1. Palpitationen, Herzklopfen oder erhöhte Herzfrequenz
2. Schweißausbrüche
3. fein- oder grobschlägiger Tremor
4. Mundtrockenheit (nicht infolge Medikation oder Exsikkose bzw. Austrocknung).

Symptome, die Thorax und Abdomen betreffen:

5. Atembeschwerden
6. Beklemmungsgefühl
7. Thoraxschmerzen und -missempfindungen
8. Nausea oder abdominelle Missempfindungen (z. B. Unruhegefühl im Magen).

Psychische Symptome:

9. Gefühl von Schwindel, Unsicherheit, Schwäche oder Benommenheit
10. Gefühl, die Objekte sind unwirklich (Derealisation) oder man selbst ist weit entfernt oder „nicht wirklich hier“ (Depersonalisation)
11. Angst vor Kontrollverlust, verrückt zu werden oder „auszuflippen“
12. Angst zu sterben.

Allgemeine Symptome:

13. Hitzegefühle oder Kälteschauer
14. Gefühllosigkeit oder Kribbelgefühle.

Ausschlussvorbehalt: Die Panikattacken sind nicht Folge einer körperlichen Störung, einer organischen psychischen Störung (F0) oder einer anderen psychischen Störung wie Schizophrenie und verwandten Störungen (F2), einer affektiven Störung (F3) oder einer somatoformen Störung (F45).

DSM-IV (1996): Kriterien für Panikattacke

Beachte: Eine Panikattacke ist keine codierbare Störung. Codiert wird die spezifische Diagnose, innerhalb der die Panikattacken auftreten (z. B. 300.21 (F40.01) Panikstörung mit Agoraphobie).

Eine klar abgrenzbare Episode intensiver Angst und Unbehagens, bei der mindestens vier der nachfolgend genannten Symptome abrupt auftreten und innerhalb von 10 Minuten einen Höhepunkt erreichen:

1. Palpitationen, Herzklopfen oder beschleunigter Herzschlag
2. Schwitzen
3. Zittern oder Beben
4. Gefühl der Kurzatmigkeit oder Atemnot
5. Erstickungsgefühle
6. Schmerzen oder Beklemmungsgefühle in der Brust
7. Übelkeit oder Magen-Darm-Beschwerden
8. Schwindel, Unsicherheit, Benommenheit oder der Ohnmacht nahe sein
9. Derealisation (Gefühl der Unwirklichkeit) oder Depersonalisation (sich losgelöst fühlen)
10. Angst, die Kontrolle zu verlieren oder verrückt zu werden
11. Angst zu sterben
12. Parästhesien (Taubheit oder Kribbelgefühle)
13. Hitzewallungen oder Kälteschauer.

Mit einem Panikanfall können noch weitere beeinträchtigende und peinliche Symptome einhergehen, z. B. Verlust der Blasen- oder Darmkontrolle. Panikattacken bauen sich meist innerhalb von 30 Sekunden auf und erreichen ihren Höhepunkt nach 1 ½ bis 10 Minuten (Margraf et al., 1990). Fast dreiviertel der Paniksymptome sind körperlich-vegetative Beschwerden, die nur wenig der willentlichen Kontrolle unterliegen.

Beispiel:
Seit 4 Jahren leidet die 25-jährige Silke an Panikattacken: „Plötzlich schnürt sich alles zu, ich bekomme keine Luft, mein Herz rast, ich habe Beklemmungsgefühle, Kälteschauer und mein Inneres zittert“. Im Gespräch stellt sich heraus, welches Angstthema hinter der Panik steht: Die Angst vor Ersticken und vor Tod durch Herzinfarkt. Silke vermeidet zwar nichts und nimmt auch keine Medikamente ein, aber sie sucht doch etwas häufiger als früher den Arzt auf, um „auf Nummero sicher zu gehen“. (Nicht unbedingt notwendige Arztbesuche sind eine Variante von Sicherheits- und Meideverhalten.)

Panikattacken gehen mit verschiedenen Angststörungen einher, entweder mit Panikstörung, Agoraphobie, posttraumatischer Belastungsstörung, Sozialer Phobie, Zwangsstörung oder mit generalisierter Angststörung. Wichtig für die richtige differenzialdiagnostische Einschätzung ist der Kontext, in dem die Attacke auftritt, und ob es einen Zusammenhang gibt zwischen dem Einsetzen des Panikanfalls und dem Vorhandensein oder Fehlen eines situativen Auslösers.

Nach DSM-IV können Panikattacken

1. spontan und unerwartet auftreten, also nicht durch einen situativen Reiz ausgelöst, quasi wie „aus heiterem Himmel“ (dieses Kriterium ist ausschlaggebend für die Diagnose einer Panikstörung mit oder ohne Agoraphobie)
2. oder sofort, direkt bei der Konfrontation mit einem situativen Reiz oder dessen Vorstellung (situationsgebundene Panikattacken sind charakteristisch für Agoraphobie, Spezifische Phobie und Soziale Phobie)
3. oder situationsbegünstigend, wobei das Auslösen eines Panikanfalls durch einen situativen Reiz zwar sehr wahrscheinlich, aber nicht notwendigerweise vorgegeben ist, etwa wenn eine Person häufig Panikattacken beim Autofahren erlebt, aber nicht immer zwingend oder manchmal erst zeitlich verzögert (situationsbegünstigende Panikanfälle sind bezeichnend für Panikstörung mit Agoraphobie, Spezifische und Soziale Phobie).

Jugendliche und erwachsene Patienten berichten häufig von *situationsgebundenen* Panikattacken, obwohl definitionsgemäß zumindest einige Panikanfälle unerwartet sein müssen (DSM-IV). In der Praxis ist die Unterscheidung zwischen panischem und phobischem Angstanfall nicht immer leicht. Schon die ersten spontanen Panikattacken werden oft mit der gesamten Situation oder mit situativen Bedingungen verknüpft, woraufhin sich Betroffene vor ihnen fürchten, weil sie in ihnen wieder panische Angst bekommen könnten. Künftig suchen sie sich Hilfe oder vermeiden die Situationen immer mehr. Auf diese Weise entsteht allmählich Panikstörung mit Agoraphobie.

Alpträume mit Panikattacken oder phobischen Angstzuständen kommen häufiger vor, insbesondere bei Kindern im Alter von 4 bis 11 Jahren, aber auch bei Jugendlichen und Erwachsenen. Nicht selten treten sie vermehrt auf, sobald die Betroffenen existenziell unter Druck geraten. Panikanfälle können bewusst, vorbewusst oder unbewusst ausgelöst werden, z. B. im Traum und sogar im Koma. Bislang einmalig in unserer therapeutischen Erfahrung, hörten wir neulich von Panikerleben im Koma: Ein Patient, der vor seiner schweren körperlichen Erkrankung keine behandlungsbedürftigen Ängste hatte, erlitt zweimal hintereinander im künstlichen Tiefschlaf einen Angstanfall und erinnert sich glasklar daran:

Beispiel:
Wolfgang, 45 Jahre, Elektroinstallateur, hat ein hyperempfindliches Darmgewebe und seit 10 Jahren einen künstlichen Darmausgang. Vor 10 Monaten musste er infolge eines „geplatzten Darms“ mit Nieren- sowie Lungenversagen not-operiert und danach für 8 Wochen in ein künstliches Koma versetzt werden. Er lag auf der Intensivstation. Als die Mutter auf Besuch kam, erlitt er einen „Angstanfall“, bei dem „alle Geräte schüttelten und wackelten“. An das Angstgefühl kann er sich noch gut erinnern, aber nicht mehr an die einzelnen Angstsymptome – möglicherweise waren es dieselben wie bei den Panikattacken, die er seither in bewusstem Zustand bekommt: „Knubbel im Hals“, „Hyperventilation“, Herzrasen, kalte Hände, Zittern und die Angst, aus dem Erregungszustand nicht mehr herauszukommen und an Luftnot sterben zu müssen.

Er weiß noch ganz genau, wie er im Koma befürchtete, seine ängstliche Mutter, die er sehr schätzt und die sich übermäßig Sorgen um ihn macht, könnte erfahren, wie schlimm es um ihn gesundheitlich steht. Das Pflegepersonal rief sofort Ärzte herbei, die zunächst nicht wussten, was eigentlich los war. Schließlich wurde die Mutter gebeten, zu gehen, und sofort beruhigte sich der komatöse Patient.

Bei allen anderen Besuchern, Ehefrau, Vater und Geschwistern, blieb er ruhig. Als die Mutter zwei Wochen später nochmals auf Besuch kam, wiederholte sich dasselbe: Das ganze Bett wackelte, die Geräte klirrten, so sehr geriet Wolfgang erneut in Erregung. Das konnte kein Zufall sein. Sie musste umgehend die Intensivstation verlassen und durfte nicht mehr kommen. Seit der schweren Operation, bei der er mit dem Leben davon kam, und/oder seit diesen ersten Panikanfällen kann Wolfgang nicht mehr alleine sein, denn er befürchtet ein weiteres, letales körperliches Versagen, bei dem er ersticken könnte.

Der *initiale Panikanfall* (oder die ersten Panikattacken) wird von der Mehrzahl der Betroffenen als besonders dramatisch, wenn nicht sogar als „traumatisierend", erlebt (vgl. Behandlungsbeispiele, S. 100 und S. 114). Konsequenz kann eine Verunsicherung gegenüber dem verlässlichen Funktionieren von Körper oder mentalen Prozessen sein, die sich als beharrliche Furcht vor weiteren Angstanfällen äußert. Die Befürchtung von körperlichen Missempfindungen und ihren bedrohlichen Auswirkungen bleibt nicht ohne Einfluss auf das weitere Panikerleben, denn sie verschärft die interozeptive Selbstbeobachtung des Patienten und die Dramaturgie seiner imaginierten Bedrohung (Barsky et al., 1994; McNally, 1990).

In der Folge kommt es zu katastrophisierenden Fehlinterpretationen der vegetativen Symptomatik (Rachman, 2000; Salkovskis et al., 1999), die nicht immer bewusst ablaufen müssen (Clark, 1986). In diesem Sensitivierungsprozess werden vermehrt Panikattacken ausgelöst, die den Betroffenen in einen Zustand der Hyperwachsamkeit versetzen, ihm allmählich den Glauben an die eigene Kontrollmöglichkeit nehmen und sich zur Panikstörung verdichten können.

3.1.2 Panikstörung

Panikstörung wird diagnostiziert, sobald wiederholt unerwartet und plötzlich Panikattacken auftreten, die nicht auf eine spezifische Situation oder einen Gegenstand gerichtet sind und auch nicht mit einer Anstrengung, einer körperlichen Störung oder einer gefährlichen Situation einhergehen, und von Besorgnis, eine weitere Panikattacke zu erleben, gefolgt werden. Betroffene können in beliebigen Situationen einem Panikanfall ausgeliefert sein und selbst in Ruhephasen oder nachts in Panik aus dem Schlaf hochschrecken. 80% der ersten Panikattacken treten wahrscheinlich an öffentlichen Orten auf (Lelliot et al., 1991). Schon die Befürchtung, in einem Wiederholungsfall nicht flüchten zu können, sondern hilflos ausgeliefert zu sein oder gar zu kollabieren, kann einen Panikanfall hervorrufen.

Kern der Erwartungsangst oder „Angst vor der Angst" ist die Befürchtung von katastrophalen Begleit- oder Folgeerscheinungen, die der Patient als „Vernichtungsgefühl" erlebt (Bandelow, 2001). In der Folge kann es zu situationsbezogenen Meidereaktionen kommen.

Panikattacken können bei ganz unterschiedlichen körperlichen Zuständen auftreten, während einer körperlichen Anstrengung, bei Dreh- oder Schwankschwindel, Hyperventilation oder Unverträglichkeitsreaktion, z.B. nach Einnahme von Medikamenten, Drogen oder Speisezusätzen, die als Risikofaktoren für Panikerleben gelten. Die körperlich-physiologischen Erregungszustände werden bewusst oder unbewusst als bedrohlich gewertet und fördern dadurch weiteres Panikerleben.

Beispiel:
Judith, 23 Jahre alt, bekommt seit 8 Monaten in unregelmäßigen Abständen Panikanfälle: „Mir wird heiß; es steigt mir alles in den Kopf. Ich denke, jetzt platzt der Schädel. Ich bekomme Herzklopfen, beginne, entsetzlich zu zittern und habe Angst vor einem Herztod". Vor einem Jahr nahm sie bei einer Freundin die Droge Extasy ein, saß dort auf dem Bett und erlebte, wie sich ihr Körper „teilte" (Depersonalisierung), worüber sie besonders erschrak. Damit gingen Hitzegefühle, Herzrasen und Zittern einher. Obwohl der Anfall nur 20 bis 30 Minuten dauerte, erschien es ihr wie eine Ewigkeit. Vier Monate danach erlebte sie am Arbeitsplatz erneut eine Unverträglichkeitsreaktion. Diesmal hatte sie kortisonhaltiges Nasenspray genommen. Dadurch wurde ein Panikanfall mit Todesangst ausgelöst. Einige Tage lang konnte sie nicht mehr alleine sein, sich auf nichts Sinnvolles konzentrieren und auch schlecht einschlafen. Sie war wie benommen (vgl. akute Belastungsreaktion, S. 181). Auf der Suche nach Sicherheit zog sie zu den Eltern. Inzwischen lebt sie wieder alleine und schafft zwar alles, was sie sich vornimmt, aber „es ist nicht mehr so wie früher": Sie fürchtet sich ungemein vor Panikattacken, die in unregelmäßigen Abständen ein- bis zweimal im Monat auftreten.

In ganz reiner Form tritt Panikstörung nur mit einer Wahrscheinlichkeit von etwa 8% auf (Lieb et al., 2003). 50% der Patienten mit Panikstörung haben komorbide mindestens drei weitere Störungen, wenn nicht sogar mehr (Lieb et al., 2003). Weil wahrgenommene Gefahrenhinweise und die als bedrohlich erlebten Paniksymptome oft mit Teilen der Situation oder mit der gesamten Situation, in der sie auftreten, assoziiert werden, entwickeln viele Panikpatienten Vermeidungsverhalten, das sich zur Agoraphobie ausweiten kann. Kontingenzerwartungen tragen zur Aufrechterhaltung der Panikstörung mit oder ohne Agoraphobie bei.

3.1.3 Agoraphobie mit oder ohne Panikstörung

Im DSM-IV ist Panikstörung die besonders wichtige Angststörung. Sie tritt oftmals zusammen mit Agoraphobie auf. Während in dem amerikanischen Klassifikationssystem weder Agoraphobie noch Panikattacken eigenständige Störbilder darstellen, wurde für das ICD-10 der Weltgesundheitsorganisation die Agoraphobie zur fundamentalen diagnostischen Einheit erklärt und als phobische Störung klassifiziert.

Agoraphobie ist die Angst, sich an Orten oder in Situationen aufzuhalten, in denen im Falle des Auftretens einer Panikattacke eine Flucht schwierig oder keinerlei Hilfe verfügbar wäre. Deshalb werden solche Orte gemieden oder nur mit starker Angst ertragen. Das Vermeiden mehrerer Angstsituationen erfüllt bereits die Kriterien für eine Agoraphobie. Im Unterschied zur Spezifischen Phobie liegt bei der Agoraphobie ein *generel-*

les phobisches Syndrom vor. Als typische Angstsituationen gelten überwiegend öffentliche Orte, wie Menschenmengen, Restaurants, Kaufhäuser, Supermärkte, Schlangestehen an der Kasse, öffentliche Verkehrsmittel, Fahren auf der Autobahn, Staus oder sich mit oder ohne Begleitung weiter von zu Hause entfernen. Oft führt das Vermeiden der Angstsituationen zur Generalisierung der Angst.

Die Verteilung von Panikstörung und Agoraphobie über die Geschlechter ist asymmetrisch: Etwa zwei Drittel der Betroffenen sind Mädchen und Frauen, ein Drittel Jungen und Männer (ECA; NCS). In schweren, chronifizierten Fällen sind die Betroffenen in ihrer Lebensführung erheblich beeinträchtigt, besonders Frauen. Sie gehen z.B. nicht mehr allein aus dem Haus und können somit auch nicht mehr ihren Verpflichtungen in Beruf und Familie nachkommen. Mehr als 21% der befragten Personen mit Agoraphobie weichen laut NCS über die Lebenszeit hinweg auf Medikamente zur Angstdämpfung aus im Vergleich zu nur etwa 6% der Sozialphobiker (Magee et al., 1996). Infolge ihres beharrlichen Meideverhaltens hindern sich Menschen mit panischen und phobischen Ängsten daran, die Erfahrung zu machen, dass die gefürchteten Situationen in Wirklichkeit ungefährlich sind.

Beispiel:
Seit einer schweren Kiefernoperation vor 16 Jahren leidet Heike, 36 Jahre, unter Panikzuständen. Im Operationssaal reagierte sie beim Einleiten der Narkose mit massiver Übelkeit, während sich in ihrer Wahrnehmung der ganze OP-Saal drehte. „In dem Moment verabschiedete“ sie sich „von der Welt“ und schlief dann ein. Sie erwachte auf der Intensivstation und erlebte „den reinen Horror“, weil sie den Bildschirm des EKG-Geräts direkt vor sich hatte. Sie verweigerte die Schlafspritze und hatte deswegen eine fürchterliche Nacht. Für sie war es das „ pure Intensivstation-Trauma“. Seither hat sie Angst vor einem Herztod und kann nicht mehr alleine sein. Mehrfach die Woche hat sie Panikzustände. Mit den Jahren haben sich phobische Ängste eingestellt. So weigert sie sich beharrlich, „neue Wege zu probieren“, denn an fremden Orten „kenne ich ja die Ärzte nicht“. Mittlerweile meidet sie Autobahnen, öffentliche Verkehrsmittel, Flugzeuge, geht nicht mehr alleine in die Innenstadt usw. Heike hat eine Agoraphobie mit Panikstörung.

Die folgenden beiden Kästen enthalten die diagnostischen Kriterien für Panikstörung und Agoraphobie.

ICD-10 (2000): Kriterien für 1. Agoraphobie (F40.0) und 2. Panikstörung oder episodisch paroxysmale Angst (F41.0)

1. Agoraphobie

A. Deutliche und anhaltende Furcht vor oder Vermeidung von mindestens zwei der folgenden Symptome:

1. Menschenmengen
2. öffentliche Plätze
3. allein Reisen
4. Reisen mit weiter Entfernung von zu Hause.

B. Wenigstens einmal nach Auftreten der Störung müssen in den gefürchteten Situationen mindestens zwei Angstsymptome aus der unter Panikattacke (S. 31) angegebenen Liste (eins der Symptome muss eines der Items 1. bis 4. sein) wenigstens zu einem Zeitpunkt gemeinsam vorhanden sein:

C. Deutliche emotionale Belastung durch das Vermeidungsverhalten oder die Angstsymptome; die Betroffenen haben die Einsicht, dass diese übertrieben oder unvernünftig sind.

D. Die Symptome beschränken sich ausschließlich oder vornehmlich auf die gefürchteten Situationen oder Gedanken an sie.

E. *Ausschlussvorbehalt:* Die Symptome des Kriteriums A. sind nicht bedingt durch Wahn, Halluzinationen oder andere Symptome der Störungsgruppen organische psychische Störungen (F0), Schizophrenie oder verwandte Störungen (F2), affektive Störungen (F3) oder eine Zwangsstörung (F42) oder sind nicht Folge einer kulturell akzeptierten Anschauung.

Das Vorliegen oder Fehlen einer Panikstörung (F41.0) in der Mehrzahl der agoraphobischen Situationen kann mit der 5. Stelle angegeben werden:

F40.00 Agoraphobie ohne Panikstörung

F40.01 Agoraphobie mit Panikstörung.

Möglichkeiten für eine Schweregradeinteilung: Für F40.00 kann der Schweregrad nach dem Ausmaß der Vermeidung angegeben werden, unter Berücksichtigung der jeweiligen kulturellen Bedingungen. Für Agoraphobie mit Panikstörung F40.01 gibt die Zahl der Panikattacken den Schweregrad an.

2. Panikstörung

A. Wiederholte Panikattacken, die nicht auf eine spezifische Situation oder ein spezifisches Objekt bezogen sind und oft spontan auftreten (d. h. die Attacken sind nicht vorhersehbar). Die Panikattacken sind nicht verbunden mit besonderer Anstrengung, gefährlichen oder lebensbedrohlichen Situationen.

B. Eine *Panikattacke* hat die folgenden Charakteristika:

a. Sie ist eine einzelne Episode von intensiver Angst oder Unbehagen

b. sie beginnt abrupt

c. sie erreicht innerhalb weniger Minuten ein Maximum und dauert mindestens einige Minuten

d. mindestens 4 Symptome der unter Panikattacke (ICD-10, S. 31) angegebenen, davon eins von den vegetativen Symptomen 1. bis 4. müssen vorliegen.

C. Ausschlussvorbehalt, siehe Panikattacke (ICD-10, S. 31)

Die individuelle Variationsbreite bezüglich Inhalt und Schwere ist so groß, dass *zwei Schweregrade von Panikstörung* – mittelgradig und schwer – mit der fünften Stelle differenziert werden können:

F41.00 mittelgradige Panikstörung: Mindestens 4 Panikattacken in 4 Wochen

F41.01 schwere Panikstörung: Mindestens 4 Panikattacken pro Woche über einen Zeitraum von 4 Wochen.

DSM-IV (1996): Kriterien für 1. Agoraphobie, 2. Panikstörung ohne Agoraphobie (300.01) und 3. mit Agoraphobie (300.21) sowie 4. Agoraphobie ohne Panikstörung (300.22)

1. Agoraphobie

Beachte: Agoraphobie ist keine codierbare Störung. Codiert wird die spezifische Störung, bei der Agoraphobie auftritt (z. B. Panikstörung mit Agoraphobie, 300.21, oder Agoraphobie ohne Panikstörung in der Vorgeschichte, 300.20).

A. Angst, an Orten zu sein, von denen eine Flucht schwierig (oder peinlich) sein könnte oder wo im Fall einer unerwarteten oder durch die Situation begünstigten Panikattacke oder panikartiger Symptome Hilfe nicht erreichbar sein könnte. Agoraphobische Ängste beziehen sich typischerweise auf charakteristische Muster von Situationen: Z. B. alleine außer Haus zu sein, in einer Menschenmenge zu sein, in einer Schlange zu stehen, auf einer Brücke zu sein, Reisen im Bus, Zug oder Auto.

Beachte: Alternativ müssen die Diagnosen Spezifische Phobie, wenn das Vermeidungsverhalten nur auf eine oder wenige spezifische Situationen begrenzt ist, oder Soziale Phobie, wenn die Vermeidung auf soziale Situationen beschränkt ist, in Betracht gezogen werden.

B. Die Situationen werden vermieden (z. B. das Reisen wird eingeschränkt), oder sie werden nur mit deutlichem Unbehagen oder mit Angst vor dem Auftreten einer Panikattacke oder panikähnlicher Symptome durchgestanden bzw. können nur in Begleitung aufgesucht werden.

C. Die Angst oder das phobische Vermeidungsverhalten werden nicht durch eine andere psychische Störung besser erklärt, wie Soziale Phobie (z. B. die Vermeidung ist aus Angst vor Peinlichkeiten auf soziale Situationen beschränkt), Spezifische Phobie (z. B. die Vermeidung ist beschränkt auf einzelne Situationen, wie z. B. Fahrstuhl), Zwangsstörung (z. B. Vermeidung von Schmutz aus zwanghafter Angst vor Kontamination), posttraumatische Belastungsstörung (z. B. Vermeidung von Reizen, die mit einer schweren belastenden Situation assoziiert sind), oder Störung mit Trennungsangst (z. B. wird es vermieden, das Zuhause oder die Angehörigen zu verlassen).

2. Panikstörung ohne Agoraphobie

A. Sowohl (1) als auch (2):

(1) wiederkehrende unerwartete Panikattacken (DSM-IV, S. 32)

(2) bei mindestens einer der Attacken folgte mindestens ein Monat mit mindestens einem der nachfolgend genannten Symptome:

(a) anhaltende Besorgnis über das Auftreten weiterer Panikattacken

(b) Sorgen über die Bedeutung der Attacke oder ihrer Konsequenzen (z. B. die Kontrolle zu verlieren, einen Herzinfarkt zu erleiden, verrückt zu werden)

(c) deutliche Verhaltensänderung infolge der Attacken.

B. Es liegt keine Agoraphobie vor.

C. Die Panikattacken gehen nicht auf die direkte körperliche Wirkung einer Substanz (z. B. Droge, Medikament) oder eines medizinischen Krankheitsfaktors (z. B. Hyperthyreose) zurück.

D. Die Panikattacken werden nicht durch eine andere psychische Störung besser erklärt, wie z. B. Soziale Phobie (Panikattacken nur bei Konfrontation mit gefürchteten sozialen Situationen), Spezifische Phobie (Panikattacken nur bei Konfrontation mit spezifischer phobischer Situation), Zwangsstörung (Panikattacken nur bei Konfrontation mit Schmutz bei zwanghafter Angst vor Kontamination), posttraumatische Belastungsstörung (Panikattacken nur als Reaktion auf Reize, die mit einer schweren, belastenden Situation assoziiert sind) oder Störung mit Trennungsangst (Panikattacken als Reaktion auf die Abwesenheit von zu Hause oder von engen Angehörigen.

3. Panikstörung mit Agoraphobie

A. wie **A.** unter **1. Agoraphobie**.

B. Es liegt eine Agoraphobie vor (s. **1. Agoraphobie**).

C. wie **C.** unter **1. Agoraphobie**.

D. wie **D.** unter **1. Agoraphobie**.

4. Agoraphobie ohne Panikstörung in der Vorgeschichte

A. Es liegt eine Agoraphobie vor, die sich auf die Angst vor dem Auftreten panikähnlicher Symptome bezieht (z. B. Benommenheit oder Durchfälle).

B. Die Kriterien für eine Panikstörung waren nie erfüllt.

C. Das Störungsbild geht nicht auf die direkte körperliche Wirkung einer Substanz (z. B. Droge, Medikament) oder eines medizinischen Krankheitsfaktors zurück.

D. Falls ein medizinischer Krankheitsfaktor vorliegt, so ist die unter Kriterium A beschriebene Angst deutlich ausgeprägter, als dies normalerweise bei diesem medizinischen Krankheitsfaktor zu erwarten wäre.

Agoraphobie ohne Panikattacken oder Panikstörung in der Vorgeschichte ist eine verhältnismäßig seltene Störung. Unserer Erfahrung nach ist bei nahezu allen Agoraphobikern ursprünglich wenigstens ein Panikanfall vorgekommen. Angst ohne Panikerleben in der Vorgeschichte ist eine phobische Angst mit reduzierter, aber dennoch *„panikähnlicher“ Symptomatik*. Beispielsweise könnte der Agoraphobiker Angst haben, das Haus zu verlassen, weil er befürchtet, ihm werde schwindelig und er liege hilflos am Boden. Das wäre ihm unangenehm und peinlich. Er hat nicht Angst vor vollendeten Panikanfällen, sondern vor unvorhersehbaren, plötzlichen, panikähnlichen Symptomen. Nach DSM-IV sind diese Hauptmerkmale ähnlich wie bei der Panikstörung mit Agoraphobie. Die Diagnose wird nur dann gestellt, wenn die Kriterien für eine Panikstörung nicht vollständig erfüllt sind. Das Angstthema (S. 40) ist jedoch in der Regel wie bei Patienten mit Agoraphobie und Panikstörung.

3.1.4 Epidemiologische Ergebnisse

Es gibt eine erhebliche Streuung in der Verbreitung und im Verlauf von Angststörungen, wie die Ergebnisse der ECA und des NCA aus den USA, der MFS, EDSP und GHS-MHS aus Deutschland belegen (vgl. Lieb et al., 2003; Stangier et al., 2003a):

- Lebenszeitprävalenz:
  Panikstörung: 1,6% ECA; 3,5% NCA; 2,4% MFS; 1,6% EDSP
  Agoraphobie: 5,2% ECA; 5,3% NCA; 5,7% MFS; 2,6% EDSP

12-Monats-Prävalenz:

Panikstörung:	2,3% NCA;	1,2% EDSP;	1,1% GHS-MHS
Agoraphobie:	2,8% NCA;	1,6% EDSP;	2,0% GHS-MHS

6-Monats-Prävalenz:

Panikstörung:	0,8% ECA;	1,1% MFS
Agoraphobie:	3,4% ECA;	3,6% MFS

- Der größte Teil der Lebenszeitprävalenzschätzungen für Panikstörung liegt zwischen 1,5 und 2,5%. 12- und 6-Monats-Prävalenzraten liegen zwischen 1 und 2%. Für Agoraphobie sind entsprechend die Prävalenzwerte 2 bis 6%. Somit ist die Panikstörung in reiner Form eine eher selten auftretende Angststörung.
- Die großen Unterschiede in den Angaben zur Prävalenz lassen sich offensichtlich einmal auf die verschiedenen psychiatrischen Klassifikationssysteme zurückführen, die für die Falldefinitionen der einzelnen Studien zugrundegelegt wurden, und zum anderen auf die verschiedenartige Alterszusammensetzung der einzelnen Untersuchungspopulationen (Lieb et al., 2003).

Unbehandelte Ängste stellen nicht nur ein Risiko für Angststörungen dar, sondern auch für Depressionen und Drogenprobleme. Das Depressionsrisiko wird durch eine sorgfältige diagnostische Einschätzung und angemessene psychotherapeutische Behandlung der Panikstörung mit oder ohne Agoraphobie deutlich gesenkt (Goodwin et al., 2001).

3.1.5 Weitere Auffälligkeiten von Patienten mit Panikstörung und Agoraphobie

Wie erwähnt, nehmen Panikattacken im DSM-IV einen vorrangigen Stellenwert ein, während phobische Angstanfälle im ICD-10 immer einer phobischen Angststörung zugeordnet werden (Konermann et al., 2003). Diese Unterscheidung dürfte aber nicht zu miteinander unvereinbaren Angstdiagnosen führen, denn die Unterschiede im Angsterleben zwischen panischer und phobischer Angst sind recht gering (Rachman, 2000). Patienten mit panischer Angst fürchten in der Regel dieselben Grundannahmen oder Angstthemen wie Personen mit phobischer Angst. Folgende *Angstthemen* werden häufig genannt: (1) Besonders oft die Angst vor Ohnmacht, schwerer Krankheit, Sterben und Tod, (2) Angst, verrückt zu werden (vgl. Kriterien für Panikattacken, S. 31) und (3) Angst vor Abwertung durch andere. Bei dieser Angst vor dem Urteil der Leute ist abzuwägen, ob die untersuchte Person primär unter einer Panikstörung, einer Sozialen Phobie oder unter beiden Störungen leidet.

Personen mit panischen und phobischen Ängsten haben meist eine *erhöhte interozeptive Wahrnehmungsbereitschaft für körperliche Beschwerden*, die als *Angstsensibilität* (S. 48) bezeichnet wird (Reiss, 1991) und zum Teil angeboren ist (Stein et al., 1999). Angstsensible Menschen richten ihre Aufmerksamkeitsprozesse wesentlich stärker auf körperliche Empfindungen (Aufmerksamkeits-Bias) als nicht ängstliche Kontrollpersonen. Sie nehmen sie nicht nur früher wahr, sondern interpretieren sie auch negativer infolge von gestörten Informationsprozessen und erinnern sich auch besser an sie (Gedächtnis-Bias) (Stein et al., 1999).

Panik- und Agoraphobiepatienten zeigen im Vergleich zu Kontrollpersonen eine signifikant höhere Angstsensibilität, wie Untersuchungen mit dem Anxiety Sensitivity Index (Petersen et al., 1993; Stein et al., 1999) sowie eine faktorenanalytische Studie (Muris, 2002) belegen. Muris (2002) untersuchte die Angstsensibilität bei 12- bis 18-jährigen Jugendlichen aus der Normalbevölkerung mithilfe der revidierten Fassung des Childhood Anxiety Index nach Petersen et al. (1993). Eine Faktorenanalyse ergab 4 untergeordnete Faktoren: Die Angst vor (1) kardiologischen Symptomen, (2) öffentlich wahrnehmbaren Reaktionen, (3) Verlust der kognitiven Kontrolle und (4) Atembeschwerden. Diese Faktoren lassen sich mühelos den geschilderten Angstthemen zuordnen.

Angstpatienten fürchten demnach nicht primär die Angstsituation, z. B. das Eingeengtsein im Flugzeug, sondern das, was ihnen bei einer Panikattacke oder einem phobischen Angstanfall zustoßen könnte (Rachmann, 2000; Schmidt-Traub, 2000). In einer kontrollierten Studie von 79 Panik- und Agoraphobiepatienten und 66 Kontrollpersonen (Schmidt-Traub et al., 1997) litten (Mehrfachnennungen) 78% der befragten Angstpatienten unter der Befürchtung von schwerer Erkrankung, 58% hatten Angst vor Herztod, 11% vor Erstickungstod und 22% fürchteten sich vor beiden Todesarten. 57% hatten Angst vor Kontrollverlust – in den meisten Fällen war es die Angst, auf der Straße wegen Kreislaufschwäche zusammenzubrechen – und 30% fürchteten sich vor dem Urteil von Sozialpartnern („Die halten mich für schwach“ oder „meinen, ich hätte getrunken“).

In den Sorgen von Personen mit panischen und agoraphobischen Ängsten schlagen sich mithin Themen, wie die persönliche gesundheitliche Verfassung, das eigene soziale Rollenverhalten und das persönliche Lebensgefühl nieder. Sie schätzen diese Variablen deutlich pessimistischer ein als die Normalbevölkerung (Breitholtz et al., 1999; Davey et al., 1998) und neigen vermehrt zu perfektionistischem Verhalten, das mit Sorgen, negativen Gefühlen und einer geringeren Lebenszufriedenheit einhergeht (Chang, 2000).

Traumatische Erlebnisse in der Kindheit sind nicht bezeichnend für Personen mit panischen und phobischen Ängsten, denn sie kommen bei ihnen nicht häufiger vor als in der Normalbevölkerung (Wessel et al., 2001). Auch Marshall et al. (2000) fanden – konträr zu ihrer Ausgangshypothese – keine signifikante Verknüpfung von *Depersonalisierung* und *Derealisation* mit traumatischen Erlebnissen im Kindesalter bei solchen Panik- und Agoraphobiepatienten, die besonders unter diesem psychosensorischen Symptom litten. Dennoch haben Panik- und Agoraphobiepatienten, die vornehmlich unter Depersonalisierung leiden, vermehrt Panikattacken, vermeiden stärker und sind folglich in ihrer Lebensführung besonders beeinträchtigt (Marquez et al., 2001).

Vor allem weibliche Panik- und Agoraphobiepatienten entwickeln aus Sicherheitsbedürfnis eine *erhöhte Personenabhängigkeit*, die enge soziale Beziehungen belastet. Um ihre partnerschaftlichen Interaktionen kennenzulernen, wurden Agoraphobikerinnen und ihre Partner, ebenso wie eine Kontrollgruppe mit demographisch vergleichbaren Paaren, von denen kein Partner unter agoraphobischen Ängsten litt, interviewt und beobachtet (Chambless et al., 2002). Die Partner der Agoraphobiepatientinnen waren zwar kritischer ihren Frauen gegenüber eingestellt, aber sie verhielten sich nicht weniger sozial unterstützend als die männlichen Partner der Kontrollgruppe. Die Paare in der klinischen Untersuchungsgruppe bemühten sich allerdings weniger um positive Problemlösungen und zeigten mehr Leidensdruck als die Paare der Kontrollgruppe. Trotzdem wirkt sich sehr wahrscheinlich extremes Vermeidungsverhalten belastend auf die Partnerbeziehung aus.

Selbstmordgefährdung

Wiederholte Panikanfälle, die Befürchtung von weiteren Angstanfällen, agoraphobische Ängste und die zunehmende Beeinträchtigung in verschiedenen Lebensbereichen schränken das subjektive Wohlbefinden erheblich ein. Folglich entwickeln viele Panik- und Agoraphobiepatienten mit der Zeit ein geringes Selbstwertgefühl, oft gepaart mit depressiven Verstimmungen und schlechter Lebensqualität. Dennoch sind Panik- und Agoraphobiepatienten deutlich weniger selbstmordgefährdet als Patienten mit depressiven Störungen (Beck et al., 1991; Placidi et al., 2000; Schmidt et al., 2000; Warshaw et al., 2000).

In einer Untersuchung von ambulanten Angstpatienten (Beck et al., 1991) traten in der Lebensgeschichte von Patienten mit reiner Panikstörung keine versuchten oder vollendeten Selbstmordhandlungen auf. Bei Agoraphobiepatienten wurden jedoch 1,3% Selbstmordversuche, bei Patienten mit depressiven Störungen 7% und bei Patienten mit anderen psychiatrischen Auffälligkeiten 1,5% gefunden.

In Überblicksarbeiten zu diesem Thema wird darauf hingewiesen, dass die Mehrzahl der Panik- und Agoraphobiepatienten, die Selbstmordversuche unternommen haben, zusätzlich zu Alkohol- und Substanzmittelmissbrauch neigen (Noyes, 1991) und/oder eine depressive Störung aufweisen (Johnson et al., 1998; Noyes, 1991). Demgegenüber ist das *Suizidrisiko bei Patienten mit reiner Angststörung deutlich geringer*. Panik- und Agoraphobiepatienten berichten zwar von Selbstmordgedanken und Todeswünschen: Ihre Kognitionen gehen in der überwiegenden Zahl der Fälle aber nicht mit der Absicht einher, sich wirklich das Leben nehmen zu wollen (Overbeek et al., 1998).
In einer Studie an depressiven Patienten im Alter von 17 bis 82 Jahren wurde über die gesamte Lebenszeit hinweg die Beziehung zwischen Panikstörung und Selbstmordversuchen untersucht (Placidi et al., 2000). Die Patienten wurden in zwei Gruppen unterteilt, in eine mit und eine ohne Selbstmordversuche in der Vergangenheit. Die Häufigkeit von komorbiden Angststörungen, vor allem Panikstörung mit und ohne Agoraphobie, war bei den Patienten in beiden Untersuchungsgruppen etwa gleich groß. Die Schlussfolgerung: Panische und phobische Ängste erhöhen offensichtlich nicht das Selbstmordrisiko von depressiven Patienten über die gesamte Lebensspanne hinweg.

Die Vermutung, dass Patienten mit Panikstörung und Agoraphobie weitaus weniger suizidgefährdet sind als depressive und psychotische Patienten, wird schließlich noch gestützt durch eine psychodiagnostische Untersuchung von Selbstmordpatienten nach missglückter Suizidhandlung: Die Patienten zeigten fünf verschiedene psychiatrische Störungen, darunter *keine* reine Angststörung (Sakinofsky et al., 1990).

Interaktion von körperlichen Beschwerden und Angsterleben

Weil Panik- und Agoraphobiepatienten über viele körperliche Beschwerden klagen, sich in den meisten Fällen vor schwerer Krankheit, Sterben und Tod fürchten und weil Angsterleben tatsächlich mit körperlichen Erkrankungen einhergehen kann, ist eine genaue diagnostische Abklärung der körperlichen Beschwerden und Erkrankungen bei dieser Patientengruppe sinnvoll und notwendig. Dies gilt auch für Patienten, die im Zusammenhang mit anderen psychischen Störungen wie GAS, Soziale Phobie, Krebs- oder Herzphobie (häufige Spielarten von Spezifischer Phobie), Zwangsstörung oder depressiver Störung zu Panikerleben neigen.

Zur Überprüfung der somatischen Sensibilität von Panikpatienten mit und ohne Agoraphobie ließen Zoellner et al. (1999) Panikpatienten und Kontrollpersonen vor und nach der Einnahme einer ihnen unbekannten koffeinhaltigen Flüssigkeit, die eigenen Herzschläge zählen. Wie zu erwarten, konnten Panikpatienten ihre Herzrate wesentlich genauer erfassen als Kontrollpersonen und zeigten somit eine gesteigerte Empfindsamkeit für die Wahrnehmung von körperlich-physiologischen Reaktionen.

Bei einigen körperlichen Grunderkrankungen, krankhaften Zuständen und körperlichen Beschwerden kommt es leichter zu Angsterleben. Tabelle 1 enthält eine Auswahl von somatischen Beschwerden, die von Angstpatienten öfters angegeben werden (in Anlehnung an Konermann et al., 2003):

Panikpatienten zeigen ein hohes Vorkommen von Allergien (Kennedy, 2002; Schmidt-Traub et al., 1997). Die von Kennedy (2000) untersuchten Panik- und Agoraphobiepatienten mit komorbider allergischer Erkrankung wiesen signifikant mehr *Atemwegssymptome* im Rahmen von Panikerleben auf als nicht-allergische Patienten mit panischen und agoraphobischen Ängsten. Im Jahr vor der Untersuchung hatten 44% der Angstpatienten einen Hals-Nasen-Ohren-Arzt konsultiert.

In einer epidemiologischen Untersuchung des Zusammenhangs von *Asthma bronchiale und psychiatrischen Störungen* der Yale Medical School an 1.285 Jugendlichen und je einem Elternteil (Ortega et al., 2002) wurde ebenfalls eine signifikante Beziehung zwischen Atemproblemen, speziell Asthmaerkrankung, und Angststörungen, jedoch keine nennenswerte Verbindung zu irgendeiner anderen psychiatrischen Auffälligkeit gefunden. Im Gegensatz dazu waren andere chronische Erkrankungen derselben Untersuchung wie z. B. Krebs mit depressiven Störungen assoziiert, nicht aber mit Angststörungen. Bei 4.181 Erwachsenen einer amerikanischen Gemeinde wurde der Zusammenhang zwischen Asthma bronchiale und psychischen Erkrankungen untersucht: Die stärkste Beziehung bestand zwischen Asthma und Panikstörung sowie Asthma und GAS. Die Autoren vermuten, dass bei schwerem, chronischem Asthma eine Episode von Asthmaanfällen leichter Panikerleben auslösen kann und die Bereitschaft des Asthmapatienten, sich Sorgen zu machen, stärkt (Goodwin et al., 2003).

Unverträglichkeitsreaktionen sind in der überwiegenden Mehrzahl allergisch, also immunologisch, bedingt und nur ein geringer Anteil davon ist nicht-immunologisch oder pseudoallergisch (Ring, 2004). Unverträglichkeitsreaktionen nach Medikamenten- oder Drogeneinnahme können zu „Horrortrips" führen, bei denen Betroffene sich völlig außer Kontrolle und oft dem Sterben nahe fühlen. Daraufhin reagieren sie panisch. Nach so einem Erlebnis befürchten viele eine Wiederholung dieses Zustands, beobachten sich akribisch und tun alles, um das Wiederkehren der Panik zu vereiteln. Bei einigen kommt es zu einer Verknüpfung von aversiven körperlichen Beschwerden wie Kreislaufschwächesymptomen, panischem Erleben und beliebigen Anteilen der Situation. Fortan können Panikzustände Kreislaufveränderungen auslösen.

Nicht selten missinterpretieren Personen, die eine körperliche Erkrankung haben und zusätzlich unter panischer Angst leiden, einige körperlich bedingte Beschwerden als Angstsymptome, wodurch sich ihre Erregung steigert und Panik ausgelöst wird. Ohne

Tabelle 1: Körperliche Beschwerden oder Erkrankungen, die Angst hervorrufen können

Körperliche Beschwerden/ Krankheiten	daraus hervorgehende Angstsymptome
– Nikotin-, Heroin-, Cannabis-, Koffeinmissbrauch oder -unverträglichkeit	– kann zu Kreislaufschwäche mit Übelkeit, Zittern, Schweißausbruch und Panik führen
– Allergisch bedingte (anaphylaktische Reaktion) oder nicht allergisch bedingte Unverträglichkeitsreaktion	– Herzrasen, Atemnot, Druck auf der Brust, Wärmegefühl, Erröten, Juckreiz, Übelkeit, Magen-Darm-Krämpfe
– Unterzuckerung	– Übelkeit, Zittern, Schweißausbrüche, Schwindel, Herzrasen, Angst
– Schilddrüsenüberfunktion	– Unruhe, Herzrasen, Schwitzen, Atemnot, Durchfall
– Erhöhter Kaliumgehalt (Hyperkaliämie, eine Nierenerkrankung)	– Herz-Rhythmus-Störungen, Kribbeln in den Gliedern
– Atemwegserkrankungen (Asthma bronchiale, chronisch obstruktive Bronchitis, Lungenemphysem, Hyperventilation)	– Atemnot, Kurzatmigkeit, Erstickungsgefühl, Engegefühl mit Schmerzen in der Brust, Kribbeln („Ameisenlaufen"), Zittern
– Kreislaufbedingte Ohnmacht (orthostatische und vasovagale Synkope)	– Schwindel, Übelkeit, Schweißausbruch, Ohnmachtsgefühl
– Herz-Rhythmus-Störungen	– unregelmäßiger Herzschlag, Herzstolpern
– Angina pectoris (anfallartig auftretende Schmerzen infolge einer Erkrankung der Herzkranzgefäße)	– Druckgefühl, Schmerzen hinter dem Brustbein, die in den linken Arm ausstrahlen, Angstgefühl
– Herzinfarkt (Myokardinfarkt: Zerstörung eines Gewebebezirks im Herzen nach Unterbrechung der Blutzufuhr)	– Druckgefühl im Brustkorb, Unruhe, Vernichtungsgefühl, häufig niedriger Blutdruck, bei 27% der Patienten Ausstrahlung in den linken Arm
– Gleichgewichtsstörung (nicht cerebral bedingt, sondern periphere Vestibularisstörung), Nystagmus (unwillkürliche Augenbewegungen durch horizontale, vertikale oder kreisende Bewegungen)	– Schwindel, Gangstörungen, Benommenheit, Übelkeit, Erbrechen
– Gutartiger Lagerungsschwindel, entweder anfallartig oder als Dauerschwindel	– Schwindel (Dreh-, Schwank-, Lift- oder systematischer Schwindel)
– Migräne (wahrscheinlich überwiegend durch Verengung der Hirngefäße)	– anfallartiger oft pulsierender, halbseitiger Kopfschmerz, Licht- und Lärmempfindlichkeit, Übelkeit, Erbrechen
– Druckkopfschmerz (Gefäßerweiterung und -verengung im Gehirn)	– Spannungsschmerz, Schwindel, Sehstörungen, Reizempfindlichkeit
– Multiple Sklerose	– Sehstörungen, Lähmungen, Sprechstörungen

dass sie es merken, entsteht damit eine Assoziation von Symptomen der körperlichen Erkrankung und Angsterleben (klassisches Konditionieren). Künftig können körperliche Krankheitsbeschwerden immer wieder die Angstsymptomatik hochschaukeln. Auf diese Weise hält die körperliche Erkrankung letztendlich die Angststörung aufrecht.

Schwindel ist ein sehr häufig genanntes Angstsymptom und stellt eine subjektive Störung der Orientierung des Körpers im Raum dar. Die schwindelige Person erlebt Scheinbewegungen des eigenen Körpers und/oder der Umwelt und fühlt sich infolgedessen destabilisiert in ihrer Körperbalance. Mit dem Schwindelerleben können Nystagmus, Übelkeit, Erbrechen, Benommenheit, selbst ein Gefühl von Verwirrung einher gehen und zu Gangunsicherheit führen.

Die meisten Panikpatienten und auch viele Phobiker haben Angst vor *Ohnmacht* (S. 70). Panikerleben ist jedoch eine Sympathikus-Reaktion, die den Körper bei realer oder imaginierter Bedrohung auf Höchstleistung trimmt. Gesteuert von den Stresshormonen Adrenalin und Noradrenalin werden Herzfrequenz und Schlagvolumen gesteigert, das Lungenvolumen vergrößert und die Gefäße verengt, damit Blut rascher zu den Muskeln gelangt. Bei der Freisetzung von derartigen Energiemengen wie bei der Alarmreaktion Panik kann der Mensch normalerweise nicht ohnmächtig werden. Einige Angstpatienten berichten, dass sie bei Panik ohnmächtig geworden sind: Bei näherem Hinsehen stellt sich allerdings in den meisten Fällen heraus, dass sie keinen Filmriss hatten und somit nicht ohnmächtig waren.

Extrem wenige Panik- oder Angstpatienten neigen jedoch zu organisch bedingten Ohnmachtsanfällen oder Synkopen. Medizinisch gesehen ist eine *Synkope* ein plötzlich einsetzender Zustand mit spontan reversiblem Bewusstseins- und Tonusverlust aufgrund einer momentan zu geringen Durchblutung des Gehirns – mit oder ohne Hinstürzen (Herold, 2004). Sie ist eine Reaktion des Parasympathikus, die durch Gefäßerweiterung und Blutdruckabfall entsteht und nicht mit Minuten anhaltenden, dramatisch erlebten physiologischen Beschwerden wie bei Panik einhergeht. Lediglich kurz vor einer Ohnmacht, so berichten Kollapserfahrene, kommt es für Sekunden zu Herzrasen, Übelkeit, Schweißausbruch und dem Gefühl, nun geht es zuende. Sobald sie mehrere Ohnmachtsanfälle erlebt haben, gewöhnen sich Personen mit einer Veranlagung zu Synkopen an ihre Kollapsneigung.

Reale Ohnmachtsneigung ist mithin bei körperlich gesunden Panik- und Agoraphobiepatienten eine ausgesprochene Seltenheit. Sie kommt allenfalls bei Blut- und Spritzenphobikern vor (S. 82).

Manche Personen können kognitiv auf ihre Parasympathikus-Tätigkeit Einfluss nehmen: So berichten Pubertierende mitunter, dass sie sich absichtlich in eine Ohnmacht hineinatmen (Hyperventilation), um etwas Unangenehmem wie einer Klassenarbeit auszuweichen.

Was ist, wenn Patienten mit panischen und phobischen Ängsten tatsächlich schwer erkranken?

Die meisten haben dann von einem Tag auf den anderen keine übersteigerte Todesangst mehr. Vielmehr stellen sie sich zuverlässig und oft sogar besonnen auf ihre körperliche Erkrankung ein, mobilisieren Hoffnung und sind zur Freude ihrer Ärzte recht compliant während des Therapieverlaufs. Diesem erstaunlichen Phänomen sind wir mehrfach bei Patienten mit Panikstörung, Agoraphobie oder einer Spezifischen Phobie begegnet. Hier ein Beispiel (s. auch S. 111):

Beispiel:
Annemarie, 37 Jahre, geschieden, alleinerziehende Mutter von zwei Söhnen, 15 und 11 Jahre, hat seit der Geburt des Ältesten eine Panikstörung mit Agoraphobie mittleren Schweregrades, die bislang unbehandelt blieb. Die Schilddrüse ist auch vergrößert. Vordringliches Angstthema ist die Befürchtung von Tod durch Herzinfarkt. Ihre Mutter hat seit Jahrzehnten Agoraphobie und der Vater litt an einer Krankheitsphobie: Bis ins hohe Alter rannte er dauernd zum Arzt, ohne wirklich krank zu sein. Vor einigen Jahren starb er an Herzinfarkt.

Sie kam mit dem Ältesten zur Verhaltenstherapie, nachdem dieser infolge einer ausgeprägten Schulphobie (Angst vor der gewalttätigen Handlungen einiger Mitschüler) bereits 2 Jahre lang (!) nicht mehr zur Schule gegangen war. Weil sie ebenfalls unter Ängsten litt, wurde ihr auseinander gesetzt, um einen bleibenden Behandlungserfolg beim Jungen zu erzielen, müsse auch sie ihre Angststörung abbauen. Das leuchtete ihr ein. Nach 1 ½ Jahren hatte sich der Junge ganz ordentlich gemacht und war weitgehend angstfrei. Annemarie vermied nichts mehr, befürchtete aber immer noch eine Herzerkrankung, wenn auch längst nicht mehr so stark wie zu Beginn der Therapie.

Eines Morgens wacht sie auf, ist rechts gelähmt und kann nicht mehr sprechen: Hirnschlag. Nach 8-wöchiger stationärer Rehabilitationsbehandlung, in der sie vollkommen angstfrei ist, arbeitet sie sehr schön mit und macht gute Fortschritte: Bald kann sie wieder sprechen und zieht nur noch ein Bein leicht nach. Geblieben sind Kopfschmerzen, Schwindelgefühle und Durchschlafstörungen. Zuversichtlich kehrt sie nach Hause zurück.

3 Monate später kommt allmählich wieder Angst vor schwerer Krankheit in ihr auf; nun fürchtet sie sich vor einem 2. Hirnschlag, zugegeben, eine zum Teil reale Angst. Trotzdem setzt sie weiterhin die gelernten Angstbewältigungsstrategien, insbesondere Konfrontation in vivo (S. 68) und Gesundheitsverhalten (S. 85), konsequent um, gibt sich optimistisch und meint, die Angst bald vollständig unter Kontrolle zu bekommen. Nun macht ihr der Jüngste Kummer: Nach dem längeren Ausfall der Mutter fängt er ebenfalls mit einer Schulphobie an (Angst vor Leistungsversagen), die aber rasch von ihr aufgefangen wird. Erfreulicherweise bleibt der Große angstfrei und stabil.

Es hat den Anschein, als trete angesichts einer existenziellen Notsituation, wie in dem geschilderten Krankheitsbeispiel mit einer realen schweren Erkrankung, die Angststörung in den Hintergrund. (Dieser Fall demonstriert zudem, wie nützlich eine Doppelausbildung von Verhaltenstherapeuten als psychologische Psychotherapeuten (PP) und Kinder- und Jugendpsychotherapeuten (KJP) ist.)

3.2 Erklärungsmodell für Panikstörung und Agoraphobie

Bislang fehlt eine empirisch abgesicherte spezifische Theorie der Panikstörung und Agoraphobie, ebenso wie eine umfassende Theorie für Angst ganz allgemein. Es gibt jedoch einzelne Erklärungsansätze mit therapeutischer Relevanz, die Ansatzpunkte sein können

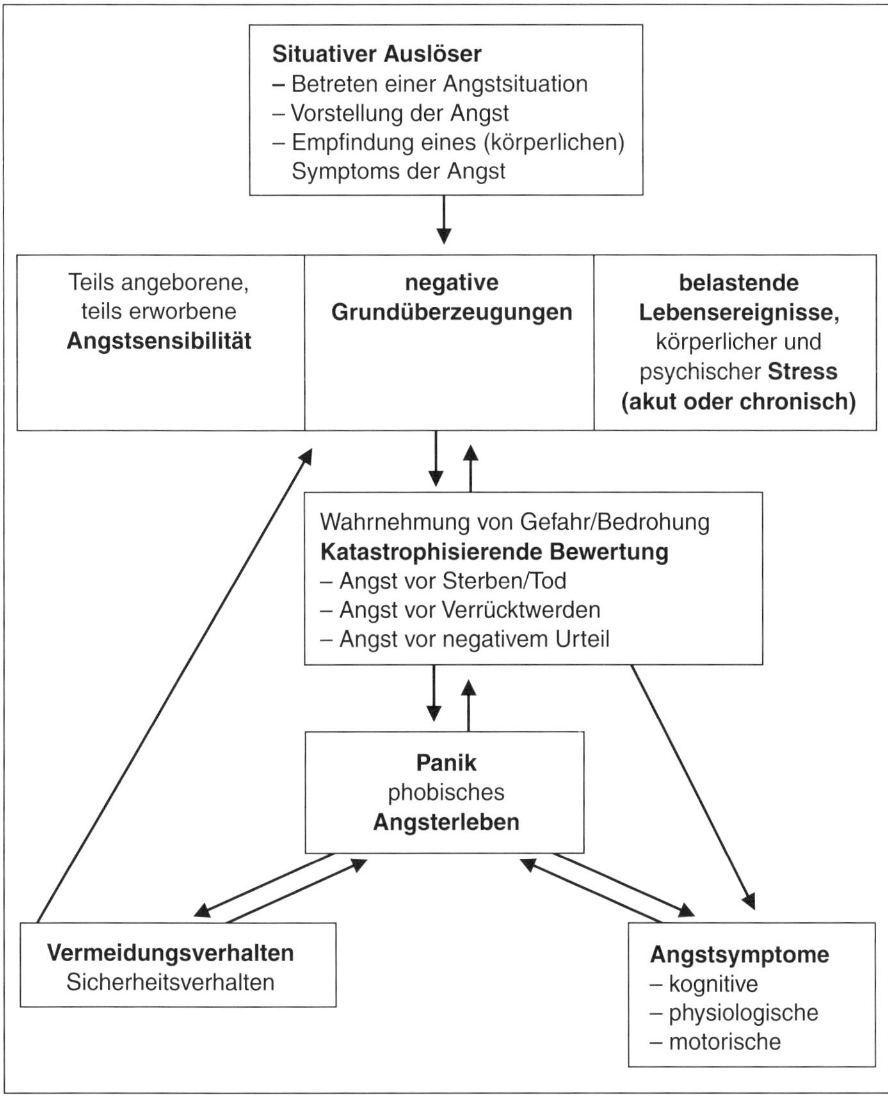

Abbildung 1: Modell der Panikstörung mit und ohne Agoraphobie

für kognitiv-verhaltenstherapeutisches Vorgehen. In diesem Kapitel werden empirisch weitgehend belegte verursachende, auslösende und aufrechterhaltende Bedingungen von panikartiger und phobischer Angst vorgestellt, die sich zu einem vorläufigen multifaktoriellen psychophysiologischen Erklärungsmodell zusammen fassen lassen (Abbildung 1). Sie dürften prototypisch für die Erklärung von weiteren Angststörungen sein.

In der Ätiologie von Panikstörung mit oder ohne Agoraphobie wird von einer sich summierenden Wirkung genetischer Faktoren und individueller Lerneinflüsse ausgegangen.

- Das erhöhte Vorkommen von panischen und agoraphobischen Ängsten bei Verwandten ersten Grades, genetische Untersuchungen und Ergebnisse der Zwillingsforschung legen eine „mäßige Vererbbarkeit“ dieser Angststörungen nahe (Crowe et al., 1997; Gorman et al., 2000; Hettema et al., 2003; Kendler et al., 1995; Lieb et al., 2003; Stein et al., 1999) in einem Größenbereich von 35 bis 45%, wobei wahrscheinlich zwei Gruppen von Genen der Eigenschaft Angst-Konditionierung unterliegen (Hettema et al., 2003). Vermutlich haben Personen, die für Angsterleben anfällig sind, sowohl eine somatische Sensibilität für die Entwicklung von Angststörungen, in Gestalt einer erhöhten autonomen Reaktionsbereitschaft (Zoellner et al., 1999), als auch eine kognitiv-emotional-physiologische Disposition, die vor allem bei Panik- und Agoraphobiepatienten als „Angstsensibilität“ (Reiss, 1991) diskutiert wird. Unter chronischer oder heftiger akuter Belastung begünstigen diese Risikofaktoren die Auslösung einer Angststörung.
- Durch Konditionierung werden Beziehungen zwischen variablen Ereignissen und kognitiven, emotionalen und körperlich-physiologischen Erlebnissen hergestellt. An der Entstehung von panischen und agoraphobischen Ängsten sind die Lernprinzipien klassisches Konditionieren (respondent), instrumentelles Konditionieren (operant) und Lernen am sozialen Modell (Imitation) beteiligt.

Hinsichtlich der physiologischen und motorischen Symptome unterscheidet sich der phobische Angstanfall – als Reaktion auf einen konditionierten Angstreiz – nicht von der Panikattacke (Gorman et al., 2000). Aus Tierversuchen ist das cerebrale Netzwerk der Angst bekannt und wird dem des Menschen ähneln: Das Zentrum des Panikerlebens liegt in der Amygdala und steht in wechselseitiger Verbindung mit dem Hippocampus und dem medialen Frontalhirn. Viele Angstsymptome sind Projektionen von der Amygdala zum Hypothalamus und zu Hirnstammregionen.

Panik- und Agoraphobiepatienten haben eine ausgeprägte *Angstsensibilität* (S. 40): Sie nehmen selbst harmlose körperlich-physiologische Reize wahr und erleben sie oft als bedrohlich (Reiss, 1991). Angstsensibilität stellt eine persönliche Eigenschaft dar und hat eine hereditäre Komponente (Reiss, 1991; Stein et al., 1999). Sie übernimmt eine vermittelnde Rolle zwischen der individuellen Lerngeschichte von erregungsrelevanten physiologischen Symptomen und der Entwicklung von Panikattacken (Stewart et al., 2001).

(Das Konzept des *Temperaments* von Kagan (1987, 1989), worunter er eine genetisch vorgegebene physiologische Disposition zu *gehemmtem* V*erhalten* und verstärkter Beobachtung von körperlich-physiologischen Symptomen versteht, steht dem Konzept der Angstsensibilität sehr nahe (vgl. S. 121). Das Temperament ist vor allem ein Risikofaktor für *Soziale Phobie*. Ob das Temperament als persönliche Eigenschaft auch eine wesentliche kausale Bedingung für die Entwicklung von Panikstörung und Agoraphobie bildet, ist noch nicht geklärt.)

Zur Erklärung der lerntheoretischen Entwicklung von panischen und phobischen Ängsten wird seit Jahrzehnten auf das behaviorale Zwei-Faktoren-Modell der Angst von Mowrer (1947) verwiesen. Danach führt Vermeidungslernen, das respondent und operant gestützt wird, zur Entwicklung und Aufrechterhaltung von phobischen Ängsten.
- Der erste Faktor folgt dem lernpsychologischen Paradigma der klassischen Konditionierung: Ein zufällig mit dem traumatischen Ereignis (Unwohlsein, das zu Panik führt) auftretender *neutraler Reiz* (Menschenmenge im Kaufhaus) kann zum *gelern-*

ten Auslöser für Angst werden. Dabei ist der motivationale Faktor panische Angst besonders ausschlaggebend. Der zuvor neutrale Reiz (Menschenauflauf) hat nun symbolische Bedeutung und damit eine (bedrohliche) Signalfunktion erhalten.

- Der zweite Faktor im Angstmodell von Mowrer bezieht sich auf die *Folgen* des Angsterlebens: Wird die unangenehme Angstsituation gemieden, bleibt die gefürchtete Angstreaktion aus. Indem der aversive Zustand der Angst kurzfristig beendet wird, führt nach dem Lerngesetz der instrumentellen oder operanten Konditionierung das Vermeiden langfristig zu einer *negativen Verstärkung der Angst*, woraufhin sie bestehen bleibt, wenn nicht sogar zunimmt. Sobald ähnliche Situationen (wie viele Menschen in Supermärkten) gleichfalls panische Angst mit oder ohne Vermeiden auslösen, ist es zu einer *Generalisierung* der Angst gekommen.

Das Modell von Mowrer weist jedoch Schwächen auf und ist in einiger Hinsicht ergänzungsbedürftig. Das betrifft vor allem die auslösenden Mechanismen der Angst. Nicht jedes traumatische Erleben und auch nicht jede beliebige Reizsituation löst heftige Angst aus. Oder anders ausgedrückt, panische und phobische Ängste verteilen sich nicht gleichmäßig auf alle Reizkonstellationen und Erlebnisse. Nur bestimmte Reizkonfigurationen rufen Angst hervor. Wahrscheinlich sind es solche, die eine gewisse Bedeutung für das Individuum haben im Sinne einer *biologischen „preparedness“* (Seligmann, 1971). Möglicherweise gibt es eine biologische Prädisposition hinsichtlich bestimmter Reize. Nach Seligmans Theorie können Menschen nicht vor allem und jedem Angst bekommen, sondern nur vor solchen Dingen und Situationen, die einem evolutionären Prinzip folgen. Demnach werden bestimmte Verbindungen von Reizsituationen und Angsterleben rascher, leichter und stabiler gelernt (McNally, 1990).

Eysenck (1987) hat das klassische Lernparadigma, das die Entstehung und Aufrechterhaltung von phobischen Ängsten erklärt, verfeinert. Er unterscheidet zwischen einer Typ-A- und einer Typ-B-Konditionierung. Die Typ-A-Konditionierung entspricht der klassischen Konditionierung nach Pawlow, bei dem die unkonditionierte Reizsituation (UCS) und die konditionierte (CS) verschieden sind. Bei der Typ-B-Konditionierung hingegen sind UCS und CS sehr ähnlich, z. B. ähnlich aversiv. Hier bietet das aversive Angsterleben (unkonditionierte Reaktion UCR, die der konditionierten Reaktion CR sehr ähnlich ist) z. B. im Kaufhaus (unkonditionierte Reizsituation UCS) gleichzeitig *eine Reihe von konditionierten Reizen* (CS): Meist sind es Sinnesmodalitäten, wie Menschenmenge, Neonbeleuchtung oder Schweißgeruch. Weil UCR und CR für die betroffene Person höchst unangenehm sind, wird jede weitere Begegnung mit einem konditionierten Reiz CS mit aversiven emotionalen Erlebniskomponenten verknüpft. Diese negative motivationale Komponente der CR (Angst) wirkt auch in Abwesenheit der traumatischen Reizsituation UCS wie ein Verstärker der CS entsprechend dem klassischen Konditionieren.

Die Typ-B-Konditionierung bietet auch eine plausible Erklärung für die Wirkung von *interozeptiver Konditionierung* (Birbaumer, 1977). Die interozeptive Konditionierung spielt eine entscheidende Rolle beim Hochschaukeln der ängstlichen Erregung zur psycho-physiologischen Fehlreaktion. Dabei führen intern erlebte physiologische Reaktionen (CR, z. B. Herzrasen, Schwindel, Atemnot) zu einer kontinuierlichen Verstärkung von konditionierten Reizen (CS, wie Menschenmasse, Beleuchtung, Körpergeruch), die zu Auslösern für Angstanfälle werden. Daneben können auch biologische Auffälligkeiten mit Angsterleben in Interaktion treten und durch Konditionierungslernen weitere Assoziationen bilden (vgl. S. 42).

Die zeitliche Kopplung von Reiz und Reaktion gilt als wesentliche Bedingung für Konditionierungsprozesse. Dabei bedeutet Lernen aber nicht bloß eine zufällige oder passive Kopplung von Ereignissen. Vielmehr suchen Personen in der Regel ihre individuelle Umgebung danach ab, welche Bedingungen und Ereignisse für sie zusammen gehörig erscheinen, und lernen, diese miteinander zu verknüpfen. Der Mensch vermag demnach beim Lernen *aktiv Beziehungen herzustellen zwischen Reizen, Ereignissen und ihren Konsequenzen* (Garcia-Effekt, der auf Garcias Untersuchungen aus den 60er Jahren über die zeitliche Kopplung von Reiz und Verhalten beruht, vgl. Reinecker, 1999).

Neuere Formulierungen der klassischen Konditionierung sind insgesamt wesentlich flexibler geworden und können komplexe Beziehungen zwischen konditionierten (CS) und unkonditionierten Stimuli (UCS) sowie konditionierten (CR) und unkonditionierten Reaktionen (UCR) besser erklären (Bouton et al., 2001). Zum Beispiel müssen CR und UCR keineswegs identisch sein. Die CR kann in Abhängigkeit vom CS, selbst wenn es sich um denselben UCS handelt, variieren. Letztendlich ist der Kontext sehr einflussreich beim Zustandekommen dieser Assoziationen und auch hinsichtlich der Art und Weise, wie sie sich Ausdruck verschaffen.

Einen weiteren Erklärungsansatz für panische und phobische Angst liefern *kognitive Modelle*. Insbesondere kognitive Fehlinterpretationen spielen eine entscheidende Rolle bei der Entstehung, Verfestigung und Aufrechterhaltung von Panikstörung und Agoraphobie (Clark, 1988; McNally, 1990; Reinecker, 1993). Ängstliche Personen neigen zu einer selektiven Wahrnehmung von externen und internen Angstreizen, denen sie im Rahmen einer fehlerhaften Informationsverarbeitung eine übersteigert negative Bedeutung zuschreiben. Kognitiv gesteuerte autonome Reaktionen werden besonders rasch gelernt und erweisen sich als beharrlich. Nach dem kognitiven Modell der Angst von Clark (1988) lösen *katastrophisierende Fehlinterpretationen* von physiologischen und motorischen Empfindungen in Zukunft Erwartungsangst vor bestimmten Situationen und Panikanfälle aus, die in Panikstörung übergehen können. Aufrechterhalten wird die Panikstörung durch häufiges Überprüfen des Körpers auf der Suche nach Gefahrensignalen, die dann als Beleg für eine körperliche oder mentale Störung gewertet werden. Vermeidungsverhalten trägt ebenfalls dazu bei, die Neigung zu katastrophisierender Fehlinterpretation aufrecht zu erhalten.

Nach der kognitiven Theorie von Salkovskis et al. (1997) entsteht *Agoraphobie* in ähnlicher Weise durch negative Bewertung einer Situation aufgrund von vorgefassten Überzeugungen. Sie können allgemeiner, angstspezifischer oder symptomspezifischer Natur sein. Überschätzt die ängstliche Person die Gefahr in der Situation, steigert sich ihre phobische Angst. Drei Variablen halten die negative Überzeugung des Agoraphobikers aufrecht: Physiologische Empfindungen, selektive Aufmerksamkeit und Sicherheitsverhalten, mit dem er sich vor einer Katastrophe schützt (Salkovskis et al., 1997).

Gray (1983; vgl. auch Rachman, 1984, 2000; Reinecker, 1999) bemängelt an Mowrers Theorie vor allem die Schwierigkeit, das Beharrliche am Vermeidungsverhalten zu erklären. Er versucht, diese Lücke mit seinem *Sicherheitssignal-Konzept* zu schließen. Sicherheitssignale sind Varianten von Vermeidungsverhalten, die dem Agoraphobiker das Ausbleiben von Angsterleben garantieren. Solche Signalreize können z. B. von Begleitpersonen ausgehen oder von bestimmten Gegenständen (Handy, Medikament, Auto) oder vom Sicherheitsverhalten, das die ängstliche Person selbst erlernt hat. Sicherheitssignale haben insofern Belohnungscharakter, als sie dem Phobiker die Sicherheit vor Angstreizen signalisieren, woraufhin er mehr Annäherungsverhalten riskiert. Einerseits reduzieren sie Erwartungsangst, andererseits führen sie zu einer sekundären Verstärkung von Vermeidungsverhalten, obwohl die Sicherheit, die sie signalisieren, eine trügerische ist: Das Mittragen eines Medikaments schützt nicht wirklich vor einem Panikanfall. Sicherheitssignale verhindern gleichzeitig eine Löschung der Furchtreaktion: Das genau ist ihre problematische Funktion; während sie dem Angstpatienten scheinbar Sicherheit signalisieren, hindern sie ihn daran, seine Angst zu bewältigen.

Sicherheitssignale stellen im allgemeinen *passive Verhaltensaspekte* dar, die nicht zur Bewältigung von Angstreaktionen führen, da sie keine echte Auseinandersetzung mit der Angst ermöglichen (Reinecker, 1999). (Therapeutisch gesehen ist es deshalb wichtig, *aktive Bewältigungsstrategien* aufzubauen, die es dem Angstpatienten ermöglichen, sowohl mit seiner Angst aktiv umzugehen als auch ein Sicherheitsempfinden zu entwickeln.)

Entsprechend der sozialen Lerntheorie von Bandura (1979) werden (phobische) Ängste durch *Beobachtungs- und Imitationslernen* erworben. Mittels Beobachtung eines Modells, das in einer bedrohlichen Situation mit Angst reagiert, können „*stellvertretend*" nicht nur Angstreaktionen gelernt werden, sondern auch Methoden der Bewältigung oder Nichtbewältigung der Angst, wie ängstlicher Rückzug, aggressives Vorstoßen oder geschicktes Meistern der Situation. Besonders wirkungsvolle Vorbilder sind Respektspersonen, wie Eltern, gute Freunde oder Therapeuten. Einflussreich sind zudem die Konsequenzen, die beobachtete Modelle auf ihr Verhalten hin erfahren. Die *Selbstwirksamkeit* des Beobachters wird durch die stellvertretenden Erfahrungen, aber auch durch seine eigenen Überzeugungen und das Ausmaß an emotionaler Erregungsbereitschaft beeinflusst. Unter Selbstwirksamkeit versteht Bandura (1982), wie die ängstliche Person ihre eigenen Fähigkeiten einschätzt, die künftige Angstsituation zu meistern. Das Ausprobieren von neuem Verhalten ermöglicht es dem Patienten, den Erfolg seines Handelns auf seine eigenen Anstrengungen zurückzuführen. Zudem erhält er realitätsnahe Rückkopplungen zu seinem Bemühen. Bandura unterstreicht die enge Verzahnung von Verhaltensmerkmalen, konkreten Lernerfahrungen und der Veränderung von Erwartungen, um stabile Verhaltensmodifikationen zu erzielen.

Angstpatienten wird in jüngster Zeit auch die Persönlichkeitseigenschaft *Perfektionismus* zugeschrieben (vgl. Perfektionismus bei Personen mit Sozialer Phobie, S. 121). Mit ihrem intrinsisch motivierten, selbst-orientierten Hang zum Perfektionismus bewältigen sie Situationen, die keine größere Belastung darstellen, im allgemeinen recht gut. Sobald die Dinge aber unübersichtlich werden oder verkehrt laufen und sie unter Druck geraten, neigen viele von ihnen vermehrt zu ängstlichen und depressiven Reaktionen (Hewitt et al., 2003).

Schließlich sei zumindest auf die zahlreichen neurobiologischen Hypothesen zur Entstehung von panischen und phobischen Ängsten und auf weiterführende Literatur verwiesen (Bandelow, 2001; Schmidt-Traub, 2000), ohne hier ausführlicher darauf einzugehen: Stresshormone, Neurotransmitter, Hypersensitivität der CO_2-Sensoren, Benzodiazepam/GABA-Bindungsstelle und Cortisolausschüttung über die HPA-Achse nehmen ebenfalls Einfluss auf das Panikgeschehen. Elektrisches Berühren der Amygdala führt z. B. zu einem Panikanfall und während der Panikattacke kommt es zu einem Cortisolanstieg, der im Speichel messbar ist.

Fazit: Die Entstehung von panischen und phobischen Ängsten ist ein hochkomplexer Prozess, an dem genetische Faktoren, traumatische Erlebnisse, Störungen der Informationsverarbeitungsprozesse, pädagogische Einflüsse und biologische Auffälligkeiten beteiligt sind.

3.3 Diagnostische Vorgehensweise

Exploration: In der explorativen Phase wird festgestellt, ob beim Patienten medizinisch noch etwas abzuklären ist (vgl. Tabelle 1): „Haben Sie irgendwelche körperlichen Beschwerden oder Krankheiten?"

Fragebögen: Panikstörung, Agoraphobie und andere Angststörungen lassen sich bei Männern und Frauen mit denselben Angst-Items etwa gleich gut messen (Reynolds, 1998).

Zur diagnostischen Erfassung von Panikstörung und Agoraphobie eignen sich Inventare zur *Selbsteinschätzung* der panischen und phobischen Angst durch den Patienten wie

- der Fragebogen zu körperbezogenen Ängsten, Kognitionen und Vermeidung von Ehlers et al. (1993),
- das Beck Angstinventar (BAI) zur Einschätzung von klinisch relevanter Angst, die weniger mit Depressivität vermengt ist,
- die Panik- und Agoraphobie-Skala (PAS) von Bandelow (1997).

Diese Angst-Fragebögen können dem Patienten entweder vorgelegt oder aber mit ihm zusammen durchgearbeitet werden.

Zur *Fremdeinschätzung* zieht der Therapeut am besten die diagnostischen Kriterien aus ICD-10 und DSM-IV als Leitfaden für explorative Gespräche heran, wobei er einfühlsam fragt und empathisch auf das eingeht, was der Patient berichtet. Dieses anamnestische Vorgehen hat auch noch den Vorteil, dass die Exploration zum Aufbau einer guten therapeutischen Beziehung (S. 273) genutzt wird.

Durch *Selbstbeobachtungs*protokolle (S. 57) lernt der Patient, den Ablauf seines Angstverhaltens genau zu verfolgen. Dem Therapeuten wird dadurch das Ausmaß seiner Beeinträchtigung deutlich.

Sämtliche erhobenen Informationen zur Angst fließen in eine individuelle Verhaltens- und Bedingungsanalyse (S. 58) ein.

Komorbiditäten mit anderen psychischen Störungen

Bei Vorliegen einer Komorbidität, vor allem einer depressiven Störung, ist es sinnvoll, zunächst die Panikstörung und Agoraphobie sorgfältig zu behandeln. Mit hoher Wahrscheinlichkeit löst sich bei einem therapeutischem Erfolg auch die komorbide Störung auf.

Panikpatienten mit oder ohne Agoraphobie haben häufig komorbide Störungen, insbesondere Depressionen (depressive oder rezidivierende depressive Episoden und Dysthymie), GAS, Spezifische und Soziale Phobie. In einer erweiterten, kontrollierten Replikations-Therapiestudie (Tsao et al., 2002) wurden

1. die Auswirkungen der komorbiden Störung auf das Behandlungsergebnis von Panikstörung mit Agoraphobie und
2. die Wirkungen des Behandlungsergebnisses von Panikstörung und Agoraphobie auf die komorbiden Störungen

untersucht.

Zu 1.: 51 Panik- und Agoraphobiepatienten nahmen an der Studie teil. 60,8% (31) hatten eine komorbide Störung. Die eine Hälfte der Patienten wurde 16 Wochen lang mit kognitiver Therapie behandelt, wobei der Fokus auf der Angst vor körperlichen Empfindungen und Beschwerden lag. Die andere Hälfte wurde zunächst 8 Wochen mit kognitiver Therapie und dann 8 Wochen mit Konfrontation in vivo therapiert. Die Patienten haben vor und nach der Therapie (prä-post) sowie im Follow-up nach 6 Monaten Fragebögen ausgefüllt und wurden von Therapeuten diagnostisch eingeschätzt. Beide therapeutische Vorgehensweisen waren ähnlich effektiv.

Zu 2.: Patienten mit klinisch schwerwiegenden komorbiden Störungen waren wesentlich depressiver zu Behandlungsbeginn als Patienten ohne Komorbiditäten. Das Vorkommen von Komorbiditäten nahm keinen Einfluss auf die therapeutischen Wirkungen. Bei Therapieende war die Komorbiditätsrate von 60,8% auf 37,3% gesunken und die Intensität der verbliebenen Depressionen, phobischen Ängste und GAS deutlich zurückgegangen. Die therapeutischen Wirkungen hielten sich bis zum Follow-up (Tsao et al., 2002).

Diese empirischen Belege stützen die Forderung, bei panischen und phobischen Ängsten, die zusammen mit Depressionen auftreten, zunächst die Angststörung(en) zu behandeln. In der Regel legt sich daraufhin die komorbide Störung.

Damit es zur richtigen Wahl des Therapiekonzepts und auch zu einer vernünftigen Entscheidung kommt, welche Störung schwerpunktmäßig behandelt wird und ob eine Kurzzeit- oder Langzeitbehandlung notwendig ist, wird bei jedem Patienten mit Angst und Depression, gemischt, in der diagnostischen Phase zwischen primärer und komorbider Störung(en) unterschieden. Eine Hierarchisierung der einzelnen Störungen erfolgt nach ihrem aktuellen Schweregrad. Sofern keine anderen Gründe dagegen sprechen, wird mit der Behandlung der heftigeren Störung begonnen. Bei vergleichbarer Intensität beider Störungen – wie bei Angst und Depression, gemischt – wird mit der Angststörung begonnen.

Im Folgenden gehen wir davon aus, dass Panikstörung mit und ohne Agoraphobie (oder Spezifische Phobie, S. 107) als primäre Störung zur kognitiven Verhaltenstherapie ansteht.

3.4 Therapie

Wesentliche therapeutische Bausteine für die Behandlung von Panikstörung und Agoraphobie

- Zunächst war es schwierig, Patienten mit *reiner Panikstörung* so wirkungsvoll zu behandeln wie Patienten mit Agoraphobie, bei denen insbesondere Konfrontationsverfahren gute Erfolge brachten. Entspannungsverfahren alleine führten nicht zu den gewünschten Wirkungen. 1985 veröffentlichten Beck et al. eine kontrollierte Studie über die Behandlung von Panikstörung mit kognitiver Therapie. 1989 erzielten Barlow et al. bei Patienten, die unter Panikstörung litten, ermutigende Ergebnisse mit *interozeptiver Konfrontation* (Herzrasen, Schwindel oder flache Atmung). Heute gelten beide empirisch mehrfach überprüften Vorgehensweisen als die wichtigsten therapeutischen Bausteine zur Behandlung von Patienten mit Panikstörung.

- Da Patienten mit *Panikstörung* entweder gar nicht oder nur vereinzelt Angstsituationen vermeiden, wird vor allem auf eine realistische Bewertung der katastrophisierenden Fehlinterpretationen hingearbeitet. Patienten mit *agoraphobischen Ängsten* fürchten sich vor körperlichem oder mentalem Kontrollverlust (wie Ohnmacht, Krankheit, Sterben oder Verrücktwerden) und vermeiden Situationen, in denen sie sich davon bedroht fühlen. Mit Konfrontation in vivo gewöhnen sie sich an diese Situationen. Ihre negativen Erwartungen lassen sich ebenfalls mit Konfrontation – ergänzt durch kognitive Therapie (Beck et al., 1992a; Ellis, 1977) – behandeln.

Wie bei Patienten in einem wissenschaftlich kontrollierten Umfeld können auch bei nicht ausgesuchten Panik- und Agoraphobiepatienten im regulären ambulanten oder stationären Bereich vergleichbare therapeutische Wirkungen mit kognitiver Verhaltenstherapie hervorgerufen werden (Garcia-Palacios et al., 2002; Schneider et al., 2002). Patienten in wissenschaftlichen Studien sind immer sorgfältig selegiert und zeigen einwandfrei primäre, oft sogar reine Angststörungen und möglicherweise auch eine etwas andere Motivationsstruktur als nicht ausgewählte Patienten im klinischen Alltag.

Der *wichtigste Therapiebaustein* bei kognitiver Verhaltenstherapie der Agoraphobie dürfte die Konfrontation in vivo mit den Angstsituationen des Patienten zum Abbau seines Vermeidungsverhaltens und damit zur Beendigung der negativen Verstärkung der phobischen Angst sein (vgl. Erklärungsmodell, S. 46). Zur Vorbereitung von Exposition und auch für die Evaluation des therapeutischen Fortschritts sind kognitive Interventionen notwendig.

Die dadurch erzielten Lernfortschritte lassen sich als Regenerationsprozesse oder neue Spuren im Gehirn nachweisen. Lebenserfahrungen und Regellernen im Rahmen einer kognitiven Verhaltenstherapie führen sowohl zu regenerierenden als auch zu degenerierenden neuronalen Prozessen – vor allem im Hippocampus. Mit dem Studium der neuronalen Netzwerke wurde die *Plastizität des Gehirns* belegt (Spitzer, 2004). Durch das Training von Verhaltensweisen vergrößern sich bestimmte Synapsen zum Teil erheblich und damit auch das Gehirn an diesen Stellen. Umgekehrt verringert sich die Größe der Synapsen, sobald nicht mehr geübt wird. Auf diese Weise entstehen oder vergehen Spuren im Gehirn. Vermittelt durch die Hirntransmittersubstanz Serotonin stimulieren Antidepressiva (S. 320), die Angstpatienten in Härtefällen verschrieben werden, ebenfalls das Nachwachsen von neuronalen Zellen und Synapsen im Hippocampus. Nicht von ungefähr dauert es 4 bis 6 Wochen, bis ihre Wirkung voll einsetzt.

3.4.1 Der therapeutische Leitfaden zur Behandlung von Panikstörung und Agoraphobie

Im Kasten 2 sind die wichtigsten kognitiv-verhaltenstherapeutischen Vorgehensweisen für die Behandlung von Patienten mit Panikstörung und Agoraphobie aufgeführt. Angstpatienten, die von den Standardmethoden nicht all zuviel profitieren, bekommen weite-

Kasten 2: Therapeutischer Leitfaden für die kognitiv-verhaltenstherapeutische Behandlung von Panikstörung und Agoraphobie

- *Vorgespräch(e)*
  - Prä-Testung
  - *Exploration* nutzen zur Bildung einer guten Therapeut-Patienten-Beziehung (S. 273)
  - *Angsttagebuch zur Selbstbeobachtung* der Angstanfälle und Vermeidungsreaktionen
  - Psychoedukation nach Bedarf, Therapierationale erläutern
  - *Bedingungs- und Verhaltensanalyse* gemeinsam ableiten unter Rückgriff auf das Angsttagebuch für ein individuelles Störungsmodell der panischen und/oder agoraphobischen Angst; auch als Baseline der Angststörung
  - *Psychoedukation* über Teufelskreis der Angst, Tagesverfassung und Medikamentenwirkung bei Patienten, die Psychopharmaka nehmen
- *Zielanalyse*
- *Konfrontation:*
  - Erste leichte Expositionsübung zur Überprüfung der Erwartungsangst
  - Interozeptive Konfrontation durch willkürliche Hyperventilation und Sport
  - Konzentrationslenkung als Angstbewältigungsverhalten für die Angstanstiegsphase
  - Graduelle und/oder massierte Konfrontation in vivo in Selbstorganisation
- *Kognitive Umstrukturierung mithilfe von Konfrontation und kognitiver Therapie:*
  - Automatische negative Gedanken
  - dysfunktionale Grundannahmen
    - Angstthemen Kontrollverlust, Ohnmacht, Sterben und Tod
    - Interaktion von körperlichen Beschwerden (O-Variable) und Angst
  - Fixierung vor allem auf ein Symptom der Angst
- *Gesundheitsverhalten:*
  - Sportliche Betätigung
  - Ernährung
  - Reduktion von Kaffee-, Alkohol- und Zigarettenkonsum
  - Ruheinseln
  - Genussverhalten
- *Soziale Kompetenz:*
  - Problemebewältigungstraining zur Verbesserung der Stressbewältigung und zur Stärkung von Selbstbehauptungsfertigkeiten
- *Therapiedauer* vereinbaren
- *Abschluss der Behandlung:*
  - Rückfallprophylaxe
  - Evaluation der therapeutischen Fortschritte nach Post-Testung
- Ein-Jahres-*Katamnese* verabreden
- *Weitere therapeutische Angebote:*
  - Beratung von Angehörigen
  - Progressive Muskelentspannung
  - Wenn Konfrontation nicht anschlägt:
    Training in bewusster Beachtung
    paradoxe Intervention

re, unspezifische therapeutische Interventionen angeboten. Im Anschluss an den Leitfaden werden alle kursiv gedruckten Begriffe und Therapiemethoden erläutert.

Die einzelnen therapeutischen Elemente sind Therapiebausteine, die nicht bindend aufeinander aufbauen. Dennoch erweist sich das Einhalten der vorgegebenen Reihenfolge als sinnvoll für die Behandlung der meisten Panik- und Agoraphobiepatienten. Manche erreichen die Ziele der einzelnen Therapiephasen relativ schnell, besonders diejenigen, deren Angststörung noch nicht länger als ein Jahr besteht. Demgegenüber benötigen Patienten mit über einem Jahr anhaltenden Ängsten, schwerer Angststörung und/oder ausgesprochen geringer Risikofreude wesentlich mehr Zeit für das Erreichen der Therapieziele.

Zu Beginn jeder Sitzung wird dem Patienten Gelegenheit gegeben, über besondere und emotionalisierende Ereignisse, die sie zwischenzeitlich erlebt haben, zu reden. Aber nur in Notfällen wird die gesamte Stunde für die Bearbeitung von anderen dringlichen Angelegenheiten verwendet, weil sonst die Angsttherapie nur sehr schleppend in Richtung Zielkonsens vorankommt. In jeder Sitzung werden die Aufzeichnungen aus dem Angsttagebuch ausgewertet. Damit lassen sich die Bemühungen des Patienten und sein Vorankommen evaluieren und sozial verstärken. Anschließend wird an den Therapiebausteinen weiter gearbeitet. Am Ende jeder Sitzung fasst der Therapeut die Arbeitsergebnisse zusammen, spricht mit dem Patienten Hausaufgaben ab und kündigt die nächsten Therapieschritte an.

3.4.2 Angsttagebuch zur Selbstbeobachtung

Zur Ergänzung der Exploration und Prä-Testung mit Fragebögen war der Patient bereits im Vorgespräch gebeten worden, die Angst genauer zu beobachten und seine Beobachtungen in tabellarischer Form in einem Angsttagebuch einzutragen (Abbildung 2).

Bei regelmäßiger Selbstbeobachtung der Angst über einen abgesprochenen Zeitabschnitt von beispielsweise ein bis zwei Wochen, nimmt der Patient genau wahr, wie sein problematisches Angstverhalten auf der kognitiven, physiologischen und motorischen Ebene verläuft. In gewisser Weise führt die Angstbeobachtung bereits zu einer Versachlichung der Angst und zu einer Verringerung des emotionalen Abstands zum eigenen Problemverhalten. Außerdem wird die Aufmerksamkeitshaltung gegenüber der Angst verändert. Nicht selten tritt überdies das unerwünschte Angstverhalten während der Selbstbeobachtungsphase nur in abgeschwächter Form auf, denn unterschwellig wird wahrscheinlich mehr Selbstkontrolle an den Tag gelegt.

Führt der Patient sein Angsttagebuch kontinuierlich über den gesamten Therapieverlauf hinweg, fallen ihm die realitätsnahe Beobachtung der Angst, Einhaltung der Therapieziele und Kontrolle der therapeutischen Fortschritte wesentlich leichter. Das gilt vor allem für die Bewältigung der Angst in Selbsthilfe. Somit ist sie nicht nur ein wichtiges diagnostisches, sondern auch ein therapeutisches Mittel.

Um die notwendigen Informationen für eine Verhaltensanalyse (S-O/E-R-K-C-Modell, S. 60) zusammen zu tragen, empfehlen sich die in Abbildung 2 dargestellten Selbstbeobachtungskategorien.

Datum	Dauer Uhrzeit (von-bis)	Situation **S**	Auslöser der Panik (**S**): kognitiv physiologisch motorisch (Interaktion mit **O** erkenntlich?)	Die ersten 4 Panik-symptome (**R**physiol. + **R**motorisch)	Intensität der Angst 1-10 **R**	Negative Gedanken wortwörtlich (**R**kogn. + **E** Einstellungen)	Was folgt? Kampf oder Flucht? **C**
..... (Herr T., 31 J.)	2.30-2.45 Uhr	Schreckt nachts im Bett hoch	Wahrscheinlich physiologisch: Herzrasen (Patient ist gesund)	*Herzrasen,* Übelkeit, Schwindel, Druckgefühl auf dem Kopf	9-10	„Ich werde ohnmächtig", „Ich bekomme einen Herzschlag!"	Weckt Partnerin und lässt den Notarzt rufen
..... (Frau F., 37 J.)	11.15-11.20 Uhr	Fährt alleine mit dem Auto zum Supermarkt	kognitiv: „Gleich kommt die Angst!"	Schweißausbruch, fl*ache Atmung,* Pulsrasen, Zittern der Hände	7-8	„Es passiert irgend etwas Entsetzliches!" „Ich bin dann nicht mehr da!"	Hält an; nach Abklingen der Angst fährt sie weiter

Abbildung 2: Beispiel für ein Protokoll zur Selbstbeobachtung der panischen und phobischen Angst für Patienten

Nach dem Datum in der 1. Spalte wird vom Patienten in der 2. Spalte die Dauer des Panik- oder Angstanfalls in Minuten durch Angabe der Uhrzeiten notiert. Zusammen mit der Intensität der Angst (6. Spalte) gibt die Dauer Aufschluss darüber, ob es sich um eine Panikattacke bis zu einer halben Stunde bzw. einen phobischen Anfall handelt oder vielmehr um eine *Angstepisode*, die zwar nicht so dramatisch verläuft, dafür aber wesentlich länger, oft stundenlang anhält. Sie geht mit weniger körperlichen Symptomen einher und spricht eher für das Vorliegen einer GAS (S. 139).

In der 3. Spalte werden reale externale Situationen festgehalten.

Aus der 4. Spalte geht hervor, inwieweit die Angst durch eine physiologisch-körperliche Empfindung oder eine kognitive Reaktion ausgelöst wurde. Falls der Patient eine körperliche Störung hat, die eventuell mit der Angst interagiert, lernt er im weiteren Therapieverlauf, die psychischen und somatischen Beschwerden zu diskriminieren.

In der 5. Spalte werden mindestens 4 Angstsymptome notiert. Wahrscheinlich fürchtet sich der Patient besonders vor einem bestimmten Angstsymptom (in dem Beispiel kursiv gedruckt). Bei einigen Patienten verändert sich mitunter das Symptomprofil.

Die 6. Spalte gibt die Heftigkeit der Angst in numerischer Form auf einem Kontinuum von 1 bis 10 an.

Aus den negativen Kognitionen der 7. Spalte lassen sich oft Hypothesen für die dysfunktionalen Grundannahmen der Panik- und Agoraphobiepatienten ableiten.

Die unmittelbaren Konsequenzen, die auf das Angstverhalten hin erfolgen, werden in der 8. Spalte notiert: Flieht der Patient oder versucht er, standzuhalten und zu kämpfen? Auf welche Sicherheitsvorkehrungen greift er zurück? An den Folgen auf das Angstverhalten lässt sich ablesen, wie schwer die Störung ist, und inwiefern er sich noch in der Lage sieht, Einfluss auf die Angstsituation und panische Reaktion zu nehmen.

Die Selbstbeobachtung des Patienten zu Beginn der Therapie liefert eine *Baseline*, ein Ausgangsmaß oder eine Art Bezugsrahmen für die Angststörung. An ihr lassen sich therapeutische Fortschritte bemessen. Wünschenswert wäre es schon, der Patient würde über den gesamten Therapieverlauf seine Angstsymptome im Angsttagebuch protokollieren. Andernfalls sollte er das Angsttagebuch für eine Zwischen-Evaluation und am Ende der Therapie für die Abschluss-Evaluation jeweils weitere 1 bis 2 Wochen führen. Mit den schriftlichen Beobachtungen des Patienten lassen sich therapeutische Wirkungen genau evaluieren und ein ziemlich realistisches Abschluss-Resümee des Therapieverlaufs ziehen.

3.4.3 Bedingungs- und Verhaltensanalyse

Die 5 probatorischen Sitzungen dienen der diagnostischen Einschätzung, Vereinbarung der *Therapieziele* und Erläuterung der *Therapierationale* bzw. der therapeutischen Vorgehensweise, zu der Psychoedukation, Konfrontation, kognitive Umstrukturierung und Gesundheitsverhalten gehören. Die therapeutischen Bausteine werden im Verlauf der Therapie flexibel auf die individuellen Bedürfnisse, Motive und Handlungsmöglichkeiten des Patienten zugeschnitten.

Bearbeitung der Bedingungs- und Verhaltensanalyse

Zu Beginn der kognitiv-verhaltenstherapeutischen Behandlung werden nicht nur zu diagnostischen, sondern auch zu therapeutischen Zwecken mit dem Patienten und gegebenenfalls mit seinen Angehörigen eine Makro- oder Bedingungsanalyse und eine Mikro- oder Verhaltensanalyse der Angst erstellt. Das individuelle Erklärungsmodell der Störung führt in gewissem Umfang bereits zu einer kognitiven Umstrukturierung. Somit sind die Bedingungs- und Verhaltensanalyse nicht nur diagnostische Vorgehensweisen zur Indikationsstellung, sondern gleichzeitig auch therapeutische Interventionen.

In einem (oder mehreren) Vorgespräch(en) wird nach dem Therapieanlass und Überweisungsmodus, nach der aktuellen Lebenssituation, den früheren psychotherapeutischen Behandlungen, dem subjektiven Störungsbild und den Erwartungen an die Therapie gefragt. Zur Entwicklung eines individuellen Erklärungsmodells der Angststörung werden möglichst viele angstspezifische Bedingungen wie familiäre Sozialisation und Erziehungsstil der Eltern, kritische Lebensereignisse, angstrelevante Erfahrungen in Kindergarten, Schule, Ausbildung und Beruf, negative Kognitionen, Vermeidungsreaktionen und Sicherheitsverhaltensweisen herausgearbeitet.

Um es den Patienten zu erleichtern, ihre persönlichen Probleme zu erkennen und zu verstehen, wird möglichst mit der Gesprächstechnik *„geleitetes Entdecken"* (Beck et al., 1985, S. 77 und 247) exploriert. Sie geht zurück auf die sokratische Gesprächsführung oder den sokratischen Dialog, bei der die Gesprächspartner mit Fragen dazu angeregt werden, genauer hinzusehen und selber Zusammenhänge zu entdecken. Gleichzeitig gelangen sie dadurch auch leichter zu der Erkenntnis, welche Veränderungen notwendig sind, um bestimmte therapeutische Wirkungen zu erzielen. Bei der Psychoedukation kann der Therapeut beliebig Geschichten, Analogien und Metaphern einsetzen, um die Patienten zu einer realistischen Sicht ihrer Lerngeschichte und ihres Störungsmodells zu bringen.

Bedingungsanalyse: Um im Rahmen einer Bedingungsanalyse die ursächlichen, auslösenden und aufrechterhaltenden Bedingungen der Angststörung hypothetisch herauszuarbeiten, sollten Informationen über 5 Einflussgrößen erhoben werden:

1. Angeborene Angstsensibilität
   Die Lernergebnisse von
2. klassischem Konditionieren
3. operantem Konditionieren und
4. Modelllernen sowie
5. chronische bzw. akute Belastungen, die zur Auslösung und Aufrechterhaltung der Angststörung beigetragen haben und noch immer beitragen.

Das individuelle Störungsmodell der panischen und phobischen Angst wird mit dem Patienten zusammen in Anlehnung an den im Kasten 3 dargestellen Leitfaden entwickelt (vgl. Erklärungsmodell, S. 46, und Schmidt-Traub, 2000):

Kasten 3: Bedingungsmodell der Genese von Panikstörung und Agoraphobie als Leitfaden für die Durchführung der Bedingungsanalyse mit dem Patienten

1. Möglicherweise kommen Angststörungen vermehrt in der Familie des Patienten vor und es liegt eine zum Teil angeborene Disposition zu Angstsensibilität vor.
2. Chronische Belastung in den letzten 1 bis 2 Jahren (drohende Insolvenz, Zivilisationskrankheit) und/oder akuter Stress (Verlassenwerden, Todesfall) sind Risikofaktoren für das Auslösen von Angst.
3. Der erste Panikanfall kommt plötzlich, unerwartet, geht oft mit einem körperlichen Ereignis einher wie Kreislaufschwäche, Nahrungsmittel-, Medikamenten- oder Drogenunverträglichkeit, körperlich anstrengender Arbeit oder extremer Hitze, wirkt meist traumatisierend und führt zu Panikstörung. Oder ein früheres negatives Erlebnis aus dem Kindes- oder Jugendalter wird durch aktuelle Stressbelastung reaktiviert und führt zum Ausbruch von Angst.
4. In einem sozio-kulturellen Umfeld, in dem Gesundheit und Leistungsfähigkeit gefordert, Krankheit und Schwäche dagegen negativ bewertet und abgewehrt werden, entsteht leicht Angst vor Ohnmacht, Kontrollverlust, schwerer Krankheit, Sterben und Tod, Schwäche und Versagen.
5. Die erste(n) Panikattacke(n) stellt einen akuten Stressor dar, unter der die interozeptive Wahrnehmung zunimmt. Kognitive Prozesse wie Fokussieren, Misattribuieren und katastrophisierendes Fehlinterpretieren fördern spezifische Verknüpfungen von körperlichen Symptomen (Herzrasen, Schwindel, weiche Knie), Panikgefühl und (Teilen) der Angstsituation.
6. Einige Patienten erleben mit der Zeit noch weitere körperliche Empfindungen als bedrohlich (Reaktionsgeneralisierung). Viele fürchten und vermeiden deshalb immer mehr Situationen, die der ursprünglichen Angstsituation ähneln (Reizgeneralisierung), selbst wenn keine weiteren Panikattacken mehr auftreten; es entsteht Agoraphobie.
7. Je größer die damit einhergehenden Einschränkungen – Sicherheits- sowie Vermeidungsverhalten und Personenabhängigkeit – desto mehr verliert der Patient an Autonomie und Lebensqualität.
8. Panische und agoraphobische Ängste habituieren und sind nach gut einem Jahr schon recht beharrlich.
9. Intermittierend können – weitgehend unbemerkt – körperliche Symptome, wie hormonelle Prozesse (z.B. Schilddrüsenüberfunktion), neurologische (z.B. gereizte Nerven der Wirbelsäule) oder immunologische Beschwerden (z.B. Unverträglichkeitsreaktionen) Angstanfälle begünstigen und verstärken.

Verhaltensanalyse: Die Ergebnisse der Selbstbeobachtung (S. 56) erleichtern es dem Therapeuten und Patienten, eine funktionale Verhaltensanalyse nach dem *S-O/E-R-K-C-Modell* vorzunehmen. Mit Nachdruck sei an dieser Stelle auf die Bedeutung einer sorgfältigen Durchführung der Mikroanalyse verwiesen: Einmal ist sie wichtig für die Klärung von einzelnen Verhaltensabläufen, zum anderen lässt sich an ihr leicht ablesen, an welchen Stellen therapeutisch angesetzt werden kann.

Das Systemmodell menschlichen Verhaltens oder S-O-R-K-C-Modell wurde von Kanfer und Mitarbeitern für die Analyse von menschlichen Verhaltensabläufen entwickelt (Kanfer et al., 1975; Kanfer et al., 1982; Kanfer et al., 2000). Aus einem linearen Modell entstand allmählich ein *Selbstregulationsmodell.* Menschliches Verhalten wird nach diesem komplexen Systemmodell in auslösende situative Bedingungen (S) und aufrechterhaltende Folgebedingungen oder Konsequenzen (C) auf das Störverhalten R hin eingebettet gesehen. Bei C wird unterschieden zwischen unmittelbaren Konsequenzen und Spätfolgen. Kontingenz (K) im Selbstregulationsmodell bedeutet, dass die Person nicht zufällige Zusammenhänge zwischen den Gliedern S, R und C herstellt. Vielmehr werden dann regelmäßige Verknüpfungen zwischen dem Auslöser S, der problematischen Verhaltensweise R und den Konsequenzen C gebildet, wenn sie häufig in gleicher oder ähnlicher Weise zusammen vorkommen (vgl. Reinecker, 1999). Tritt diese aktive Kopplung immer wieder auf, wird sie und bleibt habituiert.

Das Problemverhalten (R), die Angstreaktion – vermittelt über oder moderiert durch die Organismusvariable O – wird von dem situativen Reiz oder der Situation ausgelöst. O machen zum einen stabile und variable Merkmale des menschlichen Organismus oder körperliche Erkrankungen und Empfindungen aus (vgl. S. 42), zum anderen kognitive Bedingungen, wie Grundannahmen, Angstthemen und Erwartungen, die Gegenstand kognitiver Lerntheorien und kognitiver Theorien sind (Reinecker, 1999). Sie werden in jüngster Zeit als E zur Abhebung vom biologischen Anteil der O-Variable und zur Unterstreichung ihrer Bedeutung hinzugefügt (O/E). Ein Patient mit einer Agoraphobie vermeidet beispielsweise die Angstsituation meist nicht, weil er in ihr tatsächlich geschädigt wurde, sondern weil er dies befürchtet bzw. erwartet (E).

Das problematische Verhalten R (phobische Angst) wird auf drei Ebenen beschrieben, die sich über Rückkopplungsschleifen gegenseitig beeinflussen und zu einem Teufelskreis hochschaukeln können (S. 62). Einmal ist es die Ebene des beobachtbaren Verhaltens (Rmotorisch), z.B. Zittern, dann die Ebene der kognitiven Prozesse und Inhalte (Rkognitiv) und schließlich noch die Ebene des biologisch-physiologischen Erlebens (Rphysiologisch). Kognitionen und somatische Bedingungen haben eine Eigendynamik und bilden ein Selbstregulationssystem, das nicht nur die Verarbeitung von externen und körperlichen Reizen beeinflusst, sondern seinerseits auch Reize hervorruft.

Die Verhaltenskonsequenzen C beeinflussen rückwirkend das problematische Verhalten und werden mit Wünschen, Normen und anderen Kognitionen des Selbstregulationssystems in Beziehung gesetzt. Folglich findet Verhalten auf mehreren miteinander interagierenden Ebenen statt und wird durch ein inneres Selbstregulationssystem, das eigenen Gesetzen folgt, moduliert.

Mit den Informationen, die aus der Exploration und der Selbstbeobachtung gewonnen wurden, kann mit dem S-O/E-R-K-C-Modell genau aufgezeichnet werden, wie die Angst verläuft. Im Beispiel Herr T. auf dem Selbstbeobachtungsprotokoll (S. 57) war die auslösende Situation der nächtliche Schlaf. Der Panikanfall wurde vermutlich entweder durch einen Traum, also kognitiv ausgelöst, oder aber physiologisch. Im zweiten Beispiel hatte Frau F. auf der Fahrt zum Einkaufen die kognitive Befürchtung, sie könne Angst bekommen, und prompt hat sich diese ängstliche Erwartung zu einem Angstanfall hochgeschaukelt. Organische Störungen und negative Erwartungen, die als Moderatoren der Angstreaktion wirken, müssen noch genauer exploriert werden. Zur Einschätzung der Einstellungen E können aus dem Protokoll der negativen Gedanken Hypothesen abgeleitet werden: Beide Patienten fürchten sich vor Sterben und Tod.

Die Verhaltenskonsequenzen C zeigen, wie Herr T., der ganz extreme Panik erlebt, Hilfe sucht, indem er seine Frau weckt und sie bittet, den Notarzt umgehend zu seiner Sicherheit zu rufen, während Frau F. bei dem etwas weniger heftigen Angstanfall nicht flüchtet, sondern nur eine kleine Ruhepause am Straßenrand einlegt, wonach sie wieder weiterfahren und ihr Vorhaben einkaufen umsetzen kann. Langfristige C: Ohne Veränderung dieses Verhaltensablaufs bleibt die Angststörung aufrechterhalten, wenn es nicht sogar zu einer Verschlimmerung kommt. Der Bewegungsspielraum des Patienten wird eingeschränkt, seine Lebensqualität verschlechtert sich und er reagiert unter Umständen sogar depressiv.

Therapeutisch kann an allen Gliedern des Selbstregulationsmodells wie hier am Beispiel von Herrn T. angesetzt werden:

Therapeutische Ansatzpunkte ausgehend von der Verhaltensanalyse mithilfe des S-O/E-R-K-C-Modells

- Veränderung der auslösenden Situation S (z. B. gesündere Matratze, angemessenere Zimmertemperatur usw.).
- Veranlassung einer medizinischen Mitbehandlung der körperlichen Organismusvariable O.
- Bearbeitung der dysfunktionalen Grundannahmen über Angst (E), insbesondere des vorherrschenden Angstthemas.
- Der Patient lernt, nicht mehr mit Flucht (C) zu reagieren (wir betrachten Fluchtreaktionen als Verhaltenskonsequenzen auf das Angsterleben hin, also als C), seine Erwartungen (E) und automatischen negativen Gedanken (Rkognitiv) einer Wirklichkeitsüberprüfung zu unterziehen, damit zu entdramatisieren und die Angstsituation fortan selbstständig zu bewältigen (R).
- Dies macht er immer wieder kontingent (K). In der Folge C bewertet er rückblickend die Situation neu und lobt sich für seine Standhaftigkeit und Courage (positive Selbstverstärkung).

Weil sich mit den therapeutischen Fortschritten das Störungsprofil der Patienten im Verlaufe der Therapie verändert, ist die Diagnose immer vorläufig und muss als prozesshaftes Geschehen betrachtet werden (Kanfer et al., 2000). Entsprechend sind während des gesamten Therapieprozesses immer wieder Verhaltens- und Bedingungsanalysen zu überprüfen oder erneut durchzuführen. Das damit wachsende Verständnis für die Angststörung und die Einsicht des Patienten, dass vieles von seinem Angsterleben gelernt wurde, steigert auch seine Therapiemotivation.

3.4.4 Psychoedukation

Für ein besseres Verständnis der Angstproblematik benötigt der Patient in Ergänzung zu dem Störungsmodell noch weitere Informationen über das Auslösen von Angst und den Angstverlauf, z. B. über den Teufelskreis der Angst und wechselhafte Tagesverfassungen.

Teufelskreis der Angst

Das unerwünschte Gefühl der panischen oder phobischen Angst äußert sich auf drei Erlebnisebenen, der kognitiven, physiologischen und motorischen Ebene. Angst kann auf jeder Erlebnisebene beginnen und bezieht die anderen Ebenen mit ein. Fängt die

Angst mit der Wahrnehmung einer physiologischen Empfindung an, die im Erleben des Patienten einem Angstsymptom ähnelt, wird dies von ihm negativ verzerrt und als gefährlich oder bedrohlich interpretiert. Die Befürchtung steigert wiederum die körperlichen Symptome des Angstpatienten und damit nimmt seine Angsterregung zu. Angsterleben kann auf diese Weise innerhalb von ½ bis 1 ½, 5 oder 10 Minuten in den Teufelskreis der Angst hochschaukeln und in einen Panikanfall münden (Clark, 1988; Margraf et al., 1990). Die Befürchtung des Schlimmsten, das fehlende Vertrauen in die Funktionstüchtigkeit des Körpers und autosuggestive Prozesse sind wesentliche kognitiv-emotionale Faktoren, die diesen Prozess steuern.

Wechselhafte Tagesverfassungen

An manchen Tagen erleben Angstpatienten wenig oder gar keine Angst, an anderen Tagen dafür sehr viel mehr. Oft berichten sie von *„guten"* und *„schlechten" Tagen*. Ihre Erregungsbereitschaft variiert über die Woche in nicht vorhersehbarer Weise, außer, es steht ihnen ein Ereignis bevor, das sie besonders fürchten: Dann steigert sich ihre Erwartungsangst manchmal ins Unermessliche.

Die meisten Angstpatienten sind vor allem Morgens nach dem Aufstehen besonders unruhig und fühlen sich sehr schlecht. In dieser Zeit beobachten und screenen sie ihren Körper nach Anzeichen von Angstsymptomen (negative Selbstbeobachtung), steigern sich nicht selten in Befürchtungen hinein und bekommen dadurch leichter Panik.

Stehen Angstpatienten unter akuter Belastung, z. B. vor einer Prüfung, einem überladenen Terminkalender oder unter chronischem Stress, weil sie z. B. seit Monaten Überstunden machen oder die schwere Erkrankung einer nahe stehenden Person miterleben, dann haben sie an zahlreichen Tagen der Woche ein erhöhtes Belastungs- und Anspan-

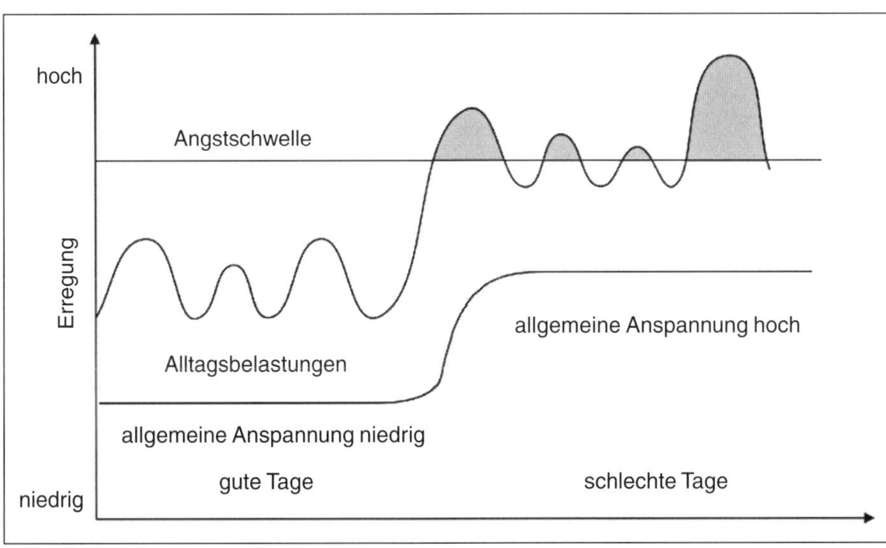

Abbildung 3: Stress- und Angstreaktionen im Alltag (Falloon, 1984; Margraf et al., 1990)

nungsniveau. Bei allgemein erhöhter Anspannung, egal ob durch chronischen oder akuten Stress, steigt ihre Erregung leichter über die Angstschwelle und sie geraten häufiger in Panik, wie das Stress-Modell von Falloon (1984) zeigt (Abbildung 3).

Dieses Stress-Modell ist für Angstpatienten anschaulich und einleuchtend. Es zeigt ihnen, wie an guten Tagen ihre innere Anspannung eher gering ist. Dann können nur außerordentlich starke Befürchtungen einen Angstanfall auslösen. Ist hingegen an schlechten Tagen das innere Erregungsniveau erhöht, lässt bereits eine geringfügige Alltagsbelastung die ängstliche Erregung über die Angstschwelle hinausschießen und zu einer Panikattacke ausufern.

Medikamentöse Therapie

In der Regel stemmen sich Panik- und Agoraphobiepatienten gegen die Einnahme von Medikamenten, weil sie ihren Wirkungen und Nebenwirkungen nicht so recht trauen. Nimmt ein Angstpatient jedoch bereits Medikamente zur Angstreduktion ein, wird er zu Beginn der Therapie über die pharmakologischen Wirkungen aufgeklärt (wertvolle Hinweise geben Bandelow et al., 2004). Außerdem wird der Medikamentenabbau in den Zielkatalog mit aufgenommen.

Zur Abstützung der Therapie kann eine medikamentöse Therapie bei Patienten mit panischen und phobischen Ängsten vorübergehend hilfreich oder sogar unumgänglich sein, wenn sie über viele Jahre oder Jahrzehnte unter der Angststörung leiden, außerordentlich beeinträchtigt sind oder derart heftige Angst haben, dass sie sich Konfrontation nicht zutrauen (zur medikamentösen Therapie, vgl. Anhang 1, S. 319).

Beruhigungsmittel oder Tranquilizer wie Benzodiazepine sind für Angstpatienten äußerst wirkungsvolle Medikamente, die bereits 20 bis 30 Minuten nach oraler Einnahme eine spürbar dämpfende Wirkung hervorrufen. Bei den meisten Patienten führen sie allerdings zu einem besonders hartnäckigen Suchtpotenzial.

Im Allgemeinen reduzieren Beruhigungsmittel die Wirkung von Konfrontation. Deshalb sollten sie nach Möglichkeit gemieden werden. In Sonderfällen können sie hingegen hilfreich sein, sofern sie vorsichtig und nur kurzfristig über 2 Wochen eingesetzt werden (Kern et al., 2003). Sie erweisen sich als nützlich, sobald sich ein Angstpatient einer extrem schweren Angstsituation aussetzen muss, für die er keine Gelegenheit zur Sensibilisierung bekommt, z. B. wenn ein Flugphobiker kurzfristig einen Langstreckenflug machen muss oder wenn jemand, der sich nicht von zu Hause weg traut, vom Arbeitgeber zu einem entfernten Kongress geschickt wird. In einem solchen Fall empfehlen wir Patienten mit Flugangst, auf dem Hinweg ein Benzodiazepin mit ausreichend langer Halbwertzeit einzunehmen (z. B. Lexotanil®, Tavor® oder Tafil®, vgl. S. 322) und auf dem Rückflug darauf zu verzichten. Patienten, die zu einer Tagung oder Fortbildung müssen, können für die Hinfahrt ein Beruhigungsmittel einnehmen. Die Tage danach sollten sie aber ohne Tranquilizer bewältigen.

Schon seit vielen Jahren werden in der Psychopharmakotherapie von Angststörungen bevorzugt Antidepressiva (S. 319) eingesetzt, weil sie fast kein Suchtpotenzial haben (hin und wieder erleben wir jedoch zum Teil kräftige Entzugserscheinungen bei Patienten, z. B. nach Absetzen von Remergil®): Zunächst waren es trizyklische Antidepressiva und die Monoaminoxydase (MAO)-Hemmer (S. 321). Seit einigen Jahren wird zunehmend auf die besser verträglichen SSRI (selektive Serotonin-Reuptake-Inhibitor bzw. selektiver Serotonin-Wiederaufnahme-Hemmer), und SSNRI (selektive Serotonin-Noradrenalin-Wiederaufnahme-Hemmer) zurückgegriffen. Meta-Analysen zufolge erweisen sich psychopharmakologische Behandlungen mit SSRI oder SSNRI bei Angststörungen als sehr wirkungsvoll (Kern et al., 2003). Die medikamentöse Behandlung wird meist über 6 bis 12 Monate ausgedehnt.

Einer kombinierten Behandlung aus kognitiver Verhaltenstherapie und Medikamentenbehandlung, bei der das Medikament sukzessive ausgeblendet wird, sollte jedoch immer der Vorzug gegeben werden gegenüber einer reinen Medikamentenbehandlung (Kern et al., 2003; Schmidt-Traub, 2000). Inwieweit eine Kombinationstherapie von Antidepressiva und kognitiver Verhaltenstherapie einer reinen Behandlung mit Psychopharmaka oder Psychotherapie überlegen ist, muss jedoch noch eindeutig belegt werden (vgl. therapeutische Effektivität, S. 99).

3.4.5 Zielanalyse

Die Wünsche und Zielvorstellungen des Patienten werden bei der Zielabsprache vorrangig berücksichtigt und ergänzt durch die Zielvorgaben des Therapeuten. Utopische Wunschvorstellungen lassen sich natürlich nicht therapeutisch umsetzen, können aber mit kognitiver Therapie auf erreichbare Zielvorstellungen zugeschnitten werden. Bei der Festlegung von Zielen ist darauf zu achten, welche Fähigkeiten in dem Patienten stecken und wie seine persönlichen Ressourcen und gegebenenfalls diejenigen von Personen in seinem engen sozialen Umfeld beschaffen sind, um diese Ziele tatsächlich zu erreichen.

Priorität bei der Angsttherapie wird zunächst dem *störungsübergreifenden Ziel Autonomie* eingeräumt, einmal ganz allgemein in der Lebensführung und dann speziell beim Angstabbau. Angstpatienten sind sehr abhängig vom Urteil und Verhalten ihrer Bezugspersonen. Auf diese hören sie genau, kommen ihnen sozial entgegen, erwarten aber auch häufig soziale Unterstützung wie Begleitung in die Angstsituationen. Ihre Hilfe vermittelt ihnen ein Gefühl von Sicherheit. Wir sprechen in diesem Zusammenhang von *hoher Personenabhängigkeit*, die bei der Angstbehandlung im Auge behalten und abgebaut werden muss.

An das übergreifende Behandlungsziel Autonomie schließt sich das *störungsspezifische Ziel Angstabbau* an. Da nicht jede Angst vollständig abgebaut werden kann und es schlecht vorherzusehen ist, wie und unter welchen Umständen dem einzelnen Angstpatienten dies gelingt und ob die Angst nicht wiederkehrt, halten wir es für sinnvoll, von dem Ziel *„Mit (oder trotz) der Angst ein normales Leben führen lernen"* auszugehen.

Anschließend wird danach Ausschau gehalten, welche akuten oder chronischen Lebensbelastungen und Lebensprobleme zu bewältigen sind (Stressmanagement). Zur Stärkung der physischen und psychischen Belastbarkeit gehört letztendlich auch die Verbesserung des Gesundheitsverhaltens und der Selbstbehauptungsfähigkeiten.

Die Ziele samt Unter- oder Teilzielen werden mit dem Angstpatienten individuell abgestimmt und als Veränderungsmodell formuliert. Schließlich sind die vereinbarten Ziele auf ihren ethischen Gehalt zu untersuchen. Desgleichen werden ihre Auswirkungen auf die Lebensqualität und die Sozialpartner des Patienten eingeschätzt.

Beispiele:
Herr T., bei dem wahrscheinlich die Panikstörung durch jahrelange berufliche Überarbeitung ausgelöst wurde, wollte nicht nur seine Panikattacken abbauen, sondern auch wieder mehr Vertrauen in seinen Körper entwickeln. Zudem nahm er sich vor, ausgeglichener zu arbeiten und sich von seiner beruflichen Tätigkeit mehr zu regenerieren, um damit Erschöpfungszuständen vorzubeugen. Der Ausbau von Freizeitaktivitäten, denen er zum Teil eigenständig nachgeht, würde sich auch positiv auf seine Partnerschaft und sein Lebensgefühl auswirken.

Frau F. lebte längere Zeit extrem eingebunden, da sie neben den beiden schulpflichtigen Kindern und den familiären Verpflichtungen über 3 Jahre die diabeteskranke Mutter bis zu deren Tod vor einem Jahr versorgt hat. In der Schlange vor der Kasse im Supermarkt erlitt sie den ersten heftigen Panikanfall und meidet seither diese und viele andere Angstsituationen. Sie möchte die Angst bewältigen und weiß, dass es hilfreich wäre, wenn sie sich intensiver mit Sterben und Tod auseinander setzt. Darüber hinaus hat sie vor, ein selbstbestimmteres Leben zu führen, in dem sie sich stärker behaupten und „Nein" sagen lernt, sich wesentlich mehr im Freundeskreis aufhält und eine berufliche Halbtagstätigkeit aufnimmt.

Der Patient beteiligt sich aktiv an der Zielanalyse, ist sich über die Therapieziele und das Therapieprogramm (Kasten 2, S. 55) bzw. seinen individuellen Behandlungsplan im Klaren und sieht auch ganz realistisch, welche Wege zum Ziel führen und welche Anstrengungen dies erfordert. Er informiert wichtige Bezugspersonen wie Angehörige und Freunde. Oder er führt mit ihnen und dem Therapeuten ein psychoedukatives Gespräch über seine Zielvorstellungen, den Behandlungsplan und mögliche Auswirkungen auf das soziale Umfeld. Partner werden darauf aufmerksam gemacht, wie sich die Veränderungen des Angstpatienten, z. B. mehr Eigenständigkeit in der Lebensführung, auf ihn als Lebensgefährten auswirken könnten. Ohne Aufklärung darüber, machen ihn die Veränderungen des Patienten womöglich ungehalten und rufen den Wunsch hervor, alles möge beim Alten bleiben. Entsprechend würden reaktive Tendenzen in Gang gesetzt, die den Therapieprozess stören (vgl. S. 91).

3.4.6 Konfrontation/Exposition

Konfrontation als therapeutisches Vorgehen geht zurück auf Wolpes (1973) Entwicklung der Systematischen Desensibilisierung, bei der Entspannung als inkompatible Reaktion zur Löschung von Angst eingesetzt wird. Angeregt wurde er zu dieser Methode der reziproken Hemmung durch Erkenntnisse aus der experimentellen Psychologie. Noch sind sich die Experten uneins über die genauen Wirkmechanismen: Ist es nun Löschung, Inhibition, Habituation oder Gegenkonditionierung?

Glücklicherweise ist das für die therapeutische Praxis nicht von entscheidender Relevanz. Nehmen wir an, die therapeutischen Wirkungen beruhen auf einer Löschung. Unter *Löschung* wird die sukzessive Abschwächung einer konditionierten Reaktion verstanden, die durch wiederholte Präsentation des konditionierten Stimulus ohne kontingente Präsentation des unkonditionierten Reizes einsetzt. Im Laufe der Zeit verliert der konditionierte Reiz damit seine Fähigkeit, die konditionierte Reaktion auszulösen.

Marks (1981) hat die klinische Erfahrung gemacht, dass Panik- und Agoraphobiepatienten rascher und erfolgreicher vorankommen, wenn sie ihre echten oder natürlichen Angstsituationen aufsuchen und auf diese Weise ihre Ängste über Löschungsprozesse verlieren. In der Angsttherapie wird seither immer mehr mit Konfrontation in vivo gearbeitet. Da panische und phobische Ängste im Wesentlichen durch Konditionierung gelernt werden, ist der markanteste Teil der therapeutischen Behandlung die Konfrontation mit den internen und externen Reizen, die mit der Angst assoziiert sind (Bouton et al., 2001).

Von großer Bedeutung für eine gute therapeutische Wirkung ist die präzise Anwendung der Konfrontationsbehandlung. Wichtig ist,

- wie der Angstreiz dargeboten wird, verdeckt bzw. imaginativ (in sensu) oder real (in vivo)
- und in welcher Intensität, stufenweise bzw. graduiert oder überflutend bzw. massiert.

Sowohl bei In-sensu-Vorgehensweisen wie der Systematischen Desensibilisierung als auch bei In-vivo-Methoden wie dem In-vivo-Expositionstraining kann graduiert oder massiert vorgegangen werden, um die konditionierte Angstreaktion zu reduzieren und abzubauen.

3.4.6.1 Konfrontation in sensu

Systematische Desensibilisierung

Hierbei wird wie folgt vorgegangen:

- Zunächst bilden Patient und Therapeut eine *Hierarchie der angstbesetzten Reize oder Reizsituationen* entsprechend der aufsteigenden Intensität des Angsterlebens auf einer Skala von 1 bis 10 oder 1 bis 100. Es können auch mehrere Angstpyramiden oder Angstthermometer sein.
- Der Patient überprüft, ob er imstande ist, sich diese Angstsituationen imaginativ vorzustellen.
- Dann lernt er die Progressive Muskelentspannung nach Jacobson (S. 333) und übt sie täglich solange, bis er mit verkürzten Anweisungen oder auf ein mit dem Therapeuten vereinbartes Signal hin sich willkürlich rasch entspannen kann.
- Wenn er soweit ist, entspannt sich der Patient und stellt sich dann die Angstsituation der untersten Ebene seiner Angsthierarchie vor. Kommt Angst stärker in ihm auf, beendet er die Imagination und entspannt sich erst einmal weiter. Nach einer Weile stellt er sich das Angstbild erneut vor, bis die Angst spürbar abklingt. Das wird so oft wiederholt, bis der Patient keine Angst mehr in dieser imaginierten Angstsituation verspürt. Nun wechselt er zur nächsthöheren Angstebene und setzt das Ganze solange fort, bis er sich die schrecklichste Angstsituation an der Spitze der Angstpyramide angstfrei vorstellen kann. Beim einen Patienten reicht die Vorstellung der Angstsituation über die Dauer von 20 bis 30 Sekunden, beim anderen müssen es 50 bis 60 Sekunden oder länger sein. Entsprechend lange benötigen Patienten meist auch für die Entspannungsübungen zwischen den Angstbildern.

Jede Sitzung wird mit einer angstfreien Vorstellung beendet. In der nächsten Therapiestunde wird überprüft, ob sich die Angstfreiheit vom letzten Mal gehalten hat; andernfalls muss der Patient nochmals gegen dieselben Angststufen in hierarchischer Folge desensibilisiert werden. Bei manchen Patienten geht die systematische Desensibilisierung recht schnell und es können mehrere Ebenen der Hierarchie in einer einzigen Therapiesitzung durchlaufen werden. Andere Angstpatienten benötigen hingegen mehrere Sitzungen und Wiederholungen für dieselben therapeutischen Wirkungen.

Massierte Konfrontation oder Reizüberflutung in sensu

Bei der raschen und verlängerten Reizüberflutung auf der Vorstellungsebene (vgl. Barlow et al., 1992; Hand, 1993) wird mit intensiven Angstreizen gearbeitet. Sie werden länger dargeboten, um eine Habituierung und damit eine Angstreduktion schneller zu erreichen. Der Patient wird auf die anfangs heftigen Angstgefühle vorbereitet und auf die Gefahr einer kognitiven Vermeidung aufmerksam gemacht.

Starke Angstreize und die negativen Kognitionen des Patienten können jeweils in eine wirklichkeitsnahe persönliche Geschichte oder einfach in die Wiederholung der Schilderung der Angstsituationen durch den Patienten eingebunden werden. Diese Geschichten erzählt der Therapeut in allen denkbaren Varianten, während der Patient sich bemüht, die einzelnen Bilder und Szenen möglichst lebhaft und mit allen Sinnesmodalitäten zu imaginieren. Währenddessen berichtet der Patient laufend von seinen momentanen Kognitionen, sodass der Therapeut erkennen kann, ob er kognitiv vermeidet oder nicht.

Die prolongierte Reizüberflutung wird in einer Sitzung solange vorgenommen, bis die Angst des Patienten auf einer Skala von 1 bis 10 um mindestens die Hälfte zurückgegangen ist. Falls die Angst sich nicht genügend abgeschwächt hat, beendet der Therapeut die Sitzung mit einer Entspannungsübung (PME). Diese Reizüberflutungs-Sitzungen sollten möglichst mehrfach die Woche erfolgen. Nach einigem Training sind die meisten Patienten imstande, diese Übungen im Alleingang als Hausaufgaben durchzuführen.

3.4.6.2 Konfrontation in vivo

Graduierte Konfrontation in vivo

Für die sukzessive Konfrontation oder Exposition in kleinen Schritten (Hand, 1993) werden in der einschlägigen Literatur unterschiedliche Vorgehensweisen genannt. Das Grundprinzip, den Patienten schrittweise an die phobische Angstsituation heranzuführen oder ihn graduell einem seiner körperlichen Angstreize auszusetzen, ohne dass er dabei vermeidet, bleibt jedoch dasselbe. Entweder sucht der Patient zunächst in Begleitung des Therapeuten seine Angstsituationen auf – später macht er das alleine – oder er wird dazu angeleitet, von Anfang an die graduierte Konfrontation in Selbstmanagement durchzuführen. Wir machen besonders gute Erfahrungen mit der letztgenannten Vorgehensweise.

Auch bei der *sukzessiven Konfrontation in Selbstorganisation* (S. 72) werden Konfrontationsübungen mit dem Patienten nach zunehmendem Schwierigkeitsgrad hierarchisiert. In der Regel beginnt er mit den leichteren Angstsituationen auf den unteren Ebenen der Angsthierarchie. Er setzt sich den unterschiedlichen Stärkegraden der hierarchisierten Angstsituationen solange aus, bis er angstfrei geworden ist. Vermeiden ist kontraindiziert.

Bei *therapeutengeleiteten Übungen* unterstützt der Therapeut den Patienten mit Orientierungshilfen, ermutigt ihn, sich auf die Situation zu konzentrieren und negative körperliche Empfindungen einfach zuzulassen, anstatt sie ängstlich zu überprüfen. Der Therapeut fragt auch immer wieder, wie stark das Angsterleben im Moment ist, gibt dem Patienten Rückkopplung und lobt ihn für Motivation und Einsatz. Im anschließenden Auswertungsgespräch fasst der Patient zusammen, was er gelernt hat. Beide überlegen, woran er täglich bis zur nächsten Sitzung arbeiten kann. Sobald der Patient einverstanden ist, blendet sich der Therapeut aus.

Bei den ersten Konfrontationsübungen kommt es gewöhnlich zu einer erheblichen Steigerung des Angsterlebens. Um eine Habituierung herbeizuführen, ist es für den Patienten unerlässlich, die Angst in jeder Konfrontationsübung solange auszuhalten, bis sie spürbar zurückgegangen ist. Sucht er seine Angstsituationen häufig in kurzen Abständen auf, möglichst jeden Tag, dann tritt die therapeutisch gewünschte Wirkung Löschung oder Gewöhnung in der Regel auch bald ein. Eine Habituierung setzt zudem umso rascher ein, je mehr sich der Patient aktiv mit seinen situativen und körperlichen Angstreizen auseinander setzt, Sicherheitsvorkehrungen sowie Vermeidungsverhalten unterläßt und allmählich zu einer Reattribution und Neubewertung der einzelnen Angstsituationen und -reaktionen gelangt.

Interozeptive Konfrontation

Die Konfrontation mit körperlichen Symptomen der Angst, z.B. mit Schwindel oder flacher Atmung, eignet sich besonders für die Behandlung von Patienten mit reiner Panikstörung. Agoraphobiker profitieren ebenfalls davon. Sie sollte aber nur mit körperlich gesunden Patienten (Herz, Lunge) vorgenommen werden. Bei körperlich kranken Angstpatienten empfiehlt sich der langsame, stufenweise Einstieg in eine Ausdauersportart, die den Körper wenig belastet, aber zu Beginn physiologische Angstsymptome aufkommen lässt. Die wesentlichste therapeutische Wirkung liegt in der genaueren und somit realistischeren Wahrnehmung der (harmlosen) körperlichen Angstbeschwerden, insbesondere des einen Symptoms oder der wenigen Symptome, auf die der Angstpatient fokussiert. Die gezielte, geleitete Wahrnehmung führt zu einer kognitiven Umstrukturierung der verzerrten Sichtweise und zu einer Relativierung der negativen Bewertung sowie des Bedrohungsgefühls.

Schwindel lässt sich z.B. mühelos hervorrufen durch schnelles Bücken und Hochkommen oder mehrfaches Drehen; *Herzrasen* durch Rennen, Hüpfen oder Treppen rasen.

In einer willkürlichen *Hyperventilationsübung* atmen Patient und Therapeut absichtlich flach und hechelnd über mindestens 15 bis 30 Sekunden. Wir empfehlen Supervisanden, Hyperventilationsübungen schon deshalb immer mit dem Patienten gemeinsam zu machen, weil der Therapeut als Modell fungiert und sich beide danach über ihre realen persönlichen Erfahrungen austauschen können. Bei flacher Atmung bekommen die meisten Personen Schwindel, Taubheitsgefühle, Übelkeit, Kopfdruck oder Depersonalisierungserlebnisse, die nach Beendigung der Übung wieder rasch abklingen. Danach sprechen beide über ihre Erlebnisse und Empfindungen und registrieren bewusst das Nachlassen der physiologischen Beschwerden. Das wichtigste Ziel der Hyperventilationsübung ist, dem Patienten die Erfahrung zu vermitteln, wie leicht aufgrund von falscher Atmung unangenehme Körperempfindungen aufkommen und physiologische Angstsymptome potenzieren können.

Bei Nachfrage kann dem Patienten erläutert werden, dass es nach anhaltender, heftiger Hyperventilation über einen längeren Zeitraum von etwa 20 bis 40 Minuten zu einer Tetanie (Zustand neuromuskulärer Übererregbarkeit) mit Kribbeln und Pfötchenstellung von Händen und Füßen kommen kann und bei noch länger anhaltender Hyperventilation sogar zu einer Minderung der zerebralen Durchblutung, die zu Reizbarkeit, Konzentrations- oder Bewusstseinsstörung und Ohnmacht (S. 45) führt (Herold, 2004).

Hyperventilation lässt sich durch eine lockere *Bauchatmung* auflösen und kontrollieren (Schmidt-Traub, 2000). Bei ruhiger Atmung, die mit der Hand auf dem Bauch überprüft werden kann, dehnt sich der Bauchraum aus und zieht sich wieder zusammen, wodurch die Zwerchfellatmung aktiviert wird. Wird bei der Bauchatmung die Ausatmung verlängert, verstärkt sich die relaxierende Wirkung. Obgleich die Atmung autonom gesteuert wird, lassen sich immerhin 12 bis 20 Atemzüge willkürlich durchführen (S. 233).

Auch mit interozeptiver Konfrontation in sensu können Panikpatienten ihre übersteigerte Wahrnehmung und dysfunktionale Bewertung der körperlichen Erregung korrigieren und damit die panikartige Angst reduzieren. Während der Exposition richten sie die Konzentration (S. 74) auf ihre körperlichen Paniksymptome, beachten sie bewusst und versuchen, sie einfach zuzulassen. Damit hindern sie sich daran, sich in die Angst hinein zu steigern.

Leidig et al. (2003) haben eine Vorgehensweise entwickelt, die sie *Körpercheckvornahme* nennen: Nach gründlicher Aufklärung über die Entstehung und Wirkung der einzelnen somatischen Beschwerden (Psychoedukation) (s. Körpercheckliste, Anhang 2, S. 328) werden Panikpatienten ermutigt, von nun an ihre Paniksymptome sorgfältig zu beobachten, und zwar in der Reihenfolge wie sie beim Panikanfall auftreten. Sie skalieren (1 bis 10) jeweils ihre Stärke und bewerten sie ganz sachlich. Das Durcharbeiten der Körpercheckliste hilft Panikpatienten, ihre körperlichen Symptome der Angst wirklichkeitsgetreu einzuordnen, und hat in der Folge eine deeskalierende Wirkung.

Massierte Konfrontation in vivo

Im Unterschied zur graduierten Konfrontation wird der Patient bei massierter Übung oder Überflutungsbehandlung (Flooding) zu Therapiebeginn in Begleitung des Therapeuten der am meisten angstbesetzten Situation, also jener an der Spitze der Angsthierarchie, solange ausgesetzt, bis die Angst deutlich nachlässt. Daraufhin wird sofort zur zweitstärksten Angstsituation übergegangen, bis auch hier eine Angstreduktion erfolgt usw. Die einzelnen Übungen dauern bei massierter Konfrontation im Allgemeinen länger, manchmal 4 bis 6 Stunden, und werden nach Möglichkeit in kurzen Abständen, am besten an einem über den anderen Tag, wiederholt.

Massierte Konfrontation sollte von erfahrenen Therapeuten, andernfalls unter Supervision, durchgeführt werden. Belastend und von daher *nicht geeignet* ist massierte Übung für Angstpatienten mit

- schweren Krankheiten, z. B. Herz-Kreislauferkrankungen, weil sie körperlich gefährdet sind; graduelle Konfrontationsbehandlung in besonders kleinen Schritten wäre wesentlich angemessener,
- dissoziativem oder psychotischem Erleben; sinnvoller wäre der Einsatz von hypnotherapeutischen Methoden bei dissoziierten Patienten und psychopharmakologischer Therapie bei Psychotikern,
- komorbiden Störungen, wie z. B. einer depressiven Störung; ist sie die eindeutig primäre Störung, dann müsste zusätzlich eine Depressionsbehandlung erfolgen,
- extrem geringer Therapiemotivation; in solchen Fällen wird versucht, die Patienten zur bewussten Beachtung der anfallsartigen Angst und der Fluchtimpulse zu bewegen (S. 94). Falls dies nicht fruchtet, ist eine psychopharmakologische Behandlung mit SSRI oder trizyklischen Antidepressiva (S. 321) vorübergehend in Erwägung zu ziehen, die aber nur eine dämpfende Wirkung zeigt,
- ernsthaften Lebensproblemen, z. B. Partnerkonflikten, bei denen die panische oder phobische Angst eine bestimmte Funktion hat; in solchen Fällen ist zunächst die intensivierte Bearbeitung der Lebensprobleme von vorrangiger Bedeutung.

Motivieren zur Konfrontation

Die *fortgesetzte Motivation* des Patienten zur Konfrontation *ist die schwierigste Aufgabe des Therapeuten*, vielleicht weniger zu Beginn der Behandlung, wo sich erste Erfolge relativ mühelos einstellen, als vielmehr im weiteren Verlauf der Angstbehandlung, in dem die Bereitschaft vieler Patienten nachlässt, weiter zu machen. Manche wollen deshalb nicht mehr, weil sie nach Abbau des Vermeidungsverhaltens keine Fortschritte mehr sehen können, andere sind erschöpft von ihrem engagierten Einsatz und haben im Moment keine Kraft und auch keine Lust mehr.

Für uns sind die wichtigsten *Motivationshilfen* einmal die soziale Verstärkung der tatsächlichen Bemühungen und dann die laufende Evaluation der Fortschritte, die von den Patienten bis dato gemacht wurden. Viele können aufgrund ihrer pessimistischen Grundhaltung die mühsam errungenen Fortschritte nicht mehr sehen. Gemeinsam wird resümiert, was an Meideverhalten bislang abgebaut wurde und wie sehr die Panikbereitschaft – gemessen an der Baseline (S. 58) – zurückgegangen ist. Dem Patienten werden seine Erfolge deutlich vor Augen geführt. Stellt man völlig verzagten Patienten in Aussicht, vorerst auf ein weiteres Vorgehen zu verzichten, hat dies paradoxerweise oft eine motivierende Wirkung, denn Angstpatienten sind zielorientiert und wollen in der Regel nicht aufgeben. Manche lassen sich jedoch zum Luftholen auf eine Behandlungspause von einigen Wochen oder Monaten ein (vgl. Behandlungsbeispiel, S. 100).

Schließlich kann die konfrontative Vorgehensweise neu belebt werden, etwa durch Neugestaltung der Angsthierarchie oder Veränderung der Größe der Expositionsschritte. Vielleicht sind differenziertere, wenn nicht sogar neue Zielabsprachen notwendig oder die kognitive Bearbeitung von spezifischen Befürchtungen und Problemen, die auf den Angstverlauf und die Therapiemotivation Einfluss nehmen. Besonders gute Erfahrungen machen wir mit der Hinwendung der Patienten zur Eigenverantwortlichkeit („Sie entscheiden, was und wie viel Sie unternehmen“) und dem Vertrauen in ihre Selbsthilfefähigkeiten beim Angstabbau („Sie sind schon so weit gekommen und werden den Rest sicherlich auch noch schaffen“).

Konfrontation in Selbstregulation

Patienten mit panischen und phobischen Ängsten können eine graduierte Expositionsbehandlung sehr gut in Selbstorganisation durchführen, sofern sie gründlich auf diese Vorgehensweise vorbereitet werden. Manche schaffen sogar massierte Konfrontation im Alleingang. Wir bevorzugen vor allem aus zwei Gründen den Angstabbau in Selbstmanagement:

1. Angstpatienten sind infolge ihres ausgeprägten Sicherheitsstrebens fast ausnahmslos personenabhängig. Um ihre autonome Grundhaltung zu stärken, ermuntern wir sie infolgedessen von Therapiebeginn an zu selbstständigem Vorgehen beim Angstabbau.
2. Zudem sehen wir in der klinischen Praxis immer wieder, dass ein größerer Prozentsatz von Patienten, die von Anfang an in Selbstmanagement arbeiten, ihre Angst *dauerhafter* unter Kontrolle bringen im Vergleich zu denen, die zunächst therapeutengeleitete Konfrontation und erst danach Konfrontation im Alleingang machen. Der Übergang von der therapeutengestützten Exposition zur völlig eigenständigen Konfrontation ist für Angstpatienten oft schwer, weshalb einige tatsächlich wieder Rückschritte machen.

Panik- und Agoraphobiepatienten werden psychoedukativ sorgfältig auf das Vorgehen in Selbstorganisation vorbereitet, am besten unter Mithilfe von Bibliotherapie (z. B. Schmidt-Traub, 2005 und 2001). Die Wirksamkeit des Angstabbaus durch Bibliotherapie wurde für Patienten mit Angststörungen nachgewiesen (Mains et al., 2003). Die meisten unserer Angstpatienten berichten, wie sie in der ersten Hälfte der Therapie immer wieder auf das Selbsthilfebuch zurückgreifen, um sachkundiger zu werden oder sich Mut zu machen für die nächsten Bewältigungsschritte.

Vor die Wahl gestellt, lehnen fast alle Patienten massierte Exposition ab und entscheiden sich statt dessen für graduierte Konfrontation in Selbstorganisation. Mit den Angstpatienten wird eine Angsthierarchie gebildet und dann besprochen, was sie sich an Angstbewältigungsschritten zutrauen und umsetzen können. Ihnen wird klar gemacht, dass Erwartungsängste wesentlich heftiger sind als das Angsterleben in der realen Angstsituation. Da die Bedrohung nur in ihrem Kopf existiert, wird dieses Angstprinzip auch immer wieder verifiziert. Auf Wunsch können sie den Ablauf der Konfrontationsübungen vorher mehrfach imaginativ durchgehen.

Möchte ein Patient z. B. seine Kaufhausangst überwinden, wird sein Vorgehen konkret abgesprochen: An einer bestimmten Stelle parkt er sein Auto, fährt mit dem Fahrstuhl in den dritten Stock zur Elektroabteilung, kauft dort eine Glühbirne oder CD und benutzt auf dem Rückweg die Rolltreppe. Vor der Übung und angesichts der starken Erwartungsangst nimmt er sich ausdrücklich vor, entsprechend seiner Planung vorzugehen. Nur in Notfällen, z. B. wenn er sich an einem schlechten Tag außerstande sieht, sie umzusetzen, kann er die Vorgehensweise *vor* Betreten der Angstsituation nochmals abwandeln. Nun führt er die Exposition aber genauso durch und ändert nichts mehr, auch nicht, wenn es zu einer Angstattacke kommt. Seine Angsterlebnisse protokolliert er im Angstprotokoll. Sobald er mehrmals erfahren hat, dass er diese Angstübungen und Angstanfälle schadlos übersteht, kann er seine Konfrontationsschritte erheblich vergrößern.

Nach Erläuterung der Therapierationale vereinbaren wir *schon ab der ersten probatorischen Sitzung einen besonders leichten Expositionsschritt*, den die Patienten *täglich* als Hausaufgabe üben. Alle wählen einen kleinen Schritt, den sie ohne große Fluchtneigung umzusetzen wagen, z. B. zum Mülleimer auf den Hof zu gehen oder sich einige Schritte von der Haustür zu entfernen, falls sie nicht mehr alleine aus dem Haus gehen können. Erste Erfolge stellen sich bald ein und motivieren den Angstpatienten, die Exposition fortzusetzen. Weniger beeinträchtigte Patienten riskieren vielleicht bereits, eine oder mehrere Haltestellen mit dem Bus zu fahren.

Angstpatienten *glauben* an die Bedrohung und Gefahr. Sie müssen diesen Glauben mühsam mit Erfahrungslernen abwandeln. Mit Konfrontation in Selbstorganisation lernen sie von Therapiebeginn an, ihren Befürchtungen zu trotzen, risikofreudiger zu werden und personenunabhängiger zu handeln.

Konzentrationslenkung

Selbst nach ausgiebiger Psychoedukation trauen sich nur wenige Agoraphobiker größere Konfrontationsschritte in vivo zu. Zu ausgeprägt sind ihre Befürchtungen, Fluchttendenzen und Sicherheitsvorkehrungen. Durch diese Vermeidungsstrategien, die passive Verhaltensaspekte darstellen (Reinecker, 1999), engen sie ihren Verhaltensspielraum zunehmend ein und verhindern einen aktiven Umgang mit der Angst (vgl. Sicherheitssignal-Konzept, S. 50).

Viele Phobiker zaudern und machen nur zaghafte Fortschritte. Oder sie treten nach anfänglichen kleinen Erfolgen endlos auf der Stelle. Zum Beispiel bewegen Patienten mit Fahrangst ihren Pkw lediglich über wenige Straßen, ohne ihren Bewegungsradius auszudehnen (vgl. Fallbeispiel, S. 114). Das kann selbst den erfahrensten Therapeuten manchmal zur Verzweiflung bringen.

Damit der Agoraphobiepatient zu Beginn der Behandlung ein Gefühl von Kontrolle über seine Angstreaktion bekommt und dadurch aktiver und risikofreudiger an die Angstkonfrontation herangeht, empfehlen wir ihm eine Angstbewältigungsstrategie, bei der er während der Angstanstiegsphase von 30 Sekunden bis zu 1 ½ Minuten seine Konzentration bewusst von den Angstgedanken abzieht und externalisiert, indem er alle möglichen Aspekte der Angstsituation bewusst wahrnimmt. Oder er betätigt sich sportlich, beschreibt das Angsterleben mit sachlichen Begriffen, macht Rechenaufgaben oder konzentriert sich auf eine ruhige, lockere Bauchatmung. Gleichzeitig kontrolliert er damit seine Angstgedanken und unterbricht den Teufelskreis der Angst, sodass es nicht zum Panikanfall kommt. Wichtigstes Ziel ist, in der Angstsituation zu bleiben, um die Erfahrung zu machen, dass es nicht zur befürchteten Katastrophe kommt.

Dieses Vorgehen gibt oft Anlass zu Kontroversen unter Verhaltenstherapeuten, denn nach der Vorstellung einer puristischen Vorgehensweise bei der Exposition soll sich der Patient ohne Ablenkungsmanöwer oder Sicherheitsverhalten voll und ganz der Angst stellen (s. z. B. Margraf et al., 1990). Bemüht sich der Angstpatient um Sicherheitsvorkehrungen gegenüber den vermeintlichen Gefahren in der Angstsituation, dann bleiben seine katastrophisierenden Kognitionen aufrecht erhalten, weil sie eine Art Fluchttendenz darstellen (Salkovskis et al., 1999). Gemeint sind Sicherheitssignale, wie das Medikament oder Handy in der Tasche, der geparkte Wagen um die Ecke oder Begleitpersonen, also Sicherheitsvorkehrungen, die den Angstpatienten *passiv* lassen, in der Hoffnung, dass ihm mit ihrer Hilfe nichts zustößt.

Demgegenüber setzen wir Konzentrationslenkung als *aktives* Handeln ein, mit dem der Patient direkt Einfluss nimmt auf sein Angsterleben und sich dabei als *selbstwirksam* (Bandura, 1982) erlebt. Er wird ermutigt, seine Aufmerksamkeit auf externe Eigenschaften der Angstsituation zu richten oder auf etwas, das nichts mit seinen Befürchtungen zu tun hat. Diese Bewältigungsmethode ist in der ersten Hälfte der Angsttherapie erstaunlich hilfreich für Patienten: Konzentrationslenkung stärkt ihre Selbsthilfekräfte, erhöht ihre Risikobereitschaft, sich weiteren Angstsituationen zu stellen, ermöglicht größere Bewältigungsschritte und führt infolgedessen rascher zur Angstreduktion. Konfrontation in Selbstorganisation gepaart mit Konzentrationslenkung ist zudem besonders Kosten-Nutzen-günstig, denn sie verringert Therapiestunden und entlastet den Therapeuten, der nur noch ganz selten Patienten in Angstsituationen begleiten muss.

Kritisch betrachtet ist Konzentrationslenkung tatsächlich eine Variante von Sicherheitsverhalten, das im Rahmen von gestufter Konfrontation als Bewältigungsmethode eingesetzt (und mit zunehmender Sicherheit überflüssig) wird. Anders als passive Formen von Sicherheitsverhalten trägt Konzentrationslenkung aber zur Förderung der Selbstkontrollmöglichkeiten des Patienten bei, indem sie die Einschätzung seiner eigenen Fähigkeiten, die Angstsituation zu meistern, stärkt. Das erfolgreiche Durchstehen der Angstsituation mithilfe der Angstbewältigungsmethode „Konzentrationslenkung" erlebt der Patient dann als Erfolg seines eigenen Handelns.

Welche Möglichkeiten an Konzentrationslenkung gibt es? Um nicht wie gewohnt in die beklemmende negative Selbstbeobachtung von körperlichen und kognitiven Symptomen zu verfallen, können Panik- und Agoraphobiepatienten sich 3 bis 4 Vorgehensweisen suchen, mit denen sie sofort beim Aufkommen von Angst aktiv werden und den „Hochschaukelungsprozess der Angst" unterbinden. Das können einerseits *körperbezogene Vorgehensweisen* sein, wie Bauchatmung oder Muskelrelaxationsübungen (vgl. Anhang 4, S. 334). Am wirkungsvollsten ist sportliche Betätigung (S. 86) aus dem Stand, z. B. Heimtrainer, Joggen auf der Stelle oder Aerobikübungen. Zu sportlicher Bewegung lassen sich anfangs nur wenige Angstpatienten bewegen. Sobald sie sich doch einmal trauen und dabei deutlich spüren, wie gut ihnen die körperliche Bewegung in dem Moment tut, haben sie ein Mittel zur Hand, mit dem sie wirkungsvoll ihr erhöhtes Erregungsniveau herunterfahren können.

Angstpatienten können sich zudem *kognitiv* auf Vorhaben, Erlebnisse oder Beschäftigungen konzentrieren wie Planung des nächsten Arbeitstages, Rückschau auf einen Film, Rechenübungen, Singen beim Autofahren etc. Mit jedem Patienten werden konkrete Vorgehensweisen bei der Konzentrationslenkung genau abgesprochen und zum Teil erprobt, damit sie ein effektives Rüstzeug für eine bessere Selbstwirksamkeit zur Hand haben. Patienten, denen in der Angstsituation vor lauter Erregung gar nichts mehr einfällt, schreiben sich ihre Methoden der Konzentrationslenkung auf einen Zettel, den sie für den Notfall mit sich führen.

Eine weitere Variante von Konzentrationslenkung ist die bewusste Beachtung der körperlichen Angstsymptome und ihrer Interpretation (in Anlehnung an die Körpercheckliste von Leidig et al. (2003; S. 94 und 328). Panik- und Agoraphobiepatienten, die für gewöhnlich ihre körperlichen Angstsymptome als Beweis für die Berechtigung ihrer Befürchtungen nehmen, lenken während der Konfrontationsübung ihre Konzentration auf die körperliche Erscheinung der Paniksymptome und nicht auf die kognitiv-emotionale Bedrohung, die mit ihnen verknüpft ist. In der Reihenfolge, wie sie auftreten, beachten sie die einzelnen Angstsymptome und interpretieren sie ganz sachlich. Ihre Erwartung von Kontrollverlust, Krankheit oder Sterben wird damit allmählich abgeschwächt. Für die Mehrzahl der Angstpatienten ist diese Vorgehensweise an erster Stelle eine anstrengende interozeptive Konfrontationsübung.

Mit Konfrontation in Selbsthilfe lernen Agoraphobiepatienten von Beginn der Behandlung an, sich selbstständig in bedrohliche Situationen zu begeben. Gepaart mit Konzentrationslenkung haben sie mehr Erfolgserlebnisse und zusammen mit dem Gefühl von Selbstwirksamkeit wird auch ihre Therapiemotivation gestärkt. Im Laufe der Zeit verliert, wie erwähnt, die Konzentrationslenkung an Bedeutung, da sich der Patient immer mehr an die Exposition und das Angsterleben in seinen Angstsituationen gewöhnt. Allmählich entwickelt er überdies eine realistische Wahrnehmung und Interpretation seiner körperlichen Empfindungen und damit auch mehr Vertrauen in die eigene körperliche Gesundheit bzw. psychische Integrität.

Konzentrationslenkung ist unserer Einschätzung nach zudem auch eine gute Methode, um die Gewohnheit, dysfunktionale Angstgedanken zu pflegen, abzubauen (vgl. Zwangsgedanken, S. 170). Immer wieder kommen Patienten, die sagen, sie gehen in jede Angstsituation hinein. Dennoch haben sie nach wie vor noch fürchterliche Erwartungsängste und oftmals Angstanfälle in der Angstsituation. Während der Konfrontationsübung belauern sie ihren Körper und kontrollieren die gefürchtete Herztätigkeit oder Atmung. Mit dieser negativen Selbstbeobachtung halten sie ihr Bedrohungsgefühl und damit die Angstbereitschaft weiterhin aufrecht. *Aktive Konzentrationslenkung*, kontingent durchgeführt, *ersetzt* ihre *negative Selbstbeobachtung*, wodurch mit der Zeit diese wichtige aufrechterhaltende Bedingung der Angst gelöscht wird.

Heute kann davon ausgegangen werden, dass Angstsensibilität zum Teil angeboren ist und panische sowie phobische Ängste Spielarten von Stressreaktionen sind. Die Wahrscheinlichkeit für einen Angstrückfall hängt unter anderem von der Stressbelastung des Individuums ab. Angesichts der Hektik in der gegenwärtigen Zeit ist das Ausmaß an Belastung und die Gefahr eines Rezidivs nicht gerade gering. Indirekt lässt sich das an der hohen Zahl von Therapie-Wiederholern – auch unter Angstpatienten – ablesen. Um Patienten für einen Rückfall zu rüsten, ist es demnach notwendig, sie besonders gründlich in Angstbewältigungsstrategien zu schulen. Konfrontation wird leichter im Alleingang bewältigt, wenn sich die ängstliche Person dazu imstande sieht, auf das Panikerleben Kontrolle auszuüben. Einmal gelernt, trauen sich viele ängstliche Personen mit den Angstbewältigungsmethoden Konfrontation und Konzentrationslenkung – ohne therapeutische Begleitung – in Angstsituationen hinein.

3.4.6.3 Vergleichende Einschätzung der Wirkung von konfrontativen Vorgehensweisen

Konfrontation gilt aufgrund einer ganzen Reihe von kontrollierten Therapiestudien als eine besonders wichtige Behandlungskomponente (S. 54). Konfrontation bedeutet immer eine große Überwindung für Angstpatienten, denn sie müssen im Widerspruch zu ihrer eigenen negativen Überzeugung handeln – gegen ihre Befürchtung von Ohnmacht, Sterben oder Irrsinn.

Der Therapeut muss darauf achten, dass Panik- und Agoraphobiepatienten auch tatsächlich *alle* Angstsituationen aufsuchen – selbst ein Flugzeug bei Flugangst. Genauso ist Flucht- und Sicherheitsverhalten aufzugeben, ganz besonders die Medikamenteneinnahme. Andernfalls droht bei künftiger Lebensbelastung eher Rückfallgefahr. Aus diesem Grund bauen wir z. B. bei Patienten, die auch unter Flugangst leiden, und das sind erstaunlich viele (!), mindestens ein reales Flugerlebnis in die Therapie ein. Es gibt preiswerte Flüge. Zudem beginnen wir mit dem Ausschleichen der Medikamente, sobald Patienten die Angstbewältigungsstrategien beherrschen (immer ein Viertel weniger, 2 bis 3 Wochen warten, wieder ein Viertel der ursprünglichen Menge weniger etc. – bei einem Tranquilizer das letzte Viertel möglichst zu Urlaubsbeginn weglassen). Angstpatienten müssen Konfrontation ohne die sedierende Wirkung von Medikamenten durchführen, wollen sie angstfrei werden.

Graduierte und massierte Konfrontationsverfahren in vivo sind wirkungsvoller als In-sensu-Methoden. Letztendlich entscheidet jedoch der Patient, ob er sich lieber graduell oder massiert, in vivo oder in sensu, selbstständig oder in Begleitung des Therapeuten mit seinen Angstreaktionen und den Angstsituationen konfrontieren will. Im ambulanten Bereich bevorzugen Patienten mit Agoraphobie, insbesondere weibliche, das stufenweise In-vivo-Vorgehen.

Massierte Konfrontation kann in Absprache mit Patienten jeweils über 2 bis 6 Stunden durchgeführt werden. Sofern der Therapeut eine therapeutenbegleitete hochfrequente Konfrontationsbehandlung mit bis zu 15 Wochenstunden beantragt, wird diese vom Gutachter der Krankenkasse im Allgemeinen genehmigt. Allerdings erfordert diese Vorgehensweise eine höhere Zahl an Therapiestunden, weshalb der Therapeut darauf achten sollte, besonders sparsam mit seinem Stundendeputat umzugehen.

Wir empfehlen unseren Angstpatienten durchgängig, die Angstbewältigungsmethoden in Selbstmanagement umzusetzen und machen ihnen klar, dass wir sie nur in Härtefällen in Angstsituationen hinein begleiten. Konfrontation in Selbstregulation ist für uns nicht nur aus Kosten-Nutzen-Gründen die Vorgehensweise der Wahl. Wir sehen vielmehr, dass Panik- und Agoraphobiepatienten damit automatisierte kognitiv-emotionale Verhaltensmuster und die sie tragenden Angstthemen besonders wirkungsvoll umstrukturieren. Außerdem stärkt das Vorgehen in Selbsthilfe ihre Problemlösefähigkeiten und das Selbstwertgefühl.

3.4.7 Kognitive Therapie bei Fortsetzung der Konfrontation

3.4.7.1 Steigerung der selbstständig durchgeführten In-vivo-Konfrontation

Allmählich wird deutlich, welche Patienten gut mit Konfrontation vorankommen und welche noch zu sehr zaudern. Mit den Ängstlichen werden die Therapieziele und die Konfrontationsgrundlagen nochmals eingehend erörtert, ihre Erfahrungen ausgewertet, die Angsthierarchie und angemessenen Bewältigungsmöglichkeiten aktualisiert und überprüft. Patienten, die noch starke phobische Angst haben, werden mit Nachdruck ermutigt und die wenigen, die sich gar nichts zutrauen, wohlwollend gedrängelt, ihre Expositionsschritte endlich zu vergrößern. Bei extrem Zögerlichen kann vorübergehend auf Konfrontation in sensu zurückgegriffen werden. In ausgesprochenen Härtefällen, bei denen die Angst total blockiert ist (in den seltensten Fällen handelt es sich dabei um Widerstand, S. 291, gegen die Therapie!), begleitet entweder der Therapeut oder ein Angehöriger, der entsprechend darauf vorbereitet wird, den Patienten in schwierige Angstsituationen hinein, um Brücken zu bauen. Sobald es geht, zieht sich der Helfer wieder zurück und lässt den Angstpatienten in Selbsthilfe weiter machen.

3.4.7.2 Analyse und Korrektur von negativen automatischen Gedanken und Angstthemen

Patienten mit panischen und phobischen Ängsten haben in typischer Weise negative kognitive Abläufe entwickelt, die Beck und Mitarbeiter (1992a) *„automatisierte (automatische) Gedanken"* nennen. Es handelt sich um eigenwillige Denkmuster, Bilder und Bewertungen, die reflexartig und oft unbewusst zwischen einem äußeren oder inneren Ereignis und dem daraus resultierenden emotionalen Erleben auftreten und bei Angstpatienten häufig zu Erwartungsangst führen. Automatische Gedanken

- treten blitzartig auf und lassen sich weder ausreichend willentlich steuern, noch sind sie gut auszuhalten
- perseverieren und halten unter Umständen den ganzen Tag an
- sind unvernünftige, fehlerhafte und dysfunktionale Interpretationen von körperlichen Beschwerden, Angstsituationen, angstbezogenen Erlebnissen und Vorstellungen
- wirken subjektiv plausibel, obgleich sie verzerrt und wirklichkeitsfremd sind.

Beck et al. (1985, 1992a) haben für die kognitive Therapie von Patienten mit Angststörungen und Depressionen logische Denkfehler herausgearbeitet wie Katastrophisieren, Übergeneralisieren, Personalisieren oder selektive Abstraktion. Entsprechend dem logischen Ablauf einer Hypothesenüberprüfung, bei dem Beck et al. (1992a) empfehlen, mehr auf konkrete Prozesse als auf innere Abläufe abzuzielen, werden die automatischen Gedanken des Angstpatienten im Verlaufe der Therapie herausgearbeitet und die dahinter stehenden Denkfehler identifiziert und verändert.

Anstatt einfach nur Gegenargumente zu bringen, bemüht sich der Therapeut mit „geleitetem Entdecken" (S. 59) – und nicht mit Überredungswille und Überzeugungskraft – den Patienten anzuregen, seine individuelle Denkweise mit allen Fehlern aufzudecken und nachzuvollziehen (Beck et al., 1985, 1992a). Mit der sokratischen Gesprächsführungsmethode kann Unbekanntes im Denken des Patienten aufgedeckt, identifiziert, einer Realitätsprüfung unterzogen und neu bewertet werden. Kognitive Auslöser für bestimmte Reaktionen und auch die Stichhaltigkeit der Intentionen des Patienten werden somit erhellt. Dabei erkennt er, dass es auch noch andere Erklärungsmöglichkeiten für seine Gedanken, Erlebnisse und Erinnerungen gibt als seine pessimistischen. Allmählich entsteht in ihm der Eindruck, er komme über Veränderungen auf der kognitiven Ebene zu neuen Gesichtspunkten, die es ihm ermöglichen, angemessener zu reagieren und zu handeln.

Folgende Fragen können für geleitetes Entdecken und eine kritische Diskussion der Stichhaltigkeit seiner automatischen Gedanken hilfreich sein:

- Wie gültig sind diese automatischen Gedanken und welche Anhaltspunkte liegen für sie vor? Mit dem Patienten werden Belege gesammelt, die für oder gegen den negativen Gedanken und die damit verbundenen Annahmen sprechen, z. B. die Befürchtung eines Angstanfalls.
- Welche anderen Sichtweisen gibt es? Wie würde jemand anderes darüber denken? Wie denkt der Angstpatient selbst darüber an Tagen, an denen er sich besser fühlt?
- Was wäre das Schlimmste, was in so einem Fall geschehen könnte?
- Was könnte der Angstpatient selber tun?

Bei der Beantwortung von Fragen wie diesen werden die Orientierungspunkte des Patienten infrage gestellt und seine kognitiven Verzerrungen deutlich gemacht. Unter dem fortgesetzten Explorieren des Therapeuten unter Rückgriff vor allem auf die im Angsttagebuch protokollierten Kognitionen werden im Verlauf der Therapie die fehlerhaften Kognitionen des Patienten zum Vorschein gebracht, als automatische Gedanken identifiziert und korrigierend bearbeitet (Beck et al., 1985).

Fennell (1989) hat Becks Fragen noch erweitert (vgl. Kasten 4). Sie erleichtern es Angstpatienten, sich von ihrer negativen Wahrnehmung und Bewertung zu lösen und realitätsnahe Sichtweisen zu entwickeln:

Kasten 4: 20 Fragen zur Überprüfung negativer Gedanken (Fennell, 1989, nach Stangier et al., 2003a)

- Vermische ich Gedanken und Tatsachen?
- Ziehe ich voreilig Schlussfolgerungen?
- Gehe ich davon aus, dass meine Sichtweise die einzig mögliche ist? Gibt es Alternativen?
- Welche Auswirkung hat meine Art des Denkens? Ist sie eher hilfreich oder eher hinderlich?
- Welche Vor- und Nachteile hat meine Art des Denkens?
- Stelle ich mir Fragen, auf die es keine Antworten gibt?
- Mache ich systematische Denkfehler?
- Denke ich in verallgemeinernden extremen Begriffen, wie „immer“, „niemals“ usw.?
- Verurteile ich mich als ganze Person auf der Grundlage einer einzelnen Erfahrung?
- Konzentriere ich mich auf meine Schwächen anstatt auf meine Stärken?
- Mache ich mich für etwas verantwortlich, was eigentlich nicht mein Fehler ist?
- Nehme ich etwas persönlich, was nichts oder nur wenig mit mir zu tun hat?
- Erwarte ich von mir, perfekt zu sein?
- Messe ich mich mit zweierlei Maß?
- Achte ich nur auf das, was schief geht?
- Überschätze ich die Wahrscheinlichkeit eines Fehlschlags?
- Messe ich einzelnen Ereignissen eine zu große Bedeutung bei?
- Ringe ich damit, wie die Dinge sein sollten, anstatt sie zu akzeptieren, wie sie sind?
- Gehe ich davon aus, dass ich keine Möglichkeit habe, die Situation zu verändern?
- Mache ich eine negative Vorhersage für die Zukunft anstatt etwas Neues auszuprobieren?

Oft lassen sich erst nach der Bearbeitung von automatischen Gedanken einige wichtige dysfunktionale *Grundannahmen* erkennen. Grundannahmen sind bedeutsame Verhaltensregeln, Leitideen, Wertvorstellungen oder Erwartungshaltungen, die das Urteilsvermögen und Handeln steuern. Sie wirken weitgehend unbewusst. Viele Leitideen unterliegen sozio-kulturellen Einflüssen und werden in der Kindheit von Bezugspersonen übernommen. Im Vergleich zu automatischen Gedanken nehmen unrealistische Grundannahmen mehr Einfluss auf das individuelle Erleben des Angstpatienten und sind schwerer zu beeinflussen. Fehlgeleitete Grundannahmen beeinträchtigen die Person ganz erheblich. Manchmal erscheinen sie schier unabänderlich. Im Gegensatz zu automatischen Gedanken haben Grundannahmen eine dominantere und wesentlich abstraktere, allgemeinere Qualität und beeinflussen ein deutlich breiteres Handlungsspektrum der Person (Beck et al., 1985, 1992a und 1992b).

Nicht selten wirken Grundannahmen oder Erwartungen, die im S-O/E-R-K-C-Modell für E stehen (S. 61), wie eine sich selbst erfüllende Prophezeihung, bei der die Befürchtung von bestimmten Ereignissen diese bereits herbeiführt. Die kognitiv-therapeutische Vorgehensweise ist *Identifizieren, Überprüfen und Modifizieren:* Aus der Analyse von automatischen Gedanken, „Ich falle gleich um", kann auf ein selbstschädigendes Thema wie Angst vor Ohnmacht geschlossen werden und auf wesentliche angststeuernde Wertvorstellungen und Erwartungen des Angstpatienten, die dann disputiert und verändert werden. Im Vergleich zu depressiven Patienten kommen bei Panik- und Agoraphobiepatienten nur wenige negative Grundannahmen vor, insbesondere die Erwartung von verhängnisvollen Katastrophen wie Ohnmacht, Sterben und Tod oder mentalem Kontrollverlust. Diese Angstthemen (S. 40) sind von der Stärke einer Glaubenshaltung, die sehr schwer zu verändern ist.

Angstthemen als Grundannahmen von Panik- und Agoraphobiepatienten

Angstthemen steuern als Befürchtungen panische und phobische Ängste. Die Angst vor einer Katastrophe bleibt, wenn auch etwas abgemildert, noch eine ganze Weile bestehen, nachdem Vermeidungsverhalten abgebaut wurde. Grundannahmen sind widerstandsresistent und nur mühsam zu beheben. Aus diesem Grund ist es notwendig, die verhaltenstherapeutische, also konfrontative Behandlung von Panikstörung und Agoraphobie unbedingt durch eine kognitive Therapie der negativen automatischen Gedanken und unangemessenen Grundannahmen zu ergänzen. Andernfalls dürfte ein Rückfall in die Angst vorprogrammiert sein. Die gründliche Bearbeitung der Angstthemen von Panik- und Agoraphobiepatienten hat eine sekundär präventive Bedeutung.

Weitere negative Leitideen können auf Anregung des Therapeuten zutage gefördert werden, etwa durch vorgegebene allgemeine Aussagen wie „Angst ist ein untrügliches Zeichen von persönlicher Schwäche", „Sobald andere merken, dass ich Angst habe, denken sie schlecht von mir", „Ich kontrolliere meine Angst durch Vermeiden, denn dann kommt sie gar nicht erst auf", „Wenn ich niemanden habe, der mir beisteht, bekomme ich immer mehr Angst" oder „Meine Lebensqualität hängt davon ab, ob ich Angst habe oder nicht" etc.

Negativen automatischen Gedanken und dysfunktionalen Grundannahmen von Angstpatienten unterliegen einer Reihe von systematischen *Denkfehlern*, die nicht immer offensichtlich sind. Hier einige Beispiele:

- *Übertreibung und Verallgemeinerung:* Ein Angstgedanke, z. B. „Mir wird schon wieder übel" drängt sich automatisch auf, wird negativ interpretiert und übertrieben („Ich werde bestimmt gleich ohnmächtig"), oder verallgemeinert („Ich bekomme immer Angst, wenn ich mich weiter von zu Hause entferne"). Häufig verwandte Begriffe sind „immer", „niemals" oder „ich kann nicht", vorherrschende kognitive Stile zeigen dichotome Denkmuster (Alles-oder-Nichts-Denken und Schwarz-Weiß-Malen) (Beck et al., 1985).
- *Emotionale Beweisführung und Untertreibung:* Ein einziges negatives Detail, z. B. die Bedrohlichkeit des körperlichen Symptoms der Angst oder die Angstsituation, wird herausgegriffen und – unter Missachtung aller positiven Erfahrungen des Patienten – emotional untermalt nach dem Motto, „Ich fühle, also ist es wahr" (Beck et al. 1985). Gleichzeitig wird die eigene Fähigkeit, das Angstsymptom und die Angstsituation zu kontrollieren, vom Angstpatienten kräftig unterschätzt (Lazarus et al., 1984).

Nachdem die kognitiven Fehler des Patienten identifiziert sind, werden die verzerrten Kognitionen wirklichkeitsnah bewertet und kognitive Alternativen formuliert. Erst nach häufig wiederholter Überprüfung der automatischen Gedanken und ihrer kognitiven Neubenennungen in der realen Angstsituation gelingt es dem Angstpatienten, zwischen seiner verzerrten Sichtweise und den unwiderlegbaren Tatsachen zu unterscheiden.

Zur Korrektur von systematischen Fehlinterpretationen empfehlen Beck et al. (1985) die *Dreispaltentechnik*, wobei vom Patienten festgehalten wird:

1. Spalte: Angstereignis, das einen automatischen Gedanken auslöst
2. Spalte: Subjektive Auslegung dieses negativen automatischen Angstgedankens mit gedanklicher Verzerrung und fehlerhafter Logik
3. Spalte: Entgegnung und Korrektur mit einer alternativen, wirklichkeitsnahen Formulierung.

Um die Erwartungsangst und das Bedrohungsgefühl zu verändern, müssen die Angstthemen immer wieder geduldig, fast gebetsmühlenartig, mit dem Angstpatienten diskutiert und mit der Dreispaltentechnik bearbeit werden: Mit der Zeit gelingt es ihm, seine Grundannahmen zu korrigieren und das auch emotional zu verarbeiten. Patient und Therapeut überprüfen nach jedem Angstanfall und nach jeder Konfrontationsübung, inwieweit sich unrealistische Befürchtungen bewahrheitet haben oder nicht. Allmählich lockern sich die negativen Grundüberzeugungen des Patienten.

Es sei noch angemerkt, dass mit der Bearbeitung von negativen automatischen Gedanken und fehlgelaufenen Grundannahmen auch noch weitere kognitiv-verhaltenstherapeutische Methoden zum Einsatz kommen: Schon beim Reden über seine Katastrophenvorstellungen konfrontiert sich der Angstpatient mit ihnen auf der kognitiven Ebene. Diese Konfrontation in sensu trägt dazu bei, die Angstbereitschaft abzuschwächen. Patienten können überdies angeregt werden, mit ihren spontan auftauchenden, negativ verzerrten Kognitionen in einen inneren Dialog zu treten und diesen mit realistisch gehaltenen Wendungen zu begegnen. Behalten sie Oberwasser im inneren Gespräch, können sich die Patienten in Gedanken auf die Schulter klopfen und sich mit positiver Selbstverbalisation verstärken.

Die hier erörterten therapeutischen Vorgehensweisen im Rahmen der kognitiven Therapie sind sehr übungsbedürftig. Nur durch regelmäßiges Üben kommt es zur Veränderung von kognitiven Prozessen, bei denen Grundannahmen reattribuiert, neu etikettiert, reframed und wirklichkeitsnahe Kognitionen reintegriert werden.

Hinweise zur Korrektur der kognitiven *Inhalte* bietet das nächste Kapitel.

3.4.7.3 Disputation der Angstthemen Kontrollverlust, Ohnmacht, Sterben und Tod

Patienten mit panischen und phobischen Ängsten haben aufgrund ihrer erhöhten Angstsensibilität häufig eine ausgeprägte interozeptive Wahrnehmung. Sie screenen den Körper oder ihre Geistesverfassung übermäßig viel auf der Suche nach besorgniserregenden Anzeichen. Buchstäblich jedes kleinste „Zipperlein" wird registriert, sei es Herzrasen, Schwindel, wackelige Knie oder Depersonalisation. Infolge von dysfunktionalen Kognitionen ist ihre Wahrnehmung verzerrt, weshalb diese Empfindungen als bedrohlich erlebt werden.

Sicherlich haben auch *gesellschaftliche Normen* einen Einfluss auf ihr Bedrohungsszenario. Vermittelt durch Sozialisation können kulturell determinierte Ansprüche und Wertvorstellungen in Personen Überzeugungen herausbilden, von denen sie weitgehend unbewusst in ihrem Erleben und Handeln geleitet werden. So ist es in einer Leistungsgesellschaft von Nachteil, körperliche oder psychische Schwäche zu zeigen, weil sie oft undifferenziert mit eingeschränkter Leistungsfähigkeit gleichgesetzt wird. Das gilt hauptsächlich für Männer, die sich noch mehr als die meisten Frauen mit ihrer Berufsausübung identifizieren, und, sofern sie angstsensibel sind, unter ihren Ängsten besonders leiden, weil sie diese als Makel bewerten. Viele von ihnen versuchen, sie zu verbergen.

Obgleich der medizinisch-technische Fortschritt und die moderne Lebensführung – Wohlstand, Hygiene, gute Ernährung und Entfaltungsspielraum für den Einzelnen – zu einer in der Geschichte der Menschheit einmaligen Verlängerung der Lebenserwartung geführt haben, sind die Erwartungshaltungen vieler Menschen bezüglich Gesundheit und Krankheit dennoch ganz widersprüchlich: Obwohl der Anspruch auf Gesundheit, langes Leben, Verringerung von Leiden und Schmerzen erheblich zugenommen hat, ist de facto die Angst vor Ohnmacht, Sterben und (vorzeitigem) Tod enorm gestiegen. Im Erleben von Panik- und Agoraphobiepatienten, selbst bei religiös gebundenen, schlagen sich diese gesellschaftlichen Tendenzen nieder: Die meisten haben Angst vor *Sterben und Tod*.

Angst vor Krankheit und Tod wird auch durch den Einfluss der Medien verstärkt, indem in aufdringlich aufreißerischer Form über Naturkatastrophen, Unfälle oder Terrorakte berichtet und unentwegt Bilder des Schreckens in Nachrichtensendungen, Dokumentarberichten und Filmen gezeigt werden. Arztsendungen z. B. haben Hochkonjunktur. Gerade die *bildlich* dargebotenen Nachrichten über Verletzungen und Tod schüren bei angstsensiblen Menschen Unruhe und Angst. Einige Angstpatienten haben das erkannt und vermeiden Nachrichten im Fernsehen, um ihre Nerven zu schonen.

Offene, sachliche Gespräche über Sterben und Tod sind in den Industriegesellschaften weitgehend tabuisiert. Statt dessen wird vielfach mit dem Tenor größter Besorgnis über Krankheit und Unheil geredet. Kinder werden häufig von der Auseinandersetzung mit Sterben und Tod verschont, sodass sie nur unzureichend lernen, über das Ableben nachzudenken oder darüber zu sprechen. Gerade 8- bis 10-Jährige bräuchten pädagogische Hilfe zur Bearbeitung ihrer Angst vor Krankheit und Tod, denn in dieser Entwicklungsphase begreifen sie erst richtig die Unwiderruflichkeit von Sterben und Tod. Viele dieser Kinder erschrecken sich über Fälle von letaler Krankheit, vor allem im engeren Familienkreis: Der Tod einer Großmutter kann sehr beängstigend sein. Solche Verluste sind ein guter Anlass, um mit Kindern und Jugendlichen über das Lebensende zu sprechen.

Die gesellschaftlich beeinflusste Erwartung, alles unter Kontrolle zu haben, und das bei zunehmender technologischer Entwicklung und hohem Tempo in der Lebensführung, verunsichert manchen und nährt *perfektionistische Ansprüche* im Umgang mit sich selbst. Drohende Schwächezustände machen Angst, die Dinge nicht mehr im Griff zu haben, und versetzen angstsensible Personen leicht in Angst vor *Kontrollverlust*.

Personen mit panischer oder phobischer Angst fürchten sich oft davor, in Ohnmacht zu fallen, denn mit Kollapserleben verbinden sie unbewusst Schwäche, Kontrollverlust und Sterben. Nur ein kleiner Teil dieser Patientengruppe hat Angst vor negativen sozialen Reaktionen wie „Der kippt aber leicht um", „spinnt" oder „hat getrunken!" (Differenzialdiagnostisch ist bei Angstpatienten, die sich vor dem Urteil ihrer Mitmenschen fürchten, darauf zu achten, ob sie nicht primär oder zumindest komorbide unter Sozialer Phobie leiden.) Diese Vorstellungen werden wirklichkeitsnah disputiert.

Panik- und Agoraphobiepatienten fragen häufig, ob Panik wirklich nicht zu *Ohnmacht* führen kann. Sofern Angstpatienten keine Kollapserfahrung oder Synkopen (S. 45) in der Vorgeschichte hatten und körperlich gesund sind, kann ihnen getrost versichert werden, dass sie bei Panik nicht ohnmächtig werden können, weil Angsterleben eine sympathogene Reaktion ist, die genau das Gegenteil bewirkt: Sie mobilisiert enorme Kräfte für Flucht- oder Kampfreaktionen.

Ängstliche Erregung ist eine Sympathikusreaktion, die durch die Vorstellung ausgelöst wird, eine Angstsituation aufsuchen zu müssen, oder panikartige Angst aus heiterem Himmel zu bekommen oder körperliche Missempfindungen zu erleben, die Angstsymptomen ähneln. Dabei werden Stresshormone wie Adrenalin, mitunter in bis zu 10fach erhöhter Konzentration, Kortisol und Noradrenalin freigesetzt. Im Rahmen dieser psycho-endokrinologischen Erregung, die einer *Stressreaktion* ähnelt, kommt es zu vasokonstriktiver Reaktion oder Gefäßverengung, die inkompatibel ist mit Bewußtlosigkeit. Weil Adrenalin Kollapszustände verhindert, wird Patienten bei Kollapsgefahr oft Adrenalin gespritzt – in Kombination mit anderen Substanzen wie Kortison und Kalzium. Demnach kann der Adrenalinausstoß bei Panik auch als Schutzreaktion gegen Ohnmacht betrachtet werden.

Es gibt jedoch zwei Ausnahmen:

1. Bisweilen berichten *Blut- und Spritzen-Phobiker* von Ohnmachtszuständen bei Blutabnahme, Injektionen oder Zahnarztbehandlungen, die sie meist von Kindheit an kennen. Vermutlich neigen sie genetisch zu *neuro-kardiogenen oder vasovagalen Synkopen*, die sich mit Muskelschwäche, Übelkeit, Schweißausbruch und Unruhe ankündigen (Herold, 2004; Uexküll, 1990). Zu orthostatischen Synkopen kommt es bei längerem Stehen oder nach dem Hochgehen aus einer liegenden Position und zu pressorischen Synkopen nach kräftigem Stuhl- oder Harnpressen oder bei Hustenanfällen (Herold, 2004). Umgekehrt werden durch *Hinlegen* die Symptome verhindert oder unterbrochen. Sie können auch mit Progressiver Muskelentspannung (S. 332) und Angewandter Entspannungsmethode (S. 337) wirkungsvoll beruhigt werden (Vögele et al., 2003). Synkopen treten am häufigsten bei medizinischen Behandlungen auf, aber nur eine kleine Zahl der Betroffenen entwickelt panische Ängste (Herold, 2004; Uexküll, 1990).

In einer vergleichenden Untersuchung von Patienten mit Panikstörung, Agoraphobie und Spezifischer Phobie hatten tatsächlich ausschließlich die Blut- und Spritzen-Phobiker unter ihnen angegeben, in phobischen Situationen ohnmächtig zu werden (Antony et al., 1997). In einer kontrollierten klinischen Studie mit Blut- und Spritzen-Phobikern, von denen 57% berichtet hatten, einmal oder mehrfach in einer phobischen Situation ohnmächtig geworden zu sein, wurde jedoch während einer ganzen Serie von wissenschaftlich kontrollierten Zahnarzt- und Spritzenbehandlungen kein einziger Angstpatient ohnmächtig (De Jongh et al., 1998).

Wenn wir unsere Angstpatienten mit Hinweisen auf Ohnmacht in der Vergangenheit genauer befragen, zeigt sich immer wieder, dass die meisten von Ohnmacht reden, ohne jemals gänzlich bewusstlos gewesen zu sein. Außerdem haben eine ganze Reihe von Angstpatienten, die in der Kindheit bei medizinischen Eingriffen Synkopen hatten, keine Angst vor Ohnmacht, wahrscheinlich deshalb, weil sie oft genug erlebt hatten, wie ungefährlich die Synkope war. Die Zahl der bei Angst tatsächlich kollabierten Angstpatienten dürfte demnach ausgesprochen gering sein.

Ohnmacht während einer Panikattacke im Rahmen einer laufenden Therapie haben wir noch nicht erlebt. Nur zweimal hatten wir während unserer praktisch-klinischen Tätigkeit Patienten – beide waren Blut- und Spritzen-Phobiker – die von Kindheit an bei medizinischen Behandlungen ohnmächtig wurden und außerdem als Erwachsene bei Angstanfällen kollabierten. Während des Therapieverlaufs erlitten auch sie jedoch keine einzige Ohnmacht, so dass wir keine Gelegenheit fanden für eine Verhaltensanalyse. Ein 29-jähriger Mann mit diesem Erfahrungshintergrund wurde bereits an anderer Stelle vorgestellt (Schmidt-Traub, 2000). Hier der zweite Fall:

Beispiel:
Sigrid, 30 Jahre, kommt mit einer Spritzen-, Blutabnahme- und Krankenhausphobie zur Verhaltenstherapie. Im explorativen Gespräch berichtet sie, dass sie bislang dreimal beim Anblick einer Spritze Angst bekam und ohnmächtig wurde:

1. Im Alter von 10 Jahren musste sie wegen Blinddarmreizung notfallmäßig ins Krankenhaus. Die Blutabnahme war schier unmöglich, weil keine größere Ader in ihren Armbeugen zu finden war. Mehrere Krankenschwestern „stocherten an mir herum“ und wählten schließlich kleinere Blutadern an Armen und Händen, um Blut abzunehmen, wie sie mit Schaudern berichtet. Die Prozedur war sehr schmerzhaft und sie bekam Angst. Am Ende fiel sie in Ohnmacht. Mehrere Faktoren werden den Kollaps begünstigt haben.
2. Mit 21 Jahren sah sie hinter einer Glasscheibe verpackte Spritzen, reagierte mit Angst und wurde ohnmächtig. Sie sei ganze 10 Minuten „weg gewesen“. Möglicherweise ist diese Ohnmacht kognitiv-emotional ausgelöst worden.
3. Schließlich kollabierte Sigrid ein drittes Mal mit 29 Jahren im Rahmen einer allergologischen Testung. Den Prick-Test, bei dem Flüssigkeit auf die Haut geträufelt und diese dann mit einer Nadel geritzt wird, vertrug sie noch. Als der Arzt ihr jedoch bei der Intrakutantestung eine dünne Kanüle in etwas tiefere Hautschichten einführte, bekam sie für einen Bruchteil von Sekunden intensive Angst und war für „kurze Zeit weg“. Vermutlich neigt sie als Atopikerin bzw. Allergikerin zu Gefäßerweiterung und Kollapsreaktion (O-Variable im S-E/O-R-K-C-Modell).

Sigrid spricht erfreulich nüchtern von diesen Ohnmachtserlebnissen. Inzwischen kann sie ihre Kollapsneigung gut kontrollieren: Sobald sie medizinisch untersucht oder behandelt wird, legt sie sich hin und beugt auf diese Weise einer Synkope vor.

In Sigrids Fall fällt es schwer, retrospektiv zwischen einer psychogen bedingten Ohnmacht und einer somatisch ausgelösten Synkope zu unterscheiden. Dennoch scheint es bei ihr zu einer gelernten Assoziation von Angstgefühl und Vasodilatation (O-Variable) gekommen zu sein. Mit jedem Patienten, der eine ähnliche Problematik vorstellt, sollten die Zusammenhänge genau analysiert werden, um die Wahrnehmung zu verfeinern und um ihnen Kontrollmöglichkeiten für eine drohende Ohnmacht an die Hand zu geben.

Bei der Exploration von Phobikern sollte grundsätzlich nach Blut- und Spritzen-Phobie und Ohnmachtzuständen in der Lebensgeschichte gefragt werden.

2. Ohnmacht kann auch durch *Hyperventilation*, in der Regel aber erst nach extrem langer, 20 bis 30 Minuten anhaltender flacher Atmung hervorgerufen werden. Hauptursache ist eine Minderung der zerebralen Durchblutung. Während angelsächsische Angstforscher häufig über Hyperventilation bei Angstpatienten berichten, ist hierzulande sehr viel weniger davon die Rede. Wir haben bislang keinen Fall mit Panikstörung oder Agoraphobie gehabt, bei dem es während des Angsterlebens zu einer atmungsbedingten Ohnmacht kam.

Fast alle Angstpatienten atmen, meist ohne es zu registrieren, bei ängstlicher Erregung auffallend flach, einige wenige atmen extrem tief. Damit verstärken sie ihre Angstsymptomatik. Eine Übung in willkürlicher Hyperventilation (S. 69) gibt ihnen Aufschluss darüber und sensibilisiert sie dafür. In der Folge lernen sie, ihre Atmung deutlicher wahrzunehmen und gegebenenfalls mit Bauchatmung (S. 333) korrigierend einzugreifen.

Disputation der Interaktion von körperlichen Beschwerden (O-Variable) und Angst

Die meisten Panik- und Agoraphobiepatienten ließen sich aus Sorge vor einer ernsthaften körperlichen Erkrankung vor Therapiebeginn schon mehrfach und meist sehr kostenaufwendig allgemeinmedizinisch oder internistisch untersuchen.

Bei Verdacht auf eine Interaktion von Angst und spezifischen körperlichen Beschwerden einer Grundkrankheit sollte der Patient dennoch vom Therapeuten zu einer fachärztlichen Untersuchung geschickt werden. Die Konsiliar-Untersuchung zu Beginn der Therapie, die der Hausarzt für das Ausfüllen des Konsiliarberichts durchführt, reicht bei Weitem nicht aus. Im Anhang 3 (S. 331) und in der Tabelle 1 (S. 44) stehen körperliche Erkrankungen, die häufiger mit panischer und phobischer Angst einhergehen. Gibt es bei einem Patienten eine Interaktion von Angst und somatischer Erkrankung, kann die Verhaltensanalyse (S. 60) dazu beitragen, seine Befürchtungen zu zerstreuen, denn genaue Kenntnisse der Zusammenhänge auf der Mikroebene wirken beruhigend.

3.4.7.4 Fixierung auf ein körperliches Symptom der Angst im weiteren Angstverlauf

Folgende Frage wird immer wieder in der Supervision gestellt: Warum sind Angstpatienten nicht erleichtert, zufrieden und glücklich, sobald sie ihr Sicherheits- und Meideverhalten abgebaut haben? Zu dem Zeitpunkt, wo sie nichts mehr vermeiden, leiden Angstpatienten im Allgemeinen noch immer unter innerer Anspannung und Erregung, wenn auch in abgeschwächter Form. Die Erregung wird vermutlich kognitiv aufrecht erhalten durch (unterschwellige) Befürchtungen, die Angst könne in heftiger Ausprägung wieder ausbrechen. Betroffenen ist dies in der Regel nicht bewusst.

Die meist unterschwellige Erwartung einer Katastrophe und eines Rückfalls hält sich bei den meisten Angstpatienten oft noch 1 bis 1 ½ Jahre nach Abbau des Meideverhaltens. Die Beharrlichkeit der Erwartungsangst lässt sich mit dem Glauben an das ursprüngliche Angstthema und seine verheerenden Folgen erklären. Negative Grundüberzeugungen lassen sich nicht so schnell modifizieren wie das Vermeidungsverhalten abgebaut wird.

Die inzwischen abgemilderte Form von innerer Erregung äußert sich meist nur noch in einem einzigen körperlichen Symptom, z. B. in Schwindel oder Übelkeit, und die interozeptive Wahrnehmung des Patienten ist darauf fixiert. Dabei handelt es sich um eine schwelende körperliche Beschwerde, die immer wieder kommt und sich über Stunden, Tage oder Monate halten kann. Meist nehmen Panik- und Agoraphobiepatienten sie gar nicht mehr als Angsterleben wahr. Vielmehr meinen sie, es sei eine neue Störung oder eine „Symptomverschiebung". Viele sind enttäuscht, wenn nicht sogar spürbar gereizt, weil sie glauben, „die Therapie hat nichts gebracht". In Wirklichkeit handelt es sich um dieselbe Angstbereitschaft, die mittlerweile latent besteht. Die Panik hat einer Angstepisode (S. 58) Platz gemacht. Offensichtlich kosten die anhaltenden, nicht so heftigen Erregungszustände noch sehr viel Kraft, denn Patienten schildern, wie müde sie sind, nachdem sie stundenlang Schwindel, Übelkeit oder Atemnot erleben mussten.

Damit Angstpatienten ihre Hoffnung auf Befreiung von der Angst nicht verlieren, empfiehlt es sich, sie rechtzeitig auf diesen Angstverlauf aufmerksam zu machen, spätestens aber dann, wenn sie von dem beharrlichen Auftreten eines Symptoms berichten. Wir informieren unsere Panik- und Agoraphobiepatienten bereits zu Therapiebeginn darüber, um einer Enttäuschung wie der geschilderten vorzubeugen.

Setzen Patienten konsequent die Angstbewältigung fort, dann legt sich ihre Angststörung samt persistierendem Angstsymptom mit der Zeit.

Dieser schleppende Verlauf der Angst bietet auch eine Erklärung dafür, dass Angstpatienten am Ende einer Kurzzeittherapie von 9 bis 10 Monaten Dauer auf die Evaluations-Frage hin, um wie viel Prozent die Angstsymptomatik gebessert sei, zunächst mit 70 bis 80% antworten. Bei der Jahres-Katamnese sprechen viele bereits von 80 bis 90% und mehr.

3.4.8 Gesundheitsverhalten und soziale Kompetenzen

3.4.8.1 Gesundheitsverhalten

Panische und phobische Ängste sind sympathogene Stressreaktionen, die einen psycho-endokrino-immunologischen Hintergrund haben (s. Anhang 5, S. 338). Sie werden von

Stresshormonen gesteuert und führen nachweislich zur Veränderung von Parametern im Immunsystem (Schmidt-Traub, 2000). Angstpatienten können sich mithilfe von unspezifischen gesundheitsförderlichen Maßnahmen regenerieren, ihre Selbsthilfekräfte stärken und in der Folge Belastungen besser stand halten. Darum messen wir dem Gesundheitsverhalten im Rahmen der kognitiv-verhaltenstherapeutischen Behandlung von Angst (und Depression) große Bedeutung zu.

In den meisten Fällen leben Panik- und Agoraphobiepatienten sehr ungesund: Aus Angst vor körperlichen und gesundheitlichen Gefahren treiben sie keinen Sport mehr, ernähren sich schlechter und konsumieren vermehrt Nikotin, Koffein und zuckerhaltige Produkte. Alle diese Stoffe sind Risikofaktoren für Angst. Zur Abwehr der Angst greift auch eine kleine Gruppe von Angstpatienten zu Medikamenten mit Suchtpotenzial oder zu Alkohol (s. Behandlungsbeispiel, S. 100). Bei Therapiebeginn sorgen die Patienten im Allgemeinen kaum für ihr Wohlbefinden und wissen oft nicht einmal, wie sie Ruheinseln in ihren Alltag einbauen können.

Im Gegensatz zu depressiv gestörten Patienten, klagt die überwiegende Mehrzahl der Patienten mit dominierender panischer oder phobischer Angststörung *nicht* über nennenswerte Probleme mit den Grundbedürfnissen Schlafen, Essen/Trinken und Sexualität. Im Gegenteil, fast alle können relativ gut schlafen, essen und trinken und die meisten finden durchaus noch Befriedigung im sexuellen Erleben. Fast alle weichen jedoch körperlicher Anstrengung aus. Um sich zu schonen, haben sie Sport aufgegeben und legen sich tagsüber hin, weil sie hoffen, damit ihre physiologische Erregung bändigen zu können. In Wirklichkeit laufen sie eher Gefahr, Schlafstörungen zu entwickeln. Sie sollten deshalb nur nachts Bettruhe einlegen, so wie sie es vor dem Aufkommen von Angst gewohnt waren. Mit *Schonverhalten* erreichen sie das Gegenteil von dem, was sie anstreben, nämlich eine zunehmend gesteigerte körperliche Empfindsamkeit, die ihnen bald das Treppensteigen zur Last macht. Diese antrainierte körperliche Schwäche interpretieren sie als Beleg für gesundheitliche Gefährdung. Demzufolge sollten Angstpatienten über diese Zusammenhänge gründlich aufgeklärt und angeregt werden, wieder einiges für ihre Gesundheit zu tun.

Sport

Regelmäßiger Sport ist ein ideales Mittel zur Kräftigung der physischen und psychischen Kondition. Der Körper wird langfristig gekräftigt und die Person insgesamt belastbarer. Spaziergänge können die Angstsensibilität bereits reduzieren, aber intensive sportliche Betätigung, wie Aerobik, wirkt wesentlich schneller und intensiver (Broman-Fulks et al., 2004). Erstaunlicherweise gaben fast alle unsere Angstpatienten an, zumindest früher gerne Sport getrieben zu haben. Nicht selten finden sich ehemalige Leistungssportler unter ihnen. Jedenfalls scheinen sie mehrheitlich Freude an der Bewegung zu haben und sind im Gegensatz zu primär depressiven Patienten auch relativ leicht zu sportlicher Betätigung zu motivieren.

Sport ist zudem ein besonders wirkungsvolles *Entspannungsmittel*, das Angstpatienten zur Angstkontrolle nutzen können. Die entspannende Wirkung einer ordentlich schweißtreibenden Körperertüchtigung hält gewöhnlich 2 bis 4 Stunden an. Gleichzeitig wird durch Freisetzung von körpereigenen Opiaten, z. B. dem Beta-Endorphin, die Stimmung angehoben. Oft hält sie sich sogar über viele Stunden, vielleicht weil der Angstpatient bei guter Stimmung wieder zwangloser angenehmen Beschäftigungen, die den restlichen Tag „versüßen“, nachgehen kann. So wie die Angstsensibilität ursprünglich nach Ausbruch der Angst den Angstpatienten dazu trieb, mit Sport aufzuhören, spürt er heute genauso empfindsam die entspannende Wirkung von Sport und wird nach entsprechender Aufklärung in seiner Motivation gestärkt, den Sport zu einem festen Bestandteil seiner Lebensführung zu machen.

Um den Körper, der Bewegung nicht mehr gewohnt ist, nicht zu überfordern, sollte langsam mit sportlicher Betätigung begonnen werden. Bei Aufkommen von Angst wird nicht abgebrochen. Bestenfalls pausiert der Patient bei einem schweren Panikanfall, bis die Angst etwas zurückgeht und macht dann solange weiter, wie er es sich für den Tag vorgenommen hat.

Es ist gleich, welche Sportart gewählt wird – Volleyball, Gewichtheben, Joggen oder Bauch-Beine-Po. Selbst Saunen ist hilfreich für die Stärkung von Herz-Kreislauf-Tätigkeit. Hingegen ist es nicht ergiebig, viel Sport auf einmal zu treiben. Viele Angstpatienten neigen zunächst zu Übereifer und übernehmen sich mit Sport, indem sie tagtäglich Joggen oder auf dem Heimtrainer sitzen. Auf Dauer ist das schon allein aus zeitlichen Gründen nicht durchzuhalten. Entscheidend ist, Sport ausgewogen und konsequent, mindestens einmal die Woche und möglichst ein Leben lang zu treiben.

Sport kann auch zur Angstbewältigung genutzt werden. Aufgrund der wunderbar entspannenden Wirkung von Sport empfehlen wir Angstpatienten, unmittelbar vor den Angstsituationen, die für sie extrem schwierig sind, Sport zu treiben. Mit Sport sind sie in der Lage, ihre Stresshormone rascher abzubauen. In der Regel gehen sie dann entspannter in die Angstsituation und bewältigen sie auch besser. Sobald sie sich durch interozeptive Konfrontation an die körperlichen Anzeichen der sportlichen Anstrengung gewöhnt haben – nicht wenige bekommen anfänglich vor allem körperlich ausgelöste Angstzustände – können sie Sport gezielt beim Aufkommen von Angst einsetzen (S. 63). Damit haben sie ein weiteres Angstbewältigungsmittel, das ihre Selbstwirksamkeit stärkt. Ganz abgesehen davon hebt Sport immer wieder die Stimmungslage und stärkt auf lange Sicht das Selbstwertgefühl.

Fazit: Sporttreiben hat viele Vorteile. Der wichtigste dürfte die Verbesserung des allgemeinen Gesundheitszustands sein. Cholesterinspiegel und Blutdruck nehmen ab, Kreislaufreaktionen werden stabilisiert, das Körpergewicht verringert und das Gesundheitsbewusstsein gestärkt. Sport ermöglicht außerdem interozeptive Konfrontation und kann zur Angstreduktion eingesetzt werden. Schließlich hat sportliche Betätigung eine entspannende Wirkung über Stunden hinweg.

Geregelte gesunde Ernährung, Nikotin- und Koffeinkonsum

Vitalstoffreiche Speisen mit genügend Vitaminen, Mineralien und Spurenelementen sind gesundheitsförderlich, insbesondere
- Frischkost wie Obst, selbstgepresste Säfte, Salate, in Butter kurz gegartes Gemüse
- Milchprodukte
- vermehrt Fisch, Fleisch und Wurst in nicht allzu großen Mengen

- Kohlenhydrate wie Körnerbrot, Kartoffeln, Reis und Nudeln
- Pflanzenöl und -fette als mehrfach gesättigte Fettsäuren,

wobei mit Salz, Fabrik- und Fruchtzucker sparsam umzugehen ist.

Die überwiegende Mehrheit der Angstpatienten raucht und trinkt reichlich Kaffee. Bei Erregung und Anspannung steigern sie den Konsum in der Absicht, sich zu beruhigen, ohne dabei zu realisieren, dass sie de facto unruhiger werden. *Koffein*, das Aenosin freisetzt (vgl. S. 258), und *Nikotin* triggern die Ausschüttung der Stresshormone Adrenalin und Noradrenalin und rufen dadurch körperlich-physiologische Beschwerden, häufig wiederum Kreislaufreaktionen, hervor. In größeren Mengen hat Nikotin aber auch eine entspannende Wirkung, die wahrscheinlich über den Nucleus accumbens im Gehirn gesteuert wird. Rauchen führt langfristig zu einer Reihe von schweren Erkrankungen: Tabakrauch enthält Stickoxyd, Ammoniak, Blausäure, Formaldehyd und auch Kohlenmonoxid, das vor allem Gefäßschäden hervorruft. Demgegenüber haben die Inhaltsstoffe des Kondensats oder des „Teers" wie Nikotin, Kohlenwasserstoffe, Schwermetalle etc. nachweislich eine krebsauslösende oder krebsfördernde Wirkung (Schwalfenberg, 2004).

Bis auf höchstens 10% waren unsere Angstpatienten bislang alle Raucher mit einem Konsum von mindestens 20 Zigaretten pro Tag und mehr. Wechselseitige Beziehungen zwischen Rauchen und Panikerleben sind empirisch gesichert: Ebenso wie Nikotin ein Risikofaktor für Panikattacken ist, führt Panikerleben zu vermehrtem Nikotinverbrauch (Isensee et al., 2003). In einer Untersuchung von 3.032 Erwachsenen, die im Rahmen einer repräsentativen Haushaltsumfrage auch zu ihren Rauchgewohnheiten befragt wurden, antworteten die meisten Befragten, die unter Panik litten, sie wären Gewohnheitsraucher (Goodwin et al., 2002). In einer multivariaten logistischen Regression hielt diese spezifische Verknüpfung auch noch an, nachdem die Variablen demographische Faktoren, Depression sowie Alkohol- und Substanzmittelmissbrauch kontrolliert wurden. Weil dies jedoch nicht für die Variable Neurotizismus galt, könnten erhöhte Neurotizismus-Werte ein Risikofaktor sein für das gemeinsame Vorkommen von Rauchen und Panikbereitschaft. Personen mit erhöhten Neurotizismus-Werten klagen wiederum vermehrt über subjektiv empfundenen Stress und über Krankheitssymptome.

Im Gegensatz zum Nikotin können Panik- und Agoraphobiepatienten mühelos spontan auf Koffein verzichten. Im Verlaufe des Angstabbaus und der Zunahme an Vertrauen in ihren Körper nehmen sie allerdings meist wieder ihre Kaffeegewohnheit auf. Es fällt ihnen hingegen außerordentlich schwer, nicht mehr zu rauchen. Die Raucherentwöhnung gegen Ende der Behandlung oder im Anschluss daran gelingt bestenfalls einigen wenigen Patienten.

Auch Alkohol im Übermaß führt nach einiger Zeit zu einer biologischen Abhängigkeit, selbst wenn er nur der Angstreduktion dient. Viele alkoholabhängige Angstpatienten kommen um eine Entwöhnungsbehandlung nicht herum.

Freizeitgestaltung mit täglichen Ruheinseln und Stärkung von Genussverhalten

Angstpatienten müssen erst wieder lernen, mit entspannenden und vergnüglichen Beschäftigungen umzugehen. Nach Möglichkeit wird eine mindestens halbstündige Ruheinsel in den Tagesablauf eingebaut: Entweder sie machen Progressive Muskelentspannung, lesen, hören Musik, nehmen ein heißes Bad oder gestatten sich etwas anderes Genüssliches. Auf Anfrage wissen viele oft gar nicht mehr, was ihnen gut tut. Wird gefragt, was ihnen vor dem Aufkommen von Angst Vergnügen bereitet hat, erinnern sie sich aber durchaus an einige angenehme Aktivitäten und sind auch bereit, wieder daran anzuknüpfen.

Viele Angstpatienten reagieren entsetzt, sobald sie im Gespräch erkennen, wie sehr sie sich menschlich und in ihrer Lebensführung vernachlässigt haben. Dieses Aha-Erlebnis ist häufig Ansporn genug, um frühere Aktivitäten und Genussverhalten wieder aufzugreifen und Neues einzubauen – mit dem Ziel einer regenerierenden Wirkung, stärkeren sozialen Anbindung und mehr Lebensfreude. Sobald sie es sich erneut gut gehen lassen können, verbessert sich ihre Lebensqualität und sie sind wieder in der Lage, erfreuliche Dinge für die nahe und ferne Zukunft zu planen.

3.4.8.2 Problemlösetraining zur Verbesserung von Stressmanagement

Angstpatienten haben bei der Besprechung der Bedingungs- und Verhaltensanalyse gelernt, wie externe und interne Belastungen dazu beitragen, ihre Angststörung auszulösen und aufrecht zu erhalten. Akute und chronische Stressoren belasten das Energie- und Kräftereservoir. Aus diesen Gründen sollten Angstpatienten ihren Stress erkennen und beeinflussen lernen. Dadurch gewinnen sie auch mehr Kontrolle über die Angst und beugen einem Rückfall vor.

Mithilfe des kognitiven Therapiebausteins *Problemlösetraining* von D'Zurilla und Goldfried (1971) entwickeln Angstpatienten Verhaltensstrategien und Handlungsprinzipien, mit denen sie belastende Angstsituationen und andere Stresssituationen besser bewältigen können. Problemlösefähigkeit gilt als eine Unterkategorie von sozialer Kompetenz und Problemlösetraining ist der Prozess, in dessen Verlauf Patienten wirkungsvolle Handlungsstrategien und nicht nur einzelne Verhaltensweisen für die Lösung von problematischen sozialen Situationen erwerben. Dieses Bewältigungsverhalten stärkt die Belastbarkeit und Selbstwirksamkeit von Patienten. Die einzelnen Schritte beim Problemlösetraining sind (vgl. anschauliche Darstellung in Schmidt-Traub, 2000):

1. *Problemorientierung und -analyse:* Der Patient übt sich darin, das eine oder andere soziale Problem wahrzunehmen. Ihm wird erklärt, dass er lernen kann, problematische Situationen zu lösen, indem er nachdenkt, bevor er handelt, anstatt impulsiv zu reagieren oder zu resignieren
2. *Problemdefinition und Festsetzen von Zielen:* Die problematischen Aspekte einer schwierigen sozialen Situation werden identifiziert und konkrete, realistische Ziele formuliert
3. *Suche nach alternativen Lösungswegen:* Mithilfe von Brainstorming werden möglichst viele denkbare Lösungen zusammen getragen
4. *Entscheidungsfindung für eine Lösung:* Die Vor- und Nachteile dieser möglichen Lösungswege sowie ihre kurz- und langfristigen Konsequenzen werden kritisch eingeschätzt. Daraufhin wird eine Entscheidung getroffen
5. *Umsetzung der Lösung:* Der Patient setzt den gewählten Lösungsschritt um und vergleicht die Entwicklung und das Ergebnis mit den Zielen, die er sich gesteckt hat.

Falls die Lösung sich nicht realisieren lässt, wird danach gesucht, wo Schwierigkeiten liegen
6. *Beobachtung der Fortschritte und Evaluation* der umgesetzten Problemlösung.

Problemlösetraining ist für Angstpatienten eine relativ leicht erlernbare Methode zur Lösung von Alltagsproblemen. Hat der Patient mithilfe des Therapeuten mehrere wirkungsvolle Bewältigungsstrategien zur Lösung von Stresssituationen gefunden, wird er künftig nicht nur die Bearbeitung seiner Lebensprobleme auf einer allgemeineren Ebene schaffen, sondern obendrein eine Sammlung von Bewältigungsstrategien verfügbar haben, die er je nach Bedarf einsetzen kann.

Stärkere Beachtung autonomer Impulse und mehr Selbstbehauptung

Bei der Behandlung von Panikstörung und Agoraphobie ist *Selbstständigkeit* speziell beim Angstabbau und ganz allgemein in der Lebensführung das oberste Therapieziel (S. 65), denn Panik- und vor allem Agoraphobiepatienten leben in starker Abhängigkeit von Sicherheitssignalen und Bezugspersonen. Zweifellos tun sie das zum einen aus echtem sozialem Interesse und aus Freude am interpersonellen Austausch. Zum anderen müssen sie sich aber zur Sicherheitsvorkehrung immer wieder der Hilfsbereitschaft ihrer Nächsten vergewissern. Panik- und Agoraphobiepatienten haben das Vertrauen gegenüber ihrem Körper oder mentalem Zustand verloren und trauen ihren Bewältigungsmöglichkeiten in echten Angstsituationen nicht mehr. Aus Sicherheitsgründen halten sie deswegen besonders engen Kontakt zu wichtigen Bezugspersonen. Die meisten tragen stets das Handy zur Sicherheit bei sich und telefonieren z. B. mehrmals am Tag mit einem Elternteil oder dem Partner. Ihre hohe Personenabhängigkeit ist ihnen oft nicht als Problem bewusst.

Im Allgemeinen treten Panik- und Agoraphobiepatienten sozial aufgeschlossen auf, sind umgänglich, harmoniebedürftig, verhalten sich hilfsbereit und bevorzugen friedliche Methoden der Auseinandersetzung. In explorativen Gesprächen über soziale Kompetenzen stellt sich oft heraus, dass sie darauf achten müssen, in ihrer Gutmütigkeit nicht ausgenutzt zu werden, andernfalls geraten sie unter Stress. Unsere Erfahrungen in der ambulanten Einzel- und Gruppentherapie mit Panik- und Agoraphobiepatienten gehen dahin, dass sie, sobald sie darüber aufgeklärt sind und die Notwendigkeit dafür einsehen, verhältnismäßig rasch und unkompliziert sich besser behaupten, abgrenzen und durchsetzen können.

Es hat den Anschein, als wären die dafür benötigten sozialen Fertigkeiten bereits in ihnen angelegt und *nur gehemmt*, denn sie schaffen es oft mühelos, ihre Fähigkeiten zur Selbstbehauptung mit wenigen Kommunikationshilfen wirkungsvoll zu steigern, etwa mit Neinsagen oder Kritikäußern in Wunschform in sozial verträglicher Weise („Ich würde mich freuen, wenn du mir offen und ehrlich sagen würdest, was dich an meinem Verhalten stört"; ausführlicher in Schmidt-Traub, 2000). Die Mehrzahl der Angstpatienten ist schon nach der Besprechung der Kommunikationshilfen – ohne Verhaltensübung im Rollenspiel – zu einer besseren Selbstbehauptung imstande. Im Vergleich zu Sozialphobikern, Zwangspatienten oder primär depressiven Patienten gelingt ihnen dies leichter, selbst im Umgang mit engen Freunden und Verwandten. Am schwersten tun sich viele noch mit den Eltern.

3.4.9 Weitere Therapieangebote

3.4.9.1 Beratung von Angehörigen

Panische und phobische Ängste führen infolge der steuernden Katastrophenbefürchtungen zu hohem Leidensdruck. Im Moment des Angsterlebens glauben Angstpatienten fest an das unweigerliche Eintreten des Desasters. Demgegenüber sehen sie im Ruhzustand durchaus ein, dass das Aufkommen von Gefahr ziemlich unwahrscheinlich und ihre Erwartungsangst unbegründet ist.

Um für den Notfall – das ist für Angstpatienten der Panikanfall – besser gewappnet zu sein, sichern sie sich ab, so gut sie können. Dabei verlassen sie sich gern auf die Unterstützung von Nahestehenden und vergewissern sich immer wieder, ob diese jederzeit erreichbar sind. Im Zeitalter des Handy ist das möglich. Somit schränkt die Angst – je nach Schwere der Störung – nicht nur den Angstpatienten in seinem Handlungsradius gewaltig ein, sondern auch den Angehörigen, der infolge der geforderten Rücksichtnahme nicht mehr ganz unabhängig und frei ist.

Das Einbeziehen eines Angehörigen in die Angstbehandlung (als Ko-Therapeut) ist häufiger, beileibe nicht immer, von Erfolg gekrönt. Eine etwaige Mitarbeit z. B. dcs Partners sollte hinsichtlich der Konsequenzen für die Beziehung genauestens abgewogen werden. Manchmal ergibt sich aus der funktionalen Verhaltensanalyse, dass Angst die Funktion hat, dem Patienten Zuwendung, wenn nicht sogar Ergebenheit vonseiten des Partners zu garantieren. Umgekehrt kommt es manchmal auch vor, dass ein Angehöriger Macht auf den Angstpatienten ausübt. Dann sollte der Patient seine Angst lieber eigenständig bewältigen.

Es ist immer sinnvoll, Nahestehende über die Angststörung und deren auslösende, aufrechterhaltende und nachfolgende Bedingungen zu informieren. Am besten werden gemeinsam Verhaltens- und Bedingungsanalysen erörtert, wobei Augenmerk darauf liegt, wo und wie der Angehörige dazu beiträgt, die Angst des Patienten zu beeinflussen. Angstpatienten können oft kaum mehr alleine ausgehen oder überhaupt allein sein. Leistet ein Partner z. B. seiner ängstlichen Partnerin immer mehr Gesellschaft, nimmt ihr viele Wege ab, begleitet sie überall hin oder lässt zu, dass sie Verabredungen absagt, weil sie wieder einen Angstanfall befürchtet, dann trägt er – entsprechend dem operanten Lernprinzip – entschieden dazu bei, die Angst der Partnerin zu verstärken.

Im Anschluss an eine Psychoedukation werden dem Angehörigen die mit dem Angstpatienten vereinbarten Ziele und therapeutischen Vorgehensweisen erläutert, wobei besonders auf spezielle Hilfsmassnahmen eingegangen wird, die er zur Therapie beisteuern kann. Falls der Angehörige zu einem Informationsgespräch nicht kommen kann oder will, wird ihm die Lektüre von einschlägigen Passagen aus einem Selbsthilfebuch empfohlen (z.B. Schmidt-Traub, 2005). Kasten 5 gibt einige wichtige Informationen.

Kasten 5: Psychoedukative Hinweise für Angehörige und Freunde des Patienten

- *Ganz allgemein* lernt der Angstpatient in der kognitiven Verhaltenstherapie, sein Leben wieder in die eigene Hand zu nehmen und alltägliche Verrichtungen möglichst selbstständig zu erledigen. Eigeninitiative und weitgehende Autonomie in der Lebensführung sind die wichtigsten übergreifenden Ziele. Schritt für Schritt bemüht er sich, frühere Gewohnheiten wieder aufzugreifen, z. B. einkaufen zu gehen, ins Kino, Restaurant, zu Freunden, ins Konzert oder auf Reisen. Vielleicht fängt er auch etwas Neues an. Sieht der Angehörige, dass der Angstpatient wegen seiner Befürchtungen überhaupt nicht in die Gänge kommt, bemüht er sich, ihn in Angstsituationen zu locken, ohne ihn unter Druck zu setzen.

- *Im Besonderen* führt der Angstpatient seine Konfrontationsschritte und die Veränderung von dysfunktionalen Kognitionen, so gut es geht, selbstständig durch. Falls er bei schwierigen Angstbewältigungsschritten Hilfe und Begleitung braucht, spricht er den Angehörigen an.
- Falls beide sich vornehmen, eine Angstbewältigungsübung gemeinsam durchzuführen, wird sie vorher durchgesprochen. Aus Sicherheitsgründen wollen Angstpatienten immer genau wissen, was auf sie zukommt. Der Patient bestimmt die Größe der Übungsschritte. Je nachdem, ob er einen guten oder schlechten Tag hat, wird er sich wohl für eine größere oder kleinere Übung entscheiden. Beide einigen sich auf das Zielvorhaben und Vorgehen, auf die Größe der Bewältigungsschritte und darauf, wie lange sie in der Angstsituation bleiben, z. B. 20 Minuten auf dem Turm oder bis zur Beendigung der Mahlzeit im Restaurant oder bis zum Ende des Films im Kino. Sie sprechen auch vorher ab, was sie machen, wenn alle Stränge reißen und die panikartige Angst nicht auszuhalten ist (s. unten). Für Angstpatienten ist es sehr wichtig, dass Angehörige sich genau an die Vereinbarungen halten. Werden Veränderungen notwendig, suchen beide gemeinsam nach Lösungsschritten.

  Nach der Absprache gehen sie in die Angstsituation hinein. Während der Konfrontation in vivo, sei's im Fahrstuhl, auf der Autobahn oder in der menschenüberfüllten Fußgängerpassage, kann der Angehörige den Angstpatienten unterstützen, indem er ihn in Alltagsgespräche verwickelt. Wird die Angst sehr stark, ermutigt er ihn, weiter zu machen. Bei ganz extremer Angst gehen sie für einen Moment in eine ruhige Ecke oder aus der Kirche heraus an die frische Luft oder fahren mit Warnlicht an den Rand der Autobahn, bis die Angst etwas nachgelassen hat. Dann kehren sie in die Angstsituation zurück und bleiben solange, wie vereinbart, oder bis die Angst noch weiter zurück gegangen ist.
- Alle *Bemühungen* des Angstpatienten – und nicht nur seine Fortschritte – werden vom Nahestehenden gelobt und damit sozial verstärkt. Ein Lob ist sehr wohltuend, denn Konfrontationsübungen in vivo sind Kraftakte, nach denen der Angstpatient fast genauso erschöpft ist wie nach einem Panikanfall.
- Demgegenüber bleiben mutlose Klagen des Angstpatienten vom Angehörigen möglichst unbeachtet, denn seine Zuwendung auf das Bitten, Drängeln oder Schimpfen des Angstpatienten verstärkt nur seine Klagen und Erwartungsängste.
- Um die Angst zu löschen oder zumindest abzuschwächen, ist es wichtig, die Konfrontationsübung immer wieder bis zum bitteren Ende durchzuhalten. Hernach freut sich am meisten der Angstpatient darüber. Aus ethischen Gründen sollte aber abgebrochen werden, sobald er zu verstehen gibt, dass er unter keinen Umständen mehr der Angst standhalten kann. Das kommt bei den meisten Angstpatienten vor, vor allem wenn sie einen besonders schlechten Tagen erwischt haben. Bei Patienten, die sich häufig nicht trauen und vieles abbrechen, kann ein ernsthaftes Problem der Stagnation beim Angstabbau entstehen. Das sollte dann unbedingt mit dem Therapeuten besprochen werden.
- Zu Beginn der Konfrontationsarbeit ist es für den Agoraphobiepatienten hilfreich, wenn der Angehörige Unternehmungen ganz spontan vorschlägt und ihn damit ein wenig überfährt. Das hat den Vorteil, dass der Angstpatient sich nicht schon tagelang

vorher mit Befürchtungen quält. Seine Erwartungsangst ist nämlich meist wesentlich qualvoller als die Angst in der realen Angstsituation. Ohne massive Befürchtungen, die er von langer Hand aufgebaut hat, kann er sich wesentlich leichter auf das Unterfangen einlassen.

- Im Übrigen sollten Angehörige den Angstpatienten nur vorübergehend und später lediglich in Notfällen in seine Angstsituationen hinein begleiten, denn er muss lernen, sie alleine zu bewältigen. Außerdem sollten sie auch darauf achten, dass er sich nicht an ihre Begleitung gewöhnt oder sie klammert.
- Darüber hinaus können Angehörige behilflich sein beim Erkennen und Verändern von Stress und belastenden Lebensbedingungen. Stressoren sind entweder externale Bedingungen, z. B. fürsorgliches Verhalten gegenüber einem älter werdenden Elternteil, oder internale, wie zu hohe Ansprüche beim Erledigen von beruflichen Aufgaben. Stress kann auch in Gestalt von Unterforderung auftreten, vor allem bei Frauen, die aus dem Beruf in eine Erziehungspause gewechselt haben, zu Hause nicht ausgelastet sind, nun über viel zu viel Zeit verfügen und dabei negativen Gedanken nachhängen.

  Angstpatienten und ihren Angehörigen lernen, zu erkennen, wie Angstreaktionen von Belastungen ausgelöst und aufrechterhalten werden. Gemeinsam suchen sie nach Problemlösungen zur Veränderung dieser Stressoren. So überrascht es den Angehörigen auch weniger, dass die eine oder andere Veränderung ihn ebenfalls zwingt, von einer liebgewordenen Gewohnheit zu lassen.
- Nicht zuletzt kann der Angehörige eine große Hilfe sein bei der Umsetzung von Gesundheitsverhalten. Davon profitieren beide.

Gespräche über das Störungsmodell des Angstpatienten, Psychoedukation und Vereinbarungen hinsichtlich anderer operanter Verhaltensweisen führen zu mehr Verständnis und Geduld beim Angehörigen. In der Regel ergeben sich daraufhin mehr therapeutische Wirkungen.

3.4.9.2 Progressive Muskelentspannung (Jacobson) und Angewandte Entspannung (Öst)

Entspannung ist unvereinbar mit innerer Erregung und ist im Allgemeinen ein angenehmer Zustand. Mit Entspannungsverfahren wird eine Reduktion der inneren Anspannung und der physiologischen Erregbarkeit angestrebt. Bei der Arbeit mit Panik- und Agoraphobiepatienten ist die Progressive Muskelentspannung (PME) dem Autogenen Training (AT) vorzuziehen, vor allem weil Patienten es mühelos selber erlernen können (Anleitung im Anhang 4, S. 333). Viele Panik- und Agoraphobiepatienten berichten zudem, dass sie während der Herzübung im AT panische Angst bekommen haben und sich nicht mehr darauf einlassen wollen.

PME führt insbesondere zu muskulärer und respiratorischer Entspannung und zur Verringerung der momentanen Erregung. Sie kann erweitert werden zur Angewandten Entspannung (Öst, 1987, vgl. S. 337), bei der Muskelanspannungs- und -entspannungsübungen in allen möglichen Haltungen – liegend, stehend, gehend – intensiv geübt werden, bis sie nicht mehr notwendig sind, weil Entspannung auf der kognitiven Ebene imaginiert wird. Nach längerem Training kann sich der Patient somit in Sekundenschnelle entspannen.

3.4.9.3 Wenn Konfrontation nicht anschlägt

Falls sich Patienten gegen eine Konfrontationsbehandlung sperren oder sie partout nicht umsetzen, können alternative, weniger störungsspezifische Behandlungsmöglichkeiten wie die folgenden herangezogen werden.

Kognitive Therapie

Bei Schwierigkeiten mit der Expositionsbehandlung wird ein sehr viel größeres Gewicht auf die kognitive Therapie (S. 77) gelegt.

Training in bewusster Beachtung

Für die Behandlung von panischer und phobischer Angst eignet sich ein überwiegend kognitiv ausgerichteter Ansatz, bei dem der Patient sich auf die *bewusste Beachtung* seiner momentanen Erfahrungen konzentriert (S. 148). Es handelt sich um eine Form von gerichteter Selbstaufmerksamkeit mit dem Ziel, die augenblicklich unangenehmen Angsterlebnisse zuzulassen und allmählich zu akzeptieren. Grundsätzlich ist dieses Vorgehen bei Erfahrungen angebracht, die sich schwer oder gar nicht verändern lassen, seien es aversive Gefühle, negative Intrusionen oder lebensgeschichtliche Erfahrungen (vgl. Hayes et al., 1999; Linehan, 1993; Roemer et al., 2002; Segal et al., 2002).

Bei dieser kognitiven Vorgehensweise richten Angstpatienten bewusst ihr Augenmerk auf *momentane* körperliche Empfindungen und emotionale Erlebnisse und nicht auf Befürchtungen, die auf die Zukunft bezogen sind. Unangenehme innere und äußere Ereignisse werden zugelassen und einfach nur beobachtet, ohne sie zu bewerten und ohne sie verändern zu wollen. Bewusste Beachtung führt zu Spannungsnachlass und Angstreduktion. Ihre Wirkung lässt sich mit Entspannungsverfahren intensivieren.

Paradoxe Intervention

Der Begriff paradoxe Intervention geht auf Viktor Frankl (1947) zurück und umschreibt, wie ein Patient seine Symptomatik gleichzeitig behalten und verlieren will (Reinecker, 1999). Schon Frankl hatte erkannt, dass Antizipation der Angst und Vermeidungsverhalten eine Angststörung aufrecht erhalten, wobei die Angst den unvoreingenommenen Blick des Patienten sowohl auf seine Probleme als auch auf seine Ressourcen verstellt. Den systemtheoretischen Überlegungen von Watzlawick et al. (1974) zufolge wird dem Patienten bei paradoxer Intervention die Wahl gelassen zwischen dem Beibehalten seiner Beschwerden und der Veränderung seiner Symptomatologie. Lerntheoretisch gesehen kommt es bei der paradoxen Intervention zu einer Hemmung des bisherigen Handlungsablaufs, wodurch eine Neugestaltung des Verhaltensablaufs möglich wird (Reinecker, 1999).

Anstatt mit großem Nachdruck eine Symptomänderung herbeiführen zu wollen, wird der Panik- oder Agoraphobiepatient bei der paradoxen Instruktion aufgefordert, sich entweder einen Angstanfall mit sämtlichen Angstsymptomen vorzustellen (Reaktionskonfrontation) oder einzelne Paniksymptome willentlich hervorzurufen (Symptomverschreibung) und dann detailgetreu zu beschreiben. Dadurch gerät der Patient in die konfligierende Lage, das Angstproblem entweder aufzugeben oder Kontrolle darüber zu erlangen (Reinecker, 1999).

Die bewusste Wahrnehmung und Beschreibung der Angstsymptome hat ein kognitives Reframing zur Folge, indem sich die Bedeutung der Angst durch das Hineinstellen in einen anderen Kontext oder Bezugsrahmen verändert. Das führt zu einer neuen Sichtweise und zu kognitiver Umstrukturierung. Weil dem Patienten sozusagen die Erlaubnis erteilt wird, seine Symptomatik beizubehalten, erlebt er zunächst eine spürbare Erleichterung und diese emotionale Reaktion ermöglicht ihm schließlich die Veränderung seiner Symptomatik. *Kern der Paradoxie* ist demnach: *Sobald dem Patienten eine Veränderung nicht mehr massiv abverlangt wird, ist sie ihm erst möglich.* Diese Methode eignet sich hervorragend für die Arbeit mit (den wenigen) Angstpatienten, die Widerstand (S. 291) gegen die therapeutische Vorgehensweise oder den Therapeuten leisten.

Reaktionskonfrontation oder Symptomverschreibung ist eine Variante von paradoxer Intervention, die aber nur im gewünschten Sinn wirkt, wenn der Therapeut dem Patienten seine wahren Absichten vorenthält. Der eine oder andere Therapeut mag dadurch in einen Konflikt mit seiner ethischen Grundhaltung geraten, wenn er meint, dem Patienten alles transparent machen zu müssen. Die Vorgehensweise kann dem Patienten jedoch keinerlei Schaden zufügen.

3.4.10 Therapieverlauf, -dauer und -abschluss

3.4.10.1 Therapieverlauf bis Ende der Behandlung

Besteht die Angststörung bereits über 1 Jahr, dann ist nach unserer Erfahrung eine zeitlich länger anhaltende Begleitung mit sozialer Unterstützung notwendig, um eine befriedigende und stabile therapeutische Wirkung zu erreichen, denn in diesem Zeitintervall hat sich die Angst inzwischen habituiert. Patienten mit panischer und phobischer Angst, die nicht länger als ein Jahr besteht, profitieren demgegenüber meist von wenigen Einzelsitzungen, oft sind es nur fünf, höchstens zehn Gespräche.

Bei der kognitiv-verhaltenstherapeutischen Behandlung von Panikstörung mit oder ohne Agoraphobie wird im allgemeinen mit einer *Kurzzeit*therapie ausgekommen, sofern es die dominierende Störung ist. Es erscheint uns aber ratsam, die (25 plus 5) Sitzungen möglichst über einen Zeitraum von 1 ½ bis 2 Jahren zu verteilen, um den Angstabbau bis zum Ende zu begleiten. Anfangs wird solange niedrig-frequent gearbeitet, bis der Patient die Angstbewältigungsmethoden beherrscht. Dann kann der Gesprächsabstand sukzessive vergrößert und im letzten Teil der Therapie auf ein Gespräch im Quartal ausgedehnt werden. Falls sich die Angstbehandlung zügig durchziehen lässt, werden mehrere Katamnese-Gespräche anberaumt – vielleicht 3, 6 und 12 Monate nach Therapieende.

Die meisten Panik- und Agoraphobiepatienten bauen ihr Vermeidungsverhalten und die Häufigkeit und Intensität der Angstanfälle bereits in den ersten 3 bis 6 Monaten der Therapie ab. Ihr Vorankommen hängt von vielen Faktoren ab, einmal von der Schwere der Störung und auch davon, wie stark sie sich bei der Konfrontation fordern. Wie schon erwähnt, werden viele Patienten jedoch im weiteren Verlauf der Therapie zunehmend missmutiger, weil dramatische Erfolge wie zu Beginn ausbleiben. Manche entwickeln in diesem Stadium der Therapie sogar Zweifel, ob die kognitive Verhaltenstherapie die richtige Behandlung für sie ist. Zwar erleben sie zwischenzeitlich keine Panikattacken mehr, dafür aber längere Angstepisoden, die mit einem Bedrohungsgefühl einhergehen. Diese Angstepisoden können stundenlang anhalten.

Agoraphobiepatienten mit ausgeprägten Meidetendenzen und komorbiden sekundären Depressionen sind oft besonders schwer zu behandeln, da sie wenig couragiert an die Expositionsbehandlung herangehen. Sobald sie nach anfänglichen Konfrontationserfolgen erneut eine heftige Angstattacke erlebt haben, geben einige von ihnen aus einer Mischung von Erwartungsangst, Hoffnungslosigkeit und Demotivation schnell auf, manche sogar endgültig. Diese Patienten stellen besonders hohe Anforderungen an die Motivationsarbeit des Therapeuten. Halten sie aber durch und führt die Behandlung zum Erfolg, dann legt sich auch meist ihre Depression (vgl. S. 53).

Weil die Veränderung von interozeptiver Wahrnehmung und dysfunktionalen Kognitionen sowie der Zugewinn an Vertrauen in die körperliche und psychische Gesundheit so lange dauert, sollte, um es noch einmal zu unterstreichen, die Behandlungszeit (nicht die Stundenzahl!) von Angstpatienten ausgedehnt werden. Mit therapeutischer Unterstützung über einen längeren Zeitraum hinweg nimmt die Zahl der erfolgreich behandelten Angstpatienten nach unserer Erfahrung zu und die Rückfallquote ab.

Selbst nach einem zeitlich gestreckten Therapieablauf vermeiden einzelne Patienten noch Situationen, die mangels Gelegenheit nicht oder nur unzureichend geübt werden konnten, z. B. weiteres Entfernen von zu Hause, Flug- oder Schiffsreisen. Zur Bewältigung dieser verbliebenen Angstsituationen werden Konfrontationspläne und adäquate Problemlösungen entwickelt, mit denen der Patient selbstständig weiterarbeitet. Seine Erfahrungen damit werden in den Katamnese-Gesprächen diskutiert.

3.4.10.2 Rückfallprophylaxe

Zu jeder Angstbehandlung gehört am Ende eine Rückfallprophylaxe, denn ein Rezidiv oder die Rückkehr von panischer und phobischer Angst ist keine Seltenheit. Folglich muss der Patient auf sie vorbereitet werden. Weil Angstsensibilität genetisch mit bedingt ist, sind ängstliche Personen besonders vulnerabel für die Entwicklung von Angst oder einer anderen psychischen Störung unter erneuter Belastung. Epidemiologischen Studien zufolge entwickeln ca. 70% der Angstpatienten im Verlaufe ihres Lebens noch eine weitere oder mehrere psychische Störungen (Wittchen, 2004).

Erfolgreich behandelte Panik- und Agoraphobiepatienten können unter massiv einschneidenden Lebensereignissen wie schwere Erkrankungen oder Sterbefälle im engeren Umfeld oder Klimakteriumsbeginn, in die alten dysfunktionalen Muster zurückfallen. Infolge der (intermittierend auftretenden) körperlichen Symptome einer hinzugekommenen (Zivilisations-) Krankheit kann zudem das Vertrauen in die eigene Gesundheit ein weiteres Mal verloren gehen. Neue körperliche Beschwerden steigern unter Umständen ihre interozeptive Wahrnehmung und lösen erneut Angst aus.

Schritte zur Prävention eines Rückfalls („Was mache ich, wenn ...?"):

- Auffrischen der Psychoedukation durch Bibliotherapie. Vielfach reicht das schon aus, um die Angstbewältigungsschritte des Patienten zu reaktivieren. Der Patient wird beim Anruf mit Bitte um Hilfe ermutigt, sich bis zum erneuten Erstgespräch das Selbsthilfebuch nochmals durchzulesen
- Bei der differenzialdiagnostischen Abklärung wird überprüft, ob wieder primär eine Angststörung vorliegt. Kommt der Therapeut zu einer anderslautenden diagnostischen Einschätzung, muss er angemessene Behandlungsschritte einleiten
- Liegt ein Rückfall in die Panikstörung oder Agoraphobie vor, werden die Verhaltens- und Bedingungsanalysen aktualisiert unter spezieller Fokussierung auf die jüngsten auslösenden Bedingungen; meist sind es chronische Belastungen, denen der Angstpatient in den 1 bis 2 Jahren vor dem Rückfall ausgesetzt war
- Es ist aber auch möglich, dass der Patient die Angstbewältigungsstrategien, vor allem Konfrontation, Korrektur von verzerrten automatischen Angstgedanken, Problemlösetraining und Gesundheitsverhalten, nicht mehr konsistent beherzigt hat. Die Folgen von Therapiedefiziten und ihre Korrektur werden dann Gegenstand weiterer Gespräche sein
- Der Patient arbeitet wiederum selbstständig mit Konfrontation in vivo und kognitiver Therapie an seiner Angst, um die Befürchtungen und Meidereaktionen unter Kontrolle zu bekommen. Nur im Notfall werden therapeutengeleitete Übungen vorgenommen, dann aber am besten massiert.

Bei sorgfältig durchgeführter Rückfallprophylaxe können die Patienten meist schnell wieder Kontrolle über ihre Angst gewinnen. Oft reicht schon ein längeres Telephonat oder eine einzelne Sitzung zur Auffrischung des früher Gelernten aus. Bei einigen Angstpatienten sind vielleicht 1 bis 4 probatorische Gespräche notwendig für die Psychoedukation und Motivationsarbeit. Nach unseren Erfahrungen muss nur bei einer kleinen Zahl von Patienten mit Rezidiv eine weitere Kurzzeittherapie beantragt werden.

Schließlich gibt es aber auch vereinzelt Rückfall-Patienten, oft mit schwerer Agoraphobie oder Panikstörung und einer oder mehreren komorbiden Störungen, die entweder mit weiteren therapeutischen Vorgehensweisen (S. 94) oder mit einem anderen Richtlinienverfahren erfolgversprechender behandelt werden können.

3.4.10.3 Post-Testung und abschließende Evaluation

Zur Überprüfung der therapeutischen Wirkungen wird eine Evaluation durchgeführt. Wirksamkeit ist eine zeit- und prozessabhängige Größe, die sich von der Prä- bis zur Post-Erhebung und weiter über die Follow-up-Zeiträume erstreckt (Buchkremer et al., 2001; Kanfer et al., 2000). Stabile Evaluationsdaten sind nicht leicht zu erstellen, wie aus Studien hervorgeht. Um in einer klinischen Studie ganz präzise Evaluationswerte zu erzielen, wird ein breites Spektrum an Behandlungseffekten berücksichtigt und auch die Frage, inwieweit sich die Therapiewirkungen generalisieren lassen (Westen et al., 2001). Bei der Evaluation werden die therapeutischen Wirkungen am besten multimodal erfasst unter Rückgriff auf ganz unterschiedliche Datenquellen:

- Zur Einschätzung der therapeutischen Wirkungen können entweder die über den gesamten Angstverlauf durchgängig geführten Angsttagebücher herangezogen werden oder aber zeitlich begrenzte, an mehreren Tagen durchgeführte Selbstbeobachtungs-

protokolle, die der Angstpatient jeweils zu Beginn der Behandlung (Baseline), in der Mitte und am Ende der Therapie erstellt.
- Für eine Evaluation eignet sich zudem eine Post-Testung mit diagnostischen Fragebögen als Messverfahren, z. B. die im Kapitel 3.3 genannten.
- Besonders aufschlussreich für die Bewertung der Therapieeffekte ist ein Vergleich der subjektiven Einschätzung des Angstpatienten (Selbsteinschätzung) mit der des Therapeuten sowie mit der von engen Bezugspersonen (Fremdeinschätzung). Diese unterschiedlichen Bewertungen können ziemlich deckungsgleich sein oder auch nicht. Gründe für Divergenzen sind zu klären.

Der Therapeut hat für seine Bewertung des Therapieerfolgs einen Bezugsrahmen im Kopf, der sich an den Ergebnissen der Angsttherapieforschung (vgl. z. B. Erklärungsmodell, S. 46) und an der individuellen Zielanalyse orientiert. Die im Kasten 6 dargestellten Fragen können Patient, Therapeut und Angehörigem helfen, die therapeutischen Wirkungen zu evaluieren:

Kasten 6: Leitfaden für die Evaluation

- Um wie viel Prozent hat sich die Störung gebessert?
- Hat der Angstpatient einen Überblick gewonnen über die entstehenden, auslösenden und aufrechterhaltenden Bedingungen seiner Angststörung und konnte er ein Störungsmodell entwickeln?
- Welches Ausmaß an Selbstständigkeit und Bewegungsfreiheit hat er gewonnen?
- Wie weit ist er mit dem Angstabbau gekommen? Was vermeidet er noch? Wann und wie viele Angstanfälle treten noch auf und wie heftig sind sie?
- Welche Fortschritte hat er bei der Unterscheidung von allgemeinen körperlichen Empfindungen und seinen speziellen Angstsymptomen gemacht? Kann er erkennen, welche Symptome mit Unruhezuständen einhergehen oder mit somatischen Störungen und Unpässlichkeiten?
- Ist es insgesamt zu einer Abschwächung seiner Angstsensibilität gekommen, das heißt seiner interozeptiven Wahrnehmung und katastrophisierenden Bewertung?
- Wie gut hat er regenerierende und gesundheitsfördernde Maßnahmen in seinen Wochenablauf integriert? Konkret:
  - Macht er regelmäßig Sport?
  - Ernährt er sich vernünftig?
  - Gönnt er sich Ruheinseln?
  - Teilt er sich seine Tage und die Woche gut ein?
  - Hat er Risikofaktoren wie Medikamenten- oder Alkoholkonsum abgebaut und will er das Rauchen aufgeben?
- Ist er in der Lage, akute und chronische Belastungen zu beeinflussen und das Gros seiner Lebensprobleme eigenständig zu lösen?
- Kann er sich mittlerweile besser gegen Bevormundung, überzogene Forderungen und Ungerechtigkeiten behaupten?
- Wie sieht seine Zukunftsplanung aus, welche Nah- und Fernziele hat er?
- Wie ist es nunmehr um seine Lebensqualität und Lebensfreude bestellt?
- Woran muss er künftig noch arbeiten?
- Wie ist die weitere Prognose?

Evaluiert wird ferner, inwieweit der Patient Angstsituationen aushält oder aufsuchen will, die er nicht regelmäßig üben kann, weil der Aufwand zu groß oder das Vorkommen unvorhersehbar ist, z. B. Flugreisen, Narkosen im Zusammenhang mit Operationen, Sterben von Bezugspersonen oder Gewitter.

Unsere Patienten mit Flugangst bitten wir zu Therapiebeginn, wenigstens einmal während der Therapie zu fliegen. Die meisten wählen preiswerte Inlandflüge, z. B. zu einem Musical nach Hamburg oder zur Stadtwanderung nach Berlin. Dabei machen sie nochmals die Erfahrung, dass das Aufsuchen der Angstsituation bei Weitem nicht so schlimm ist wie befürchtet. Zur Vorbereitung wurde in der Hoffnung auf Generalisierungseffekte die Bewältigung von Angstsituationen wie Fahrstuhlfahren oder Herunterblicken von Hochhäusern und Türmen bereits geübt. Einigen Patienten haben diese Konfrontationsübungen das Antreten der Flugreise spürbar erleichtert.

Mit der Überwindung ihrer Ängste haben die meisten Patienten an Selbstbewusstsein gewonnen. Sie treten wesentlich selbstsicherer auf und bekommen dies auch von Bezugspersonen zurückgekoppelt. Höchstwahrscheinlich haben sich auch ihre depressiven Verstimmungen mit dem Angstabbau gelegt, selbst wenn am Ende der Therapie viele Angstpatienten noch nicht ganz angstfrei sind. Für die Beobachtung der weiteren Zunahme oder Abnahme der therapeutischen Wirkungen sind katamnestische Gespräche und Evaluation unerlässlich. Gesprächstermine werden deshalb in der letzten Therapiesitzung vereinbart.

Zur Güte der therapeutischen Wirkungen dürften letztendlich vor allem folgende Einflussgrößen beitragen:

1. Die Wahl der störungs-spezifischen Vorgehensweise
2. die Qualität der therapeutischen Beziehung
3. die Akzeptanz der kognitiv-verhaltenstherapeutischen Vorgehensweise durch den Angstpatienten.

Therapeuten dürfen nicht übersehen, dass ein wichtiger Indikator für die Akzeptanz der Therapierationale die *Zufriedenheit des Patienten* ist (Hannöver et al., 2000): Sie entscheidet über seine Bereitschaft, in der Therapie mitzuarbeiten, den Therapeuten weiter zu empfehlen und ihn gegebenenfalls erneut in Anspruch zu nehmen bei einem Rezidiv.

3.5 Therapeutische Effektivität

Die therapeutische Wirkung von kognitiver Verhaltenstherapie wurde in zahlreichen kontrollierten Studien (Angenendt et al., 1998; Ruhmland et al., 2001a; Öst et al., 2001) und in kontrollierten Untersuchungen im Klinikalltag (z. B. Stuart et al., 2000) empirisch belegt. Das gilt auch für die Behandlung von Kindern und Jugendlichen (Kendall et al., 1997).

Nach der Durchsicht von 45 Studien fanden Ruhmland et al. (2001a) in ihrer Meta-Analyse (eine Methode, bei der gesammelte Daten aus mehreren Studien über verwandte Probleme zusammengefasst werden), dass 80% der Panikpatienten mit und ohne Agoraphobie am Ende der kognitiven Verhaltenstherapie nichts mehr vermieden und panikfrei waren. Die durchschnittliche Effektstärke für die *kognitiv-verhaltenstherapeutische Be-*

handlung von Patienten mit Panikstörung *ohne* Agoraphobie lag bei 1,32 und die für die Therapie von Panikstörung *mit* Agoraphobie mit *Konfrontation in vivo* sogar bei 1,64 – bezogen auf die Hauptsymptomatik. Diese beachtlichen Behandlungserfolge ließen sich noch bis zu 2 Jahren nach Abschluss der Therapie nachweisen.

Exemplarisch sei auf eine sorgfältig durchgeführte kontrollierte Studie von Öst et al. (2001) aufmerksam gemacht, in der 46 Patienten mit „Klaustrophobie" unter kontrollierten Bedingungen in 3 verschiedenen Behandlungsgruppen kurzfristig therapiert wurden: (1) eine Gruppe bekam eine einzige dreistündige Sitzung mit massierter Konfrontation in vivo, (2) eine weitere 5 Sitzungen mit gradueller Konfrontation in vivo und (3) eine kognitive Verhaltenstherapie mit graduierter Konfrontation in 5 Sitzungen. Die Ergebnisse fielen in den 3 Behandlungsgruppen recht ähnlich aus und können sich sehen lassen: Gemessen an den Resultaten aus einer Batterie von Verhaltenstests, physiologischen Untersuchungen und Angstfragebögen waren in der Gruppe (1) nach der Überflutungssitzung 80% angstfrei (in der Ein-Jahres-Katamnese sogar 100%!), in der Gruppe (2) 81% (81%) und in der Gruppe (3) 79% (93%) im Vergleich zu einer unbehandelten Wartelistengruppe, die nach 5 Wochen lediglich eine Verbesserung von 18% aufwies.

Bibliotherapie in Form von Selbsthilfebüchern ist für uns eine wesentliche Stütze bei der kognitiv-verhaltenstherapeutischen Behandlung von Panik und Agoraphobie und anderen Angststörungen. Die Lektüre von angemessenen Selbsthilfebüchern – ohne weitere therapeutische Intervention – führt bereits zu empirisch belegbaren therapeutischen Wirkungen bei Patienten mit leichteren Ängsten (vgl. Mains et al., 2003).

Mit Blick auf Kosten-Nutzen-Kriterien zum einen, aber auch zum Abbau von Vorurteilen gegenüber Verhaltenstherapie wurden an einer Londoner Klinik unter der Leitung von Isaac Marks (Gega et al., 2004) empirisch abgesicherte *computergestützte Expertenhilfen* und *therapeutenbegleitete Selbsthilfeprogramme* erfolgreich erprobt. Zielgruppen waren Patienten mit phobischen und panischen Ängsten, GAS, Zwängen und Depressionen. Einige dieser kognitiv-verhaltenstherapeutischen Therapieprogramme können mittlerweile aus dem Internet, andere per Telephon abgerufen werden. Auf Wunsch führt der Therapeut ein kurzes exploratives Screening am Telephon durch. Er kann auch telephonisch konsultiert werden, sobald der Patient mit der Selbsthilfetherapie in eine Sackgasse geraten ist.

Fazit: Aufgrund zahlloser Therapiewirkforschungsergebnisse gilt die *kognitive Verhaltenstherapie* als die *Methode der Wahl* für die Behandlung von Patienten mit panischen und phobischen Ängsten.

3.6 Behandlungsbeispiel: Patientin mit Panikstörung und Agoraphobie (F40.01G) sowie sekundärer Epilepsie (G40.9G)

Annette, 49 Jahre, Stenotypistin von Beruf, heute Hausfrau und Mutter von 2 Töchtern (23 und 19 Jahre), kommt mit Ehemann zum Erstgespräch. Seit ihrem 17. Lebensjahr leidet sie unter Panikattacken, nachdem sie an einer Bushaltestelle ungewohnt lange auf einen Bus warten musste und aus Sorge, zu spät zur Arbeit zu kommen, in heftige Erregung geriet. Diese Erregung weitete sich zu einem schweren Panikanfall aus, der sie total erschütterte, geradezu „traumatisierte“ und ihr „Angst vor der Straße“ einflößte. Damals wie heute verläuft die Panikattacke folgendermaßen: Kurzfristig ist der ängstliche Gedanke da, „Was passiert jetzt?“, auf den sie kognitiv mit „Du schaffst es nicht!“ reagiert, etwa sich auf der Straße aufzuhalten. Daraufhin kommt die Angst hoch, „dieses unwirkliche Gefühl“. Gesicht und Glieder „kribbeln und verkrampfen sich“, Beine und Hände zittern, sie bekommt Schwindel und hat „einen schwankenden Gang“. Weil sie befürchtet, irgend etwas Unvernünftiges zu tun, verspürt sie einen Fluchtimpuls. Mithilfe von geleitetem Entdecken finden wir heraus, dass sie körperlichen *und* mentalen Kontrollverlust befürchtet. Zum einen hat sie Angst, hinzufallen und nicht mehr wach zu werden. Zum anderen könnten die Leute „gaffen“ und meinen, sie trinke oder „werde verrückt“. Das wäre ihr höchst „peinlich“ (1. Angstthema). Sie geht nicht mehr alleine aus dem Haus. Nach Fluchtverhalten macht sie sich starke Selbstvorwürfe: „Du hast gekniffen!“

Annette hat eine lange Geschichte mit exzessivem und zum Teil folgenschwerem Vermeidungs- und Sicherheitsverhalten hinter sich: 2 Jahre nach Aufkommen der Angst trank sie immer mehr Alkohol, um sich zu beruhigen. Der Alkoholmissbrauch dauerte 3 Jahre und ihr wurde deshalb gekündigt. Nachdem sie mit 23 Jahren bei sich zu Hause – sehr wahrscheinlich alkoholinduziert – „ohne jede Ankündigung“ einen epileptischen Anfall mit Ohnmacht bekam, wachte sie im Krankenhaus auf. Mit eiserner Disziplin konnte sie ihren Alkoholkonsum von da an bis zum heutigen Tag abstellen.

Seither wird sie mit einem Antiepileptikum erfolgreich behandelt. Zwischenzeitlich hatte sie nur noch 2 weitere Krampfanfälle, einen in einem Sonnenurlaub am Mittelmeer und den letzten während eines PC-Kurses vor einem Jahr, ausgelöst durch Lichtreize am flimmernden Monitor. Ihre Photosensibilität, die überempfindliche Wahrnehmung von Lichtblitzen, „kommt vom Gehirn her“ und besteht zunächst völlig unabhängig von ihrer Angst. Ihr Psychiater-Neurologe meint, sie soll deswegen weder in die Disco noch ins Kino gehen. Insbesondere an sonnigen Tagen und in sich fortbewegenden Fahrzeugen (Auto, Bus) mit wechselhaftem Lichteinfall könnte es zu einem Krampfanfall kommen. Mittlerweile hat sie eine Assoziation von Lichtreizen und panischer Angst gelernt: Lichtblitze oder allein schon die Befürchtung von Sonnenlicht und anderen hellen Reizen können nun ebenfalls Angstanfälle auslösen (2. Angstthema). Also meidet sie helles Tageslicht.

Nach einer ganzen Welle von dramatisch verlaufenen phobischen Anfällen in den letzten Monaten schickt der Psychiater-Neurologe Annette als Notfall zur VT. Er verschreibt ihr täglich 3-mal 500 mg des Anti-Epileptikums Ergenylchrono (morgens und abends je 1 ½ Tabletten). Damit ist sie gut eingestellt. Zusätzlich nimmt sie gegen Panikattacken morgens 50 mg Zoloft® (SSRI, Wirkstoff Sertralin), die niedrigste ambulante Dosis. Weil ihr im Alter von 25 Jahren eine psychosomatische Kur mit tiefenpsychologischer Ausprägung nicht half, hat sie keine weiteren psychotherapeutischen Versuche mehr unternommen.

Sie vermeidet alleine auf der Straße zu gehen („weil ich nicht laufen kann, wenn ich keinen Halt habe“), Straßenübergänge (besonders schlimm sind Kreuzungen an größeren Straßen!), offene Plätze, öffentliche Verkehrsmittel (selbst in Begleitung), Autofahren (sie selber sitzt nicht mehr am Steuer wegen der Epilepsie), Kinos (wegen der Lichtblitze), die City, vom Wohnbezirk und erst recht von der Stadt weiter wegfahren, Schiffe, tiefes Wasser usw. Seit 4 Jahren weicht sie auch noch vor dem Zahnarzt aus, nachdem sie sich infolge einer versehentlich zurückgelassenen Nervenwurzel bei einer Weisheitszahnextraktion 6 Folge-Operationen unterziehen musste. Mittlerweile ist ein Zahnarztbesuch überfällig.

Ihr Vermeidungsverhalten vermindert zwar das Aufkommen von Angst, schränkt sie jedoch enorm in ihrem Bewegungsradius ein und das deprimiert sie sehr. Ihr Mann und die Kinder haben sich auf ihre Ängste eingestellt und nehmen ihr vieles ab. Ihre Eltern dürfen jedoch nichts von ihrer Angst wissen, denn „die hätten kein Verständnis". Wahrscheinlich ist Scham mit im Spiel. Sie glaubt, in vielem der Mutter, 81 Jahre, ähnlich zu sein, weiß aber nicht, ob diese je an Ängsten gelitten hat. Annette will sie heute nicht mehr mit Fragen belasten, da sie an Leukämie erkrankt ist.

Weitere auslösende und aufrechterhaltende Bedingungen für Angstanfälle sind körperliche Symptome unterschiedlichen Ursprungs, die angesichts ihre hypersensiblen interozeptiven Wahrnehmung alarmierend wirken, z.B. Migräneanfälle mit Aura (oft 3 bis 4 Tage vor Einsetzen der Periode), Durchfälle bei vorhandenem „Reizdarm" (dagegen nimmt sie täglich 1 Teelöffel des homöopathischen Mittels Mucofalk ein), niedriger Blutdruck und Asthmaanfälle. Sie ist allergisch gegen Hausstaubmilben und Penicillin, „ozonanfällig" und besonders empfindlich gegenüber Zigarettenrauch, hat aber in den letzten Jahren „nicht mehr so schlimme" Atemnotanfälle (Antihistaminwirkung des Antidepressivums?), dennoch muss sie zweimal am Tag das Kortison-Spray Pulmicort-Turbohaler einsetzen.

Annette ist eine große, schlanke Frau mit kurzgeschorenem Haar (Haarverlust ist eine Nebenwirkung des Antiepileptikums), sportlich vom Erscheinungsbild (immer in brauner Fliegerjacke), jovial vom Umgangston her, vital, humorvoll, sehr sensibel. Sie wirkt wissbegierig, lernfähig und immer auf dem Sprung, sobald es darum geht, Neues zu erkunden und auszuprobieren. Für diese lebhafte Person ist die Einschränkung ihrer Bewegungsfreiheit über Jahrzehnte hinweg die pure Hölle. Sofort begreift sie die Bedingungen ihrer Angst, die ihr bisher niemand so richtig erklären konnte, und legt gleich los – ganz anders als die meisten weiblichen Agoraphobiepatienten. Was Annette sich vornimmt, macht sie mit Inbrunst und Akribie. Das hat auch Nachteile, denn diese persönliche Eigenschaft ist sicherlich eine der nicht bewussten Triebfedern für das Aufrechterhalten ihrer Angst: Sie grübelt nämlich auch zu gründlich.

Im Therapieverlauf kristallisiert sich das wichtigste Motiv heraus, mit dem Annette zur Therapie kommt: Sie macht sich zusehends Sorgen um ihren Mann, der Diabetiker ist und völlig unvernünftig mit seiner Gesundheit hausiert: Er trinkt regelmäßig, raucht und nascht zu viel. Folglich hat er Bluthochdruck; vor 2 Jahren erlitt er einen Hirnschlag. Sonst sehr zugänglich, ist er unbeirrbar in seinem desaströsen Gesundheitsverhalten. Nun hat Annette die reale Angst, den Partner, der sie überall hin begleitet und mit dem sie über alles reden kann, zu verlieren. Bald zieht auch die Jüngste (19 Jahre) aus, die Eltern sind sehr alt (81 und 85 Jahre) und die Mutter bereits hinfällig. Deshalb muss sie dringend lernen, mit ihrem Leben alleine fertig zu werden.

Annette ist entsprechend hoch motiviert und sehr compliant. Auf der anderen Seite treibt sie ihr starkes Engagement bisweilen in die Selbstüberforderung, wie noch zu zeigen sein wird.

Therapie (19 einstündige Sitzungen, 5 probatorische plus 14 therapeutische): Annette, Notfallpatientin, wurde wie alle unsere Angstpatienten gebeten, bis zur ersten Sitzung ein Selbsthilfebuch über Panik und Agoraphobie (Schmidt-Traub, 2005) zu lesen, um sich lange Ausführungen über die Angststörung und das therapeutische Vorgehen zu ersparen und sich mit eigenem Tempo auf das komplexe Thema einzustimmen. So hatte sie es leichter, an der Entwicklung eines individuellen Störungsmodells mitzuarbeiten. Sie kommt optimal vorbereitet zur Verhaltenstherapie und hat auch schon ihren Mann aufgeklärt, sodass er nicht zu einem psychoedukativen Gespräch kommen braucht. Zudem hat sie bereits mit leichten Expositionsübungen begonnen: Sie geht alleine zum nahegelegenen Bäcker; dafür muss sie keine Straße überqueren. Außerdem hat sie einen Heimtrainer für das häusliche Fitnesstraining organisiert und schon mit 5 Minuten Treten pro Tag angefangen.

Infolge ihres sehr guten Detailgedächtnisses für Angsterlebnisse lehnt sie das Führen eines Angsttagebuchs ab. Kein Problem. Weil die Herausarbeitung der vielen Einflussgrößen für das Bedingungsmodell bei Annette eine große Bedeutung für die kognitive Umstrukturierung hat, wird sie ausführlicher dargestellt. Schnell und präzise lassen sich die verursachenden, auslösenden und aufrechterhaltenden Bedingungen ihrer Angst vor Kontrollverlust und vor epileptischen Anfällen herausarbeiten. Wir sind aber unsicher, inwieweit eine angeborene Angstsensibilität vorliegt. Zumindest haben Eltern und Geschwister (ein Bruder, + 3 Jahre, eine Stiefschwester, +10 Jahre) bislang keine nennenswerten Ängste oder depressiven Verstimmungen gezeigt.

Erst später erfährt sie vom Vater, dass die Mutter viele Ängste hatte – vor allem Neuem, Menschenmengen und Arztbesuchen – und vielem aus dem Weg ging. Annettes jüngere Tochter, die ihr äußerlich und vom Wesen her sehr ähnlich ist, könnte Angst haben vor dem Busfahren und auch vor Staus, denn sie flucht in solchen Situationen ganz gewaltig. In Annettes Familie wird über Angst nicht geredet. Das sieht sie inzwischen als Manko und möchte es ändern. Wir können jedenfalls von einer ausgeprägten, wahrscheinlich zum Teil genetisch vorgegebenen interozeptiven Wahrnehmungsbereitschaft und einem übertriebenem Bedrohungsgefühl mit übersteigerter negativer Bewertung ausgehen (obwohl die Erhellung der ursächlichen Bedingungen nicht entscheidend ist für die Therapieplanung).

Die Angst vor dem Überqueren der Straße erklären wir uns mit zwei aversiven Erlebnissen: Eines davon hatte sie im Alter von 7 bis 8 Jahren: Sie beobachtete damals, wie ein Motorradfahrer nach einem Unfall auf der Straße starb. Das muss sie sehr verstört haben (respondentes Lernen). Mit 12 Jahren machte sie mit einem Nachbarn eine Autofahrt, bei der sie auf der Straße einen Mann liegen sahen, der mit dem Motorrad gegen einen Baum gefahren war. Zu ihrem Entsetzen starb er ebenfalls später im Krankenhaus. Als ihr Mann sich vor wenigen Jahren ohne Rücksprache mit ihr ein Motorrad kaufte, reagierte sie vehement und aufgebracht. Aus Rücksicht auf ihre Angst musste er das Zweirad wieder verkaufen.

Ihre Eltern zogen sie stets als Jüngste vor und gaben ihr viel Zuwendung und Schutz. Das hat sicherlich ihre Neigung zu hoher Personenabhängigkeit beeinflusst (operantes Lernen). Zu den bereits genannten auslösenden und verschlimmernden Bedingungen kamen noch zwei unspezifische körperliche hinzu: Klimakteriumsbeschwerden mit intensiven vegetativen Symptomen und die Folgen auf eine rabiate Gewichtsabnahme. Vor 4 Jahren begann sie selbstdiszipliniert durch konsistentes weniger Essen ihr Gewicht von 114 auf 74 kg (bei einer Größe von 170 cm) abzubauen.

Die Angsthierarchie, die wir in der ersten Stunde erstellen, wirft Annette sofort über den Haufen. Sie übt das, was sich gerade im Alltag ergibt und wozu sie spontan Mut aufbringt. Und das ist viel; sie fordert sich wirklich hart und übt täglich 1 bis 2 Stunden: Teils macht sie graduelle, teils massierte Konfrontation in vivo in Selbstorganisation und lässt sich sogar gleich einen Termin beim Zahnarzt geben. Konzentrationslenkung als Bewältigungsverhalten für das Aufkommen von Panik erleichtert ihr die Konfrontationsarbeit ganz ungemein. Sie zieht einige schlichte, aber wirkungsvolle Methoden heran, um aktiv Kontrolle über die Angst zu bekommen: Entweder richtet sie ihre Aufmerksamkeit auf die Bauchatmung für 12 bis 18 Atemzüge, die sie von den beiden Schwangerschaften her noch gut beherrscht, oder sie macht konzentriert einzelne Muskelübungen oder zählt schlicht bis drei. Als sie z. B. gleich zu Therapiebeginn im grell hellen Sprechzimmer ihres Zahnarztes Angst vor einem epileptischen Anfall bekommt (Angst-Stufe 7 bis 8), gelingt es ihr, das Panikerleben mit kurzem Zählen von 1 bis 3 aufzufangen, anstatt zu flüchten. Sie jubiliert. Daraufhin riskiert sie noch mehr.

Annette plant Gehübungen auf den Trottoirs schmaler (das fällt ihr leichter) und breiter (das ist viel schwerer) Straßen, will sie überqueren (ganz schwer) und ihre Einkäufe selber erledigen (das stellt sich als müheloser heraus, als erwartet). Bevor es gleißend hell wird, läuft sie jeden Morgen in aller Frühe mehrfach über Straßen; einmal zählt sie 32 Ampelüberquerungen. Sie bekommt dabei mal mehr mal weniger „wackelige Knie"; „Ich brach aber nicht zusammen". Sie hat gute Tage, an denen sie lediglich Angst der Stufe 4 erlebt, und schlechte Tage mit Panik der Stufe 9 bis 10. Durch eine unglaubliche Forderungshaltung sich selbst gegenüber hält sie von Ende August bis Anfang November durch, obwohl ihre Angst wieder zunimmt, wie sie leicht vorwurfsvoll berichtet, und sie an Straßenkreuzungen immer häufiger ihren „Super-Gau" bekommt.

Dennoch macht sie weiter. Zu Hause wagt sie es, sich wieder an den PC zu setzen mit einem neuen Flachbildschirm ohne Lichtblitze. Sie holt sich themenzentrierte Informationen ein und betreibt E-bay-Handel etc. Jeden Tag, wenn ihr Mann von der Arbeit kommt, schnappt sie sich ihn, um irgendwohin zu gehen. Er macht willig mit und genießt mit ihr die neue Freiheit: Sie fahren z. B. mit dem Bus zum Hauptbahnhof, gehen in ein Café oder nehmen den Zug nach Wuppertal und steigen dort in die Schwebebahn. Sie setzt sich immer wieder „der Menge" aus und feiert sogar ihren 50. Geburtstag im Familienkreis „beim Chinesen". Alle diese Erlebnisse sind für sie Überflutung pur.

Mitte Oktober kommt sie per Bus und hat diesmal ein „Horror-Erlebnis", weil die Sonne scheint und sie von etlichen Lichtblitzen im fahrenden Bus erschreckt wird. Ihre Sonnenbrille bietet nicht genügend Schutz. Die weiteren Übungen strengen sie gewaltig an, dennoch hastet sie von einer zur anderen, beflügelt von den Fortschritten, die sie trotz der Anstrengung eigenständig erzielt. „25 Jahre konnte ich das Haus nicht alleine verlassen, manchmal kam ich nicht einmal bis zum Abfall-Container". Sie will das nicht mehr. Folglich übt sie weiter – U-Bahnfahren und bis zu 3 Stunden Busfahren.

Von Therapiebeginn an werden gleichzeitig automatische negative Gedanken und dysfunktionale Grundannahmen identifiziert, debattiert und bearbeitet. Gesundheitsverhalten integriert Annette in den Tages- und Wochenablauf. Mehrfach die Woche setzt sie sich auf den Heimtrainer und lernt PME ausgiebig zur Ruhigstellung von Muskulatur und Atmung. Mithilfe von Psychoedukation und Problemlösetraining lernt sie, sich möglichen schweren Belastungen zu stellen (Probehandeln), z. B. der Versorgung der Eltern, sobald ein Elternteil zum Pflegefall wird (das kam früher als gedacht).

Anfang November läuft bei ihr das Fass über und es entsteht eine ernsthafte therapeutische Krise: Anlass war eine Serie von Panikattacken der Stufe 10, z. B. als sie im Zug die Tür nicht gleich aufbekommt. Drei Tage später kommt es durch starke Sonnenspiegelung auf den Scheiben der Häuser, die sie vom Bus aus sieht, zu einem weiteren entsetzlichen Panikanfall, verbunden mit extremen Unwirklichkeitsgefühlen und Taubheitsempfinden in Armen und Händen. Einen weiteren erlebt sie beim St. Martinszug, als sie den Fuß auf die Straße setzen will. Am Abend erfährt sie obendrein, dass es ihrer Mutter gesundheitlich sehr schlecht geht.

Völlig aufgelöst, verzweifelt und gereizt, ruft sie am 20.11. (nach der 9. Sitzung) an, „Ich habe nur noch Panik und trau mir nichts mehr zu!", und will die Therapie umgehend abbrechen, weil sie keinen Sinn mehr in der für sie zunehmend qualvollen verhaltenstherapeutischen Behandlung sieht. „Ich kann vor lauter Verkrampfung nicht mehr über die Straße gehen". Auch schlafe sie wenig und grüble nur noch über die Ausweglosigkeit ihrer Lage.

Die Therapeutin schwingt mit und macht ihr klar, dass ihre Reserven verbraucht sind und sie ausgebrannt ist. Ihr wird erklärt, wie anstrengend der Angstabbau ist und wie mutig und engagiert, aber auch kräftezehrend sie bislang gekämpft hat. Es sei verständlich, dass sie kaum noch Vertrauen in diese Vorgehensweise habe, aber ehrlich, es sei die einzig erfolgversprechende Therapiemethode, nur habe sie zu viel des Guten in zu kurzer Zeit getan und sich damit offensichtlich übernommen. Vielleicht habe sie auch schnellere Erfolge erwartet als möglich. Sie brauche einfach noch viel mehr Zeit, um die Ungefährlichkeit ihrer Befürchtungen emotional zu begreifen und die Angst akzeptieren zu lernen. Die Therapeutin bittet Annette händeringend, sich eine Therapiepause zu gönnen und statt sich mit der Angstkonfrontation weiterhin massiv zu traktieren, mehr auf das einzugehen, was ihr gut tut, regenerierend wirkt und sie genießen kann.

Während des Telefonats beruhigt sich Annette wieder und sucht nochmals mit der Therapeutin nach schlichten, beruhigenden Verhaltensweisen für die Alltagsbewältigung, um einen guten Rhythmus zu finden, z. B. Zeitungslektüre, Hören und Sehen von Reiseberichten, zum Teil mit Übungen auf dem Heimtrainer, Meditationsmusik nach dem Mittagsessen und Surfen im Internet. Außerdem soll sie bitte umgehend ihren Psychiater-Neurologen aufsuchen, um die SSRI-Dosis zu erhöhen, damit sie innerlich schneller Ruhe findet. Nach einem Anruf der Therapeutin verdoppelt dieser das Antidepressivum Zoloft® auf 100 mg/Tag.

Am Ende des Krisentelefonats vereinbaren wir, dass sie eine Therapiepause einlegt und sich selbst um den nächsten Termin bemüht, sobald sie sich erholt hat und den Angstabbau fortsetzen möchte. Sicherheitshalber würden wir dann nur graduiert vorgehen. Offensichtlich empfindet sie diese Vereinbarung als ungemein entlastend, denn plötzlich will sie keine Erholungszeit mehr. Bereits nach 2 Tagen meldet sie sich wieder: „Ich will mich von der Angst nicht klein kriegen lassen!" Sie erweist sich eben als Kämpfernatur. Am Begriff „Akzeptanz der Angst" findet sie besonderen Gefallen: Er wird zum geflügelten Wort für sie. Schlagartig gelingt es ihr auch tatsächlich, Akzeptanz zu entwickeln und sich nicht mehr so frenetisch gegen die Befürchtungen zu wehren. Nach diesem spontanen kognitiven Ruck ist sie wieder zuversichtlich hinsichtlich der Angstbewältigung. Es ist Mitte Dezember.

Wie gut, denn Anfang Januar passieren „lauter schreckliche Dinge", die soziale Unterstützung notwendig machen: Der gesundheitliche Zustand ihrer Mutter verschlechtert sich dramatisch. Sie ist „ganz schlapp und isst nichts mehr". Vier Tage später stirbt sie im Krankenhaus. Annette kann noch ganz offen mit ihr über das Sterben reden, zumal sie im Herbst im Rahmen unserer Bearbeitung ihres Angstthemas „Sterben und Tod" ein Buch von Elisabeth Kübler-Ross über Gespräche mit Sterbenden gelesen hat. Ihrer Vitalität getreu erleidet Annette nach dem Verlust „kurz" einen „Nervenzusammenbruch". Sie bekommt vom Neurologen zusätzlich Diazepam, braucht es aber nur zwei Tage.

Danach ist sie imstande, alles großartig und souverän zu meistern. Ihr Vater bekommt Nierenversagen und hat keinerlei Lebenswillen mehr. Im Krankenhaus rappelt er sich mit Annettes Hilfe wieder auf und plant (mit 85 Jahren!) eine Kur: Er sei eben auch ein „Stehaufmännchen". Ihr Bruder poltert und macht Annette Vorwürfe, sie hätte die Mutter zu spät ins Krankenhaus gebracht. Mit ihrer Sensibilität und einem erstarkten Selbstbewusstsein versteht sie es, seine Aggressivität vollkommen richtig als Ausdruck einer Trauerreaktion zu interpretieren. Der Tod der Mutter schweißt die Geschwister im Endeffekt mehr zusammen. Indem sie alles regelt, der Bruder ist nicht fähig dazu, und dem Vater liebevoll beisteht, entdeckt sie ihre Stärken, vor allem ihre ausgeprägten Kommunikations- und Selbstbehauptungsfähigkeiten. 3 Wochen trauert sie heftig um den Tod der Mutter, danach geht es, weil sie einsieht, dass die Schwerkranke nun erlöst ist.

Kaum zu glauben, aber Annette fordert sich parallel zu diesen Ereignissen weiterhin wie gehabt und kommt im Siebenmeilenschritt mit dem Angstabbau voran. An Weihnachten ist sie mit ihrem Mann auf den Düsseldorfer Fernsehturm („Ich hatte starke Höhenangst, aber es war trotzdem toll!"). Sie fährt mit jedem Verkehrsmittel und geht allein in jedes Geschäft, selbst in der City. Inzwischen hat sie „todesmutig" für Ostern sogar eine Flugreise nach Gran Canaria gebucht. Alles läuft bestens, sie vermeidet nichts mehr und hat ihre Befürchtungen weitgehend im Griff.

Weil sie rasch die Angstbewältigungsmethoden beherrscht, ist das Gros der Behandlungsziele bis zur 14. Sitzung im Februar erreicht. Von dem Zeitpunkt an wird auf eine Stabilisierung der erzielten Wirkungen hingearbeitet. Im Frühsommer beenden wir auf ihren Wunsch die Therapie und machen eine ausführliche Rückfallprävention und Therapieevaluation. Ihrer Einschätzung nach hat sie bereits 90% Besserung erreicht und fühlt sich „so gut wie noch nie in meinem Leben".

Nach Einschätzung der Therapeutin ist das Ergebnis nicht ganz so positiv, denn auf Anraten ihres Psychiaters behält Annette eine Variante von Sicherheitsverhalten bei: Das Antidepressivum. Morgens nimmt sie weiterhin 50 mg Zoloft®. Vielleicht ist das aber für die Epilepsie ein sinnvolles Sicherheitspolster, denn unter Belastung neigt sie eher zu Krampfanfällen.

Insgesamt gesehen dürfte ihre epileptische Anfälligkeit aber zurückgegangen sein. Zumindest ist sie nun wesentlich belastbarer gegenüber Lichtreizen: Ohne zu zaudern oder darüber nachzudenken geht sie – auch im Sommer – zu jeder Tageszeit ohne Angst vor Lichtblitzen und ohne Sonnenbrille aus dem Haus. Bis zur 10-Monatskatamnese, mehr Zeit ist noch nicht verstrichen, halten sich diese Verbesserungen nicht nur, sondern haben sich ihrer Einschätzung nach sogar gesteigert. Ihr Fazit: Nun traue sie sich ein Leben im Alleingang zu.

4 Spezifische (isolierte) Phobie

4.1 Diagnostische Kriterien

Spezifische, isolierte Phobien sind die häufigsten Angststörungen, vor allem bei Kindern. Oft entstehen sie bereits im Kleinkind- und Vorschulalter. Sie können recht stabil werden und, sofern unbehandelt, über Jahrzehnte bestehen bleiben. Spezifische Phobien sind manchmal besonders heftig, engen das Individuum ein und beeinträchtigen bisweilen enorm.

Spezifische Phobie ist eine ausgeprägte, anhaltende Angst, die durch ein konkret fassbares Objekt oder eine Reizsituation ausgelöst wird und übertrieben oder unbegründet ist. Obwohl die Betroffenen in angstfreiem Zustand wissen, dass eine wirkliche Gefährdung nicht besteht, entwickeln sie dennoch bei der Konfrontation mit dem phobischen Gegenstand oder der phobischen Situation, wenn nicht sogar schon bei dem Gedanken daran, eine quälende Angst und vermeiden das Objekt oder die Situation nach Möglichkeit.

ICD-10 (2000) Spezifische (isolierte) Phobien (F40.2)

A. Entweder 1. oder 2.:

1. Deutliche Furcht vor einem bestimmten Objekt oder einer bestimmten Situation, außer Agoraphobie (F40.0) oder Sozialer Phobie (F40.1)
2. deutliche Vermeidung solcher Objekte und Situationen, außer Agoraphobie oder Sozialer Phobie.

Häufige phobische Objekte und Situationen sind Tiere, Vögel, Insekten, Höhen, Donner, Flüge, kleine geschlossene Räume, Anblick von Blut oder Verletzungen, Injektionen, Zahnarzt- oder Krankenhausbesuche.

B. Angstsymptome in den gefürchteten Situationen zu irgendeiner Zeit seit Auftreten der Störung wie in Kriterium B. von F40.0 (Agoraphobie, Angstsymptome, S. 36) definiert.

C. Deutliche emotionale Belastung durch die Symptome oder das Vermeidungsverhalten; Einsicht, dass diese übertrieben und unvernünftig sind.

D. Die Symptome sind auf die gefürchtete Situation oder auf Gedanken an diese beschränkt.

Wenn gewünscht, können die Spezifischen Phobien wie folgt unterteilt werden:

- Tier-Typ (z. B. Insekten, Hunde)
- Naturgewalten-Typ (z. B. Sturm, Wasser)
- Blut-Injektion-Verletzungs-Typ
- situativer Typ (z. B. Fahrstuhl, Tunnel, Flugzeug)
- andere Typen.

Folgt man den Leitlinien des ICD-10, dann ist die Liste der phobischen Inhalte noch zu ergänzen mit Urinieren und Defäzieren auf öffentlichen Toiletten sowie Verzehr von bestimmten Speisen. Diese Angstinhalte dürfen ebenso der Sozialen Phobie zugerechnet werden. Zu den Angstgefühlen kommen oft auch noch *Ekelgefühle*, die mit dem spezifischen phobischen Inhalt assoziiert sind (vgl. die Unterscheidung von angst- und ekelspezifischen automatischen Assoziationen in Teachman et al., 2003). Ansonsten werden Ekelempfindungen eher mit Waschzwang (S. 156) in Verbindung gebracht (Thorpe et al., 2003).

DSM-IV (1996) Spezifische Phobie (300.29)

A. Ausgeprägte und anhaltende Angst, die übertrieben oder unbegründet ist, und die durch das Vorhandensein oder die Erwartung eines spezifischen Objekts oder einer spezifischen Situation ausgelöst wird (z. B. Fliegen, Höhen, Tiere, eine Spritze bekommen, Blut sehen).

B. Die Konfrontation mit dem phobischen Reiz ruft fast immer eine unmittelbare Angstreaktion hervor, die das Erscheinungsbild einer situationsgebundenen oder einer situationsbegünstigten Panikattacke annehmen kann.

C. Die Person erkennt, dass die Angst übertrieben oder unbegründet ist.

Beachte: Bei Kindern darf dieses Merkmal fehlen.

D. Die phobischen Situationen werden gemieden bzw. nur unter starker Angst oder starkem Unbehagen ertragen.

E. Das Vermeidungsverhalten, die ängstliche Erwartungshaltung oder das Unbehagen in den gefürchteten Situationen schränkt deutlich die normale Lebensführung der Person, ihre berufliche (oder schulische) Leistung oder sozialen Aktivitäten oder Beziehungen ein, oder die Phobie verursacht erhebliches Leiden für die Person.

F. Bei Personen unter 18 Jahren hält die Phobie über mindestens 6 Monate an.

G. Die Angst, Panikattacken oder das phobische Vermeidungsverhalten, die mit dem spezifischen Objekt oder der spezifischen Situation assoziiert sind, werden nicht besser durch eine andere psychische Störung erklärt, wie z. B. Zwangsstörung (z. B. Angst vor Schmutz bei Personen, die die Vorstellung haben, kontaminiert zu werden), posttraumatische Belastungsstörung (z. B. Vermeidung von Reizen, die mit dem Trauma assoziiert sind) oder Störung mit Trennungsangst (z. B. Vermeidung von Schulbesuchen), Soziale Phobie (z. B. Vermeidung sozialer Situationen aus Angst vor Peinlichkeiten), Panikstörung mit Agoraphobie oder Agoraphobie ohne Panikstörung in der Vorgeschichte.

Bestimme den Typus:

- *Tier-Typus*
- *Umwelt-Typus* (z. B. Höhen, Stürme, Wasser)
- *Blut-Spritzen-Verletzungs-Typus*
- *Situativer Typus* (z. B. Flugzeuge, Fahrstühle, enge, geschlossene Räume)
- *Anderer Typus* (z. B. phobische Vermeidung von Situationen, die zum Ersticken, Erbrechen oder zum Erwerb einer Krankheit führen könnten; bei Kindern, Vermeidung von lauten Geräuschen oder kostümierten Figuren).

Spezifische Phobien unterscheiden sich im Hinblick auf den Angstinhalt. Jeder phobische Patient fürchtet sich jeweils vor etwas ganz Bestimmtem in der Angstsituation; bei Flugangst kann es die Angst vor dem Eingeschlossensein sein oder vor einem Flugzeugabsturz oder davor, die Kontrolle über sich oder die Situation zu verlieren. Ein Hundephobiker fürchtet sich entweder vor den gefletschten Zähnen des Hundes, vor dem Aufrichten und Hochspringen des Tiers, seinem penetranten Blick oder vor seinem lauten Kläffen. In Angstsituationen hält der Betroffene jedes Mal ängstlich Ausschau nach dem gefürchteten Wesen oder Gegenstand, desgleichen nach Sicherheitshinweisen und Fluchtmöglichkeiten. Trotz ihres isolierten Auftretens können Spezifische Phobien das Leben der Betroffenen stark beinträchtigen.

Beispiel:
Eine Patientin, 54 Jahre alt, konnte wegen ihrer Hundephobie – sie hatte Angst davor, von Hunden jedweder Größe angesprungen und gebissen zu werden – nicht mehr zu Fuß das eigene Grundstück verlassen, auch nicht in Begleitung einer Vertrauensperson. Vielmehr musste sie stets gefahren werden. Selbst in ihren sicheren Räumen zu Hause litt sie unter anhaltenden Erregungszuständen, denn sie war auf das Thema Hund fixiert und beschäftigte sich imaginativ fast unentwegt mit ihrer peinigenden Erwartungsangst.

In einer großen, repräsentativen Studie über Spezifische Phobien aus Schweden wurde gezeigt, dass es bei Spezifischen Phobien eine gewisse Variabilität gibt. Z.B. nimmt Flugangst mit fortschreitendem Alter signifikant zu, während die Angst vor Spritzen deutlich zurückgeht (Frederikson et al., 1996). Patienten mit Spinnenphobie neigen zu beharrlichen negativen automatischen Angstkognitionen, die entweder stärker angstbetont oder mehr ekelspezifisch sind. Diese unterschiedlichen emotionalen Gewichtungen sollten in der kognitiv-verhaltenstherapeutischen Behandlung herausgearbeitet und therapeutisch besonders berücksichtigt werden (Teachman et al., 2003).

Differenzialdiagnostische Hinweise

Die *differenzialdiagnostische Unterscheidung* zwischen *Spezifischer Phobie* vom situativen Typus und *Agoraphobie* ist nicht immer leicht, denn bei beiden Angststörungen werden schließlich ähnliche Angstsituationen gemieden oder nur mühsam durchgestanden, z.B. die phobische Angst vor Höhen, Fahrstühlen oder Autobahnen. Wenn es sich um mehrere Situationen handelt, die gemieden werden, wird in internationaler Übereinstimmung Agoraphobie diagnostiziert. Bei Vorliegen einer Reihe von Angstsituationen kann eine besondere Situation oder ein bestimmter Angst-Typus jedoch extrem stark ausgeprägt sein und beim Patienten zu erheblichen Einschränkungen führen: In so einem Fall wird dann Spezifische Phobie komorbide neben Agoraphobie diagnostiziert. Häufig war eine Spezifische Phobie schon vor dem Auslösen einer Agoraphobie vorhanden. Nach DSM-IV wird das extreme Vermeiden von *Alleinsein* aus Angst vor einem Panikanfall bereits als Panikstörung mit Agoraphobie diagnostiziert.

Eine spezifische phobische Angst kann außergewöhnlich heftig sein und lässt sich dann nicht mehr klar von einem Panikanfall abgrenzen (vgl. Rachman, 2000) wie das folgende Beispiel zeigt:

Beispiel:
Seit einem schweren Panikanfall unterwegs vor 7 Jahren hat Astrid, 37 Jahre, Angst vor dem Autofahren. Nach einigen kläglichen Fahrversuchen fährt sie nicht mehr selber, sondern nur noch als Beifahrerin, und das auch nur, wenn ihr Mann oder jemand anderes mit ihr besonders langsam fährt. Sie vermeidet es, alleine Auto zu fahren, weil sie bei ihren letzten Fahrversuchen Herzrasen, Schweißausbrüche, Zittern mit „wackeligen Knien" erlebte, „nicht mehr richtig sehen" konnte und Angst vor Ohnmacht bekam. Seitdem sie das Lenken eines Pkws „total" vermeidet, hat sie „keine richtige

Panik mehr erlebt". Auf die Frage, welche Katastrophe sie befürchte, antwortet sie nach langem Überlegen, sie habe eine fürchterliche Angst, an einem Schlaganfall oder Herzinfarkt zu sterben. Diese Angst ist bei ihr mit dem Sitzen am Steuer und mit hoher Geschwindigkeit verbunden.

Der Inhalt ihrer phobischen Angst ist wahrscheinlich schon in ihrer Kindheit geprägt worden. Astrid erinnert sich, wie sie mit 10 Jahren nach einem Autounfall (infolge von Tempoüberschreitung) 11 Wochen im Krankenhaus lag. Vom Fenster aus musste sie auf einen Friedhof sehen. Ihre Eltern hatten sich gerade getrennt und sie musste zu den Großeltern. Als die Eltern nach kurzer Zeit wieder zusammen fanden, lag sie immer noch benommen im Krankenbett und machte sich Gedanken darüber, ob sie noch lebe oder nicht.

Bezüglich der diagnostischen Einordnung von *Krankheitsphobie* gibt es manche Kontroverse. Sie zu den Spezifischen Phobien zu rechnen, sei nicht ganz unproblematisch, denn sie könnte fließend in eine hypochondrische Störung übergehen, meinen Konermann et al. (2003). Wir hingegen sind davon überzeugt, dass eine Krankheitsphobie, z. B. die phobische Angst, eine Thrombose zu bekommen, oder an Krebs, AIDS, BSE, Herzinfarkt oder Hirnschlag zu erkranken, eine Spezifische Phobie ist, denn im Gegensatz zum Hypochonder weiß ein Patient mit Krankheitsphobie in seinem angstfreien Zustand, dass die Angst in Wirklichkeit unbegründet ist. Nur beim phobischen Angstanfall, in heller Erregung, glaubt er völlig unbeugsam an die Bedrohung durch eine verhängnisvolle Erkrankung. Nimmt er seine angstbesetzten körperlichen Beschwerden als besonders bedrohlich wahr, läuft er sofort zum Arzt.

Der Hauptunterschied zwischen *Hypochondrie* und Krankheitsphobie ist, dass ein Hypochonder *anhaltend* davon überzeugt ist, eine, häufiger sogar zwei bestimmte Krankheiten zu haben, die er unbeirrbar medizinisch behandeln lässt. Sagt ihm der Hausarzt, er habe eine hypochondrische Störung und rät ihm, einen Psychiater oder Psychotherapeuten aufzusuchen, wechselt er meist empört den Arzt. Aus diesem Grund bekommen insbesondere psychologische Psychotherapeuten so gut wie nie einen echten hypochondrischen Patienten zu Gesicht.

Der Phobiker hat demgegenüber anfallweise Angst vor einer schweren Erkrankung und leidet dann meist unter ausgeprägter Angst vor Sterben und Tod. Diese Angstvariante ist alles andere als leicht zu behandeln. Krankheitsphobie kann durch interozeptive Wahrnehmung ausgelöst werden oder durch die Nachricht einer schweren Erkrankung eines Nahestehenden, der z. B. ein Gehirntumor mit Kopfschmerzen oder einen Herzinfarkt mit Schmerzen in der Brust bekommen hat. Der Krankheitsphobiker neigt dazu, sich ängstlich auf somatische Beschwerden bei sich zu fixieren, wodurch er in der Tat auch vage ähnliche körperliche Empfindungen autosuggestiv hervorruft und durch Selbstaufmerksamkeit verstärkt. Seine gesteigerten körperlichen Empfindungen wertet er als Beleg für die Krankheit und sucht oft notfallmäßig einen Arzt auf, der ihn aber für gesund befindet. Auf das Expertenurteil hin legt sich seine Angst für eine Weile, aber meist nur solange, bis er sich erneut auf dieselbe oder eine andere subjektiv bedrohliche Körpersymptomatik fixiert. Auslöser sind körperliche Empfindungen oder Kognitionen.

Wiederholt konnten wir bei Krankheitsphobikern beobachten, wie ausgerechnet die *schwere körperliche Krankheit*, vor der sie sich so entsetzlich gefürchtet haben, z. B.

Darm- oder Hautkrebs, Herzinfarkt oder Schlaganfall, tatsächlich auftrat und wie sie mit ihr umgingen (vgl. S. 46). Erstaunlicherweise erholen sich die Angstpatienten rasch von dem Schock und benehmen sich dann so wie die meisten ihrer Mitpatienten auch, also völlig normal. Im Therapieverlauf verhalten sie sich compliant und gehen voller Hoffnung an den Heilungsprozess heran. Während des somatischen Krankheitsverlaufs hält sich die Angststörung, wenn sie nicht ganz verschwunden ist, in sehr erträglichen Grenzen. Nach Überstehen der körperlichen Krankheit kommt sie bei den meisten Krankheitsphobikern jedoch wieder zum Vorschein.

Beispiel:
Eine 67-jährige Patientin, Frau P., hatte seit dem Tod des Vaters, der vor 24 Jahren jämmerlich an Darmkrebs verstarb, fürchterliche Angst vor Krebs, besonders vor Darmkrebs. Diese Angst hatte in den letzten Jahren, insbesondere seit ihrer Berentung und seitdem sie ihren älteren, gebrechlichen Mann versorgen musste, erheblich zugenommen. Frau P. beschäftigte sich praktisch nur noch mit dem Darm und gab allmählich alle außerpartnerschaftlichen und außerhäuslichen Aktivitäten auf. In den vergangenen 2 Jahren ließ sie, kaum zu glauben, drei- bis viermal die Woche Bauch- und Darmspiegelungen (!) vornehmen. Dafür suchte sie abwechselnd eine Reihe von Ärzten auf, die sie mit erbarmungswürdigen Hinweisen auf ihre phobische Angst immer wieder zu dieser unsinnig wiederholten rabiaten Untersuchung überreden konnte. Die Verhaltenstherapie dümpelte zunächst ohne größere Erfolge dahin.

Anlässlich einer gynäkologischen Untersuchung 9 Monate nach Therapiebeginn wurde Unterleibskrebs bei ihr festgestellt. Wider Erwarten nahm Frau P. die Diagnose völlig gefasst zur Kenntnis. In der Folge stellte sie sich adäquat auf die Operation, Rehabilitation und Nachbehandlung ein, wobei sie unter keinerlei nennenswerter Krankheitsangst litt.

Nach 1 ½ Jahren sagten ihr die Ärzte, sie hätte die Krebserkrankung überwunden. Schon innerhalb der nächsten Tage stellte sich ihre frühere ängstliche Fokussierung auf den Darm wieder ein, wenn auch nicht mehr so verheerend wie vor der Krebserkrankung, vielleicht nur 60 bis 70% davon, meinte sie. Therapeutisch war nun mit ihr sehr viel leichter zu arbeiten. Als wir uns nach 12 Monaten trennten, war die Krebsangst noch da, aber in abgeschwächter Form, vielleicht 30%. Sie war nun in der Lage, nur noch halbjährlich eine Magenspiegelung durchführen zu lassen. Bis zum Katamnese-Gespräch nach einem Jahr war die Angst auf 20% zurückgegangen.

Offensichtlich sind Angstpatienten in existentiell bedrohlichen Zeiten imstande, sich angemessen, wenn nicht sogar wie Muster-Patienten, zu verhalten und ums eigene Überleben zu kämpfen. Ein vergleichbares Phänomen tritt auf, wenn ein Angehöriger oder eine nahestehende Person des Angstpatienten ernsthaft erkrankt ist: In der Regel kann er, entgegen seinem eigenen Erwarten, den schwer Erkrankten so unterstützen, wie es für den Heilungserfolg notwendig ist.

Es sei nochmals daran erinnert, dass Phobiker mit spezifischer *Angst vor Blut, Spritzen und Verletzung* in seltenen Fällen eine besondere Anfälligkeit für angstbedingte Ohnmachtszustände (S. 83) haben.

4.2 Epidemiologische Ergebnisse

Prävalenz-Angaben streuen bei der Spezifischen Phobie besonders breit (Lieb et al., 2003):

- Lebenszeitprävalenz: 10% ECA; 11,3% NCA;8,0% MFS; 2,3% EDSP
  12-Monats-Prävalenz: – ECA; 8,8% NCA; – MFS; 1,8% EDSP; 7,6% GHS-MHS
  6-Monats-Prävalenz: 6,4% ECA; – NCA; 4,1% MFS; – EDSP.
- Spezifische Phobien manifestieren sich oft in ganz früher Kindheit.

Zusammen mit der Sozialen Phobie zählt die Spezifische Phobie zu den häufigsten Angststörungen in Deutschland. Auch sie tritt gehäuft in Familien auf.

4.3 Erklärungsmodell

Ein Verständnis der verursachenden, auslösenden und aufrechterhaltenden Bedingungen der Spezifischen Phobie ermöglicht das Erklärungsmodell von Agoraphobie (S. 46) sowie das Bedingungsmodell für Panikstörung und Agoraphobie (S. 59).

4.4 Diagnostische Vorgehensweise

Exploration: Das explorative Gespräch folgt dem diagnostischen Leitfaden ICD-10 oder DSM-IV. Der Therapeut achtet darauf, in wieweit die phobische Angst mit einer körperlichen Beschwerde oder Krankheit interagiert oder nicht (Tabelle 1, S. 44). Falls Verdacht auf eine komorbide körperliche Erkrankung besteht, wird eine allgemeinmedizinische oder internistische Untersuchung veranlasst, sofern in den letzten drei Monaten keine vorgenommen worden ist.

Fragebögen: Mit dem Fear Survey Schedule (FSS-III) (J. Wolpe und P.J. Lang, 1964, deutsche Version: Schulte, 1976), einem Selbstbeurteilungsbogen, der aus 72 Items besteht, können vor allem Spezifische Phobie und Soziale Phobie erfasst werden. Damit lassen sich gefürchtete Situationen und Objekte abfragen, für die in der Normalbevölkerung höchstens ein mittleres Angstniveau zu erwarten wäre.

Daneben gibt es eine Fülle von Fragebögen zu einzelnen Spezifischen Phobien, wie Angst vor dem Zahnarzt, vor Blut und Spritzen, Spinnen, Fliegen, Prüfungen, Reden in der Öffentlichkeit usw. (vgl. Hoyer et al., 2003).

Die Selbstbeobachtung des Patienten (S. 56) rundet das diagnostische Bild ab.

Komorbidität: Eine Spezifische Phobie kann mit jeder psychischen und körperlichen Störung einhergehen, selbst mit Agoraphobie, sofern sie sich durch besondere Heftigkeit oder durch starke Beeinträchtigung in der Lebensführung von den übrigen Angstsituationen, die der Patient vermeidet, besonders deutlich abhebt.

4.5 Therapie

Wesentliche Therapiebausteine für die Behandlung von Spezifischen Phobien
Die kognitiv-verhaltenstherapeutischen Therapiebausteine sind die gleichen wie bei Agoraphobie: Konfrontation (S. 65), kognitive Therapie (S. 76) und Gesundheitsverhalten (S. 85).

Der Patient wird zur Selbstbeobachtung der phobischen Angst angeleitet und der Therapeut bringt ihm das individuelle Störungsmodell nahe. Nach Erläuterung der Bedingungs- und Verhaltensanalyse, die ja immer als kognitive Vorgehensweise auch eine therapeutische Wirkung hat, indem sie zur kognitiven Umstrukturierung und Stärkung der Therapiemotivation führt, werden Therapieziele und weitere therapeutische Strategien vereinbart. Königsmethode ist wieder die Konfrontation (in vivo). Der Patient entscheidet sich für die Konfrontationsart, mit der er in Selbstmanagement gut umgehen kann.

Patienten mit spezifischer Angst vor Spinnen, Fahrstühlen, usw. können in vivo mit graduierter oder massierter oder/und In-sensu-Konfrontation behandelt werden. Ist die-Therapiemotivation gut und sind die Patienten ordentlich aufgeklärt – auch hier ist Bibliotherapie hilfreich (z. B. bei Prüfungsangst, Eschenröder, 2002) – kommen sie im Allgemeinen mühelos in Selbsttherapie voran, es sei denn, es handelt sich um hartnäckige Fälle. In Härtefällen kann der Therapeut den Patienten einige Male in die Angstsituation begleiten.

Patienten mit Gewitterphobie oder Flugangst können sich aus einleuchtenden Gründen nicht beliebig der Angstsituation stellen, weshalb es sich empfiehlt, vermehrt in sensu, also imaginativ, mit systematischer Desensibilisierung (S. 67) zu arbeiten, um sie auf ihre realen Angstsituationen vorzubereiten, die selten und wenig berechenbar sind.

Patienten, die tatsächlich eine emotionale Ohnmachtreaktion beim Anblick von Blut, Verletzungen und medizinischen Eingriffen zeigen (S. 83), haben zwei Möglichkeiten zur Selbsthilfe: Einmal können sie sich bei der Blutabnahme oder vor anderen medizinischen Eingriffen auf eine Liege legen. Sie kollabieren dann nicht. Oder sie lernen besonders ausgiebig PME (S. 333) und setzen diese beim Aufkommen von Angst ein. In einer kontrollierten Studie erwies sich die angewandte Muskelentspannung (S. 337) als eine wirkungsvolle Selbsthilfemethode, um emotionale Ohnmachtreaktionen zu verhindern (Vögele et al., 2003).

4.6 Therapeutische Effektivität

Eine Meta-Analyse von 19 Studien über die Behandlung von Spezifischen Phobien zeigt, dass Desensibilisierung in sensu (v. a. bei Zahnarztphobie) Prä-post-Effektstärken von 2,06 erbringt, Konfrontation in vivo 1,87 und kognitive Therapie 1,61. Angewandte Entspannung (v. a. bei Blut-, Verletzungs- und Injektions-Phobie) kommt auf eine Effektstärke von 1,52 in der Hauptsymptomatik. Diese therapeutischen Wirkungen bleiben bis zu einem Jahr nach Therapieabschluss stabil (Ruhmland et al., 2001b).

Blitzbehandlungen und kurze Interventionen können nachweislich die Angst bei einer ganzen Reihe von Patienten mit Spezifischer Phobie reduzieren. Hier eine exemplarische Studie:

In einer kontrollierten Untersuchung der Wirkungen von kognitiv-verhaltenstherapeutischer und psychopharmakologischer Intervention bei Patienten mit Zahnarztphobie (Thom et al., 2000) wurden 50 Patienten auf eine von 3 Untersuchungssituationen verteilt: (1) eine Sitzung psychologische Intervention, (2) punktuelle Verabreichung von Benzodiazepine und (3) unbehandelte Kontrollgruppe. Die Patienten der Gruppe (1) erhielten psychoedukative Informationen über die kognitiven, körperlichen und Verhaltenskomponenten der Angst, Konfrontation in sensu kombiniert mit PME, kognitive Restrukturierung der Zahnarztbehandlung und Hausaufgaben für PME. In der Gruppe (2) wurden den Patienten Benzodiazepine 30 Minuten vor der Zahnbehandlung verabreicht. Die Patienten der Interventionsgruppen (1) und (2) erlebten während der Zahnbehandlung wesentlich weniger Angst als die Patienten der Kontrollgruppe (3). Am Tag danach hatten jedoch nur die Patienten der psychologisch behandelten Gruppe (1) weiterhin weniger Angst, während die Patienten der Gruppe (2) wieder genauso viel Angst verspürten wie die Patienten der Kontrollgruppe. 70% Der Patienten aus Gruppe (1) setzten zudem ihre Zahnbehandlung fort, während das nur bei 20% der Gruppe (2) und 10% der Gruppe (3) der Fall war. Im Follow-up nach einer Woche und 2 Monaten waren diese Ergebnisse unverändert.

Patienten mit Spezifischer Phobie können auch in der *virtuellen Realität* behandelt werden (vgl. S. 100). 45 Spinnenphobiker im Alter von 17 bis 59 Jahren wurden von Gilroy et al. (2000) auf eine von 3 Behandlungsgruppen verteilt: (1) Virtuelles stellvertretendes Lernen am Computer, (2) therapeutengeleitete Konfrontation in vivo und (3) Entspannung plus Placebo. Die Patienten wurden vor Behandlungsbeginn, am Ende der Therapie und 3 Monate danach im Follow-up untersucht. Die Patienten der virtuellen (1) und der In-vivo-Konfrontationsgruppe (2) erzielten vergleichbar gute therapeutische Ergebnisse, die in der Entspannungs-Placebo-Gruppe (3) machten keine nennenswerten Fortschritte. Mittelschwere bis schwere Fälle von Spezifischer Phobie sind allerdings stärker auf die soziale Unterstützung durch einen Therapeuten angewiesen.

4.7 Behandlungsbeispiel für eine unbefriedigend verlaufene Therapie einer Autofahrphobie (F40.2G)

Spezifische Phobien können nicht nur stark beeinträchtigen, sondern sich auch als ungeheuer beharrlich erweisen. Besonders therapieresistent sind unserer Erfahrung nach Krankheitsphobien bei beiden Geschlechtern, z.B. Herzphobien. Sehr hartnäckig ist oft auch die Angst vor Autofahren bei Frauen, selbst wenn sie nur die Autobahn vermeiden. Nicht selten bleibt die Therapie einer derartigen Spezifischen Phobie am Ende wenig erfolgreich.

Beispiel:
Eine unserer Patientinnen, Wiebke, 42 Jahre, kam nach zwei gescheiterten Psychotherapien, eine davon eine Verhaltenstherapie, über „Mund-zu-Mund-Propaganda" mit

der scheinbar schlichten Diagnose Spezifische Autofahrphobie, die vor 10 Jahren durch einen Panikanfall am Lenkrad ihres Pkws schlagartig ausgelöst wurde. Von dieser Zeit an ging Wiebke nicht mehr ans Steuer. Seit ihrer Führerscheinprüfung, die sie mit 19 Jahren erfolgreich abgeschlossen hatte, litt sie bereits unter einer phobischen Angst vor dem Fahren auf der Autobahn und vermied es konsequent. Nur als Beifahrerin ihres Ehemannes wagte sie sich auf die Autobahn, flehte ihn, ein passionierter Schnellfahrer, jedoch an, nicht schneller als 120 Stundenkilometer zu fahren. Dieser hielt sich nicht immer daran, weshalb sie schon Tage vor einer Autofahrt unter Erwartungsangst litt und zunehmend weniger bereit war, weiter weg zu fahren. Neben dieser Spezifischen Phobie hatte sie auch noch Angst vor dem Alleinsein bei Nacht, nachdem vor zwei Jahren in ihrer Wohnung eingebrochen worden war.

Der Behandlungsverlauf mit gradueller Konfrontation in Selbstmanagement (S. 72) und kognitiver Therapie (S. 76) entpuppte sich trotz guter therapeutischer Beziehung als viskös und schleppend. Zwar konnte sie relativ schnell wieder nachts alleine in der Wohnung sein, wenn ihr Mann auf Dienstreise war. Infolge fehlender Risikobereitschaft benötigte Wiebke aber ganze 6 Monate, um mit dem Wagen den Garagenweg zu verlassen und die verkehrsberuhigte Siedlungsstraße rauf- und runter zu fahren. Wieder vergingen Monate, bis sie endlich den Weg zu einer Freundin riskierte. Das geschah aber erst, nachdem beide, Wiebke und die Therapeutin, etwas „genervt" feststellen mussten, es gibt kein nennenswertes Vorankommen. Eigentlich könne man sie nicht weiter quälen, meinte die Therapeutin. Die triste Aussicht darauf half ihr ein kleines Schrittchen voran. Schließlich fuhr sie nach 1 ½ Jahren täglich ca. 4 km zu ihrer neuen Arbeitsstelle, zu einigen Freundinnen und zum Einkaufen innerhalb ihres Wohnbezirks, sie traute sich aber weder in die City noch auf die Autobahn. Das magere Ergebnis schien ihr zu reichen und sie beendete die Therapie. Die Ein-Jahres-Katamnese ergab keine nennenswerte Verbesserung.

So wie diese kann die Behandlung von mittelschweren bis schweren Spezifischen Phobien ausgesprochen hartnäckig und nur partiell von Erfolg gekrönt sein.

5 Soziale Phobie

5.1 Diagnostische Kriterien

In leichter Form kennen die meisten Menschen soziale Angst: Reden vor größeren Gruppen ist nicht jedermanns Sache, nicht alle können ungehemmt mit einem Vertreter des anderen Geschlechts Kontakt knüpfen und viele mögen es nicht, wenn ihnen einer beim Schreiben über die Schulter sieht. Die meisten Schauspieler, Sänger und Tänzer leiden während ihres ganzen Bühnenlebens unter Lampenfieber. Zur Beruhigung nehmen viele vor jedem Auftritt Betablocker ein.

Demgegenüber haben Personen mit einer Sozialen Phobie entweder große Angst vor verschiedenen realen oder imaginierten *sozialen Situationen* oder aber vor wirklichen bzw. vorgestellten *Leistungssituationen*, wenn nicht sogar vor beiden. Besonders häufig fürchten sie sich vor öffentlichen Situationen, weil sie glauben, Fremde, Vertreter des anderen Geschlechts oder Autoritätspersonen würden sie mustern und kritisch beurteilen. Viele stehen höchst ungern im Mittelpunkt der Aufmerksamkeit, in Gruppen, Konferenzen, Prüfungen, auf Festen oder im Zimmer des Chefs, denn sie befürchten, unweigerlich bestimmte Verhaltensweisen oder körperliche Symptome zu zeigen, die für sie beschämend, blamabel oder demütigend sind und, wie sie meinen, zu Diskriminierung führen.

Einer Studie zufolge (Christensen et al., 2003) nehmen sich sozial ängstliche Personen in unstrukturierten sozialen Interaktionen recht negativ wahr. Sie glauben vor allem, dass andere, in der Untersuchung waren es nicht-ängstliche Personen, sie negativ sehen und ablehnen. Tatsächlich aber haben diese anderen sie lediglich als „nervöser" erlebt, nicht jedoch als weniger sympathisch. Sozialphobiker mobilisieren in sozialen Situationen ein ausgesprochen unvorteilhaftes Selbstbild und ziehen häufig negative und bedrohliche Schlussfolgerungen aus mehrdeutigen sozialen Informationen (Hirsch et al., 2003).

Konfrontation mit der gefürchteten sozialen Situation ruft bei Personen mit einer Sozialen Phobie unmittelbar Angst hervor. Bei etwa der Hälfte von ihnen kann sich die phobische Angst zur Panikattacke (S. 32) steigern. Anders als Panik- und Agoraphobiepatienten fürchten sich Sozialphobiker insbesondere vor negativer sozialer Bewertung und weniger vor körperlicher oder mentaler Bedrohung. Wenn ja, liegt komorbide eine Panikstörung oder Agoraphobie vor.

Noch mehr als Panik- und Agoraphobiepatienten sind Sozialphobiker häufig auf ein bestimmtes Angstsymptom fixiert. Sie fürchten sich besonders vor *sichtbaren* körperlichen Symptomen wie Erröten oder roten Flecken am Hals, Schwitzen – speziell Schweißperlen auf der Stirn oder Oberlippe, schweißnasse Hände, Schweißflecken unter den Achseln – oder Zittern der Hände, des gesamten Körpers oder der Stimme. Nicht wenige haben Angst, sich blamabel zu verhalten, z.B. ein Getränk in aller Öffentlichkeit zu verschütten, zu stammeln, stottern, sich zu versprechen, Denkblockaden zu bekommen oder sprachlos zu sein. Einige fürchten sich vor ausnehmend peinlichen Handlungen, wie Erbrechen, Urin- oder Stuhlkontrollverlust (vgl. S. 107).

Situationen, in denen soziale Ängste auftreten könnten, werden für Betroffene schon im Vorhinein zur Qual. Sie sind davon überzeugt, dass andere ihre Erregung und Unsicherheit sofort wahrnehmen und als untrügliches Zeichen der Angst, Schwäche oder Minderwertigkeit halten. Indem sie fest daran glauben, sich damit eine eklatante Blöße zu geben, neigen sie oft zu dramatischer Überschätzung der Auffälligkeit ihrer Angst und zu meist radikaler Unterschätzung ihrer Angstbewältigungsmöglichkeiten in der Situation (vgl. Mansell et al., 1999).

Im Ruhezustand erkennen Sozialphobiker, dass ihre Angst unbegründet, übertrieben und unvernünftig ist. Sobald sie aber Erwartungsangst bekommen oder durch das Betreten der Situation in ängstliche Erregung geraten, vermeiden sie diese entweder von vornherein, ergreifen die Flucht oder ertragen sie nur mit intensiver Angst. Sozialphobiker neigen zu Rückzug aus sozialen Situationen und weichen damit der von ihnen erwarteten Blamage und Kritik von anderen Personen aus. Sie leiden stärker unter geringem Selbstwertgefühl als Panikpatienten und Agoraphobiker (vgl. Noyes et al., 1995). In seltenen extremen Fällen vermeiden sie es sogar, mit ihren Angehörigen gemeinsam zu essen oder mit ihnen auszugehen.

Paradoxerweise können einigen Sozialphobikern sogar schöne soziale Erlebnisse unheimlich sein und unangenehme emotionale Reaktionen hervorrufen. Wahrscheinlich befürchten sie, die Leute erwarten von nun an immer dasselbe von ihnen, wenn nicht sogar noch mehr (Wallace et al., 1997).

Komorbidität von Sozialer Phobie und depressiver Störung

Neuerdings werden geringfügige *subklinische Ausprägungen von sozialer Angst, Sozialer Phobie* (Angst vor einer oder einigen sozialen Situationen), *generalisierter Sozialer Phobie* (Angst tritt in nahezu allen sozialen Situationen auf) und *ängstlich-vermeidender Persönlichkeitsstörung* (ICD-10: F60.6 – mit andauernden, umfassenden Gefühlen von Anspannung und Besorgtheit sowie Vermeidung von sozialen Aktivitäten) nicht mehr für qualitativ unterschiedliche Diagnosen gehalten, sondern für Störungen auf einem *eindimensionalen diagnostischen Kontinuum mit fließenden Übergängen* (Konermann et al., 2003; Stangier et al., 2003a).

Die Soziale Phobie ist oft eine besonders frühe Störung. Nicht selten geht sie einer Alkoholproblematik voraus und wird oft von einer depressiven Störung begleitet. Bevor jedoch eine depressive Störung diagnostiziert wird, sollte wieder darauf geachtet werden, welche Störung zuerst da war. Die diagnostische Einschätzung ist nicht immer leicht, denn ähnlich wie Sozialphobiker neigen auch depressive Menschen zu einem geringen Selbstwertgefühl, Angst vor Kritik und sozialem Rückzug. Depressive ziehen sich aber weniger aus Angst vor dem kritischen, missbilligenden oder ablehnenden Urteil der Leute zurück als vielmehr aus Interessenverlust und Antriebstörung. Während Depressive unter *Schuld*gefühlen leiden, werden Sozialphobiker vorwiegend von *Scham*gefühlen gepeinigt.

Komorbiditäten erschweren die Therapie der Sozialen Phobie. Zu Beginn der Therapie muss entschieden werden, welche Störung vorrangig behandelt wird. Treten Soziale Phobien zusammen mit psychotischen Störungen oder mit ausgeprägter Suizidalität auf, ist von der hier vorgeschlagenen ambulanten Therapie zunächst abzuraten und stattdessen eine (stationäre) psychiatrisch-medikamentöse Behandlung anzuregen, um den Patienten erst einmal zu stabilisieren, bevor er eine kognitiv-verhaltenstherapeutische Angstbehandlung beginnt. Sozialphobiker mit ausgeprägter komorbider Depression sollten zuerst gegen Depressionen behandelt werden (S. 242), da sie wahrscheinlich einer Konfrontationsbehandlung noch nicht gewachsen sind.

ICD-10 (2000): Soziale Phobie (F40.1)

A. Entweder 1. oder 2.:

1. Deutliche Angst, im Zentrum der Aufmerksamkeit zu stehen oder sich peinlich oder beschämend zu verhalten
2. deutliche Vermeidung im Zentrum der Aufmerksamkeit zu stehen oder von Situationen, in denen die Angst besteht, sich peinlich oder erniedrigend zu verhalten.

Diese Ängste treten in sozialen Situationen auf, wie Essen und Sprechen in der Öffentlichkeit, Begegnung von Bekannten in der Öffentlichkeit, Hinzukommen oder Teilnahme an kleinen Gruppen, wie z. B. bei Partys, Konferenzen oder in Klassenräumen.

B. Mindestens zwei Angstsymptome in den gefürchteten Situationen mindestens einmal seit Auftreten der Störung, wie in F40.0, Kriterium B., S. 36, definiert, sowie zusätzlich mindestens eins der folgenden Symptome:

1. Erröten
2. Angst zu erbrechen
3. Miktions- und Defäktionsdrang bzw. Angst davor.

C. Deutliche emotionale Belastung durch die Angstsymptome oder das Vermeidungsverhalten. Einsicht, dass die Symptome oder das Vermeidungsverhalten übertrieben und unvernünftig sind.

D. Die Symptome beschränken sich ausschließlich oder vornehmlich auf die gefürchteten Situationen oder auf Gedanken an diese.

E. *Ausschlussvorbehalt:* Die Symptome des Kriteriums A. sind nicht bedingt durch Wahn, Halluzinationen oder andere Symptome der Störungsgruppen organische psychische Störungen (F0), Schizophrenie und verwandte Störungen (F2), affektive Störungen (F3) oder eine Zwangsstörung (F42) und sind nicht Folge einer kulturell akzeptierten Anschauung.

DSM-IV (1996): Soziale Phobie (Soziale Angststörung) (300.23)

A. Eine ausgeprägte und anhaltende Angst vor einer oder mehreren sozialen oder Leistungssituationen, in denen die Person mit unbekannten Personen konfrontiert ist oder von anderen Personen beurteilt werden könnte. Der Betroffene befürchtet, ein Verhalten (oder Angstsymptome) zu zeigen, das demütigend oder peinlich sein könnte.

Beachte: Bei Kindern muss gewährleistet sein, dass sie im Umgang mit bekannten Personen über die altersentsprechende soziale Kompetenz verfügen, und die Angst muss gegenüber Gleichaltrigen und nicht nur in der Interaktion mit Erwachsenen auftreten.

B. Die Konfrontation mit der gefürchteten sozialen Situation ruft fast immer eine unmittelbare Angstreaktion hervor, die das Erscheinungsbild einer situationsgebundenen oder einer situationsbegünstigten Panikattacke annehmen kann.

Beachte: Bei Kindern kann sich die Angst durch Weinen, Wutanfälle, Erstarren oder Zurückweichen von sozialen Situationen mit unvertrauten Personen ausdrücken.

C. Die Person erkennt, dass die Angst übertrieben oder unbegründet ist.

Beachte: Bei Kindern darf dieses Kriterium fehlen.

D. Die gefürchteten sozialen oder Leistungssituationen werden vermieden oder nur unter intensiver Angst oder Unwohlsein ertragen.

E. Das Vermeidungsverhalten, die ängstliche Erwartungshaltung oder das starke Unbehagen in den gefürchteten sozialen oder Leistungssituationen beeinträchtigen deutlich die normale Lebensführung der Person, ihre berufliche (oder schulische) Leistung oder soziale Aktivitäten oder Beziehungen, oder die Phobie verursacht erhebliches Leiden.

F. Bei Personen unter 18 Jahren hält die Phobie über mindestens 6 Monate an.

G. Die Angst oder die Vermeidung geht nicht auf die direkte körperliche Wirkung einer Substanz (z. B. Droge, Medikament) oder eines medizinischen Krankheitsfaktors zurück und kann nicht besser durch eine andere psychische Störung (z. B. Panikstörung mit oder ohne Agoraphobie, Störung mit Trennungsangst, Körperdysmorphe Störung, Tiefgreifende Entwicklungsstörung oder Schizoide Persönlichkeitsstörung) erklärt werden.

H. Falls ein medizinischer Krankheitsfaktor oder eine andere psychische Störung vorliegen, so stehen diese nicht in Zusammenhang mit der unter Kriterium A beschriebenen Angst, z. B. nicht Angst vor Stottern, Zittern bei Parkinsonscher Erkrankung oder, bei Anorexia nervosa oder Bulimia nervosa, ein abnormes Essverhalten zu zeigen.

Bestimme, ob *generalisiert:* Wenn die Angst fast alle sozialen Situationen betrifft, ziehe auch die zusätzliche Diagnose einer Vermeidend-Selbstunsicheren Persönlichkeitsstörung in Betracht.

In einem Überblicksartikel über Untersuchungen zu spezifischer Sozialer Phobie und generalisierter Sozialer Phobie – Beginn, Verlauf, Ätiologie und Komorbiditäten, besondere Typen von gefürchteten Situationen und Reaktionen – schlagen Hook et al. (2002) folgende qualitative Unterscheidung vor: Die *spezifische Soziale Phobie* ist durchaus vergleichbar mit der Spezifischen Phobie, während die *generalisierte Soziale Phobie* mit wesentlich ausgeprägteren unrealistischen Überzeugungen einhergeht wie etwa der negativen Bewertung durch andere mit entsprechendem Vermeidungsverhalten. Patienten mit generalisierter Sozialer Phobie, insbesondere Frauen, sind tatsächlich auch häufiger in Berufen beschäftigt, in denen sie kaum soziale Kontakte haben (Bruch et al., 2003).

5.2 Epidemiologische Ergebnisse

Es gibt eine besonders große Streubreite in den Angaben zur Verbreitung und zum Verlauf der Sozialen Phobie, wie die Ergebnisse der Catchment Area Program (ECA) und des National Comorbidity Survey (NCA) aus den USA, der Münchner Follow-up-Studie (MFS), der Early Developmental Stages of Psychopathology Study (EDSP) und des General Health Survey – Mental Health Supplement (GHS-MHS) aus Deutschland eindrucksvoll belegen (vgl. Lieb et al., 2003; Sheeran et al., 2002; Stangier et al. 2003a):

- Lebenszeitprävalenz: 2,8% ECA; 13,3% NCA; 2.2% MFS; 3,5% EDSP.
  12-Monats-Prävalenz: – ECA; 7,9% NCA; – MFS; 2,6% EDSP
- 40% der Sozialphobiker sind vom generalisierten Subtyp, 36% haben speziell Redeangst, 24% weisen eine andere, nicht generalisierte Soziale Phobie auf (NCA)
- 75% der Fälle von Sozialer Phobie beginnen vor dem 16. Lebensjahr
- Sowohl Überbehütung durch die Eltern als auch deren Zurückweisung sind Risikofaktoren für Soziale Phobie und korrelieren mit einer höheren Lebenszeitprävalenz (EDSP-Studie)
- Der Verlauf einer Sozialen Phobie ist oft chronisch und besonders ungünstig bei niedrigem Bildungsniveau, frühem Beginn und Komorbidität (NCA)
- Soziale Phobie wird im Vergleich zu ihrem hohen Vorkommen zu selten diagnostiziert bzw. häufig verkannt. Sozialphobiker suchen auch seltener Psychotherapeuten auf.

5.3 Erklärungsmodell

Auch für die Soziale Phobie gibt es bislang noch keine allgemein gültige Theorie. Die Angst vor negativer Bewertung ist gemäß den Ergebnissen der Zwillingsforschung moderat vererbbar und dieselben Gene, die diese negative Bewertung beeinflussen, nehmen wiederum Einfluss auf eine ganze Reihe von angstbezogenen Persönlichkeitseigenschaften (Stein et al., 2002). Bei der Genese von Sozialer Phobie ist immer davon auszugehen, dass sowohl genetische Faktoren als auch belastende Lebensereignisse für das Auslösen der Störung mit verantwortlich sind (Mathew et al., 2001).

Zur allgemeinen Einstimmung auf die Angst von Sozialphobikern wird auf das Erklärungsmodell von Panik und Agoraphobie verwiesen (S. 46). Das empirisch abgesicherte multifaktorielle kognitive Modell der Sozialen Phobie von Clark und Wells (1995), das auf der Theorie von Beck et al. (1985) aufbaut, gilt derzeit als ein relativ umfassendes Modell (Stangier et al., 2003a). Von zentraler Bedeutung darin ist die kognitive Repräsentation des Selbst, also das Bild, das sich Patienten mit Sozialer Phobie von sich selbst machen: Dieses Selbstbild ist entsprechend ihren Erwartungen negativ verzerrt.

Sozialphobiker neigen verstärkt zu *Selbstaufmerksamkeit*: Sie achten akriebisch auf Anzeichen von Peinlichkeiten oder Versagen im eigenen Verhalten und vor allem wie es auf andere wirkt. So wird ihre Angst vor Erröten beispielsweise durch negative Selbstbeobachtung ausgelöst und intensiviert (vgl. Bögels et al., 2002). Demgegenüber nehmen Panik- und Agoraphobiepatienten ihre körperlichen Symptome als Hinweis auf Kontrollverlust oder auf eine drohende Erkrankung mit tödlichem Ausgang. Sozialphobiker erliegen ebenfalls typischen Denkfehlern, insbesondere den negativen Fehlattributionen von Angstsymptomen, die sie ihren Angstthemen entsprechend für Belege der Abwertung durch andere halten. Ähnlich wie bei Personen mit Panikstörung und Agoraphobie werden auch bei ihnen kognitive Prozesse und Körperempfindungen durch erhöhte Selbstaufmerksamkeit hochgeschaukelt, sie münden in einen Teufelskreis der Angst und verstärken sich wechselseitig.

Ebenso wie Agoraphobiker neigen Patienten mit Sozialer Phobie zu gesteigertem *Sicherheitsverhalten* (S. 50): Auch sie greifen zu kognitiven und Verhaltensstrategien, um in kritischen Situationen, die sich nicht vermeiden lassen, die Angst abzuschwächen.

Einige verstecken z.B. ihre Angst vor dem Erröten unter Make-up, manche heben die Tasse mit beiden Händen, um das Zittern zu unterdrücken, und andere nehmen ein Beruhigungsmittel vor dem Aufsuchen einer Angstsituation. Sicherheitsverhalten ist eine Variante von Meideverhalten, das die Gewöhnung an Angst verhindert. Begleiterscheinungen des Sicherheitsverhaltens sind Defizite an sozialen Fertigkeiten.

Antizipatorische Verarbeitung: Zu den kognitiven Anteilen des Modells von Clark und Wells gehören negative automatische Gedanken, die schon im Vorhinein den Sozialphobiker zu der Überzeugung bringen, er würde sich in der Angstsituation blamieren. Solche Befürchtungen fußen meist auf früheren peinlichen Erlebnissen, die eine geradezu „traumatisierende" Wirkung hatten. Vielleicht ist der Sozialphobiker in der Klasse einmal ausgelacht worden, nachdem er herumgestammelt hat, weil er nichts wusste. Die Angst vor erneuter Blamage kann zu Meidereaktionen führen, z.B. sich nicht mehr melden, oder die Erwartungsangst mobilisiert Sicherheitsvorkehrungen, z.B. vorher im Schulbuch nachsehen.

Nachträgliche Verarbeitung: Im Anschluss an eine Angstsituation überprüft der Sozialphobiker sein eigenes Verhalten und die Reaktionen der anderen besonders kritisch und bewertet sie tendenziell verzerrt zu seinen Ungunsten. Er ist davon überzeugt, die anderen sähen ihm die Angst genauso an, wie sie in ihm lodert. Tagelang grübelt er über sein peinliches Verhalten in der Situation und erinnert sich selektiv an negative, selbstbezogene Momente der Interaktion. Dadurch werden seine dysfunktionalen automatischen Gedanken und unrealistischen Überzeugungen aufrechterhalten.

Ergänzend lässt sich das Erklärungsmodell durch zwei weitere Eigenschaften, dem Temperament und dem Perfektionismus. Temperament ist eine Verhaltensdisposition, die aufzeigt, wie sensitiv sich das Individuum gegenüber Reizen, der Intensität von Reaktionen und der Regulation von inneren Zuständen wie Aufmerksamkeitssteuerung, Stimmungsschwankungen oder Wach-Schlaf-Rhythmus verhält (Asendorpf, 2004). Nach dem *Temperaments-Modell* von Kagan (1989) ist die persönliche Eigenschaft Verhaltenshemmung ein Risikofaktor für soziale Angst. Aufgrund von erblicher Belastung und/oder chronischem Stress neigen gehemmte Kinder zu einer erhöhten Reaktion des sympathischen Nervensystems, insbesondere zu einem dramatischen Anstieg der Herzfrequenz. Sie haben zudem eine besonders niedrige Reizschwelle für unbekannte und neuartige Herausforderungen und versuchen, sie zu vermeiden.

Auch die Persönlichkeitseigenschaft *Perfektionismus* wird außer mit Depressionen und Essstörungen zusätzlich noch mit Sozialer Phobie in Verbindung gebracht (O'Connor et al., 2003; Flett et al., 2002; Hewitt et al., 2003; Rosser et al., 2003). Perfektionismus führt aber nur in Wechselwirkung mit anderen Eigenschaften und Lebensereignissen zu psychopathologischen Reaktionen. Unter Perfektionismus wird das Bedürfnis einer Person verstanden, ehrgeizige Ziele zu erreichen und vollkommen zu erscheinen. Perfektionismus enthält demnach folgende Komponenten (Rosser et al., 2003): (1) Die Sorge, Fehler zu machen (kritische Selbstbewertung), (2) Zweifel über die Qualität des eigenen Handelns und (3) Kritik der Eltern (gerade sie werden als besonders kritisch erlebt). Diese Komponenten sind mit der Angst vor sozialen Situationen verbunden, selbst wenn die Variablen Depression und Neurotizismus kontrolliert werden.

Viele Sozialphobiker sind der Überzeugung, sie werden nur dann geschätzt, wenn sie perfekt erscheinen. Während sie stärker zu einem sozial vorgeschriebenen, *fremdbestimm-*

ten Perfektionismus neigen, haben Panik- und Agoraphobiepatienten (S. 51) demgegenüber eine Form von Perfektionismus entwickelt, der *selbstorientierter* und intrinsisch motiviert ist (vgl. Hewitt et al., 2003).

Die Eigenschaft Perfektionismus ist nicht per se ein Risikofaktor für psychische Störungen. Versuchen aber Personen mit perfektionistischer Haltung, ihre Probleme mit Vermeidungsverhalten zu lösen, dann stellen sich Hoffnungslosigkeit und Sorgen ein. Entscheiden sie sich hingegen immer wieder für die Bewältigung von problematischen Situationen, dann werden sie nicht depressiver als der Durchschnitt der Bevölkerung (O'Connor et al., 2003).

Vorteilhaft für die therapeutische Zusammenarbeit mit Perfektionisten, wie es viele Sozialphobiker sind, ist ihr großes Bedürfnis nach Anerkennung und sozialer Unterstützung. Sind Patienten mit Sozialer Phobie und perfektionistischer Neigung jedoch grundsätzlich nicht bereit, über Dinge zu sprechen, die sie in den Augen anderer als weniger vollkommen erscheinen lassen, dann dürfte es ihnen auch schwer fallen, sich in der Therapie zu öffnen. Denn in den therapeutischen Gesprächen bittet der Therapeut sie ja um etwas, was sie seit Jahren bekämpfen und vermeiden. Das muss der Therapeut im Auge haben.

Abbildung 4 (S. 126) veranschaulicht das individuelle Störungsmodell von Clark und Wells (1995) an einem konkreten Beispiel.

5.4 Diagnostische Vorgehensweise

Es gibt eine ganze Reihe von standardisierten, empirisch ausreichend abgesicherten Fragebögen zur diagnostischen Einschätzung von Sozialer Phobie, unter anderen:

- Die Soziale Interaktions-Angst-Skala (SIAS), ein *Selbstbeurteilungsverfahren* von Mattick und Clarke, deutsche Version von Stangier, Heidenreich, Berardi, Golbs und Hoyer (1999; Stangier & Heidenreich, in Vorbereitung); sie erfasst soziale Angst in *sozialen Interaktionssituationen*
- Die Soziale Phobie-Skala (SPS) dient als Selbstbeurteilungsbogen der Einschätzung von Angst in *Leistungssituationen*, in denen die befragte Person durch andere beurteilt und bewertet wird. Es empfiehlt sich, beide Skalen gemeinsam vorzulegen (Stangier et al, 2003a; Stangier & Heidenreich, in Vorbereitung)
- Das Social Phobia and Anxiety Inventory (SPAI) von Turner, Beidel, Dancu und Stanley (1989), deutsche Version von Fydrich, Scheurich und Kasten (1995), erfasst sowohl sozialphobische als auch agoraphobische Symptome
- Die Liebowitz-Soziale-Angst-Skala (LSAS) (Liebowitz, 1987), deutsche Version von Stangier und Heidenreich (Stangier et al., 2003a; CIPS, 2005; Stangier & Heidenreich, in Vorbereitung), ist ein *Fremdbeurteilungsverfahren* zur Einschätzung von Angst und Vermeidung in Leistungs- und Interaktionssituationen.

Um zu einer ganz individuellen Einschätzung der Sozialen Phobie zu gelangen, wird der Patient möglichst über einige Wochen oder sogar über den gesamten Therapieverlauf hinweg um *Selbstbeobachtung* gebeten, der Einfachheit halber wieder im Rahmen eines *Angsttagebuchs* in tabellarischer Form. Bei Sozialphobikern ist zu berücksichtigen, dass sie ihre negativen Kognitionen oft nicht registrieren, sondern nur die Angstgefühle, körperlichen Symptome und Meidereaktionen. Deshalb sollten ihre Angstkognitionen besonders unter die Lupe genommen werden. Am besten wird an das tabellarische Angsttagebuch (S. 57) noch eine 9. Spalte angehängt, in die der Patient seine negativen Gedanken einträgt, die nach Verlassen der sozialen Angstsituation in ihm aufkommen. Von Bedeutung ist oft, ob er die jeweilige soziale Situation (Spalte 3) freiwillig aufgesucht hat oder nicht.

5.5 Therapie

Wesentliche therapeutische Bausteine für die kognitiv-verhaltenstherapeutische Behandlung von Sozialer Phobie

- Konfrontation in sensu und in vivo mit gefürchteten sozialen und Leistungssituationen
- interozeptive Konfrontation gegenüber dem(n) besonders gefürchteten Angstsymptom(en) (Erröten, Schweißausbruch, Zittern usw.)
- kognitive Therapie der negativen automatischen Gedanken und dysfunktionalen Grundannahmen bei der ängstlichen Selbstbeobachtung vor und während der Angstsituation sowie der nachträglichen Verarbeitung von subjektiv peinlichen Erlebnissen
- Selbstbehauptungs- und Problemlösetraining zur Stressbewältigung
- Gesundheitsverhalten.

Das folgende Behandlungsprogramm berücksichtigt die zentralen Elemente des kognitiven Modells.

Kasten 7: Therapeutischer Leitfaden für die kognitive Verhaltenstherapie bei Sozialer Phobie (in Anlehnung an Clark und Wells, 1995, sowie Stangier, Heidenreich und Peitz, 2003a)

- *Vorgespräch(e)*
  - Exploration, Ausfüllen von Fragebögen, Selbstbeobachtung
  - Einführung eines *Angsttagebuchs* (S. 57)
  - Ableitung eines *individuellen Störungsmodells* (Abbildung 4, S. 126)
  - Einführung eines *Positiv-Tagebuchs*
- *Verhaltensexperimente im Rollenspiel* zur Vorbereitung auf Konfrontation in vivo (mit Video-Feedback):
  - Exploration von Sicherheitsverhalten
  - Verhaltensexperimente im Rollenspiel mit anschließender Auswertung von Auftreten, Wirkung auf andere und gefühlsmäßiger Verfassung:
  1. Negative Selbstaufmerksamkeit und Sicherheitsverhalten wie gewohnt
  2. Externalisierung der Aufmerksamkeit und Unterlassen von Sicherheitsverhalten
  3. Nochmals negative Selbstbeobachtung mit Sicherheits- und Meideverhalten
- *Konfrontation in vivo* (S. 68)
- *Kognitive Therapie der automatischen Gedanken und dysfunktionalen Grundannahmen* – Einführung eines *Gedankentagebuchs*
  - Erwartungsangst

- Nachträgliche Fehlverarbeitung
- Identifizieren und Überprüfen automatischer Gedanken in Angstsituationen

• Folgende therapeutische Vorgehensweisen werden in den Therapieprozess integriert:
  - Problemlösetraining
  - Selbstbehauptungs- und Selbstsicherheitstraining
  - Gesundheitsverhalten, v. a. Sport mit anderen (sozialer Aspekt) und PME
  - Gespräche mit Angehörigen/Nahestehenden
• Therapieabschluss, Rückfallprophylaxe, Post-Testung, Evaluation, Planung der weiteren Arbeit in Selbsthilfe, Vereinbarung einer Ein-Jahres-Katamnese
• Falls Therapieerfolge ausbleiben, werden unspezifische Therapiemethoden angeboten:
  - Training in bewusster Beachtung (S. 94)
  - paradoxe Intervention (S. 94)
  - intensiviertes Training in sozialen Fertigkeiten (S. 249).

Die auslösenden und aufrechterhaltenden Bedingungen der Sozialen Phobie lassen sich mithilfe des *Angsttagebuchs* über einen längeren Zeitraum hinweg verfolgen. Dadurch wird die realistische Selbstwahrnehmung des Patienten verfeinert. Ist er bereit, das Angsttagebuch fortzusetzen, liefert die laufende Selbstbeobachtung Material für aktualisierte Verhaltensanalysen (S. 60) und stellt somit auch ein hervorragendes Evaluierungsinstrument (S. 97) für therapeutische Wirkungen dar.

Die mithilfe der Selbstbeobachtung und den in Tabelle 2 aufgelisteten explorativen Fragen (in Anlehnung an Clark & Wells, 1995, sowie Stangier et al., 2003a) gewonnenen Informationen ermöglichen die Ableitung eines individuellen Störungsmodells, das dem Patienten möglichst in schriftlicher Ausführung mitgegeben wird. Die Fragen werden entsprechend der Gesprächsführungsmethode „geleitetes Entdecken" (S. 59) gestellt, weil damit der Patient dazu angeregt wird, die Störungsbedingungen und ihre Zusammenhänge selbst zu entdecken.

Die im Angsttagebuch protokollierte Selbstbeobachtung des Sozialphobikers liefert eine Datenbank für die kontinuierliche Exploration seiner Angstgedanken, -symptome und Meidereaktionen sowie für die Bearbeitung seines negativen Selbstbilds (vgl. S. 251). Da viele Sozialphobiker zu einem ausgesprochen unvorteilhaften Selbstbild neigen und die damit assoziierten Grundannahmen meist extrem beharrlich sind, wird in der Mehrzahl der Fälle eine längere Therapie notwendig sein als bei Patienten mit Panikstörung und Agoraphobie. Zudem sind sozialphobische Patienten meist sehr pessimistisch und erinnern sich überzufällig an viele negative Erlebnisse, mit denen sie ihre hyperkritischen Selbstannahmen untermauern. Es wird den Therapeuten von daher viel Zeit und Geduld kosten, um die Aufmerksamkeit des Sozialphobikers von seiner antizipatorischen und nachträglichen Fehlverarbeitung abzuziehen und ihn mehr mit seinen persönlichen Stärken und den angenehmen Seiten seiner Lebensführung vertraut zu machen.

Tabelle 2: Explorative Fragen zu wesentlichen Elementen des kognitiven Modells der Sozialen Phobie von Clark und Wells (1995, vgl. auch Abbildung 4)

Elemente des Modells	**Explorative Fragen**
Antizipation kognitiver Verarbeitung	Was könnte Schreckliches passieren? Inwieweit hätten Sie Einfluss darauf?
Gedanken	Was haben Sie befürchtet? Was haben Sie gedacht, als Sie in der Angstsituation waren?
Angstsymptome	Als Sie meinten, die von Ihnen gefürchtete Katastrophe würde eintreten, was haben Sie sich da vorgestellt? Wie auffällig meinen Sie, sind Ihre Angstsymptome? Was würde es für Sie bedeuten, wenn andere diese Angstsymptome bemerken?
Sicherheitsverhalten	Was haben Sie unternommen, um – zu verhindern, dass das von Ihnen befürchtete Ereignis/ Symptom eintritt? – sicher zu stellen, dass Sie einen guten Eindruck hinterlassen? – Ihre Angstsymptome unter Kontrolle zu halten? – zu vermeiden, dass die Aufmerksamkeit auf Sie gelenkt wird?
Konzentration auf Gedanken, Gefühle und äußeres Erscheinungsbild	Als Sie befürchteten, dass Angst auftreten und Sie sich (z. B.) blamieren würden, – worauf haben Sie da Ihre Aufmerksamkeit gerichtet? – etwa auf sich selbst oder auf Ihr Aussehen? – wie sahen Sie Ihrer Einschätzung nach aus? – haben Sie sich vorgestellt, wie Sie auf andere wirken?
Nachträgliche kognitive Verarbeitung	Haben sich Ihre Befürchtungen bewahrheitet? Wie auffällig waren Ihre Angstsymptome? Inwieweit wurden sie von anderen bemerkt? Was haben die sich wohl dabei gedacht? Welche Auswirkungen wird dies auf deren Urteil über Sie haben?

5.5.1 Individuelles Erklärungsmodell der Sozialen Phobie

Aus den diagnostischen Erkenntnissen über frühe Angsterfahrungen, negative automatische Gedanken, Sicherheitsverhalten, negatives Selbstbild und Fremdbild (das heißt, wie der Sozialphobiker glaubt, von anderen gesehen zu werden), lässt sich ein *individuelles Störungsmodell der Sozialen Phobie* ableiten. Hier ist exemplarisch das Störungsmodell eines 29-jährigen Studenten für seine Angst vor Menschen, insbesondere vor attraktiven Frauen, abgebildet (vgl. Behandlungsbeispiel Marcel, S. 134):

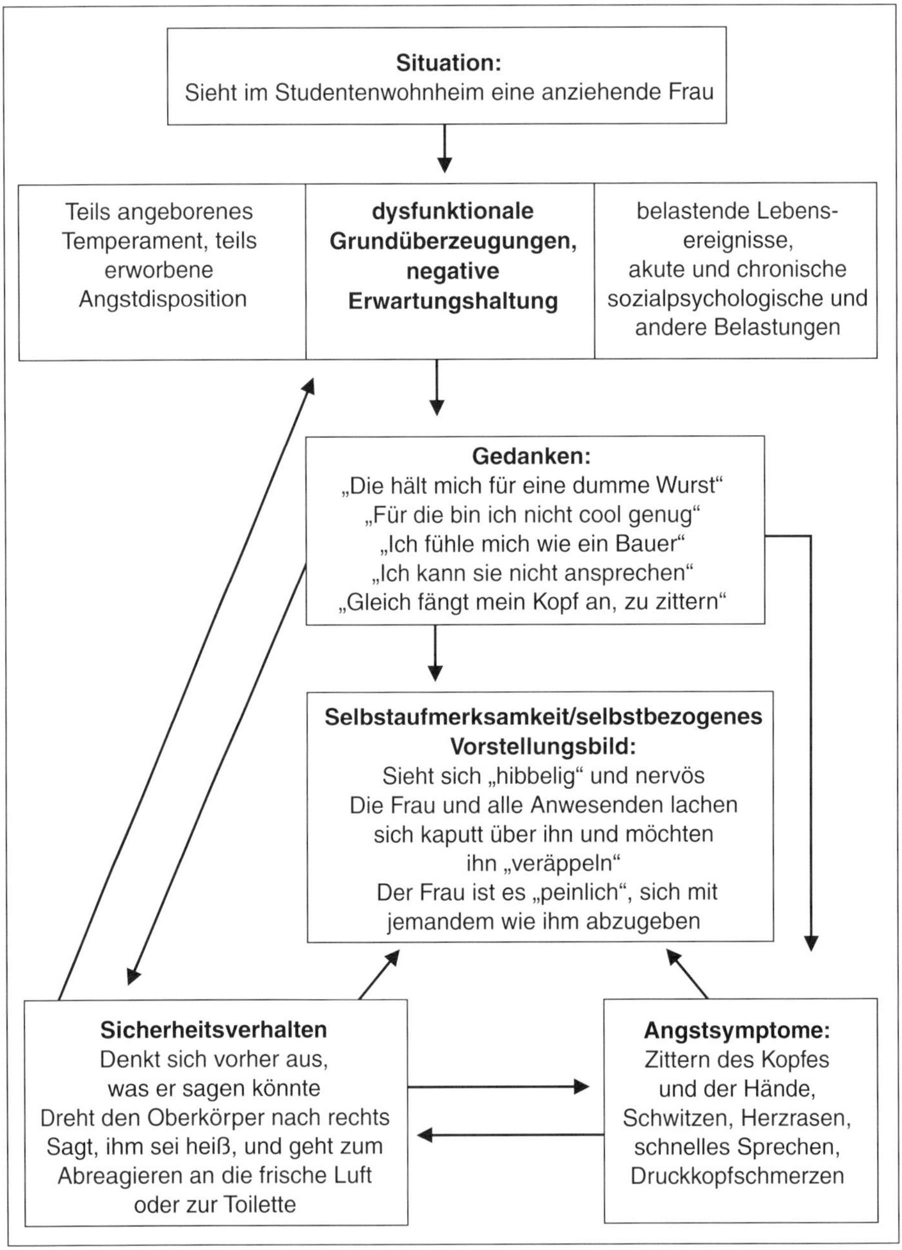

Abbildung 4: Erklärungsmodell nach Clark und Wells (1995) am Beispiel eines jungen Mannes mit Angst vor dem Ansprechen von Frauen

Das negative Selbstbild von Patienten mit Sozialer Phobie ist persistierend. Um eine ausgewogenere Selbstwahrnehmung zu fördern, ihre negativen Grundannahmen zu destabilisieren und eine differenzierte Sicht der eigenen Person zu erreichen, werden folgende Schritte eingeleitet (Stangier et al., 2003a, in Anlehnung an Greenberger et al., 1995):

- Vor allem depressiv gefärbte Patienten notieren ausschließlich positive Kognitionen und Erfahrungen in einem *Positiv-Tagebuch* (sie sollen sich bemühen, täglich angenehme Erlebnisse und schöne Empfindungen darin festzuhalten)
- Hinsichtlich einzelner persönlicher Eigenschaften nehmen sie differenzierte Vergleiche mit sympathischen und weniger sympathischen Bekannten vor
- Zur Identifikation von Ungereimtheiten und Widersprüchen zu den aktuellen negativen Grundannahmen des Sozialphobikers werden frühere angenehme Erlebnisse und gute soziale Beziehungen genauer beleuchtet.

5.5.2 Verhaltensexperimente im Rollenspiel

Rollenspiele können sowohl zu diagnostischen Zwecken als auch für therapeutische Fortschritte eingesetzt werden, einmal z. B. als Verhaltensübung und dann als Konfrontationsübung. In spielerischer Form übt der Patient bestimmte Aspekte einer Rolle, um die psychosozialen Voraussetzungen des (sozialen) Verhaltens in einer Situation – ohne reale Konsequenzen – so zu lernen, dass er sie dann in der echten Situation erfolgreich einsetzen kann (Hinsch et al., 1998). Die Themen für Rollenspiele können spontan gewählt oder vorgegeben werden und vergangene oder zukünftige Situationen betreffen.

In der Einzeltherapie kann ganz individuell auf die Ängste und Probleme des Patienten eingegangen werden. Um seine Leistungsängste zu vermindern, wird ihm Sinn und Zweck der therapeutischen Methode Rollenspiel erläutert (vgl. S. 252). Rollenspiele können beliebig wiederholt und gründlich besprochen werden, solange bis die gemeinsam gesetzten Ziele erreicht sind. Der Patient erhält viel Feedback und Verstärkung für das Experimentieren mit neuen Verhaltensweisen und Problemlösungen (S. 89).

Nach Möglichkeit werden Rollenspiele mit einem *Videogerät* dokumentiert. Fast jeder Sozialphobiker erklärt sich spontan bereit zu solchen Aufnahmen, schon aus Neugierde wie er wohl wirkt. Einige Passagen der aufgenommenen Übungen können sofort im Anschluss angesehen und gemeinsam begutachtet werden.

Entsprechend dem Modell von Clark und Wells (1995) werden Verhaltensexperimente zur Untersuchung der Informationsverarbeitung des Patienten im Rollenspiel durchgeführt. Dabei werden die Modellkomponenten

- Selbstaufmerksamkeit (wir verwenden den Begriff negative Selbstbeobachtung)
- sichtbare Auswirkungen der Angst, die der Patient zu zeigen glaubt, und
- Sicherheits- und Vermeidungsverhalten

herausgearbeitet und im Hinblick auf ihre auslösenden und aufrechterhaltenden Wirkungen auf die soziale Angst diskutiert. Der Patient lernt wie unrealistisch seine Überzeugungen sind. In der Folge kann er sich leichter auf die Konfrontation mit der Angst einlassen.

Dem oft so selbstkritisch und pessimistisch eingestellten Sozialphobiker liefert Videofeedback realistische Informationen über sein Aussehen, Auftreten und Sicherheitsverhalten. Damit kann er sich buchstäblich ein eigenes Bild machen. Die fotogetreue Spiegelung erleichtert es ihm, sein negatives Selbstbild zu überprüfen. Derart präzise Rückkopplungen beeinflussen seine Selbsteinschätzung hinsichtlich seiner Wirkung auf andere. Außerdem hilft die Fremdeinschätzung des Therapeuten, manche seiner Befürchtungen zu korrigieren. Mittels Videoaufnahmen hat es der Therapeut überdies leichter, dem Patienten einige Veränderungen der Körperhaltung, Gestik und Mimik plausibel zu machen. Zum Beispiel kann der Patient seine Blickrichtung verbessern, einen teilnahmsvolleren Gesichtsausdruck aufsetzen oder seine lasche Körperhaltung straffen.

Videoaufzeichnungen haben demnach ganz praktische Vorteile. Sie sind besonders anschaulich und lassen viele Detailansichten zu. So kann an jeder Stelle des Videofilms angehalten werden, um Besonderheiten im Auftreten und Verhalten des Patienten hervorzuheben.

Zum Durchführen von Verhaltensexperimenten im Rollenspiel eignen sich vor allem Situationen, in denen *Angst von mittelstarker Intensität* aufkommt, z. B. Prüfungssituationen, Vorladung beim Chef oder freies Sprechen in großer Gruppe. Folgende Schritte sind empfehlenswert (in Anlehnung an Clark & Wells, 1995 sowie Stangier et al., 2003a):

- Zur Vorbereitung der Verhaltensexperimente werden zunächst nochmals Verhaltensanalysen durchgeführt, um die Tendenz des Patienten zu negativer Selbstbeobachtung, Fixierung auf die sichtbaren Auswirkungen der Angst, Sicherheitsverhalten und entsprechenden Kognitionen zu aktualisieren.
- Dann wird in drei Rollenspielen hintereinander eine typische Angstsituation durchgespielt und mit Videokamera aufgenommen. Im 1. Rollenspiel zeigt der Patient bewusst seine übliche negative Selbstbeobachtung und das gewohnte Sicherheitsverhalten. Im 2. Rollenspiel bemüht er sich, seine Konzentration auf die externale Situation zu richten, ohne negative Selbstbeobachtung und Sicherheitsverhalten zu zeigen. Im 3. Rollenspiel, führt er wieder sein übliches Angstverhalten im Übermaß vor. Auf diese Weise *erfährt* er, welche Auswirkung eine erhöhte bzw. erniedrigte Selbstaufmerksamkeit auf sein Angsterleben (Erröten, Zittern etc.) hat und wie seine Sicherheitsvorkehrungen das Angsterleben ungünstig beeinflussen.

Beispiel:
Marcel könnte im ersten Rollenspiel auf das für ihn höchst peinliche Zittern von Kopf und Händen achten und den Oberkörper wegdrehen, während er im zweiten Rollenspiel das Mädchen bewusst anschaut, ihre äußerlichen Vorzüge wahrnimmt, sich stärker auf das Gespräch konzentriert und nach Möglichkeit eine lockere, zugewandte Körperhaltung einnimmt. Im dritten Rollenspiel zeigt er dann wieder seine gewohnten Meidereaktionen.

- Die in den unterschiedlichen Rollenspielen erlebten Modellkomponenten werden vergleichend betrachtet und analysiert.
- Mit geleitetem Entdecken verhilft der Therapeut dem Patienten zu wesentlichen Einsichten. Der Patient gelangt zu Schlussfolgerungen bezüglich seiner negativen Selbstaufmerksamkeit und seinem Sicherheitsverhalten. Er erkennt wie kontraproduktiv sein Vermeiden ist und wie er zu Unrecht meint, andere halten ihn für gestört oder schwach.

Beispiel:
Marcel benötigt nur eine einmalige videobegleitete Serie von Rollenspielen, um die aufrechterhaltenden Bedingungen seiner sozialen Angst zu erkennen. Um sich aber seine negative Selbstbeobachtung und Selbsteinschätzung sowie seine Meidereaktionen abzugewöhnen, braucht er wesentlich länger. Für diese Ziele sind noch zahlreiche Konfrontationsübungen und kognitive Therapieschritte erforderlich.

Selbst wenn Patienten objektiv den Videoaufnahmen entnehmen können wie wenig ängstlich sie *wirken*, ändert dies noch nicht ihre wirklichkeitsferne Überzeugung. Zumindest gerät ihre Überzeugung aber ins Wanken. Durch Videofeedback erkennen sie auch wie wenig ihre persönliche Erscheinung als vielmehr ihr Sicherheitsverhalten dazu beiträgt, sie auffällig erscheinen zu lassen:

Bei diesen Trockenübungen gibt es bisweilen Schwierigkeiten dergestalt, dass manche Patienten im Rollenspiel zu wenig Angst erleben oder das eigene Sicherheitsverhalten nicht beeinflussen können. Der Therapeut reagiert flexibel darauf und geht entweder gleich zur Konfrontation in vivo über oder coacht den Patienten noch mehr in angstbewältigendem Verhalten ohne Sicherheitsvorkehrungen.

5.5.3 Konfrontation in vivo

Mittlerweile dürfte der Patient bereit sein für Konfrontation in vivo (S. 68) in natürlichen Situationen. Auch Sozialphobiker arbeiten möglichst mit Exposition in Selbstorganisation und bemühen sich dabei, die negative Selbstbeobachtung und das Sicherheitsverhalten zu unterlassen.

Soziale Angstsituationen sind nicht so leicht vorhersehbar und oft mehrdeutiger als agoraphobische Situationen. Das Hineingehen in soziale Angstsituationen sollte deshalb vorher gründlich abgesprochen werden. Wie bei der Behandlung von panischen und agoraphobischen Ängsten wird eine *Angsthierarchie* erstellt und dabei die negativen Erwartungen des Patienten nochmals präzise dargestellt, z.B. wie er etwas Dummes sagt, rot wird oder stottert, bzw. die anderen über ihn mitleidig lächeln, den Kopf schütteln oder sich abwertend über ihn äußern. Zur Bestimmung der Angstintensität wird eine Angstskala von 1 bis 10 herangezogen und vor der Expositionsübung sowie in der Angstsituation die Intensität der Befürchtungen jeweils skaliert.

Als Hausaufgabe übt der Angstpatient nun laufend Konfrontation und das Unterlassen von Selbstaufmerksamkeit, Sicherheits- und Vermeidungsverhalten. Anfangs geht er graduell vor und sucht in seinem natürlichen Umfeld zunächst Angstsituationen auf, die leichte bis mittelschwere Angst auslösen. Dabei richtet er seine Konzentration auf die reale Angstsituation und vor allem auf die Kommunikation mit anderen. In der nachträglichen Verarbeitung seiner Angstbewältigungsversuche bemüht er sich, die gelungenen Momente herauszustreichen und im Positiv-Tagebuch festzuhalten.

Im normalen Alltag übt er, wann immer er Gelegenheit findet, sich der Angst vor Blamage zu stellen, und versucht, keine unangenehme Situation auszulassen. In jeder Sitzung werden seine Konfrontationserfahrungen, Fortschritte und Rückschläge analysiert. Auf diese Weise kommt er allmählich dazu, realistischer zu sehen, welche negativen Erwartungen sich bewahrheitet haben und welche nicht, und ob die Leute tatsächlich belustigt oder ablehnend auf sein Verhalten reagiert haben oder nicht. Zu seiner Überraschung stellt er immer wieder fest, dass die Leute sein auffälliges Verhalten wirklich kaum oder gar nicht zur Kenntnis nehmen.

Falls Patienten bei Konfrontationsübungen in vivo keine nennenswerten Befürchtungen und Angstsymptome erleben, können sie in der Situation das blamable Verhalten absichtlich hervorrufen (Butler et al., 1995) wie bei paradoxer Intervention (S. 94). Sie lernen besonders viel, wenn sie absichtlich stammeln, stottern, zittern, jemanden anstarren oder ein volles Glas umkippen. In dem Moment konfrontieren sie sich mit ihrer schrecklichsten Befürchtung und stehen auf höchst peinliche Weise im Zentrum der Aufmerksamkeit. Natürlich wird daraus keine große Blamage, denn die Leute verurteilen so etwas im Allgemeinen nicht. Indem Patienten sich das Symptom verschreiben, haben sie zudem alles besser unter Kontrolle. Damit machen sie viele neue, entlastende Erfahrungen.

Schließlich kann der Patient seine negativen Befürchtungen auch noch überprüfen, indem er vertraute oder auch weniger bekannte Personen danach fragt, was sie ganz allgemein von Erröten, Versprechen, Stolpern oder anderen peinlichen Verhaltensweisen halten, die manche in der Öffentlichkeit zeigen. Meist sind die Reaktionen der von ihnen Befragten sehr viel toleranter als ihre eigene Erwartungshaltung. Bei Vertrauenspersonen kann der Sozialphobiker außerdem eine direkte *Wahrnehmungsüberprüfung* vornehmen, indem er sie nach ihrer Einschätzung zu seinem Zittern oder Erröten fragt. Gegebenenfalls wird dieses Anfragen vorher im Rollenspiel geübt.

Nicht zuletzt können Patienten mit sozialen Ängsten Nahestehende konkret nach dem Fremdbild (S. 251) zu ihrer Person fragen. Am besten, sie halten die Antworten schriftlich fest, weil sonst ihr negativer Gedächtnis-bias wieder schnell verzerrend wirkt. Oder sie geben ihren Bezugspersonen einige Fragen zum Fremdbild, das sie sich vom Patienten machen, und bitten um schriftliche Antworten. Das unerwartet wohlwollende Urteil ist in der Regel ein schönes Aha-Erlebnis für Patienten mit Sozialer Phobie.

5.5.4 Kognitive Therapie

In Verhaltensexperimenten und Konfrontationsübungen wurden individuelle Denkfehler sowohl bei der antizipatorischen als auch bei der nachträglichen Informationsverarbeitung des Patienten entdeckt. Die Inhalte der negativen automatischen Gedanken und Überzeugungen werden nun herausgearbeitet, analysiert und in vielen Disputationen mit der Wirklichkeit in Einklang gebracht.

Sozialphobische Ängste werden ebenso wie andere phobische und panische Ängste durch irrationale Befürchtungen von Katastrophen aufrecht erhalten, deren Inhalte sich in der Regel um Blamage und Versagen in der Öffentlichkeit drehen. Das dominierende Angstthema ist soziale Abwertung in sozialen und Leistungssituationen. Geprägt durch frühere schrecklich peinliche Erlebnisse kreisen die Gedanken des Sozialphobikers um den für ihn denkbar schlechtesten Ausgang der Situation. Ganz pessimistisch meint er, sich fürchterlich zu blamieren oder blamiert zu haben, weshalb die Leute tuscheln und sich über ihn lustig machen. Für ihn sind soziale Angstsituationen Bedrohungsszenarien, in denen er am liebsten im Erdboden versinken oder flüchten würde. Unter dem Eindruck derart negativer Erwartungen traut er sich nur mit Sicherheitsvorkehrungen in Angstsituationen hinein.

Um negative antizipatorische und nachträglich verarbeitende Gedanken zu verändern, ist es hilfreich, ein *Gedankentagebuch* zu führen. Stangier et al. (2003a) haben einen Leitfaden dafür entwickelt, in den die 5-Spaltentechnik von A.T. Beck (1992a) eingebaut ist. Das Gedankentagebuch dient der Modifikation von dysfunktionalen Gedanken. Damit lernen Patienten, Einfluss auf ihre Erwartungsängste zu nehmen. Stangier et al. (2003a) bringen als Beispiel einen Ausschnitt aus dem Gedankentagebuch eines Patienten, der Angst hat, eine Kollegin anzusprechen (Abbildung 4, leicht modifiziert):

1. Situation (Tag, Zeit)	Verhaltensexperiment: Kollegin ansprechen
2. Gefühl(e) Wie intensiv? (0-100)	Angst, Unbehagen, Unsicherheit 65
3. Negativer automatischer Gedanke (NAG) 1. Was ging mir durch den Kopf? 2. Wie wahr erschien mir der NAG? (0-100)	Sie wird nicht mit mir reden wollen, findet mich eventuell langweilig 75
4. Antwort: Positiver angemessener Gedanke 1. Antwort auf den NAG 2. Wie wahr erschien mir die Antwort? (0-100)	Ich kann es nicht wissen; vorgestern hatte sie mich angelächelt, vielleicht fühlte sie sich geschmeichelt 60
5. Ergebnis: 1. Wie wahr erscheint der NAG jetzt? (0-100) 2. Wie intensiv ist das Gefühl jetzt? (0-100)	35 40
Was ich daraus lerne:	Ich sollte nicht versuchen, „Gedanken zu lesen“

Abbildung 5: Gedankentagebuch zur Veränderung von negativen automatischen Gedanken (Stangier et al., 2003a, nach Beck et al., 1992a)

Die Patienten lernen auf diese Weise, dass es keine „richtigen“ Antworten auf negative automatische Gedanken gibt, dafür aber angemessene Antworten, bei denen sich der Patient wohl fühlt. Folgende Fragen in der Beck'schen Tradition können den Patienten Anregungen geben, realistische Gedanken zu finden:

- Was spricht dafür, was dagegen, dass der negative automatische Gedanke wahr ist? Gibt es eine andere Erklärung?
- Was könnte schlimmstenfalls passieren? Könnte ich es überleben? Was könnte bestenfalls passieren? Was passiert am wahrscheinlichsten?

- Welche Konsequenzen hat meine Überzeugung, dass der negative automatische Gedanke wahr ist? Welche Konsequenzen hätte der positive angemessene Gedanke?
- Wenn ein guter Freund, eine gute Freundin in dieser Situation diesen Gedanken hätte, was würde ich ihm oder ihr sagen?

Für Patienten ist es oft leichter, sich Wie- oder Was-Fragen zu stellen, weil sie bei der Beantwortung wie von selbst beschreibend vorgehen. Problematischer ist es, sich mit dem Warum abzugeben, denn dadurch driften sie leicht in rationale Erklärungen ab und laufen Gefahr, sich zu rechtfertigen. Durch die Konkretisierung der Angstsituation, die sie fürchten, und mithilfe einer Realitätsüberprüfung ihrer Befürchtungen können die Patienten ihre Erwartungsangst mit der Zeit abschwächen.

Den negativen automatischen Gedanken (S. 77) der Patienten liegen in der Regel situationsübergreifende negative Grundannahmen (S. 79) und *Selbstwertprobleme* zugrunde. Die Veränderung dieser Grunderwartungen ist schwieriger und erfordert einen sehr viel längeren Atem. Weil die verbale Exploration und Disputation meist nicht ausreicht, um sie zu modifizieren, wird zusätzlich auf die Erfahrungen zurückgegriffen, die in der Konfrontation und den Verhaltensexperimenten gemacht wurden.

Je nach Zielsetzung lassen sich ganz unterschiedliche Gesprächsführungsmethoden zur Erhellung von Leitideen, Verhaltensregeln und -normen der Sozialphobiker heranziehen. Überschaubar und verhältnismäßig leicht umzusetzen ist die Methode der *problem- und zielorientierten therapeutischen Gesprächsführung* nach Kanfer et al. (2000). Sie ist hilfreich beim Herausarbeiten der Patienten-spezifischen Verhaltensregeln und ihrer Geltungsbereiche. Vorgegangen wird wie folgt:
- Aus den Verhaltensweisen des Patienten, die in der Exploration und im Rollenspiel auffallen, werden die ihnen zugrunde liegenden Regeln abgeleitet: „Also, immer dann, wenn Sie eine attraktive Frau sehen, wenden Sie sich ab und laufen aus der Situation?“ oder „Oft, wenn Ihnen eine attraktive Frau begegnet, haben Sie keine Lust, auf sie zuzugehen?“
- Um festzustellen, ob diese Verhaltensregeln auch für andere Situationen gelten, kann der Therapeut fragen: „Gilt...(Verhaltensregel, in Marcels Fall Wegdrehen, Weglaufen) auch für andere Situationen?“, „Ist...(diese Regel) für Sie immer und unter allen Umständen wichtig, oder gibt es Ausnahmen?“
- Von der Beschreibung einer einzelnen Angstsituation wird in der Folge abstrahiert, wobei die Fragen hilfreich sind: „Machen Sie das immer so?“, „Ist das nur in dieser Situation für Sie wichtig gewesen?“ und „Wann geht/ging es Ihnen ähnlich wie in dieser Situation?“ (Kanfer et al., 2000).

Schließlich sei noch auf eine explorative Hilfe zum Identifizieren von irrationalen Grundannahmen hingewiesen. Young (1990) hat bei seiner wissenschaftlichen Arbeit mit Patienten, die Persönlichkeitsstörungen hatten, eine ganze Reihe möglicher dysfunktionaler Grundannahmen, Leitideen und Denkmuster zusammengetragen (s. Stangier et al., 2003a). Sie sind recht anregend für Therapeuten und Patienten bei der Suche nach negativen Kognitionen. Das gilt vor allem für Patienten mit generalisierter Sozialer Phobie, bei denen einige dieser Grundannahmen extrem ausgeprägt sein können (vgl. Kasten 8).

Kasten 8: Leitfaden für die Suche nach dysfunktionalen Grundannahmen

Dysfunktionale Schemata (Young, 1990)
1. Abhängigkeit/Inkompetenz: Überzeugung, unfähig für die Bewältigung alltäglicher Anforderungen zu sein und ohne die Hilfe stärkerer Personen nicht existieren zu können
2. Unterwerfung: Überzeugung, sich anderen unterordnen zu müssen, um negative Konsequenzen (Aggression, Ablehnung) zu vermeiden
3. Aufopferung: Extreme Unterordnung eigener Bedürfnisse unter die der anderen, um anderen helfen zu können
4. Gefährdetsein/Verletzlichkeit: Überzeugung, durch schwere Katastrophen (finanziell, Natur, Krankheit, Kriminalität) unmittelbar bedroht zu sein
5. Mangelnde Selbstkontrolle: Unfähigkeit, Frustration bei der Erreichung eigener Ziele tolerieren oder die Umsetzung eigener Impulse steuern zu können
6. Emotionale Deprivation: Erwartung, dass eigene emotionale Bedürfnisse nie von anderen erfüllt werden
7. Verlassenwerden/Instabilität: Erwartung, jede Person zu verlieren, zu der man eine emotionale Bindung aufgebaut hat
8. Misstrauen/Missbrauch: Erwartung, dass andere mich ausnutzen, verletzen oder schlecht machen
9. Soziale Isolation/Entfremdung: Erwartung, dass man von der Welt isoliert, anders als andere Menschen oder nicht Teil der Gemeinschaft ist
10. Soziale Unerwünschtheit: Überzeugung, für andere äußerlich unattraktiv, ungeschickt oder ohne sozialen Status zu sein
11. Scham/Verlegenheit: Überzeugung, innerlich mangelhaft und inadäquat zu sein
12. Einseitige oder überhöhte Standards/Unnachgiebigkeit: Überzeugung, dass alles, was man tut, nicht genug ist, oder exzessive Betonung von Werten wie Status, Wohlstand und Macht auf Kosten anderer
13. Misserfolg/Fehlschlag: Erwartung, dumm oder unbegabt zu sein und die Standards von nahestehenden Personen und Gleichaltrigen nicht erfüllen zu können
14. Anspruchshaltung/Selbstbezogenheit: Überzeugung, alles sagen, tun oder haben zu können, was man will, gleichgültig, ob es anderen schadet oder unvernünftig erscheint
15. Emotionale Hemmung: Unterdrückung von Emotionen und Impulsen (insbesondere Ärger), um nicht andere zu verletzen oder um nicht bestraft oder verlassen zu werden
16. Unterentwicklung des Selbst: Überzeugung, keine eigene Identität oder innere Richtung zu haben, Erleben von innerer Leere.

In der Regel leiden Sozialphobiker unter Selbstwertproblemen und halten sich manchmal auf erschreckende Weise für minderwertig, unfähig, langweilig, peinlich, nervig oder wertlos. Der Mehrzahl ihrer dysfunktionalen Überzeugungen liegen extrem unangenehme Erfahrungen – meist aus früher Kindheit – zugrunde: Das können kritische, gereizte und unkontrollierte Behandlungsweisen von engen Bezugspersonen sein oder traumatische Erlebnisse, Stigmatisierungen oder chronische Stressoren. Folglich ist die Bearbeitung der daraus abgeleiteten dysfunktionalen Leitideen von erheblicher Bedeutung zur Verbesserung des Umgangs der Patienten mit Sozialpartnern.

Therapiedauer

Kognitive Verhaltenstherapie bei Patienten mit Sozialer Phobie – und erst recht mit generalisierter Sozialer Phobie – ist meist nicht in Kurzzeittherapie möglich, denn oft liegt eine komplizierte frühe Störung vor, die komorbide mit Negativieren, Pessimismus und depressiven Verstimmungen einhergeht. Für die Behandlung einer *schweren* spezifischen oder generalisierten Sozialen Phobie wird anders als bei Panikstörung und Agoraphobie in der Mehrzahl der Fälle eine Langzeittherapie von 45 Stunden plus 5 probatorischen Sitzungen notwendig sein.

5.6 Therapeutische Effektivität

Die wichtigste therapeutische Vorgehensweise bei Sozialer Phobie, auch zur wirkungsvollen kognitiven Umstrukturierung, ist die Konfrontation in vivo. Zwei Meta-Analysen (Gould et al., 1997; Ruhmland et al., 2001c) zur Wirksamkeit der kognitiven und verhaltenstherapeutischen Therapie bei Sozialer Phobie zeigen, dass Konfrontation in vivo besonders hohe Effektstärken ergibt (1,76 in der Studie von Ruhmland et al., 2001c). Die Ergebnisse blieben bis zu 18 Monaten nach Therapieende konstant, in 2 Studien sogar über 3 bis 5 Jahre. Am zweithöchsten waren die Effektstärken bei kognitiver Umstrukturierung kombiniert mit Konfrontation (1,07).

In einer neueren Placebo-kontrollierten Untersuchung wurden bei 60 Patienten mit *generalisierter Sozialer Phobie* nach DSM-IV die therapeutischen Wirkungen von (1) kognitiver Therapie nach Clark und Wells, (2) Fluoxetin (Fluctin®) kombiniert mit Exposition in Selbstorganisation und (3) Placebo plus Selbst-Exposition verglichen. Die kognitiv-verhaltenstherapeutische Behandlung erwies sich als die durchweg überlegene therapeutische Vorgehensweise – in der Mitte der 16-wöchigen Therapie, am Ende, nach einer 3-monatigen Auffrischungs- und Verstärkungsphase wie auch in der 12-Monats-Katamnese (Clark et al., 2003).

Konfrontation in Verbindung mit kognitiver Umstrukturierung in Einzeltherapie ist eine empirisch solide abgesicherte Therapiemethode zur Behandlung von Patienten mit Sozialer Phobie, die sich vom wissenschaftlich gestützten Behandlungsrahmen gut auf die Therapie in der ambulanten oder stationären Praxis übertragen lässt (Lincoln et al., 2003). In einer kontrollierten Untersuchung der Behandlung von Sozialer Phobie hat sich die *Einzeltherapie* gegenüber der Gruppentherapie – beide entsprechend dem Therapiemodell von Clark und Wells (1995) – bei Therapieende wie auch im Follow-up als überlegene Vorgehensweise gezeigt (Stangier et al., 2003b).

5.7 Behandlungsbeispiel: Junger Mann mit generalisierter Sozialer Phobie (F40.1G) und komorbider Dysthymie (F34.1G) bei ängstlich-vermeidender Persönlichkeit

Marcel, 29 Jahre, studiert Betriebswirtschaft und ist im Abschlussexamen, das sich über 1 ½ Jahre hinzieht. Er kommt auf Empfehlung einer Angstpatientin. Schon als Kind war er schüchtern, seit der Pubertät extrem. In der Öffentlichkeit zittert er bei Erregung an

Kopf und Armen und befürchtet, keinen Einfluss darauf zu haben. Genauso wie er darunter leidet, schimpft er auch darüber. Als Schüler und Student wurde er mehrfach verspottet und ausgelacht, weil er so „hibbelig und nervös" sei. Bei Panikanfällen belastet ihn vor allem dieses Zittern und manchmal auch sein Schwitzen. Er fühlt sich von anderen „kritisch beäugt", weder respektiert noch ernst genommen, und kommt sich deshalb in Gruppen und auf Festen grundsätzlich fehl am Platz vor. Er fürchtet sich vor Menschen, insbesondere Frauen, und ihrem Urteil. Frauen kann er nicht angstfrei ansprechen und auch nicht „im Mittelpunkt von Gruppen stehen". Bislang fehlt ihm jegliche sexuelle Erfahrung, obwohl er große Sehnsucht danach hat. Die Mädchen an der Universität „mag" er nicht, weil sie zu „cool und berechnend" sind. In ihrer Gegenwart komme er sich „wie ein Bauer" vor. Er bevorzugt Spanierinnen, die er von einem Sprachaufenthalt in Spanien her kennt. Überhaupt liebt er das Land und will in ihm leben, weil er meint, mit seiner „Art" dort besser anzukommen. Außerdem hat er Angst vor der beruflichen Zukunft in Deutschland: Assessment-Center-Verfahren, die für eine Anstellung hierzulande erforderlich seien, würde er kaum überstehen und dann auch nicht in Führungsposition gelangen.

Am Leben hat er keinen Spaß mehr, ist immer wieder über Wochen und Monate „traurig und depressiv, träge und melancholisch", schläft dann schlecht und kultiviert negative Kognitionen. Mehrfach erlebte er Phasen mit Suizidgedanken, derzeit nicht. Mit 21 Jahren brachte er sich „um ein Haar" um, weil ihn ein Schulfreund sitzen ließ und er niemanden mehr für die Disco hatte. Marcel steckt voller Widersprüche: Einerseits neigt er zu überhöhten Erwartungen an sich und zur Selbstüberschätzung: Er hält sich für witzig und spritzig, gutaussehend, „sentimental und sensibel" und für leistungsstark, nur spiegeln seine Noten dies nicht so recht wieder, worüber er sich „tierisch" ärgert und sich für verkannt hält. Andererseits hat er starke Insuffizienzgefühle, beneidet Peers um ihre Vorzüge und macht sich oft sehr klein, bezeichnet sich als „dumme Wurst" oder „Weich-Ei". Das Leben hält er insgesamt für ungerecht, vor allem weil er aus „sozial schwachen" Verhältnissen stammt. Der Vater ist Druckermeister.

Bedingungsmodell in Stichworten für die Entstehung seiner generalisierten Sozialen Phobie und Depression:
- Hohes Vorkommen von sozialer Angst in der Kernfamilie – Mutter und Schwester (- 2 Jahre) leiden ebenfalls unter sozialen Ängsten.
- Teils angeborenes Temperament.
- Mütterliches Modell: „Sensibelchen", schüchtern und unfähig, Konflikte auszutragen.
- Väterliches Modell: Ebenfalls motorisch unruhig und noch „ruppiger" als Marcel.
- Die inkonsistente Erziehungshaltung der Eltern hat Marcel entmutigt (operantes Lernen): Die Mutter zauderte viel und hielt ihn dann zurück, während der Vater als „Haudegen" ihn oft bedrängelte und mit kernigen Männersprüchen einschüchterte („Ein Mann hat keine Angst!").
- Marcel sieht sich in seiner „Persönlichkeit" als eine „Kombination von Vater, knüppelhart und aggressiv, und Mutter, die unter verschiedenen Ängsten leidet".
- Fehlende sozial-emotionale Unterstützung in der Schule und in anderen sozialen Bereichen.
- Schließlich hatte er mehrere einschneidende, höchst peinliche Erlebnisse (respondentes Lernen); hier 2 Beispiele:

1. Im Alter von 13 Jahren begann sein Kopf zu zittern, als er vorne in der Kirche stand. Sein Vater zischelte: „Reiß dich gefälligst zusammen!“, was natürlich das Gegenteil bewirkte und Marcel sich maßlos blamiert und hilflos vorkam. Seither hat er Angst, in der Öffentlichkeit zu zittern und sich lächerlich zu machen.
2. In seiner früheren katholischen Studentenkorporation bekam er einmal mit, wie ein Student über ihn sagte, er sei „peinlich“, dabei hatte er „nur herumgeblödelt“. Über diese niederschmetternde Einschätzung war er derart zornig und gekränkt, dass er aus der Verbindung austrat.

– Unter der Examensbelastung sind seine Ängste intensiver.

Abbildung 4 veranschaulicht das Erklärungsmodell für seine Angst vor dem Ansprechen von Frauen (S. 126).

Marcel redet viel, überhastet und laut. Oft versucht er, lustig zu sein, wobei er über seine eigenen Witze lauthals lacht. Er ist tatsächlich geistreich und schlagfertig, gelegentlich erscheint er aber kindlich-albern. Meist wirkt er angespannt und etwas staksig in seinen Bewegungen und schaut einen wenig an. Versucht er, mit Leuten, insbesondere Frauen, ins Gespräch zu kommen, dreht er den Oberkörper ruckartig um 90 Grad nach rechts für einige Minuten. Intellektuell ist er differenziert, im Denken jedoch sehr selbstbezogen; weil er vornehmlich darauf achtet, wie er auf andere wirkt. Immerzu tippt er auf feindselige oder zynisch abwertende Einschätzungen der anderen über ihn. Allein schon. weil er mit der negativen Selbstbeobachtung so viel beschäftigt ist, kann er kaum einfühlsam sein. Zudem wird er schnell erregt, regelrecht hitzköpfig, und macht dann wenig vorteilhafte Äußerungen.

Marcel lebt zwar im Studentenwohnheim, vermeidet aber Geselligkeiten und Freizeitaktivitäten und fühlt sich folglich einsam. Ab und zu trifft er einen Freund in der Kneipe, der ist aber noch depressiver als er. Zudem jobbt er regelmäßig im Büro einer großen Firma, wo er „Handlangerdienste“ macht. Auch dort sieht er sich vielen Ungerechtigkeiten ausgesetzt.

Seine Zielvorstellungen: Er möchte sein Zittern, die Scheu und seine depressiven Stimmungen abbauen, mehr Kontrolle über sein Verhalten in sozialen und Leistungssituationen bekommen, mit Frauen locker umgehen, sexuell verkehren und eine dauerhafte erotische Beziehung aufbauen. Außerdem möchte er ein Auszeichnungsexamen machen, um einen angemessenen Job zu finden: Nach längerem Verhandeln haben wir uns auf eine Sachbearbeiter- und nicht gleich auf eine Stelle im Management geeinigt, um seine Ansprüche an sich nicht wieder zu überhöhen.

Die Therapeutin wünscht ihm mehr innere Ruhe, Selbstrespekt, die Fähigkeit zu flexiblem, intensivem und vorbehaltlosem Eingehen auf Sozialpartner (beiderlei Geschlechts) sowie mehr Selbstbehauptung und geschickte Kommunikation.

Seit dem 13. Lebensjahr ist Marcel fast ununterbrochen in psychotherapeutischer Behandlung, zuletzt waren es 3 Jahre tiefenpsychologische Therapie. Sein Leidensdruck ist ausgeprägt. Er wirkt sehr lernfähig und hochmotiviert. Deshalb ist die Prognose zwar eingeschränkt, aber noch gut.

Therapie (Kurzzeit-VT, Umwandlung, insgesamt 42 Einzelgespräche, 5 probatorische plus 37). Nach der Erläuterung des individuellen Störungsmodells und der therapeutischen Vorgehensweise wird zunächst mit geleitetem Entdecken und Realitätsüberprüfung an den wichtigsten dysfunktionalen Kognitionen und seinem negativen Selbstbild gearbeitet, insbesondere daran, wie er auf die Therapeutin und andere weibliche Personen, z. B. auf die spanische Mitbewohnerin im Studentenheim oder die Angestellte mittleren Alters am Arbeitsplatz, tatsächlich wirkt. Im Rollenspiel sowie in realen Situationen achtet er stärker auf die Reaktionen von anderen ihm gegenüber, lernt sie genauer beschreiben und realistischer interpretieren. Einmal bekommt er sogar Gelegenheit zu einem Verhaltenstest: Bei der älteren Kollegin nimmt er eine Wahrnehmungsüberprüfung vor, denn es ergibt sich, dass er sie danach fragen kann, wie sie sein Verhalten in einer bestimmten krisenhaften Situation in der Firma erlebt hat. Sie gibt ihm offenherzig Feedback; das meiste war zu seiner großen Überraschung recht wohlwollend. Weitere Erlebnisse, wie dieses, helfen ihm, allmählich zu einer differenzierteren sozialen Selbstwahrnehmung und einem besseren Selbstbild zu finden.

Gleichzeitig setzt er an seinem Sicherheits- und Vermeidungsverhalten an, nachdem er sich selbst durch Videofeedback davon überzeugen konnte, wie wenig von dem, was er an Unvorteilhaftem von sich Preis zu geben befürchtet, in Wirklichkeit zu erkennen ist. So bewegt er sich viel weniger gestikulierend und zittert und zuckt auch nicht so sehr mit dem Kopf wie er angenommen hat. Ihm fällt sein Wegdrehen mit dem Oberkörper nach rechts als wenig vorteilhafte Marotte auf und bereits im ersten videogestützten Rollenspiel gelingt es ihm, halbwegs ohne dieses Sicherheitsverhalten zu kommunizieren. Zumindest hat er nun ein Gespür dafür, worauf es ankommt. In den weiteren Sitzungen achtet er mit Coachinghilfe der Therapeutin darauf, seine motorische Gewohnheit durch Blickkontakt zum Gesprächspartner zu ersetzen. Gleichzeitig zieht er seine Aufmerksamkeit von der negativen Selbstbeobachtung ab und konzentriert sich bewusst auf das, was sich in der Situation um ihn herum abspielt.

Konsistent werden seine irrationalen Erwartungen an sich und andere sowie die damit assoziierten dysfunktionalen Überzeugungen auf eine realistischere Grundlage gebracht. Diese kognitiv-verhaltenstherapeutische Arbeit auf der Mikroebene übt er regelmäßig in allen sich bietenden sozialen Situationen zwischen den Sitzungen und arbeitet mit dem Gedankentagebuch.

Zur Kontrolle seiner leichten Reiz- und Erregbarkeit besprechen wir das Stressimpfungstraining von Meichenbaum (S. 204). Parallel zu den Einzelsitzungen nimmt er an einem 10-stündigen Gruppentraining für soziale Kompetenzen nach Hinsch und Pfingsten (1998) teil, das an seiner Universität angeboten wird. In einer kleinen Studentengruppe arbeitet er an seinen sozialen Fertigkeiten. Mittlerweile bemüht er sich um regelmäßige Treffen mit zwei Mitstudenten und übt, mit Frauen in Berührung zu kommen, indem er

1. in der Firma jüngere Frauen anspricht, was ihm beim ersten Versuch gleich kläglich misslingt,
2. auf eigenen Wunsch in ein Bordell geht, obwohl er große Angst davor hat, biologisch versagt (was wir als Möglichkeit vorweg genommen hatten) und dennoch mehr Sicherheit vor Nähe durch die praktizierte Tuchfühlung gewinnt, obgleich ihn die Dame finanziell „beduppte", ohne dass er sich dagegen wehren konnte,
3. einen regulären Standard-Tanzkurs bucht, nachdem er aufgrund seiner hohen Anspruchshaltung zuerst in einen Salsa-Tanzkurs geht, in dem er, nicht sonderlich rhythmisch begabt, völlig überfordert ist und von seiner Tänzerin stehen gelassen wird, was ihn maßlos demütigt.

Mit Erlebnissen, wie diesen, lernt er langsam, nicht mehr mit dem Kopf durch die Wand zu preschen. Er benötigt viel Feedback, Ermutigung und beharrliches Korrigieren von negativen Kognitionen und ungeschickten Verhaltensweisen, um sich seiner Handlungsmöglichkeiten und -grenzen bewusst zu werden und seine dysfunktionalen Überzeugungen zu verändern.

Mithilfe des Positiv-Tagebuchs lernt er, genüssliche Empfindungen und Erlebnisse wahrzunehmen. Problemlösetraining hilft ihm, manche Alltagsprobleme leichter zu bewältigen, vor allem seine berufliche Zukunftsplanung, die er entsprechend den Arbeitsmarktbedingungen und seinen persönlichen Möglichkeiten, denen er sich deutlicher bewusst geworden ist, entwickelt. Mittlerweile findet er sich damit ab, dass er kein Prädikatsexamen erreicht und schafft schließlich „nur eine 3", dabei ist es eine gute 3, eine 2,7, die ihm beruflich durchaus Chancen gibt. Außerdem überwindet er sich zur Teilnahme an einem Assessment-Training.

Bevor er sich um eine feste Stelle bewirbt, macht er ein 5-Monats-Praktikum in einer deutschen Firma in Barcelona, in der nur Spanier tätig sind, und kann nun seine Traumvorstellungen von Spanien überprüfen. Während des Praktikums entscheidet er sich bereits dagegen, in Spanien zu bleiben, weil sich die Arbeits- und Lebensbedingungen dort als wesentlich schlechter entpuppen im Vergleich zu Deutschland und der Firma, in der er jahrelang als Werkstudent gearbeitet hat. Über eine Kontaktgruppe an der Universität lernt er eine Spanierin kennen, die ebenfalls sehr scheu ist. Bislang traut er sich zwar, mit ihr auszugehen und intensive Gespräche zu führen, aber noch nicht, Zärtlichkeiten zu beginnen. Sie bleiben in engem Briefkontakt.

Sicherlich hat er am Ende der Therapie vieles an seiner Haltung zu sich und den Mitmenschen geändert. So ist er ruhiger geworden, geht mehr auf andere zu, kann seine impulsiven Durchbrüche besser kontrollieren, übt in sozial verträglicher Weise Kritik, hat seltener und weniger heftige, dysphorische Stimmungen, klagt nicht mehr über Suizidgedanken und vermeidet nur noch intensive erotische Kommunikation. Allerdings ist er noch ziemlich pessimistisch eingestellt. Deutlich zu sehen ist das bei der Abschlussevaluation, wo sich eine Kluft zwischen seiner Einschätzung und jener der Therapeutin auftut (Marcel ist da kein Einzelfall unter Sozialphobikern.): Während er sich nur für 60 bis „höchstens" 65% gebessert hält, schätzt die Therapeutin die therapeutischen Wirkungen auf mindestens 80%, was Anlass zu einer lebhaften Disputation gibt. Die therapeutischen Wirkungen haben sich bei der 6-Monats-Katamnese nach seiner Aussage ein wenig verbessert (70%).

6 Generalisierte Angststörung

6.1 Diagnostische Kriterien

Patienten mit Generalisierter Angststörung (GAS) werden häufig von Befürchtungen und Anspannung befallen, weil sie dazu neigen, sich übermäßig *Sorgen* zu machen, meist über Alltagsthemen und zukünftige Ereignisse wie Arbeit, Krankheit oder Gefährdung von Nahestehenden. Die sorgenvollen, grüblerischen Gedanken lassen nicht immer klare auslösende Bedingungen erkennen, obwohl sie durchaus von externen Reizen wie Schrillen des Martinshorns oder schlechte Nachrichten ausgelöst werden können. Intern werden Sorgen durch allerlei negative Kognitionen hervorgerufen. Sie gehen mit anhaltender Angst, Nervosität und Verspannungen einher. Meist sind es negative, subjektiv belastende und scheinbar nicht kontrollierbare sorgenvolle Gedanken und Gedankenketten über *künftige* bedrohliche Situationen, denen sich der Betroffene meist ziemlich hilflos ausgesetzt sieht.

GAS ist nicht leicht zu erkennen und wird häufig unterschätzt. Tatsächlich hat die Störung aber oft drastische Auswirkungen, denn sie schränkt die Lebensqualität der Betroffenen erheblich ein, ähnlich wie bei Panikpatienten. Sorgen können den ganzen Tag anhalten und entsprechend mürbe machen. Sie bauen eine innere und äußere Anspannung auf, die mit Unsicherheit und Konzentrationslosigkeit einhergeht. Einer Studie zufolge beschäftigen sich GAS-Patienten im Schnitt 6 Stunden am Tag mit Sorgen, während dies bei Sozialphobikern und Gesunden nur etwa eine Stunde pro Tag der Fall ist (Hoyer et al., 2001).

„Sorge" und „sich sorgen" sind Schlüsselbegriffe der GAS. Becker et al. (2002, S. 6) geben die Definition von Mathews (1990) in eigener Übersetzung wieder: Er definiert Sorgen (worries) als „einen speziellen Zustand des kognitiven Systems, darauf ausgerichtet, mögliche zukünftige Gefahr zu antizipieren. Eventuelle aversive Ereignisse und Ausgänge werden durchgespielt, während gleichzeitig versucht wird, sie zu vermeiden (...). (Somit) ähneln (Sorgen) in manchen Aspekten dem Problemlösen. Allerdings wird die mögliche Gefahr, statt zu befriedigenden Ergebnissen zu gelangen, immer wieder (gedanklich) durchgespielt, ohne dass eine Lösung gefunden wird".

Patienten mit GAS konzentrieren sich vor allem auf Gefahren und auf mögliche Versagenserlebnisse, obgleich deren Eintreten ziemlich unwahrscheinlich ist. Weder denken sie lösungsorientiert noch ihre Sorgen konsequent zuende. Vielmehr springen sie von einer Sorge, in die sie sich hineingesteigert und dabei starke Unruhe entwickelt haben, sofort zum nächsten Sorgenthema, das meist auch nicht zuende gedacht wird, usw. Auf diese Weise entstehen bei vielen regelrechte Sorgenketten. Mit der Zeit stehen sie vor einem wachsenden Berg von Problemen, werden zunehmend unruhiger, schlafloser und befürchten angesichts der vielen Sorgen, die Kontrolle zu verlieren.

Mit zunehmender Anspannung bauen die Betroffenen ihre Sicherheitsvorkehrungen aus. Viele fragen zur eigenen Beruhigung Angehörige und Kollegen häufiger, ob alles wirklich in Ordnung ist. Dieses Rückversicherungsverhalten beruhigt aber nur kurzfristig, denn schon bald lässt ihr Vertrauen in die Antwort des Befragten nach und sie geraten erneut in Angst (Becker et al., 2003). Auch nehmen ihre Versuche zu, nicht nur bedrohlichen Gedanken (Sorgen), sondern auch Situationen und Handlungen (weiter von zu Hause wegfahren, Sport treiben oder Geschäftspost öffnen) auszuweichen.

ICD-10 (2000): Generalisierte Angststörung (F41.1):

Beachte: Bei Kindern und Jugendlichen stehen meist weniger Beschwerden, die typisch für die GAS der Erwachsenen sind, im Vordergrund, ebenso wenig die spezifischen Symptome der vegetativen Stimulierung. Für diese Betroffenen werden unter F93.80 (GAS im Kindes- und Jugendalter) alternative Kriterien angegeben.

A. Ein Zeitraum von mindestens 6 Monaten mit vorherrschender Anspannung, Besorgnis und Befürchtungen in Bezug auf alltägliche Ereignisse und Probleme.

B. Mindestens 4 Symptome der unten angegebenen Liste, davon eins von den Symptomen 1. bis 4. müssen vorliegen:

Vegetative Symptome:
1. Palpitationen, Herzklopfen oder erhöhte Herzfrequenz
2. Schweißausbrüche
3. fein- oder grobschlägiger Tremor
4. Mundtrockenheit (nicht infolge Medikation oder Exsikkose (Austrocknung des Körpers bei starkem Flüssigkeitsverlust)).

Symptome, die Thorax und Abdomen betreffen:

5. Atembeschwerden
6. Beklemmungsgefühl
7. Thoraxschmerzen und -missempfindungen
8. Nausea oder abdominelle Missempfindungen (z. B. Kribbeln im Magen).

Psychische Symptome:

9. Gefühl von Schwindel, Unsicherheit, Schwäche und Benommenheit
10. Gefühl, die Objekte sind unwirklich (Derealisation) oder man selbst ist weit entfernt oder „nicht wirklich hier" (Depersonalisation)
11. Angst vor Kontrollverlust, verrückt zu werden, oder „auszuflippen"
12. Angst, zu sterben.

Allgemeine Symptome:

13. Hitzegefühle oder Kälteschauer
14. Gefühllosigkeit oder Kribbelgefühle.

Symptome der Anspannung:

15. Muskelverspannung, akute und chronische Schmerzen
16. Ruhelosigkeit und Unfähigkeit zum Entspannen
17. Gefühl von Aufgedrehtsein, Nervosität und psychischer Anspannung
18. Kloßgefühl im Hals oder Schluckbeschwerden.

Andere unspezifische Symptome:

19. übertriebene Reaktionen auf kleine Überraschungen oder Erschrecktwerden
20. Konzentrationsschwierigkeiten, Leeregefühl im Kopf wegen Sorgen oder Angst
21. anhaltende Reizbarkeit
22. Einschlafstörungen wegen der Besorgnis.

C. Die Störung erfüllt nicht die Kriterien für eine Panikstörung (F41.0), eine phobische Störung (F40), eine Zwangsstörung (F42) oder eine hypochondrische Störung (F45.2).

D. *Ausschlussvorbehalt:* Die Störung ist nicht zurückzuführen auf eine organische Krankheit wie eine Hyperthyreose, eine organische psychische Störung (F0) oder auf eine durch psychotrope Substanzen bedingte Störung (F1), z. B. auf einen exzessiven Genuss von amphetaminähnlichen Substanzen oder auf einen Benzodiazepinentzug.

DSM-IV: Generalisierte Angststörung (300.02):

A. Übermäßige Angst und Sorge (furchtsame Erwartung) bezüglich mehrerer Ereignisse oder Tätigkeiten (wie etwa Arbeit oder Schulleistungen), die während mindestens 6 Monaten an der Mehrzahl der Tage auftraten.

B. Die Person hat Schwierigkeiten, die Sorgen zu kontrollieren.

C. Die Angst und Sorge sind mit mindestens drei der folgenden 6 Symptome verbunden (wobei zumindest einige der Symptome in den vergangenen 6 Monaten an der Mehrzahl der Tage vorlagen)
Beachte: Bei Kindern genügt ein Symptom.

1. Ruhelosigkeit oder ständiges „auf dem Sprung sein"
2. leichte Ermüdbarkeit
3. Konzentrationsschwierigkeiten oder Leere im Kopf
4. Reizbarkeit
5. Muskelspannung
6. Schlafstörungen (Ein- oder Durchschlafschwierigkeiten oder unruhiger, nicht erholsamer Schlaf).

D. Die Angst und Sorgen sind nicht auf Merkmale einer Achse I-Störung beschränkt, z. B. die Angst und Sorgen beziehen sich nicht darauf, eine Panikattacke zu haben (wie bei Panikstörung), sich in der Öffentlichkeit zu blamieren (wie bei Sozialer Phobie), verunreinigt zu werden (wie bei Zwangsstörung), von zu Hause oder engen Angehörigen weit entfernt zu sein (wie bei Störung mit Trennungsangst), zuzunehmen (wie bei Anorexia nervosa), viele körperliche Beschwerden zu haben (wie bei Somatisierungsstörung) oder eine ernsthafte Krankheit zu haben (wie bei Hypochondrie), und die Angst und die Sorge treten nicht ausschließlich im Verlauf einer Posttraumatischen Belastungsstörung auf.

E. Die Angst, Sorge oder körperlichen Symptome verursachen in klinisch bedeutsamer Weise Leiden oder Beeinträchtigungen in sozialen, beruflichen oder anderen wichtigen Funktionsbereichen.

F. Das Störungsbild geht nicht auf die direkte körperliche Wirkung einer Substanz (z. B. Droge, Medikament) oder eines medizinischen Krankheitsfaktors (wie z. B. Schilddrüsenüberfunktion) zurück und tritt nicht ausschließlich im Verlauf einer Affektiven Störung, einer Psychotischen Störung oder einer Tiefgreifenden Entwicklungsstörung auf.

6.2 Epidemiologische Ergebnisse

GAS setzt später ein als phobische Ängste, entsteht mehrheitlich erst ab Pubertät und frühem Erwachsenenalter, meist zwischen 20 und 30 Jahren. Demnach scheint sie gewissermaßen eine Angststörung des höheren Lebensalters zu sein (Lieb et al., 2003):

- Lebenszeit-Prävalenz: 4,1% ECA; 5,1% NCA; – MFS; 0,8% EDSP
- 12-Monats-Prävalenz: 2,0% ECA; 3,1% NCA; – MFS; 0,5% EDSP
- 6-Monats-Prävalenz: – ECA; – NCA; 1,8% MFS; – EDSP

GAS hat – gemeinsam mit der Panikstörung – die höchsten Komorbiditätsraten unter den Angststörungen (80 bis 90%): 30 bis 60% der Patienten mit GAS haben komorbide eine Spezifische Phobie oder Agoraphobie und 16 bis 33% eine Soziale Phobie. GAS kommt zu 14% zusammen mit (rezidivierenden) depressiven Episoden vor und zu 6 bis 33% mit Dysthymie. Bei Kindern von Eltern mit unipolarer Depression wurde ein erhöhtes Vorkommen von GAS festgestellt: Infolge dieser familiären Aggregation werden gemeinsame genetische Vulnerabilitätsfaktoren angenommen (Kendler et al., 1995; Lieb et al., 2003).

Etwa 15% der Patienten mit GAS haben als Kinder unter phobischen Ängsten gelitten, weshalb die Diagnose GAS im DSM-IV auch Überängstlichkeit im Kindesalter einschließt. Lange Zeit galt die Diagnose GAS, die an die Stelle der Angstneurose getreten ist, als empirisch unzureichend abgesichert (Noyes et al., 1992).

Die Hälfte der Patienten mit GAS erfüllen sogar die diagnostischen Kriterien für mindestens 3 weitere psychische Störungen (!). Sie kann auch komorbide mit somatischen Erkrankungen einhergehen (Lieb et al., 2003). Entsprechend wird die Therapie der GAS wesentlich komplizierter.

Im Vergleich zu Personen mit phobischen Angststörungen, gehen GAS-Patienten ebenfalls relativ häufig zum Hausarzt und zu anderen Behandlern, jedoch etwas seltener als Patienten mit Depressionen (Lieb et al., 2003).

Differenzialdiagnostische Hinweise

GAS ist infolge der hohen Komorbidität nicht leicht zu diagnostizieren, wodurch die Therapie erheblich erschwert wird. Eine detailliertere Festlegung der diagnostischen Kriterien für GAS ist erst in den neunziger Jahren vorgenommen worden, und zwar in der 4. Revision des DSM, DSM-IV. Vielleicht stecken deshalb Diagnose und Therapie der GAS noch in den Kinderschuhen. Hier einige Hinweise zur Erleichterung der Differenzialdiagnose:

Weil viele GAS-Patienten aufgrund ihrer Sorgenketten vermehrt *körperliche Symptome* der Anspannung und Ruhelosigkeit entwickeln, sollten körperliche Ursachen vom Haus- oder Facharzt zu Beginn der Psychotherapie durch eine gründliche medizinische Untersuchung ausgeschlossen werden. Unter anderem sind folgende somatische Störungen Risikofaktoren für GAS (vgl. S. 44): Allergische Erkrankungen, Schilddrüsenüberfunktion oder Hashimoto, Rückenbeschwerden, Atemwegs- und HNO-Erkrankungen. Desgleichen können Nebenwirkungen von Medikamenten (Kortison, Schilddrüsenhormone) Angstsymptome hervorrufen, ebenso Drogen (Cannabis, Extasy) und die sogenannten Luxusdrogen Nikotin und Koffein (S. 88).

GAS-Patienten machen sich meist Sorgen über 3 bis 4 und mehr Themenbereiche bezogen auf künftige Entwicklungen. Im Vergleich dazu quälen sich *Panikpatienten* mit Erwartungsangst, vordergründig vor dem nächsten Angstanfall, in Wirklichkeit aber vor der Katastrophe (Angstthema), die sie damit verbinden. In Abhebung von Patienten mit Panikstörung/Agoraphobie erleben GAS-Patienten keine explosionsartig ablaufenden Panikattacken, dafür jedoch über Stunden anhaltende *Angstepisoden* mit *zentralnervöser Erregung* und *schwächeren vegetativen Beschwerden* (Noyes et al., 1992). Treten Panikattacken auf, wird komorbide Panikstörung diagnostiziert. Nur wenn sich die Sorgen des GAS-Patienten nicht speziell auf die Angstanfälle, die dahinterstehenden Angstthemen (Sterben/Tod, Verlust der mentalen Kontrolle, negative soziale Bewertung) oder deren Folgen beziehen, ist die Diagnose GAS erlaubt.

Die Zwangsgedanken von *Zwangspatienten* kreisen meist um stereotyp wirkende kognitive Inhalte, wie Verunreinigung, Ansteckung oder Kontrolle, die – anders als die Sorgen der GAS-Patienten – mit Einsicht oder Logik weder erklärt, überprüft noch behoben werden können. Die Mehrzahl der Zwangspatienten müssen Zwangshandlungen ausführen, um ihre Unruhe wenigstens vorübergehend abzuschwächen oder zu neutralisieren.

Depressive Patienten schauen viel zurück, klagen anhaltend über zurückliegende Ereignisse, grübeln vorwiegend über Vergangenes, haben diffuse Angst vor der Zukunft und leiden unter einem traurig-niedergeschlagenen Affekt. Demgegenüber befürchten GAS-Patienten Entwicklungen und Ereignisse in der *Zukunft*, die sie klar benennen können, unterschätzen aber ihre Fähigkeiten, sie zu bewältigen, und werden von zunehmender Unruhe und Anspannung gequält. Kommen beide Störungen zusammen vor, muss der Therapeut entscheiden, welche dominiert und ob er entweder ein größeres Gewicht auf die Behandlung von Depressionen oder auf die Reduktion der ängstlichen Anspannung legt. Grundsätzlich ist bei Komorbidität von Depressionen und GAS darauf zu achten, ob nicht auch Suizidneigung und fehlende soziale Kompetenzen vorliegen (Zimmerman et al., 2003).

6.3 Erklärungsmodell

Die veröffentlichten Erklärungsmodelle für GAS unterscheiden sich nicht substanziell von denen anderer Angststörungen (vgl. Erklärungsmodell für Panikstörung und Agoraphobie, S. 46). Neben den für alle Patienten mit Angststörungen typischen Vulnerabilitätsfaktoren werden das Zwei-Faktoren-Modell von Mowrer (S. 48) und das Teufelskreismodell (S. 62) herangezogen (so z. B. von Becker et al., 2002, vgl. auch Abbildung 6). Eine vorgegebene Angstsensibilität wird im Laufe der Sozialisation durch operantes Konditionieren und Modelllernen zu dieser spezifischen Ausprägung einer Angststörung geformt. Bei einer zum Teil angeborenen, teils erworbenen Disposition zu GAS kann durch externe oder interne auslösende Bedingungen ein sich hochschaukelnder Sorgenprozess beginnen, der für Betroffene schwer zu kontrollieren ist, weil er von dem Gefühl der Angst und Unsicherheit getragen wird.

Der Beginn einer GAS ist schleichend, jedoch dürften chronische Belastungen den Ausschlag geben für den Ausbruch der Angststörung. Externe Auslöser können z. B. schlechte Nachrichten über Krankheit, Terrorakte oder andere Katastrophen sein, innere Auslöser gefürchtete, bedrohliche Ereignisse, die auf den Betroffenen zukommen. Mitunter geben auch physiologische und motorische Symptome Anlass zu verstärkter Konzentration auf sorgenvolle Gedanken.

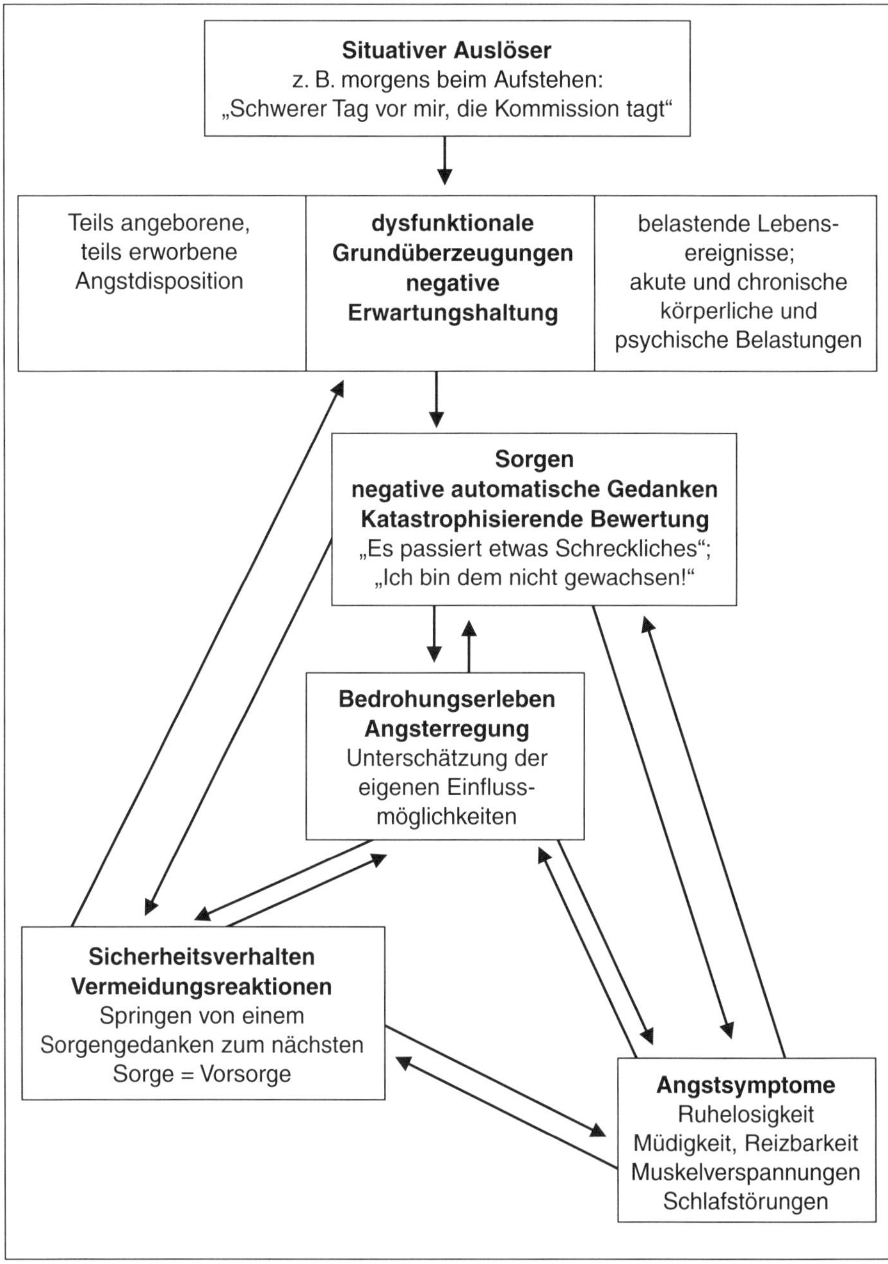

Abbildung 6: Das Modell der GAS (in Anlehnung an Clark & Wells, 1995, und Becker & Margraf, 2002)

Mit der Zeit nehmen Sorgen und dysfunktionale Gedankenketten vor allem deshalb Überhand, weil die Betroffenen ihre Bewältigungsaussichten in der gefürchteten Angstsituation unterschätzen. Sie versuchen, sich vor Angst zu schützen, indem sie den Vorstellungsbildern ihrer Sorgen ausweichen und mehr auf Worte zurückgreifen, denn Bilder sind meist wesentlich eindringlicher und unangenehmer für sie als Verbales. Da sie auch zunehmend Situationen vermeiden, nehmen sie sich die Möglichkeit, ihre Erwartungsangst bezüglich der Gefahr in der Angstsituation zu überprüfen. Schließlich benötigen sie zudem mehr Sicherheitsvorkehrungen und Rückversicherungen von Bezugspersonen: Sie fragen z. B. immer häufiger nach, ob sich das gefürchtete Ereignis wohl einstellt oder nicht. Dysfunktionale Kognitionen wie automatische Gedanken (S. 77) und negative Grundüberzeugungen (S. 79), vor allem negativ verzerrte Gedächtnis- und Aufmerksamkeitsleistungen, verstärken Sorgenprozesse, Rückversicherungsverhalten und Vermeidungsreaktionen.

Sorgen bilden das zentrale Symptom der GAS (Wells, 2002, vgl. die Definition von Mathews, S. 139). Bestimmte Annahmen über die Sorgen, die Wells (1999) als Meta-Sorgen bezeichnet, steigern zusätzlich den Sorgenprozess: (1) Meta-Sorgen im Sinne von „Sorge ist gleich Vorsorge“ erscheinen dem Betroffenen zwar förderlich und hilfreich, wirken aber in Wirklichkeit nicht vorsorglich gegen Gedanken über drohende Katastrophen. Infolgedessen beruhigen sie auch nicht, sondern verstärken nur das sorgenvolle Denken der Betroffenen. (2) Negative, pessimistische Annahmen interpretieren ängstliche Personen völlig richtig als „Sorgen schaden mir“. Sie sind bei GAS-Patienten wesentlich häufiger anzutreffen als die positiv intendierten Sorgen (1). Betroffene scheitern meist bei dem Versuch, ihre Sorgen schlichtweg durch Gedankenstop zu kontrollieren, denn sie treten sofort wieder in Erscheinung, oft sogar noch vehementer als zuvor (S. 146).

Weil GAS-Patienten keine Kontrolle über ihre Sorgen bekommen, wechseln viele in der Not kognitiv immer öfter das Thema und hasten von einer Sorge zur nächsten. Oder sie treffen Sicherheitsvorkehrungen, indem sie sich vermehrt Rückversicherungen einholen. Vermeidungsreaktionen, Rückversicherung und missglückte Kontrollversuche bilden einen pathologischen Sorgen- und Grübelprozess, der mit emotionaler Beunruhigung einhergeht (Wells, 2002).

6.4 Diagnostische Vorgehensweise

Die enorm hohen Komorbiditäten der GAS (80 bis 90%) erfordern eine besonders sorgfältige differenzialdiagnostische Einschätzung. Um das Vorhandensein von möglichst vielen psychischen Störungen überprüfen zu können, empfiehlt es sich, auf ein breit angelegtes, strukturiertes diagnostisches Inventar zurückzugreifen, das psychische Störungen zunächst ganz *allgemein* abfragt, z. B. auf das SKID (Wittchen et al., 1997b). Ein erfahrener Therapeut kann auch ein freies diagnostisches Interview in Anlehnung an das DSM-IV, führen. Das DIPS (Margraf et al., 1991) hat den Nachteil, dass es nicht auf der völlig revidierten Basis von DSM-IV mit überarbeiteten GAS-Kriterien erstellt worden ist, sondern vor dem Hintergrund von DSM-III, in dem GAS nur sehr rudimentär dargestellt wurde (Becker et al., 2003).

Spezifisch zugeschnitten auf die diagnostische Einschätzung von GAS ist der Worry Domain Questionnaire (WDQ), deutsche Version von J. Stöber (1995), ein Selbsteinschätzungsfragebogen für Erwachsene zur Erfassung von chronischer, exzessiver und unkontrollierbarer Besorgnis. Er lässt sich auch gut für die Evaluation der Therapiefortschritte beim Sorgenabbau einsetzen.

Besonders ergiebig für *individuelle Ausprägungen* der GAS dürfte das *Angst-* oder *Sorgentagebuch* sein, das der Patient führt (vgl. Angsttagebuch, S. 56). In verschiedenen Spalten macht er Zeitangaben (Dauer), notiert Situationen bzw. Aktivitäten (Auslöser), in denen oder bei denen Sorgen aufkommen, protokolliert die sorgenvollen Gedankeninhalte, skaliert auf einer Skala von 1 bis 10 die damit einhergehende Angst und Anspannung (Intensität) und hält körperliche Symptome ebenso wie die Folgen auf das sorgenvolle Denken fest (Kontrollversuche, Rückversicherungen, Vermeidungsverhalten). Die Angaben über Tageszeiten der Sorgen, deren Dauer und Intensität lassen sich auch anschaulich als Sorgen-Kurve über den Tagesverlauf aufzeichnen (Becker et al., 2003).

6.5 Therapie

Wesentliche therapeutische Bausteine für die kognitiv-verhaltenstherapeutische Behandlung von GAS

Für die Therapie der GAS ist von ganz entscheidender Bedeutung, *ob komorbide* Störungen vorliegen, und wenn ja, ob es andere Angststörungen sind und/oder depressive Störungen:

1. Sofern *komorbide Angststörungen* überwiegen, wird größeres Gewicht auf eine *Konfrontationsbehandlung* gelegt – einmal Konfrontation in sensu mit den *Sorgen* der Patienten, der kardinalen Problematik bei GAS, und zum anderen Exposition in vivo mit realen Angstsituationen, die sie vermeiden. Da Patienten mit GAS und komorbiden Angststörungen oft unter besonders starker innerer Unruhe und körperlicher Anspannung leiden, wird sportliche Betätigung und Progressive Muskelentspannung bzw. Angewandte Entspannung intensiv einstudiert.
2. Liegt *komorbid* eine *depressive Störung* vor, wird zunächst die dominierende Störung, in jedem Fall aber die Sorgenbereitschaft des Patienten behandelt. Bei GAS und Depressionen bringen vor allem *kognitiv ausgerichtete Vorgehensweisen* therapeutische Wirkungen.

Bedauerlicherweise liegen bislang noch zu wenig empirisch abgesicherte Therapiestudien für die Behandlung von GAS-Patienten vor. Um therapeutisch flexibel handeln zu können, benötigen Therapeuten deshalb ein breites Angebot an therapeutischen Methoden, um den unterschiedlichen Bedürfnissen und Fertigkeiten von GAS-Patienten gerecht zu werden. Wie erwähnt, lassen sich Sorgen nicht einfach mit Gedankenstopp oder Gedankenunterdrückung beheben. Im Gegenteil, das Unterdrücken von Angstgedanken ist völlig kontraproduktiv bei dem Versuch, Angst abzubauen, wie jüngst in einer Studie mit experimentellem Design nachgewiesen wurde (Koster et al., 2003). GAS-Patienten sprechen unseren Erfahrungen nach jedoch häufig auf Konzentrationslenkung (S. 73) als Angstbewältigungsmethode an.

In der Mehrzahl der Fälle sind die wesentlichsten Behandlungsziele, Sorgen und depressive Verstimmungen abzubauen. Leidet ein Patient jedoch unter Sorgen und starker Anspannung oder unter dominierenden körperlichen Angstsymptomen, werden auch Entspannungsmethoden herangezogen. Aus der einschlägigen Literatur (und der klinischen Erfahrung) gehen folgende unterschiedliche *kognitiv-verhaltenstherapeutische Vorgehensweisen für GAS* hervor, deren wesentliche Elemente anschließend dargestellt werden:

1. Zinbarg et al. (1993) haben ein relativ umfassendes kognitiv-verhaltenstherapeutisches Behandlungsprogramm speziell für GAS entwickelt, das den Ansprüchen der meisten Patienten gerecht wird. Es lässt sich in 12 bis 15 Sitzungen recht ökonomisch durchführen. Die Therapiebausteine sind: Sorgenkonfrontation in sensu (S. 149), angewandte Entspannung nach Öst (S. 337), kognitive Therapie (Beck et al., 1985, hier S. 76) und Konfrontation in vivo (S. 68).
2. Borkovec et al. (1996) behandeln GAS mit kognitiver Therapie nach Beck et al. (1985), angewandter Entspannung und Desensibilisierung in sensu, bei der sie auf eine kognitive Umstrukturierung von imaginativ hervorgerufenen Bildern und Gedanken sowie den damit verknüpften Angsterlebnissen abzielen.
3. In der Meta-Sorgen-Therapie von Wells et al. (1999), einer überwiegend kognitiven Vorgehensweise, wird die kognitive Therapie (Beck et al., 1985) an das GAS-spezifische Phänomen Meta-Sorgen angepasst. Zunächst arbeiten Patient und Therapeut die beiden Varianten von Meta-Sorgen (S. 145) heraus. Daraufhin folgen kognitive Umstrukturierung und Verhaltensexperimente.
   Nur bei einem Teil der Patienten mit GAS sind unseren Erfahrungen nach diese unterschiedlichen Funktionen von Sorgen („Sorge ist gleich Vorsorge" vs. „Sorgen schaden mir") zu erkennen.
4. Becker et al. (2002, 2003) greifen auf Therapieelemente aus 1. bis 3. zurück und arbeiten vorrangig mit massierter Sorgenkonfrontation in sensu mit dem Ziel, den Patienten an die Sorgen und ihre angstauslösenden Reize zu habituieren. Den Einsatz von Entspannungsverfahren halten sie für wenig erfolgversprechend, weil Relaxation dieser Habituation entgegenwirke. Vermeidungs- und Rückversicherungsverhalten wird ebenfalls mit massierter Konfrontation in sensu und in vivo entgegen gewirkt.
5. Im Rahmen unserer kognitiv-verhaltenstherapeutischen Vorgehensweise orientieren wir uns ebenfalls an 1. bis 3., arbeiten jedoch bevorzugt mit graduierter Konfrontation in sensu und in vivo und strecken die Kurzzeittherapie (bzw. – in wenigen Fällen – die Langzeittherapie) über einen Zeitraum von mindestens 1½ bis 2 Jahren, um den Habituierungsprozess vollends abzuschließen. Ergänzt werden diese Therapiebausteine durch die Aktivierung des Patienten zu einer abwechslungsreichen Tages- und Wochengestaltung, in der Gesundheitsverhalten, vor allem Sport und progressive Muskelentspannung, bei extrem unruhigen und angespannten Patienten auch angewandte Entspannung, eine herausragende Rolle spielen. Im Einzelnen gehen wir wie folgt vor:
   - Zunächst notieren die Patienten mithilfe des Sorgen-und-Angst-Tagebuchs (vgl. S. 45) ihre genaue Wahrnehmung der negativen Gedanken und dysfunktionalen Befürchtungen, die dann im weiteren Verlauf der Therapie mit „geleitetem Entdecken" (S. 77) einer Realitätsüberprüfung unterzogen und dadurch modifiziert werden. Die Patienten lernen, ihre sorgenvollen Gedanken konsequent zuende zu denken, wobei sie sich bereits einer Konfrontation in sensu (S. 67) aussetzen. Anfangs werden sie von den Fragen der Therapeutin unterstützt. Allmählich können sie ihre Sorgen immer eigenständiger zuende denken und im Angsttagebuch proto-

kollieren. Außerdem sprechen sie einige Sorgen mit Nahestehenden durch und versuchen dabei, einmal Realitätsnähe zu bewahren und zum anderen nach unterschiedlichen Lösungen für ihre antizipierten Probleme Ausschau zu halten.

- Sofern die Patienten Angstsituationen vermeiden oder Sicherheitsvorkehrungen treffen, werden sie zu selbstgeleiteter Konfrontation in vivo (S. 68) mit Konzentrationslenkung (S. 73) angeleitet und zum Abbau des passiven Sicherheitsverhaltens ermutigt.
- Im Weiteren lernen sie, sich zu aktivieren, und eine sinnvolle Strukturierung des Tages und der Woche (vgl. S. 245) vorzunehmen, bei der sie gleichermaßen lebensnotwendige wie angenehme Tätigkeiten, die sie sich schon lange nicht mehr gegönnt haben, aufgreifen. Während sie sich auf Pflichten und Ressourcen konzentrieren, ihre Energien bewusst in sinnvolle Aktivitäten und eine neue Lebensgestaltung lenken, erleben sie wieder (bewusst) angenehme, zum Teil neue Empfindungen und Gefühle. Indem sie sich auf diese Weise Abwechslung beschaffen, bekommen sie auch mehr Ansprache, Anregungen, werden wieder kreativer und erfreuen sich einer verbesserten Lebensqualität.
- Von Therapiebeginn bemühen sich die Patienten um ein verbessertes Gesundheitsverhalten (S. 85) mit geregeltem Essen, Schlafen usw. Sie beginnen (wieder) mit Sport ihrer Wahl. Patienten mit hohem inneren Anspannungsniveau und Schlafproblemen lernen nach Möglichkeit auch noch Progressive Muskelentspannung (S. 333) und erweitern sie gegebenenfalls zur angewandten Entspannung nach Öst (S. 337). Nicht alle Patienten sind bereit oder fähig, PME intensiv zu üben. Nach unseren Erfahrungen ist es für die meisten leichter, sich mit geregeltem Sport anzufreunden und nach einer sportlichen Betätigung zu suchen, die sie *jederzeit* zum Spannungsabbau einsetzen können (Heimtrainer, Gymnastik, Joggen, Walken, Trambolin- oder Seilchenspringen).
- Falls ein Patient zu ungewöhnlich hartnäckiger körperlicher Anspannung neigt, empfehlen wir zusätzlich das Training in bewusster Beachtung der körperlichen Beschwerden. Sie können zudem mehrfach täglich Körperchecks (S. 328) vornehmen. Diese Vorgehensweisen enthalten Elemente der Konzentrationslenkung und der folgenden therapeutischen Strategie.

6. Roemer et al. (2002) gehen ähnlich wie Wells et al. (1999) davon aus, dass sich GAS-Patienten chronisch Sorgen machen, weil sie glauben, sich damit auf gefürchtete negative Ereignisse besser vorbereiten oder diesen eher ausweichen zu können. Konträr zu ihrer Absicht werden Sorgen jedoch zu aversiven inneren Erlebnissen und erschweren Problemlöse- und Entscheidungsprozesse. Da kognitiv-verhaltenstherapeutische Methoden nicht immer helfen, weisen Roemer et al. (2002) auf eine alternative, überwiegend konfrontative Vorgehensweise hin, die sie „mindfulness Training" nennen, das so viel bedeutet wie *Training in bewusster Beachtung* oder in gerichteter Aufmerksamkeit (S. 94).

   Kommen Sorgen auf, richtet der Patient bewusst und willkürlich die Aufmerksamkeit auf seine momentanen unangenehmen internen oder externen Erlebnisse, ohne sie zu bewerten oder verändern zu wollen. Diese Selbstaufmerksamkeit ist auf das Erleben und Empfinden in der Gegenwart bezogen und unterscheidet sich von der Erwartungsangst der GAS-Patienten, die auf Gefahren in der Zukunft fokussiert. Konsistent durchgehalten, ersetzt die bewusste Beachtung gegenwärtiger Erlebnisse und Empfindungen im Laufe der Zeit die habituierten, negativen automatischen Verhaltensmuster durch willentlich gesteuertes, selbstgewähltes Handeln. Die gewohnheitsverändernde Wirkung lässt sich mit der Wirkung von Entspannung bei Exposition in sensu vergleichen (Baer, 2003; Roemer et al., 2002).

6.5.1 Kognitiv-verhaltenstherapeutische Bausteine

Grundsätzlich werden gemeinsam mit dem Patienten Bedingungs-, Verhaltens- und Zielanalysen für GAS und komorbide Störungen erstellt. Die meisten Patienten sind sehr daran interessiert, Entstehung und Verlauf ihrer Störung kennen zu lernen, weil sie oft jahrelang von einem Arzt zum anderen gelaufen sind, ohne zu erfahren, worunter sie genau leiden.

Im Anschluss daran wird ein Behandlungsplan abgesprochen, der sich aus Therapieelementen der Vorgehensweisen 1. bis 6. zusammensetzt. Zu den grundlegenden Bausteinen der Behandlung von GAS gehören Konfrontation, kognitive Therapie und Entspannung.

6.5.2 Konfrontation und Angstbewältigung in sensu

Für die *Sorgenkonfrontation in sensu* (Becker et al., 2002) wird zunächst eine Angsthierarchie erstellt. Nach einer genauen Information über die Therapierationale wird der Patient unter Anleitung des Therapeuten mit der Methode des geleiteten Entdeckens in die bildliche Vorstellung der Sorge hinein geführt. Imaginativ stellt er sich auf allen Sinnesebenen den schlimmsten Problembereich, den er derzeit verkraften kann, lebhaft vor, woraufhin starke Angst aufkommt. Der Patient bleibt bei der schrecklichen Vorstellung, ohne kognitiv auszuweichen, und hält die Angst aus, bis sie nachlässt. Dann erst wird zur nächsten Ebene der Sorgenhierarchie übergegangen. In der folgenden Stunde muss unter Umständen die Angstpyramide erneut umgebaut werden. Zwischen den Sitzungen arbeitet der Patient zu Hause weiter mit Exposition in sensu.

Die Konfrontation in sensu kann graduell oder massiert durchgeführt werden. Becker et al. (2002) propagieren massierte Konfrontation, weil sie effektiver zur Habituierung führt. Der Therapeut konfrontiert den Patienten ganz massiv, indem er das Schreckensszenario, das sich der Patient im Moment vorstellt, in dramatisch überzogener Weise ausmalt. In Abständen fragt der Therapeut den Patienten nach der Stärke seiner momentan erlebten Angst. Die Reizüberflutung in sensu wird über viele Sitzungen so oft wiederholt, bis Habituation erreicht ist und der Patient keinerlei Angst mehr erlebt.

Infolge ihrer heftigen Befürchtungen wehren sich viele unserer Patienten, vor allem Frauen, gegen massierte Konfrontation in sensu. Deshalb setzen wir häufig graduelle Konfrontation ein. Mit dieser Konfrontationsmethode können die meisten auch besser zwischen den Gesprächen in Selbstorganisation arbeiten.

Für die Behandlung von GAS-Patienten bevorzugen wir ein *Imaginationstraining zur Angstbewältigung*, das eine andere Variante von gradueller Konfrontation in sensu darstellt, bei der die bildliche Präsentation im Vordergrund steht. Im Allgemeinen wird es gut angenommen. Die Patienten visualisieren jedes Sorgenthema mehrmals, identifizieren negative Verzerrungen und überprüfen sie auf ihren Realitätswert hin (kognitive

Therapie nach Beck et al., 1985). Entsprechend den daraus gewonnenen Erkenntnissen wird das imaginierte Bild wirklichkeitsnah umgestaltet und von nun an in dieser neuen Version vom Patienten so oft vorgestellt, bis er es klar und kraftvoll visualisieren kann. Jedes Sorgenthema wird auf diese Weise von verschiedenen Seiten beleuchtet, kritisch überprüft und modifiziert.

Außerdem kann der Patient dazu angeregt werden, nach angemessenen Lösungen zur Bewältigung der gefürchteten Situationen zu suchen, insbesondere nach solchen, die ihn Einfluss auf Elemente der gefürchteten Situation nehmen lassen. Diese Problemlösungen integriert er in seine bildlichen Vorstellungen von bedrohlichen Ereignissen, erlebt sich dabei als angstfrei, souverän und Herr der Lage. Zwischen den Sitzungen stellt er sich diese Bilder seiner Selbstwirksamkeit immer wieder lebendig und intensiv mit allen Sinnesmodalitäten vor.

Parallel dazu suchen Patienten gefürchtete Situationen, die gemieden oder nur mit Sicherheitsvorkehrungen betreten werden, auf (*Konfrontation in vivo*). Hierfür werden wiederum Angsthierarchien erstellt, an denen zwischen den Gesprächskontakten selbstständig gearbeitet wird. Bei der Konfrontation in vivo können sie ihre frisch gelernten realistischen Einschätzungen überprüfen und neue Bewältigungsmöglichkeiten, insbesondere die in sensu eingeübten, erproben. Das Gemiedene wird solange erörtert und die Angstsituationen sooft aufgesucht, bis die Patienten sich an guten wie an schlechten Tagen jeder Angstsituation stellen können. Damit gewinnen sie erneut Kontrolle über ihr Leben und werden selbstbewusster.

6.5.3 Kognitive Therapie

Liegt eine besonders pessimistische Ausprägung von GAS vor oder eine komorbide unipolare Depression, entweder in Form einer (rezidivierenden) depressiven Episode oder einer Dysthymie, dann wird das Augenmerk vor allem auf die Veränderung von negativen Kognitionen mit kognitiver Therapie gerichtet, denn negative automatische Gedanken (S. 77) und dysfunktionale Grundannahmen (S. 79) lösen nicht nur Angst vor katastrophalen Folgen, sorgenvolle Gedanken und Sorgenketten aus, sondern halten diese auch aufrecht.

6.5.4 Körperbezogene Entspannungsverfahren

GAS-Patienten mit ausgeprägten körperlich-physiologischen Symptomen und hoher innerer und muskulärer Anspannung über Stunden und Tage hinweg sind meist stärker motiviert, sich ernsthaft und ausgiebig mit körperbezogenen Entspannungsverfahren zu beschäftigen und sprechen auch gut auf sie an.

Wegen der ausgeprägten spannungsreduzierenden Wirkung empfehlen wir den Einsatz von *Sport* (S. 86). Die Mehrzahl der GAS-Patienten wachen morgens mit einer subjektiv als sehr unangenehm empfundenen Unruhe auf, die bei der Mehrzahl in den Nachmittags- und Abendstunden zurückgeht. Nicht wenige sehen den Tag als mühselige Belastung vor sich und fühlen sich stundenlang bleischwer. Einige klagen sogar über diffuse

Schmerzen, die wahrscheinlich von Muskelverspannungen herrühren (vgl. Behandlungsbeispiel, S. 152). Gleich zu Beginn der Therapie werden diese Patienten angeregt, mit einer sportlichen Betätigung anzufangen und sie nach Möglichkeit morgens nach dem Aufstehen zur Spannungsreduktion einsetzen. Ihre sportliche Bewegung der Wahl sollten sie jederzeit in den eigenen Räumen durchführen und somit bedürfnisgerecht einsetzen können. Andernfalls wären sie immer auf Fitnesscenter oder auf feste Zeiten von Sportgruppen angewiesen. Selbstverständlich können sie solche Angebote noch zusätzlich wahrnehmen.

Da die meisten Patienten mit GAS – ähnlich wie Patienten mit panischen und phobischen Ängsten – früher gerne Sport getrieben haben, fällt es ihnen im Allgemeinen nicht schwer, körperliche Bewegung aufzugreifen. Bei jeder schlechten Verfassung können sie von nun an sportliche Bewegung einsetzen, selbst mehrfach am Tag. Die meisten entscheiden sich für Übungen auf dem Heimtrainer, Joggen, Gymnastik oder Tanz.

Progressive Muskelentspannung (S. 333) ist ebenfalls hilfreich, obgleich körperlich-sportliche Übungen wirkungsvoller und anhaltender entspannen. PME ist eine sehr hilfreiche Methode zur Behebung von Ein- und Durchschlafstörungen. Da viele GAS-Patienten ohnehin lange wach liegen, haben sie nachts ausgiebig Gelegenheit, dieses Entspannungsverfahren von der Pieke auf zu lernen.

Die *Angewandte Entspannung* (S. 337) baut darauf auf. Öst (1987) betrachtet die angewandte PME als eine *Bewältigungsstrategie gegen Angst* und nicht lediglich als Methode zur Unterdrückung von Angst, wie er ausdrücklich betont. Patienten üben PME mehrfach täglich, bis sie in kürzester Zeit, bald nur noch imaginativ und ohne aktive Muskelanspannung sekundenschnell entspannen können.

6.5.5 Medikamentöse Therapie und Kombinationsbehandlung

Grundsätzlich sind bei GAS-Patienten nur in Härtefällen und auch nur vorübergehend Antidepressiva zur Abstützung einer kognitiv-verhaltenstherapeutischen Behandlung indiziert, weil angesichts ihrer dämpfenden Effekte die Konfrontationsbehandlung sonst nicht ausreichend greift. Einige Zeit nach Beginn der psychotherapeutischen Behandlung sollten Psychopharmaka deshalb ausgeschlichen werden.

Die positiven Wirkungen von Paroxetin (ein SSRI wie Seroxat® oder Tagonis®, S. 321) und Venlafaxin (SSNRI wie Trevilor® und Efexor®) sind in Studien belegt und werden deshalb für die Behandlung von GAS empfohlen (Kern et al., 2003). Es gibt jedoch zu wenig Untersuchungen über die Wirkung einer Kombinationsbehandlung bei GAS, weshalb Becker et al. (2002) nahe legen, Patienten mit GAS nur kognitiv-verhaltenstherapeutisch zu behandeln.

6.6 Therapeutische Effektivität

Noch fehlen kontrollierte Therapiewirkstudien in ausreichender Zahl, um bei GAS die therapeutische Wirkung von kognitiver Verhaltenstherapie zu belegen (Becker et al., 2003). In einer Metaanalyse wurden Prä-Post-Effektstärken von 1,43 für kognitiv-verhaltenstherapeutische und 1,20 für kognitive Therapie errechnet, wobei sich die Ergebnisse auf 5 Behandlungsgruppen stützten und in der 6-Monats-Katamnese unverändert blieben (Ruhmland et al., 2001c). Für die Veränderung der Hauptsymptomatik von GAS ergab sich eine Effektstärke von 1,65 für angewandte Entspannung, allerdings basieren diese Resultate nur auf zwei Behandlungsgruppen.

Das Training in bewusster Beachtung, das kognitiv-emotional entschärfend wirkt und darin der Wirkung von Konfrontation verwandt ist (Baer, 2003; Roemer et al., 2002), scheint zwar ebenfalls eine vielversprechende Vorgehensweise bei GAS zu sein. Deren therapeutische Wirkungen müssen jedoch noch in kontrollierten und experimentellen Therapiestudien nachgewiesen werden.

6.7 Behandlungsbeispiel: Älterer Mann mit GAS (F41.1G) und komorbider leichter Sozialer Phobie (F40.1G)

Max, 61 Jahre, Philosoph und Hochschullehrer, verheiratet, 3 Kinder, fühlt sich seit 6 Jahren „zentnerschwer, geschwächt und krank". Sein Kardiologe schickt ihn. Während der Exploration spricht er, wie er sagt, „mit großer Anstrengung", was ihm allerdings nicht anzumerken ist. Permanent leidet er unter „Schmerzen am ganzen Körper" in unterschiedlicher Intensität, und fühlt sich, als würde er „Grippe bekommen". An manchen Tagen kommen und gehen „Depressionen", vor allem dysphorische Stimmungen. Er ist anhaltend angespannt, „erschöpft" und „der Tinnitus dröhnt". Nacken und andere Körperteile „tun weh", er hat sogar „Schmerzen bei Berühren", „Blockaden" im Kopf und befürchtet oft, nicht mehr lange durchzuhalten. Ferner klagt er über Ruhelosigkeit, Beklemmungsgefühle, Muskelverspannungen (die er nicht mit den Schmerzen in Verbindung bringt), Schweißausbrüche, Magenbeschwerden und Derealisationserlebnisse. Nachts muss er 3- bis 4-mal auf Toilette und kann seit 6 Jahren nicht mehr durchschlafen. Beim Wachliegen in der Nacht jagt eine sorgenvolle Gedankenkette die andere über kommende Entwicklungen, auf die er keinen Einfluss mehr zu haben glaubt. Am nächsten Morgen fühlt er sich entsprechend unausgeschlafen und matt.

Von den zahlreichen Chefärzten, die er über die Jahre konsultiert hat, wurden bislang Verlegenheitsdiagnosen wie Polymyalgie und Polyneuropathie gestellt. Ein Neurologe tippte auf „lavierte Depression", aber das verordnete Antidepressivum (Fluctin®) half nicht. Max hat eine Nebenhöhlen- sowie eine Bandscheiben-Operation (LWS) hinter sich. Gegen Rückenschmerzen, die von ganz anderer Schmerzqualität sind, bekommt er Massage von einer Osteopathin. Zur Kontrolle seines Bluthochdrucks (180:110) nimmt er Hygroton und Diovan 80 ein (dadurch nur 135:75). Weil 3 seiner 4 Brüder – er ist der Jüngste – schon einen Herzinfarkt hatten, ist diese Vorkehrung erforderlich. Gegen die Schmerzen setzt er seit 6 Jahren 2-mal 9 Hübe Tramal ein (das entspricht 120 mg; die Tageshöchstdosis des opiathaltigen Schmerzmittels ist vergleichsweise 400 mg). Eine Suchtgefahr schließt er aus.

Max schont den Körper und meint, ihn damit belastbar zu halten. Selbst wenn er intensivste Schmerzen hat, kann er sich in Gesprächen noch so gut kontrollieren, dass andere nichts merken. Darauf legt er allergrößten Wert. Seine Schonhaltung und diese „Schauspielerei" sind Vermeidungs- oder Sicherheitsreaktionen, so wie auch sein Doktorshopping. Er leidet nicht nur unter einem diffusen Bedrohungsgefühl, es könne ihm etwas

Verhängnisvolles fehlen, und er weiß nicht, was, sondern auch unter der Unfähigkeit, dieses Bedrohungsszenario unter Kontrolle zu bekommen.

Die Selbstbeobachtung im Sorgen- und Angsttagebuch bringt zum Vorschein, dass seine Schmerzen insbesondere durch bevorstehende unangenehme Verpflichtungen („Das auch noch! Es ist zu viel!") ausgelöst werden und meist den ganzen Tag anhalten. Schon bei der Terminplanung oder bei der Vorbereitung treten sie zusammen mit Verdruss auf. Zu den Schmerzen, die er mittlerweile als Muskelverspannungen auf der motorischen Ebene (seiner Ängste) akzeptiert, gesellt sich meist ein „Knoten im Gehirn", mit dem er nur noch unter größter Anstrengung arbeiten kann. Entsprechend ausgelaugt ist er nach seiner Schreibtischarbeit. Bei unangenehmen Terminen schiebt er seine Vorbereitungen viel zu lange vor sich her und gerät dadurch in unnötige Hektik. Abgesehen davon reagiert er mit aversiven Gefühlen auf „jede Pflichtlektüre" und auf „Arbeiten von Kollegen".

Sorgen macht er sich tagsüber, anders als in der Nacht, „meist latent". Dennoch sind sie eine „große Belastung" für ihn, da sie ihm das Gefühl der Bedrohung von Gesundheit und Lebensführung geben und ihn unter starke Anspannung versetzen. Zu seinen Sorgenthemen gehören:

- Die persönliche Gesundheit (bei erhöhter interozeptiver Wahrnehmung), häufig argwöhnt er Schlimmes bei körperlichen Beschwerden und eilt dann zum Arzt, getrieben von unterschwelliger Todesangst.
- Zudem sorgt er sich um seine Altersbezüge; er befürchtet, seine Frau und er müssen sich im Alter ungebührlich einschränken, falls er jetzt schon arbeitsunfähig wird.
- Oft quälen ihn Zweifel, ob er seinen beruflichen Anforderungen überhaupt noch gewachsen ist, dabei verrichtet er seine Arbeit eigentlich immer noch ausgesprochen gern: „Kreatives Arbeiten macht das Leben besonders lebenswert" ist eine seiner Grundüberzeugungen. Aber er befürchtet, 1. seine Arbeit zeitlich und kräftemäßig nicht zu schaffen, 2. etwas vergessen oder nicht erledigt zu haben und 3. weiteren Aufträgen nicht nachkommen zu können. Seit 6 Jahren fühlt er sich chronisch überlastet mit der Lehrstuhlarbeit, einer Beratertätigkeit, der er nebenbei nachgeht, und dem für ihn sehr wichtigen Lehrbuch, an dem er gerade schreibt. Seine Anspannung verschlimmert sich schon spürbar, wenn seine Frau ihm nur sagt, es wäre eine Nachricht für ihn gekommen. Die Frage, ob er unter Versagensängsten leidet, bejaht er und meint, sofern es um Kritik an den Inhalten seiner geistigen Arbeit geht.

Vor Menschen und Auftritten fürchtet er sich hingegen nicht, im Gegenteil, er ist ungewöhnlich kontaktfreudig, „everybody's darling", arbeitet sehr gerne mit Studenten, hält Vorträge und Vorlesungen mit größter Freude, hat da seine Bühne und weiß, dass er eine positive Ausstrahlung und Erfolg hat.

Max ist ein stattlicher, konservativ perfekt gestylter, leicht übergewichtiger Mann, geistreich charmant und strahlend freundlich. Er wirkt hochdifferenziert, sehr sensibel und warmherzig. Infolge der jahrelang vergeblichen Suche nach einer Erklärung für seine Probleme wurde er ziemlich verzweifelt. Jetzt lebt er auf, nachdem er die Hypothese einer GAS für höchst plausibel hält. Sie leuchtet ihm ein und gibt ihm die Gewissheit, vieles selber verändern zu können.

Therapie (Kurzzeittherapie: 6 doppelstündige Gespräche, 2 davon mit seiner Frau; 1 Doppelstunde alle 2 Monate, in der Summe 5 probatorische Sitzungen plus 7 Therapiestunden). Max hat schon im diagnostischen Prozess mit größtem Interesse und Engagement mitgearbeitet. Unentwegt bittet er um Psychoedukation und praktische Hinweise, die er förmlich aufsaugt. Auch bestimmt er seine Ziele eigenständig und lernt blitzschnell, diszipliniert und wirkungsvoll die gemeinsam besprochenen therapeutischen Vorgehensweisen umzusetzen. Da nicht so sehr die Sorgensymptomatik als vielmehr die Anspannung und Spannungsschmerzen im Vordergrund stehen, wird vereinbart, den Fokus vor allem auf entspannende therapeutische Methoden zu legen. Zusätzlich werden dysfunktionale Überzeugungen modifiziert und (interozeptive) Konfrontationsübungen durchgeführt.

Für die Verbesserung seines Gesundheitsverhaltens (S. 85) ist er – zusammen mit seiner Frau – spontan zu gewinnen. Schon im ersten Gespräch wurde Progressive Muskelentspannung PME (S. 333) zur Reduktion seines hohen Anspannungsniveaus eingeführt. Diese übt er fortan zu Hause im Sitzen, Liegen und Stehen und kann sie erstaunlich schnell zur angewandten Entspannung (S. 337) ausweiten: 2 Monate später ist er imstande, durch „bloßes daran denken" sämtliche Muskeln seines Körpers auf einmal zu entspannen. Jeden Abend macht er vor dem Einschlafen etwas ausführlicher PME, weil ihn das „schön einlullt". Danach schläft er sogar durch und muss nicht einmal mehr nachts zur Toilette heraus, was er für ein halbes Wunder hält. Die Entspannungsverfahren hatten somit eine geradezu einschlagende therapeutische Wirkung.

Zur Dämpfung von innerer Erregung und Lockerung der verkrampften Muskulatur macht er zusätzlich jeden Tag Sport (Joggen und/oder Heimtrainer). Gleichzeitig sind es Übungen in interozeptiver Konfrontation. Nur übertreibt er in den ersten beiden Wochen, wie wir das oft bei Angstpatienten erleben: Entgegen unserer Vereinbarung setzt er sich gleich 45 Minuten an einem Stück auf den Heimtrainer, fühlt sich anschließend „kreislaufmäßig schlecht" und braucht 2 Stunden, bevor er sich wieder richtig auf seine Schreibtischarbeit konzentrieren kann. Das war zu viel des Guten.

Die Entwicklung seines individuellen Störungsmodells mithilfe der Selbstbeobachtung und des Sorgentagebuchs war wohl in seinem Fall die zweitwirkungsvollste therapeutische Vorgehensweise. Wir gehen davon aus, dass er möglicherweise von Geburt an eine leicht erhöhte Angstsensibilität hat. Psychische Störungen sind ihm in seiner Großfamilie nicht bekannt. In seiner Ursprungsfamilie wurde jedoch stets behutsam und „sehr human" mit Krankheit und physischer wie psychischer Verletzung umgegangen. Er persönlich fühlte sich geliebt und geborgen im Schoß der Familie. Seine vielen Talente wurden von klein auf gefördert, er verbrachte eine wunderschöne Kindheit und wurde als sonniges und aufgeschlossenes Kind beschrieben. Die weitere persönliche Entwicklung verlief reibungslos: Er hat eine gute Ehe und eine kinderreiche Familie ohne nennenswerte Probleme. In seinem sehr erfolgreichen beruflichen Leben musste er allerdings drei größere Enttäuschungen hinnehmen, von denen die letzte vor 6 Jahren ihn wohl kräftemäßig überforderte:

1. Bei der ersten Belastung fühlte er sich am wehrlosesten. Während seiner Zeit als Lehrer in jungen Jahren bezichtigte ihn eine Schülerin, er habe sich an ihr vergriffen. Daraufhin musste er den Schuldienst quittieren und fühlte sich sehr entehrt. In der Not promovierte er und machte wider Erwarten eine Hochschulkarriere. Im Nachhinein kann er eigentlich froh sein über diese Wendung. Noch glücklicher war er jedoch, als die Schülerin sich später bei ihm meldete und ihn um Verzeihung bat für ihre Lügengeschichte.

2. Ein anderes Mal wurde er in einer Institution zusammen mit Sympathisanten „gemobbt“. Er verließ daraufhin die Einrichtung und widmete sich nur noch seiner Arbeit an der Universität und als Berater.
3. Wiederum zu Unrecht, wie sich später juristisch einwandfrei herausstellte, wurde er vor 6 Jahren verleumdet, mit einer bedeutenden wissenschaftlichen Arbeit ein Plagiat eingereicht zu haben. Das hat ihn zutiefst gekränkt, obwohl der Beschuldigende den Vorwurf per Gerichtsbeschluss zurücknehmen und sich in aller Öffentlichkeit entschuldigen musste. Diese Demütigung hat er nicht überwunden. Zwar arbeitet er noch immer kreativ und erfolgreich, der Preis dafür aber ist sehr hoch: Sein voller Einsatz kostet ihn schmerzhafte Anspannung, Angst und eine schlechte Lebensqualität.

Ausgelöst wurde seine GAS durch diese letzte berufliche Krise, der allerdings jahrelange Überforderung durch exzessives Arbeiten vorausgegangen war. Aufrechterhalten werden die generalisierten Ängste durch seine gesundheitlichen Befürchtungen, Sorgenketten, Meidereaktionen, aber auch durch Überarbeitung und den fehlenden körperlichen Ausgleich. Max hat die Zusammenhänge sofort begriffen und umgehend fundamentale Veränderungen eingeleitet:

Neben Gesundheitsverhalten – Sport, Entspannung, verändertes Essverhalten (seine Frau und er haben innerhalb von 8 Wochen bereits 5 kg verloren) – bemüht er sich um Ressourcenarbeit: Endlich „gönne ich mir wieder etwas“: 14-tägig malt er Aquarelle, spielt an mehreren Tagen die Woche ein wenig Klavier, Saxophon oder Cello und saunt wieder einmal die Woche.

Außerdem hat er einen ganz geregelten Arbeitsrhythmus eingeführt (Schreibtischarbeit von 7.00 bis 13.00 Uhr, Essen, Schlafen, Kaffee, danach ein weiterer Arbeitsblock von ca. 4 Stunden), den er ohne Rücksicht auf seine Schmerzen durchzieht. Die Schmerzen sind wesentlich schwächer geworden, weshalb er nur an vereinzelten Tagen auf Schmerzmittel – in wesentlich schwächerer Dosis – zur Linderung zurückgreifen muss. Die Gremienarbeit an der Hochschule will er abgeben und sich nach Beendigung des für ihn so wichtigen Lehrbuchs keinen vergleichbaren Termindruck mehr machen. Verpflichtungen und Termine will er sich künftig gezielter aussuchen und sie dann auch furchtlos angehen.

Konsistent hochmotiviert und von der Grundhaltung her wenig pessimistisch hat er diese Veränderungen mit einer ausgesprochen geringen Gesprächstundenzahl erreicht. Er weiß, dass er weiterhin aus Altersgründen und infolge einer immer noch vorhandenen Stressbelastung mit Verspannungen bis hin zu gelegentlichen Spannungsschmerzen rechnen muss. Aber er sieht nun genau, woher seine Beschwerden kommen und was er selber gegen sie unternehmen kann. Das alles habe ihn wieder „glücklich“ gemacht, sagt er strahlend am Ende der Therapie. Seinen Therapieerfolg beziffert er zunächst auf etwa 80% Besserung. Im Katamnese-Gespräch nach 9 Monaten ist er befreit von seinem Buch und nahezu schmerzfrei. Nun schätzt er die therapeutischen Wirkungen auf etwa 90% gegenüber der Baseline.

7 Zwangsstörung

7.1 Diagnostische Kriterien

Die Hauptmerkmale einer Zwangsstörung sind Zwangsgedanken und Zwangshandlungen. Ihnen liegt die Furcht vor Bedrohung zugrunde, die von außen kommt (z.B. Beschmutzung nach dem Vorbeigehen an Hundekot) oder von der Person selbst ausgeht (sie könnte jemanden überfahren haben). Die wesentlichste Funktion von Zwängen ist, diese befürchtete Bedrohung abzuwenden. Durch das zwanghafte Handeln und/oder Denken werden dahinter stehende Gefühle wie Unruhe, Angst, Ärger, Ekel oder Unwohlsein abgeschwächt, neutralisiert oder verhindert. Somit ist Zwangshandeln ein Sicherheitsverhalten, mit dem unangenehme Gefühle vermieden werden. Obgleich es eine Angststörung ist, erscheinen zwanghafte Beschwerden im Vergleich zu anderen Angststörungen auf den ersten Blick hin oft rätselhaft.

Zwangsgedanken oder *-impulse* sind nicht lediglich übertriebene Sorgen über Lebensprobleme, sondern immer wiederkehrende, aufdringliche, höchst unangenehme Gedanken oder Vorstellungen, manchmal mit gewalttätigem oder obszönem Inhalt, z.B. die eigenen Kinder mit dem Messer zu töten, sich vom Balkon zu stürzen oder eine andere Person zu vergewaltigen. Im Unterschied zu Menschen, die psychotisch sind, befürchten Zwangspatienten, die Kontrolle über sich zu verlieren. Zwangsgedanken stellen eine große Belastung dar, weil sie mit einem übersteigerten Verantwortungsgefühl und Schuldgefühlen einhergehen. Deshalb versuchen Patienten, sie mit anderen Gedanken oder Handlungen zu neutralisieren.

Zwangshandlungen gehen oft aus Zwangsgedanken hervor. Zwangshandeln kann übersteigertes Kontroll-, Ordnungs- oder Sauberkeitsverhalten sein, das unangenehme Gefühle verhindern und gefürchteten Ereignissen vorbeugen soll, z.B. Überprüfen von Türen und Fenstern, wiederholtes Zudrehen von Wasserkrähnen, Herausziehen von Steckern oder übertriebenes Händewaschen. Manche Zwangspatienten fahren mehrfach die zurückgelegte Wegstrecke ab, um nachzusehen, ob sie auch ja nicht ein Kind überfahren haben. Andere sammeln Zeitungsausschnitte oder andere Dinge, ordnen sie, heften und legen sie ab, ohne sie hernach sinnvoll zu nutzen, weshalb ihr Ordnungsgebaren unsinnig und irrational erscheint. Schließlich absolvieren etliche Zwangspatienten leichte bis extrem umständliche Wasch- und Putzritualien, die nicht einmal ihnen selbst angemessen oder nachvollziehbar erscheinen. Dennoch können sie nicht davon lassen, denn wenn sie es tun, werden sie unruhig, ängstlich, manchmal aggressiv. Kontrollhandlungen können auch auf der kognitiven Ebene vorgenommen werden in Form von Zählen, visualisierten Kontrollgängen durch die Wohnung oder Beten.

Zwangshandlungen und zwanghafte Kontrollgedanken sollen aversive Gefühle verhindern. Folglich sind es Vermeidungs- oder Sicherheitsreaktionen, die eine neutralisierende Wirkung haben. Versuchen die Betroffenen, Zwänge zu unterdrücken, steigert sich ihre innere Anspannung. Durch die (kognitiven) Zwangshandlungen werden Zwangssymptome negativ verstärkt und dadurch aufrechterhalten, denn sie reduzieren Erregung, Angst und Ekelgefühle kurzfristig. Den Zwängen liegt ein Aufmerksamkeits-bias für zwangsrelevante, bedrohliche Reize und eine entsprechende Furcht vor Bedrohung zugrunde, die durch die Zwangshandlung abgeschwächt wird.

Mehr als alle anderen Angstpatienten neigen Zwangspatienten zu einem ausgeprägten persönlichen *Verantwortungsgefühl:* Oft befürchten sie eine von sich ausgehende Gefahr und entwickeln Schuldgefühle. In der Regel sind Zwangspatienten sehr viel entscheidungsunsicherer als Personen mit anderen Angststörungen.

ICD-10 (2000): Zwangsstörung (F42)

A. Entweder Zwangsgedanken oder Zwangshandlungen (oder beide) an den meisten Tagen über einen Zeitraum von mindestens 2 Wochen.

B. Die Zwangsgedanken (Ideen oder Vorstellungen) und Zwangshandlungen zeigen sämtliche folgende Merkmale:

1. Sie werden als eigene Gedanken/Handlungen von den Betroffenen angesehen und nicht als von anderen Personen oder Einflüssen eingegeben.
2. Sie wiederholen sich dauernd und werden als unangenehm empfunden, und zumindest ein Zwangsgedanke oder eine Zwangshandlung werden als übertrieben und unsinnig erkannt.
3. Die Betroffenen versuchen, Widerstand zu leisten (bei lange bestehenden Zwangsgedanken und Zwangshandlungen kann der Widerstand allerdings sehr gering sein). Gegen mindestens einen Zwangsgedanken oder eine Zwangshandlung wird gegenwärtig erfolglos Widerstand geleistet.
4. Die Ausführung eines Zwangsgedankens oder einer Zwangshandlung ist für sich genommen nicht angenehm (dies sollte von einer vorübergehenden Erleichterung von Anspannung oder Angst unterschieden werden).

C. Die Betroffenen leiden unter den Zwangsgedanken und Zwangshandlungen oder werden in ihrer sozialen oder individuellen Leistungsfähigkeit behindert, meist durch den besonderen Zeitaufwand.

D. *Ausschlussvorbehalt:* Die Störung ist nicht bedingt durch eine andere psychische Störung, wie Schizophrenie oder verwandte Störungen (F2) oder affektive Störungen (F3).

Die Diagnose kann mit der folgenden vierten Stelle differenziert werden:

F42.0 vorwiegend Zwangsgedanken und Grübelzwang

F42.1 vorwiegend Zwangshandlungen

F42.2 Zwangsgedanken und -handlungen, gemischt

F42.8 sonstige Zwangsstörungen

F42.9 nicht näher bezeichnete Zwangsstörung

DSM-IV (1996): Zwangsstörung (300.3)

A. Entweder Zwangsgedanken oder Zwangshandlungen:

Zwangsgedanken, wie durch 1., 2., 3. und 4. definiert:

1. wiederkehrende und anhaltende Gedanken, Impulse oder Vorstellungen, die zeitweise während der Störung als aufdringlich und unangemessen empfunden werden und die ausgeprägte Angst und großes Unbehagen hervorrufen,
2. die Gedanken, Impulse oder Vorstellungen sind nicht nur übertriebene Sorgen über reale Lebensprobleme,

3. die Person versucht, diese Gedanken, Impulse oder Vorstellungen zu ignorieren oder zu unterdrücken oder sie mithilfe anderer Gedanken oder Tätigkeiten zu neutralisieren,
4. die Person erkennt, dass die Zwangsgedanken, -impulse oder -vorstellungen ein Produkt des eigenen Geistes sind (nicht von außen auferlegt wie bei Gedankeneingebung).

Zwangshandlungen wie durch 1. und 2. definiert:

1. wiederholte Verhaltensweisen (z. B. Händewaschen, Ordnen, Kontrollieren) oder gedankliche Handlungen (z. B. Beten, Zählen, Wörter leise Wiederholen), zu denen sich die Person als Reaktion auf einen Zwangsgedanken oder aufgrund von streng zu befolgenden Regeln gezwungen fühlt,
2. die Verhaltensweisen oder die gedanklichen Handlungen dienen dazu, Unwohlsein zu verhindern oder zu reduzieren oder gefürchteten Ereignissen oder Situationen vorzubeugen; diese Verhaltensweisen oder gedanklichen Handlungen stehen jedoch in keinem realistischen Bezug zu dem, was sie zu neutralisieren oder zu verhindern versuchen, oder sie sind deutlich übertrieben.

B. Zu irgendeinem Zeitpunkt im Verlauf der Störung hat die Person erkannt, dass die Zwangsgedanken oder Zwangshandlungen übertrieben oder unbegründet sind.
Beachte: Dies muss bei Kindern nicht der Fall sein.

C. Die Zwangsgedanken oder Zwangshandlungen verursachen erhebliche Belastung, sind zeitaufwendig (benötigen mehr als 1 Stunde am Tag) oder beeinträchtigen deutlich die normale Tagesroutine der Person, ihre beruflichen (oder schulischen) Funktionen oder die üblichen Aktivitäten und Beziehungen.

D. Falls eine andere Achse-I-Störung vorliegt, so ist der Inhalt der Zwangsgedanken oder Zwangshandlungen nicht auf diese beschränkt (z. B. starkes Beschäftigtsein mit Essen bei Vorliegen einer Essstörung, Haareausziehen bei Vorliegen einer Trichotillomanie, Sorgen über das Erscheinungsbild bei Vorliegen einer Körperdysmorphen Störung, starkes Beschäftigtsein mit Drogen bei Vorliegen einer Störung im Zusammenhang mit Psychotropen Substanzen, starkes Beschäftigtsein mit einer schweren Krankheit bei Vorliegen einer Hypochondrie, starkes Beschäftigtsein mit sexuellen Bedürfnissen oder Phantasien bei Vorliegen einer Paraphilie, Grübeln über Schuld bei Vorliegen einer Major Depression).

E. Das Störungsbild geht nicht zurück auf die direkte körperliche Wirkung einer Substanz (z. B. Droge, Medikament) oder eines medizinischen Krankheitsfaktors.
Bestimme, ob:
Mit wenig Einsicht: Wenn die Person während der meisten Zeit der gegenwärtigen Episode nicht erkennt, dass die Zwangsgedanken und Zwangshandlungen übermäßig oder unbegründet sind.

Im Gegensatz zum ICD-10 wird im DSM-IV bei zwanghaften Kognitionen zwischen impulsiv aufkommenden negativen Gedanken oder Intrusionen und gedanklichen zwanghaften Handlungen unterschieden. Das hat Auswirkungen auf die Zwangstherapie. Am häufigsten kommen *Zwangsgedanken und -handlungen, gemischt* (F42.2) vor.

Zu ergänzen ist noch das zwanghafte *Horten* oder Sammeln und Aufbewahren von Gegenständen, die für andere ohne großen Wert sind. Als Teil der Zwangssymptomatik wird Horten bei bis zu 20% der Zwangspatienten beobachtet (Rassmussen et al., 1991, zitiert nach Hoffmann et al., 2004). Desgleichen kommen bei ihnen *Ekelgefühle* häufig vor, insbesondere im Zusammenhang mit Waschzwang und Angst vor Krankheit (Thorpe et al., 2003).

Zwangspatienten zeigen in der Regel beharrliche, stabile Symptommuster. Während sich die Intensität der Beschwerden durchaus verändern kann, bleibt die Qualität der Symptome im Allgemeinen annähernd konstant, wie aus einer diagnostischen Längsschnittuntersuchung (Mataix-Cols et al., 2002) hervorgeht: 117 weibliche und männliche Zwangspatienten aus drei verschiedenen Regionen der USA wurden mehrfach mit der Yale-Brown Obsessive Compulsive Scale und der Yale-Brown Obsessive Compulsive Symptom Checklist diagnostisch eingeschätzt. Derselbe diagnostische Prozess wurde nach 6 Monaten, 1 Jahr und 2 Jahren wiederholt, während die Patienten in diesem Zeitraum medikamentös behandelt wurden. Ihre Symptome verbesserten sich zwar mehrheitlich, blieben aber im Großen und Ganzen bestehen. Falls es überhaupt zu einer Symptomveränderung kam, war das bereits bis zum 6-Monats-Follow-up.

Zwangspatienten können nach ihren Zwangshandlungen wie Waschen, Kontrollieren oder Horten nachvollziehbar unterteilt werden. Demgegenüber sind die thematischen Inhalte von Zwangsgedanken ziemlich unübersichtlich. In einer Untersuchung der Zwangsgedanken von 132 Zwangspatienten haben Abramowitz et al. (2003) fünf thematische Gruppen herausgeschält: (1) Schädigen/Verletzen, (2) Kontamination, (3) Horten, (4) unannehmbare obszöne Gedanken und (5) sexuelle Intrusionen.

Zu den Zwangs-Spektrumserkrankungen gehören noch folgende Krankheiten, auf deren Differenzialdiagnose und Behandlung hier nicht eingegangen wird:

- *Ticstörungen*, zu denen nicht kontrollierbare Bewegungen oder verbale Geräusche wie Grimassieren, Naserümpfen, Blinzeln, Räuspern oder Wiederholung von einzelnen Worten gehören (Patienten mit Tics haben im Gegensatz zu Zwangspatienten keine Befürchtungen oder Ekelempfindungen)
- *Trichotillomanie*, das zwanghafte Ausreißen von Haaren (meist verbunden mit Leidensdruck *und* Lustgefühlen)
- *Körperdysmorpho-Phobie*, die gekennzeichnet ist durch zwanghafte Gedanken über das körperliche Erscheinungsbild und durch Zwangsrituale, mit denen das Körperbild verändert wird
- *Gilles-de-la-Tourette-Syndrom*, eine Störung der Basalganglien, die mit motorischen und vokalen Tics einhergeht. Patienten mit Tourette-Syndrom haben in über 90% der Fälle auch eine Zwangsstörung (Kordon et al., 2002).

7.2 Epidemiologische Daten

In den Familien von Zwangspatienten gibt es ein erhöhtes Vorkommen von Zwangssymptomen. Außerdem liegen neurophysiologische Belege vor für funktionelle Störungen wie Überaktivität im Frontalhirn, in den Basalganglien und im Limbischen System von Zwangspatienten (Kordon et al., 2002; Lakatos et al., 2001):

- Lebenszeit-Prävalenz: 2,5% ECA; – NCA; 2,0% MFS; 0,7% EDSP
- 12-Monats-Prävalenz: 1,7% ECA; – NCA; – MFS; 0,6% EDSP
- 6-Monats-Prävalenz: 1,5% ECA; – NCA; – MFS; – EDSP.

Die Zwangserkrankung beginnt in der Kindheit, Jugend oder im frühen Erwachsenenalter. Sie tritt häufig mit komorbiden Störungen auf: Zwänge haben eine Lebenszeit-Prävalenz von 70% für komorbide Depressionen und 50% für andere Angststörungen (Kordon et al., 2002). Mehr als 60% der Personen mit Zwängen erfüllen die diagnostischen Kriterien für mindestens 3 weitere psychiatrische Störungen (Lieb et al., 2003).

7.3 Erklärungsmodell

Die verursachenden und auslösenden Bedingungen von Zwängen sind multifaktoriell. Nicht selten gilt die Zwangsstörung als eine besonders schwere Angststörung, weil die Versuche, Gefahren mit Zwangsgedanken und -handlungen abzuweisen, oft recht hartnäckig von den Patienten verfolgt werden. Aus diesem Grund wird immer wieder nach organischen Grundlagen gesucht. Mit bildgebenden Verfahren, wie dem PET (Positronen-Emissions-Tomographie) und der fMRI (funktionelle Magnetresonanztomographie), konnten bei Patienten mit Zwangsstörung oder Zwangs-Spektrumserkrankungen spezifische neurobiologische Korrelate gefunden werden: Insbesondere sind es Stoffwechselstörungen im orbitofrontalen Kortex, in den Basalganglien und den zugehörigen kortiko-basalen bzw. kortiko-striatalen Regelkreisen sowie im Thalamus (Kordon et al., 2002), deren Ursachen jedoch noch nicht geklärt sind.

Im orbitofrontalen Kortex werden kognitive Funktionen wie Reaktionshemmung, Planung und Kontrolle von komplexen Aufgaben und im Striatum motorische, affektive und kognitive Prozesse moduliert. Dadurch ist eine unbewusste, automatische Informationsverarbeitung möglich. Wahrscheinlich führen positive Rückkopplungsschleifen zwischen Kortex und Thalamus bei Zwangspatienten zu wiederkehrenden Zwangsgedanken, während Zwangshandlungen eher durch erhöhte Erregungsmuster im Striatum ausgelöst werden (Kordon et al., 2002).

Bei der Entstehung und Aufrechterhaltung von Zwängen spielen neben einer angeborenen Disposition weitere Risikofaktoren wie Erziehungseinflüsse, persönliche Eigenschaften und belastende Lebensereignisse eine Rolle. Welche Erziehungsstile das Entstehen von Zwängen begünstigen, ist genauso wenig gesichert wie in den Erklärungsmodellen von anderen Angststörungen: Vermutlich sind es einerseits strenge, kritische pädagogische Vorgehensweisen, verbunden mit Kälte im emotionalen Umgang bei mindestens einem Elternteil, oder es sind weniger reife Erziehungshaltungen der Eltern, die sich aus Unsicherheit stärker an den Erwartungen von Außenstehenden und ihrem persönlichen Ruf im sozialen Umfeld orientieren als an den Bedürfnissen des Kindes. Bei Personen mit Eigenschaften wie Schüchternheit, Angst vor Fehlern und Perfektionismusstreben können solche Erziehungspraktiken zu Verunsicherung, Angst vor Versagen und überhöhtem Verantwortungsgefühl führen.

In neuropsychologischen Studien tritt ein generelles Defizit an Organisationsstrategien, vor allem Handlungsplanung und Problemlösen, bei Zwangspatienten sowohl im Kindes- als auch im Erwachsenenalter zutage. Sie zeigen zudem Defizite beim Erinnern von unstrukturierten Informationen (Greisberg et al., 2003). Zwangspatienten sind auch oft unfähig, sichere Beurteilungen abzugeben oder klare Entscheidungen zu treffen. Schließlich tragen chronische und akute Stressoren (S. 63) wiederum zur Auslösung und Aufrechterhaltung von Zwangsstörungen bei.

Infolge vieler empirischer Belege für die Bedeutung von kognitiven Störungen bei Personen mit Zwängen wird in den Erklärungsansätzen zur Zwangsstörung kognitiven Prozessen eine entscheidende Rolle eingeräumt (Emmelkamp et al., 2002; Lakatos et al., 2001; Salkovskis et al., 2002). Vermutlich werden Zwangsgedanken und Zwangshandlungen durch kognitive Prozesse verbunden, insbesondere durch zwei Arten von einseitig negativ verzerrten Bewertungsprozessen:

1. Wahrnehmung von Bedrohung und Gefahr und
2. subjektiv erlebter persönlicher Verantwortung.

Negative Kognitionen als Zwangsgedanken spielen bei Zwangspatienten eine größere Rolle als bei Panik- und Phobiepatienten. In seinem kognitiv-behavioralen Modell zur Entstehung der Zwangsstörung unterscheidet Salkovskis (1989) zwischen folgenden zwanghaften Phänomenen:

1. *Intrusionen* sind sich aufdrängende, irrationale Gedanken, die jeder kennt. Plötzlich schießen sie einem durch den Kopf und unterbrechen den Gedankenstrom. Sie können positiv oder negativ gefärbt sein. Zwangspatienten haben höchst unangenehme Intrusionen („Ich könnte ein Kind angefahren und verletzt haben!"), die sie als sehr bedrohlich bewerten (vgl. negative automatische Gedanken, S. 77). Oft schämen sie sich dieser Gedanken wegen oder fürchten sich vor ihnen ganz gewaltig, weil sie aus lauter Verunsicherung nicht mehr unterscheiden können, ob es sich lediglich um einen schrecklichen Gedanken oder um eine bereits vollzogene Handlung handelt („Ich habe das Kind überfahren und schwer verletzt!"). Zwangspatienten interpretieren ihre Intrusionen so, als ob sie sich verantwortlich fühlen für (1) die Gefahr, (2) den Schaden, der daraus hervorgehen könnte, und (3) für die Verhinderung des Desasters. Damit neigen sie insgesamt zu einem völlig übersteigerten Verantwortungsgefühl.

2. Um die Erregung, die durch die Intrusionen hervorgerufen wurde, zu reduzieren, werden *zwanghafte Neutralisierungs-Strategien* entweder *auf der kognitiven Ebene* (ständiges Kontrollieren der abgefahrenen Strecke in der Vorstellung) *oder auf der Handlungsebene* ausgeführt (Kontrollieren der zurückgelegten Strecke im Rückspiegel oder erneutes Abfahren der Route auf der Suche nach einem verletzten Kind). Neutralisieren soll gefürchtete Konsequenzen der aufdringlichen Gedanken verhindern. Es ist ein willkürlich initiiertes, übertriebenes Bemühen des Zwangspatienten, seine unbehaglichen Emotionen, vor allem sein übersteigertes Verantwortungsgefühl, zu verringern. Ein ausgeprägtes Verantwortungsgefühl ist ein guter Prädiktor für Zwangssymptome (Salkovskis et al., 2000, 2002).

In Ruhephasen wissen viele Zwangspatienten, dass ihre Vorstellungen und Befürchtungen eigentlich übertrieben oder unsinnig sind. Sobald sie jedoch erneut Intrusionen bekommen und in Erregung geraten, fühlen sie sich wieder ihren Befürchtungen und der eigenen Hilflosigkeit ausgeliefert. Nicht die Intrusionen an sich führen zu diesem Unbehagen, sondern die *Bewertung* dieser aufdringlichen Gedanken. Die Intrusionen der Zwangspatienten sind oft ihren tatsächlichen Überzeugungen diametral entgegengesetzt: So reagieren freundlich sanfte Menschen besonders entsetzt auf aggressive Gedanken, sexuell gehemmte Personen auf perverse Sexualvorstellungen und Gläubige auf blasphemische Intrusionen.

Beispiele für unangenehme Intrusionen (vgl. Lakatos et al., 2001):

- dass es zu einer (Brand-, Raub- usw.) Katastrophe kommt
- jemanden den Tod zu wünschen

- „Ich könnte ausrasten und um mich schlagen“ oder „aus dem Fenster springen“
- jemanden anzugreifen, zu bestrafen, ihm sexuellen oder anderen Schaden zuzufügen
- Haustiere zu quälen oder zu töten
- das Auto oder Mobiliar zusammenzuschlagen usw.

Zwangsgedanken haben jeweils eine von zweierlei Funktionen: Entweder sind es beunruhigende Intrusionen, die *Stimulus*charakter haben und Angst auslösen, oder neutralisierende, gefahrenbeseitigende, erregungsdämpfende Gedanken, mit denen auf negative Intrusionen reagiert wird, und die demnach *Reaktions*charakter haben (Salkovskis, 1989). Mit dem Neutralisieren von Intrusionen vermeiden zwangsgestörte Personen ihre aversiven Emotionen und hindern sich somit daran, zu erfahren, wie harmlos sie sind. In Anlehnung an das Zweifaktorenmodell von Mowrer (S. 48) werden auch Zwänge durch negative Verstärkung aufrechterhalten. Es kommt sogar zu einer Zunahme von Zwangsgedanken und Anspannung wie eine neuere experimentelle Studie zeigt (Salkovskis et al., 2003).

Zwangspatienten leben meist in einem anhaltenden Zustand von Anspannung, in einer Art Alarmbereitschaft, als wären sie immer auf das Schlimmste gefasst. Sobald sie mithilfe von Zwängen Kontrolle über bedrohliche Momente bekommen, ist es für sie so, als gewinnen sie auch kurzfristig Kontrolle über ihre Innenwelt. Gleichzeitig unterstreichen sie mit dem Bemühen, ihre Erregung zu reduzieren, jedoch ungewollt die „Richtigkeit“ ihrer Zwangsgedanken. Mit ihrem Zwangshandeln vertiefen sie außerdem ihr *persönliches Verantwortungsgefühl* für das gefürchtete Unheil und unterminieren ihr subjektives Gefühl, darauf Einfluss nehmen zu können („Ich muss Schlimmes verhindern, sonst mache ich mich so schuldig, als hätte ich die Katastrophe selbst verschuldet“).

Die hohe Bewertung von Verantwortlichkeit ist somit nach dem kognitiven Modell der Zwangsstörung von Salkovskis et al. (2002) die wichtigste negative Grundüberzeugung von Zwangspatienten. Es gibt 4 mögliche Erfahrungsschienen, die bei Zwangspatienten zu einer Überschätzung der persönlichen Verantwortung führen können:
- Übermäßig erhöhte Verantwortung seit früher Kindheit, wenn z. B. ein Kind aufgrund der Alkoholerkrankung der Mutter Familienaufgaben übernehmen muss
- Mangel an Verantwortungserfahrung infolge überbehütender Erziehung durch die Eltern
- Erfahrung mit der unrealistischen Vorstellung, sie hätten jemandem geschadet, indem sie z. B. einer Person den Tod gewünscht haben und diese starb auch kurze Zeit darauf
- Oder sie haben tatsächlich einmal einen Schaden herbeigeführt, indem sie den Herd anließen, woraufhin die Wohnung ausgebrannt ist.

Nochmals: Zwangspatienten befürchten oft, dass ihre entsetzlichen Gedanken gleichzusetzen sind mit entsprechenden konkreten Handlungen und geraten dadurch oft in eine *Gedanken-Handlungs-Konfusion* (Salkovskis et al., 2002), die es ihnen erschwert, selbst einfachste Entscheidungen zu treffen. Sie meinen, die Dinge gehen schief, wenn sie sich ihrer nicht annehmen und bei weiteren Überlegungen alle möglichen Faktoren berücksichtigen.

Freeston et al. (1996 – vgl. Emmelkamp et al., 2002) haben vergleichbare dysfunktionale Schemata bei Zwangspatienten herausgearbeitet, die manchmal zusammen auftreten und auch voneinander abhängig sein können:

- Zwangspatienten überschätzen die Bedeutung der Inhalte ihrer Intrusionen („Weil ich etwas Schlechtes denke, bin ich ein schlechter Mensch")
- Desgleichen überschätzen sie die Wahrscheinlichkeit für schwerwiegende Folgen auf ein Ereignis hin („Wenn ich die Tür nicht abschließe, wird eingebrochen und das Haus ausgeräumt")
- Sie fühlen sich zudem übertrieben verantwortlich für Ereignisse („Liegt ein Stückchen Glas in meiner Wohnung, bin ich daran Schuld, wenn sich jemand verletzt")
- Viele Zwangspatienten haben das Bedürfnis, perfekt zu sein („Ich muss genauestens über das Bescheid wissen, was ich gelesen habe, sonst falle ich in der Prüfung durch")
- Schließlich glauben sie, dass die durch Intrusionen hervorgerufene Erregung gefährlich ist und von ihnen nicht mehr beherrscht werden kann („Sobald ich angespannt bin, kann ich nicht schlafen, und wenn ich nicht schlafe, habe ich mich am nächsten Tag nicht mehr unter Kontrolle").

Hoffman et al. (2004) betonen demgegenüber die besonders ausgeprägten *Unheilserwartungen* bei Zwangspatienten, die sich qualitativ von „normalen" Sorgen, Befürchtungen und Kontrollhandlungen unterscheiden. Die häufig einschießenden bedrohlichen Gedanken von Zwangspatienten machen sich an Gefahrenquellen fest und rufen das Gefühl hervor, es ginge permanent Gefahr von ihnen aus. Aus diesem Grund suchen sie ständig die Außenwelt nach Bedrohlichem ab, eilen oft zu gefährlichen Orten hin, um das Schlimmste abzuwenden, und bringen viel Zeit auf, um sich zu vergewissern, ob es sich doch noch so eben verhindern lässt. Infolge eines bohrenden „Unvollständigkeitsgefühls" müssen sie ihren Kontrollhandlungen immerzu noch etwas hinzufügen. In kritischen Situationen empfinden Zwangspatienten „kaum etwas, was sie tun, denken oder fühlen, als ‚ganz und vollständig und von daher als vertrauenswürdig'" (Hoffmann et al., 2004, S. 115).

Die Zwangsgedanken der Patienten halten Hoffmann et al. (2004) nicht für affirmativ („Ich werde etwas Schreckliches tun"), sondern für Fragen hinsichtlich der eigenen Person und den negativen Folgen ihrer eigenen Grundüberzeugungen oder Handlungen. Dahinter stehe oft die „Angst vor Schuld". Die Haltung zu den Inhalten ihrer Intrusionen ist meist uneinheitlich, widersprüchlich und fluktuierend.

Die Mehrzahl der Zwänge, nicht alle, treten bei den Zwangspatienten zu Hause auf. Ausgelöst werden sie von Zwangsgedanken oder -vorstellungen, von realen Wahrnehmungen (ein Bild hängt schief), Ereignissen im Zeitablauf (Auswahl von Kleidung am Morgen, Entschluss, ins Bett zu gehen, und damit beginnt der Kontrollrundgang) oder in bestimmten Zusammenhängen (heute das dritte Hemd von links im Schrank und die 5. Hose von rechts) und insgesamt leichter bei Unruhe oder anderen unangenehmen Gefühlen. Manche Auslöser sind Zwangspatienten bekannt und werden gemieden, indem sie z. B. eine nahestehende Person (selbst den Therapeuten) bitten, etwas Bestimmtes zu kontrollieren. Auf diese Weise werden Nahestehende ins Zwangsgeschehen eingebunden.

Zwänge treten vermehrt bei Stress auf. Sie haben die wesentliche Funktion, den Patienten vor starken unangenehmen Gefühlen, wie Angst, Ekel, Unruhe, Versagenserleben, Trauer, Wut, Schuldgefühle oder Hilflosigkeit, zu bewahren. Zwangsgedanken und Zwangshandlungen lassen sich auch als missglückte Kompensationsversuche für Verunsicherung, Selbstwertprobleme, Depressionen und soziale Defizite, die dem Individuum in seiner Biographie widerfahren sind, betrachten (Lakatos et al., 2001). Bisweilen kön-

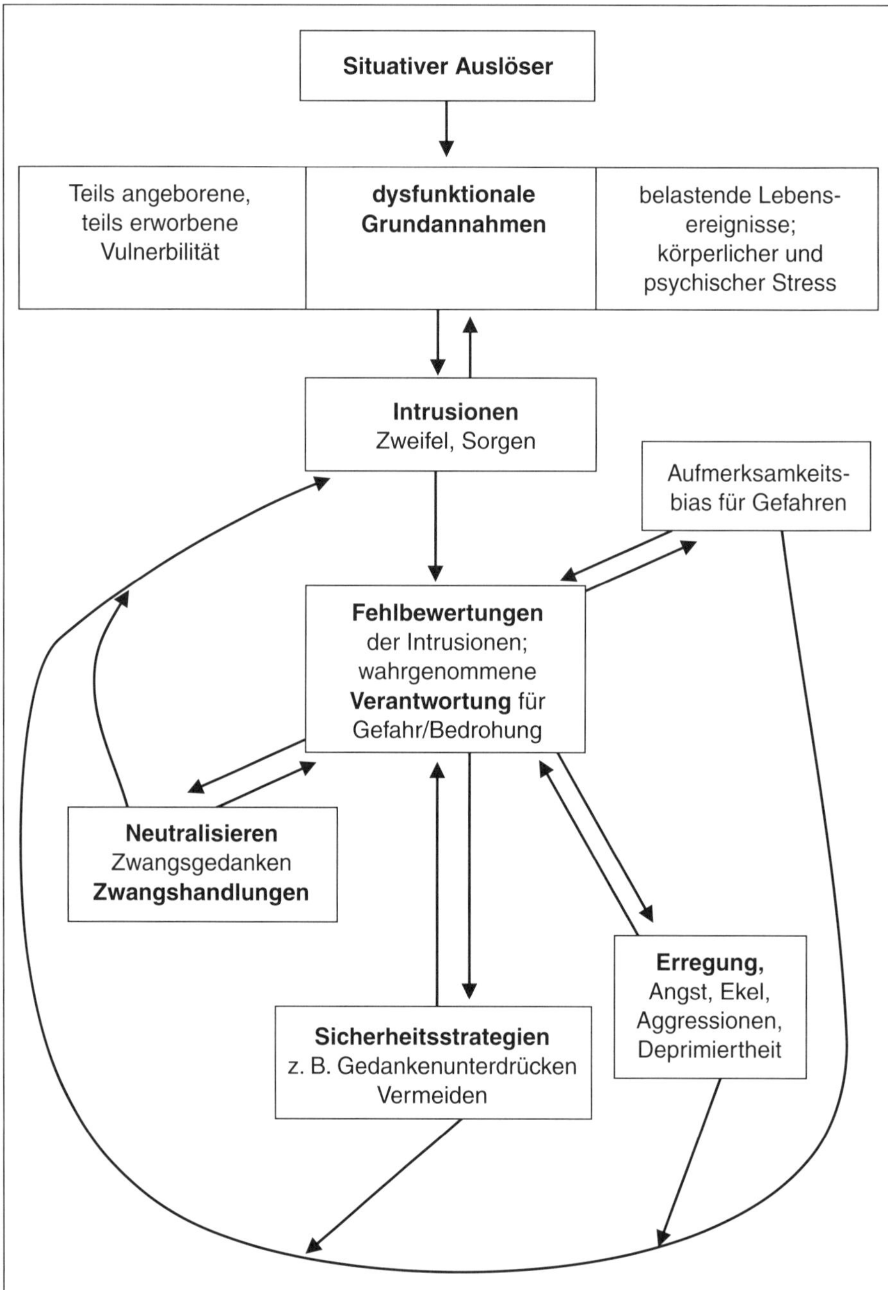

Abbildung 7: Modell für Zwänge (in Anlehnung an Salkovskis & Wahl, 2002)

nen Zwänge im Rahmen von Beziehungsverhalten durch zeitraubenden Aufwand die Funktion übernehmen, Bezugspersonen auf Abstand zu halten oder sozialen Verpflichtungen wie Arbeitsanforderungen aus dem Weg zu gehen. Mitunter sind sie auch Ventil für unterdrückte Aggressionen (Lakatos et al., 2001).

Oftmals gehen Panikstörung und Depressionen komorbide mit Zwangsstörungen einher (DSM-IV). Während Panikanfälle (S. 32) sich noch relativ leicht diagnostizieren lassen, bereitet das Erkennen von Depressionen differenzialdiagnostisch eher Schwierigkeiten. Zwangspatienten sind häufig niedergeschlagen und antrieblos für Alltagshandlungen. Depressive haben zudem ähnliche dysfunktionale Grundannahmen wie Zwangspatienten (S. 246). Sie überschätzen jedoch *ihre persönliche Verantwortung für Ereignisse in der Vergangenheit*, während Zwangspatienten sich unermüdlich bemühen, *künftige Gefahren zu verhindern, um sich nicht schuldig, wertlos, abgelehnt oder depressiv zu fühlen.*

7.4 Diagnostische Vorgehensweise

Testverfahren:

- Hamburger Zwangsinventar HZI (Zaworka, Hand, Jauernig & Lünenschloß, 1983, vgl. Hoyer et al., 2003)
- Yale-Brown Obsessive-Compulsive Scale Y-BOCS (deutsche Version: Büttner-Westphal & Hand, 1991; CIPS, 2005).

Als weitere Informationsquelle bieten sich *Selbstbeobachtungen* des Patienten an. Lakatos et al. (2001) empfehlen die Beschreibung eines typischen Tagesablaufs (unter Verwendung von Kürzeln) vom Aufwachen am Morgen bis zum Zubettgehen am Abend, wobei jeweils auf die Auslöser der Zwänge, zwanghaften Symptome, Gedanken, damit assoziierten Gefühle, ebenso wie auf Sicherheitsvorkehrungen und Meidereaktionen geachtet wird. Aus solchen Protokollen geht das volle Ausmaß an Beeinträchtigung des Zwangspatienten besonders deutlich hervor.

Da Zwänge nicht selten spezielle Funktionen auf der Makro- und Mikroebene erfüllen, sollte ein breiter Lebenskontext in die Therapie einbezogen werden. In Fällen, in denen es diagnostische Unklarheiten gibt, könnte sich ein Besuch beim Zwangspatienten zu Hause lohnen, bei dem der Ablauf der Zwänge in der natürlichen Umgebung des Patienten genau beobachtet wird.

7.5 Therapie

Die wichtigsten therapeutischen Bausteine für die kognitv-verhaltenstherapeutische Behandlung von Zwängen
1. Konfrontation mit den aversiven Gefühlen, die der Zwangspatient durch Unterlassen von Zwangshandeln und neutralisierenden Kontrollgedanken zunächst in voller Stärke erlebt, sich dann aber an sie gewöhnt.

2. Mit kognitiver Therapie werden Befürchtungen (von Kontamination, persönlicher Gefährlichkeit usw.) und andere dysfunktionale Kognitionen identifiziert, einer Realitätsprüfung unterzogen, modifiziert und in den biographischen Werdegang sowie aktuellen Lebenskontext des Zwangspatienten integriert. Gleichzeitig wird seine hohe Verantwortungsbereitschaft mit realen Erfordernissen in Einklang gebracht und seine Entscheidungsfähigkeit gestärkt.
3. Der Zwangspatient lernt, (wieder) ein normales, gesundes, seinen Bedürfnissen und Ressourcen angemessenes Lebens zu führen und sich soziale Netzwerke aufzubauen.

Schon während der explorativen Phase wird der Zwangspatient zur schriftlichen Selbstbeobachtung angeregt. Er kann sein „Zwangstagebuch" über den gesamten Therapieprozess hinweg fortsetzen. Folgende Beobachtungskategorien können (in tabellarischer Form) vereinbart werden (vgl. S. 57): 1. Datum, Zeitpunkt (Dauer), 2. Auslöser (Intrusion wortwörtlich oder Situation), 3. aversive(s) Gefühl(e) und Intensität des Unbehagens (skalieren auf einer Skala von 1 bis 10), 4. physiologische und motorische Symptome, 5. Inhalt der Zwangsgedanken als Reaktion auf die Intrusion (sind es Kontrollhandlungen?) und/oder Beschreibung des Ablaufs der Zwangshandlung sowie 6. Folgen („Was war an weiteren Meidetendenzen da?") und Befindlichkeit („Wie fühlen Sie sich nun?").

Mithilfe der Selbstbeobachtung des Patienten wird eine Verhaltens- (S. 60) und Bedingungsanalyse (S. 59) der Zwänge und das individuelle Störungsmodell mit dem Patienten erarbeitet. Dieses bekommt er schriftlich ausgehändigt, damit er es immer wieder einsehen kann, sobald Zweifel in ihm am Störungsmodell aufkommen. Im Rahmen einer Zielanalyse werden konkrete Ziele zur Bewältigung der Zwänge einschließlich der Förderung von „normalem" Verhalten und der Verbesserung seiner Lebensführung genau abgesprochen.

Die optimale therapeutische Vorgehensweise für die Behandlung von Zwängen ist die Kombination von konfrontativen und kognitiven Therapiebausteinen. Sie wird ergänzt durch das ausgiebige Besprechen der emotionalen Erfahrungen des Zwangspatienten. Insbesondere diejenigen Episoden seiner Lebensgeschichte werden erhellt, die mit zwanghaften Reizen, Situationen und unangenehmen Emotionen assoziiert sind, damit er lernt, seine Gefühle zu erkennen und zu verstehen. Daraufhin fällt es ihm leichter, sie allmählich deutlicher zum Ausdruck zu bringen.

Salkovskis et al. (2002) empfehlen, neben der Zwangsproblematik möglichst zeitgleich komorbide Depressionen und Ängste mit zu behandeln, weil es Anhaltspunkte dafür gibt, dass Selbstwertprobleme die zwanghafte Symptomatik beeinflussen.

7.5.1 Konfrontation mit Reaktionsverhinderung und Verhaltensexperimenten

Setzt der Zwangspatient sich Situationen aus, die Angst, Aggressionen oder irgendeine andere unangenehme Anspannung hervorrufen, und führt er dabei seine Zwangshandlungen nicht durch (Reaktionsverhinderung), sondern hält die Anspannung und Erregung, die damit einhergeht, aus, dann wird die Unruhe nach vielen Wiederholungen abnehmen und damit auch der Drang, Zwänge zu neutralisieren. Alle Expositionsbemühungen werden gut vorbereitet, eventuell mit Konfrontation in sensu (S. 67) vorbehandelt und in einem Nachgespräch aufgearbeitet. Alle „Wenns" und „Aber" des Zwangspatienten werden geduldig diskutiert, denn infolge seiner mit der Störung einhergehenden Verantwortungs- und Bedrohungsgefühle zaudert er und hat häufig Schwierigkeiten, sich für konkrete Therapieschritte und deren Umsetzung zu entscheiden.

Zunächst wird eine *Hierarchie* der Zwangshandlungen entsprechend der Intensität der Erregung, die jede Zwangsvorstellung und Zwangshandlung hervorruft, erstellt. Bei der Hierarchisierung orientiert sich der Zwangspatient an einem Angstthermometer, bei dem 0 = keine Angst und (10 oder) 100 = heftige Angst bedeutet. Die Zwangshierarchie wird dann mit massierter oder graduierter Konfrontation – in sensu und/oder in vivo – abgebaut. Die Konfrontationsarbeit wird flexibel modifiziert und laufend den momentanen Schwierigkeiten des Patienten angepasst, die er bei der Konfrontation mit den einzelnen hierarchischen Zwangsebenen erlebt. Immer wieder machen Patient und Therapeut die Erfahrung, dass einige Konfrontationsübungen erstaunlich leicht und manche sehr viel schwerer durchzuhalten sind, als vorhergesehen. Der Patient gibt dabei Vorangehen und Tempo vor. Nur wenn er gar nicht mehr vorankommt, bemüht sich der Therapeut, ihn ganz besonders intensiv zu motivieren (vgl. S. 71).

Viele Zwangshandlungen können – z. B. durch reale Kontaminierung oder imaginative Auslöser – in der Sitzung provoziert und mit therapeutengeleiteter Konfrontation angegangen werden. Zwischen den Gesprächen werden Konfrontationsübungen, die in der Sitzung genau abgesprochen und, falls notwendig, mit Exposition in sensu vorbereitet wurden, vom Zwangspatienten eigenständig in seiner natürlichen Lebenssituation durchgeführt werden. Wesentliche Ziele der Konfrontationsübungen sind (in Anlehnung an Beck et al., 1985; Salkovskis et al., 2002), Zwangspatienten

- zu ermutigen, anders mit ihren Zwängen umzugehen und damit die aufrechterhaltenden Bedingungen ihrer Zwangsstörung zu beeinflussen,
- die Erfahrung machen zu lassen, dass auf diese Weise ihre Erregung und dysfunktionalen Grundannahmen abnehmen, womit sie gleichzeitig den Beweis für die Gültigkeit des individuellen Störungsbildes erbringen,
- die Erfahrung zu ermöglichen, dass trotz Unterlassung ihrer Zwangshandlung bzw. ihres Sicherheitsverhaltens die Katastrophe nicht eintritt,
- die Gewissheit zu vermitteln, dass ihr Zwangsverhalten Katastrophen gar nicht verhindern kann und die befürchteten Katastrophen in Wirklichkeit lösbare Probleme sind.

In einigen Fällen hat die Bedingungsanalyse gezeigt, wie *Angehörige* oder *Freunde* in den Zwangsablauf eingebunden und dadurch ebenfalls in ihrer Bewegungsfreiheit teilweise eingeschränkt sind. Zumeist müssen sie Kontrollhandlungen im Auftrag des Zwangspatienten, sozusagen stellvertretend für ihn, durchführen. Auf diese Weise tragen sie mit dazu bei, den Zwang aufrecht zu erhalten. Ihr Anteil am Zwangs- bzw. Vermeidungsverhalten muss folglich ebenfalls identifiziert und abgebaut werden. Selbst der Therapeut muss darauf achten, dass er nicht vom Patienten in das Zwangsgeschehen hineingezogen wird, z. B. mit der Bitte, ob er nicht mal eben die Tür abschließen könne. Die Angehörigen werden zu einem Gespräch eingeladen, über das Störungsmodell informiert und in der Regel darum gebeten, den Zwangspatienten bei der Veränderung seiner zwanghaften Gewohnheiten nicht mehr zu assistieren oder, in gravierenden Fällen, sich graduell zurückzuziehen.

Der Therapeut unterstützt den Zwangspatienten bei der Konfrontationsarbeit, indem er

1. verstärkt und ermutigt,
2. die Konzentration des Patienten anregt und sie immer wieder auf seine Anspannung, die Angst und die Angstsituation lenkt,
3. sich die unangenehmen Gefühle und Gedanken schildern lässt,
4. keine Rückversicherungen gibt, vielmehr die Gründe für den Wunsch des Patienten nach Rückversicherung, einer Variante von Sicherheitsverhalten, exploriert,
5. Modellverhalten zeigt für flexibleres, natürliches Verhalten, denn viele Zwangspatienten sind oft völlig hilflos bei der Ausführung von „normalen" Handlungen (er macht z.B. in der Praxis konkret vor, wie sich der Patient die Hände waschen oder seine Toilette reinigen kann und lässt es den Patienten dann nachahmen),
6. eine durchgeführte Konfrontationsübung vereinbarungsgemäß auch endgültig beendet,
7. den Patienten darauf aufmerksam macht, dass die Konfrontationsarbeit Früchte trägt, aber heftig und energieverschleißend ist und er noch viele Monate mit innerer Anspannung rechnen muss,
8. die Konfrontationserfahrungen mit dem Patienten bespricht, auf lebensgeschichtliche Ereignisse zurückführt, sie mit seinen heutigen Lebenseinstellungen und gängigen Normen in Verbindung bringt, schlüssig erklärt und diese Diskussionen für kognitive Veränderungen nutzt (s. kognitive Therapie).

Nach Möglichkeit macht der Patient den größten Teil der *Konfrontationsarbeit in Selbstorganisation*. In besonders schweren Fällen wird für eine Weile wahrscheinlich *therapeutengeleitete Konfrontation* notwendig. In Härtefällen sind Hausbesuche mit Exposition in der natürlichen Umgebung des Patienten oft außerordentlich hilfreich. Von einer besonders kostengünstigen Vorgehensweise bei der therapeutengeleiteten Konfrontation berichten Hoffmann et al. (2004): Sie begleiten den Zwangspatienten mitunter telefonisch (Handy) während der Expositionsübungen zu Hause. Nach einiger Zeit blenden sie sich als Therapeuten allmählich aus, indem sie die Telefonkontakte reduzieren.

Zwangspatienten, die während der Konfrontation (Reaktionsverhinderung) große Schwierigkeiten haben, sich vor lauter Intrusionen voll auf ihr aversives Gefühl zu konzentrieren und es hinzunehmen, empfehlen wir Konzentrationslenkung (S. 73) als willentlich gesteuertes Verhalten zur aktiven Bewältigung der starken Unruhe. Sie lenken ihre Konzentration auf zwangsunabhängige Momente der Situation, auf Körperbewegung oder auf andere kognitive Beschäftigungen. Entscheidend ist, dass der Patient die zwanghaften, neutralisierenden (Kontroll-) Handlungen oder Kontrollgedanken konsistent nicht mehr zulässt und sich daran gewöhnt. Auch bei dieser Angststörung wird Konzentrationslenkung als Bewältigungshilfe mit der Zeit überflüssig, weil die Patienten die unangenehmen Gefühle von Angst, Ekel, Traurigkeit oder Wut mittlerweile akzeptieren können.

7.5.2 Kognitive Therapie

Dem Zwangspatienten wird mithilfe der Verhaltensanalyse klar gemacht, wie und inwieweit das Auftreten von negativen Intrusion bei ihm ein *übersteigertes Verantwortungsgefühl* für den Inhalt der negativen Kognitionen hervorruft. Das von Rachman (1998) dargestellte Entwicklungsmodell für Zwangsgedanken eignet sich als Leitfaden für Gespräche mit Zwangspatienten, denen deutlich gemacht werden soll, dass ihre Bedrohungsgefühle nicht real, sondern nur in ihrem Kopf existieren:

- Belastungen erhöhen die Auftretenshäufigkeit von Zwangsgedanken („Ich könnte jemanden überfahren“)
- Die Gedanken bekommen eine katastrophisierende Bedeutung („Ich bin ein gefährlicher Autofahrer“)
- Immer mehr situative Reize werden bedrohlich (Autofahren wird auf zunehmend mehr Strecken bedrohlich)
- Entsprechend werden Zwangsgedanken häufiger ausgelöst (Das Planen einer Fahrt mit dem Auto, das Hineinsteigen in den Wagen oder das Fahren löst Zwangsgedanken aus)
- Die auslösenden Situationen und Reize werden vermieden und/oder neutralisiert (Der Zwangspatient fährt immer weniger Auto. Gegengedanke: „Ich bin doch sozial eingestellt und mag Menschen“)
- Die katastrophisierende Fehlinterpretation der Gedanken bleibt aufrecht erhalten oder wird sogar verstärkt („Die Vorstellung, ich könnte eine Person gemeingefährlich überfahren, beweist, dass ich rücksichtslos und gefährlich bin“).

Im Weiteren werden dysfunktionale Grundannahmen (S. 79) herausgearbeitet, die zu negativen automatischen Gedanken (S. 77) und Fehlinterpretationen der Intrusionen führen. Damit der Zwangspatient zunächst lernt, zwischen Intrusionen und anderen negativen Gedanken zu unterscheiden, werden seine zwanghaften Gedanken neu definiert und bewertet mit dem Ziel, sie nicht als ein reales Risiko zu sehen, sondern als ein *Problem des Denkens* (Lakatos et al., 2001; Salkovskis et al., 2002). Für Zwangspatienten ist diese Erkenntnis deshalb so wichtig, weil sie immer wieder unsicher werden bei der Einschätzung, was ihr eigentliches Problem ist. Folglich profitieren sie von den gemeinsam erarbeiteten Problemdefinitionen. Ihnen wird versichert, dass Intrusionen nicht grundsätzlich therapeutisch behandelt werden müssen, denn sie kommen bei allen Menschen vor und sind etwas ganz Natürliches. Es gibt ja auch neutrale und erfreuliche Intrusionen. Lediglich die unangenehm aufdringlichen Intrusionen oder automatischen Gedanken sollen entkatastrophisiert werden.

Eine zwanghafte Intrusion und das damit verknüpfte unangenehme Gefühl, das die Zwangshandlung (Neutralisierungs-, Sicherheits- oder Meideverhalten) auslöst, wird mithilfe von geleitetem Entdecken (S. 77) erkenntlich gemacht. Am Ende wird der intrusive Gedanke neu bewertet, wie das folgende Beispiel zeigt:

Aufdringlicher Gedanke	**aversive Gefühle**	**Neutralisieren**	**Bedeutung**
„Ich bin ein gemeingefährlicher Autofahrer“	Unruhe, Erregung Anspannung	Handlungsbedarf: „Ich schaue dauernd in den Rückspiegel!“	ein negativer Teil des normalen Denkens

Den dysfunktionalen Kognitionen, die beim Zwangspatienten zu unangenehmen Empfindungen und Zwängen führen, wird mit Realitätsüberprüfung und Fragen nach alternativen Interpretationen begegnet (Beck et al., 1985, 1992a; Emmelkamp et al., 2002). Im Rahmen der *Realitätsüberprüfung* (S. 247) werden Beweise gesammelt, die für oder gegen den einzelnen negativen Gedanken sprechen. Hilfreich sind Fragen, wie „Was ist denn besonders schlimm daran, dass Sie kontrollieren?" und „Was würde denn Schreckliches passieren, wenn Sie nicht kontrollieren?" Die zweite kognitive Strategie, die Suche nach *alternativen Interpretationen* zielt darauf ab, den Zwangspatienten zu der Einsicht zu bewegen, dass es noch ganz andere Erklärungen für seine bedrohlichen Befürchtungen und andere Vorhersagemöglichkeiten gibt.

7.5.3 Die Behandlung von Patienten mit reinen Zwangsgedanken

Zwangsgedanken alleine sind schwerer zu behandeln als Zwangsverhalten oder Zwangshandlungen und -gedanken, gemischt, vielleicht weil der Patient ganz auf sich alleine angewiesen ist bei der Umsetzung der therapeutischen Schritte. Das Bemühen, Zwangsgedanken lediglich zu unterdrücken oder zu stoppen, hat meist eine paradoxe Wirkung und trägt zur Verstärkung ihres Auftretens bei. Die wirkungsvollste therapeutische Vorgehensweise ist *Konfrontation in sensu* (S. 67), ergänzt durch Sport gegen die inneren Verspannungen (S. 86) und Neuorganisation der Lebensführung (S. 88).

Entscheidend ist, dem Zwangspatienten immer wieder klar zu machen, dass er die Bedrohung und die aversiven Gefühle, die mit den bizarren, irrationalen Gedanken und Intrusionen verbunden sind, z. B. sein Kind werde durch eine radioaktiv verseuchte Speise vergiftet, sich nur vorstellt. Es besteht keine echte Gefahr, denn die Zwangsideen entbehren jeder Realitätsgrundlage. (Traut der Patient sich nicht zu, wider seinen Zwangsgedanken zu handeln, z. B. dem Kind das Essen sachgemäß und appetitanregend zu servieren, dann muss er Stück für Stück dazu angeleitet werden.)

Für die Konfrontation in sensu mit zwanghaften Gedanken gibt es unterschiedliche Möglichkeiten. Zunächst werden die gefürchteten Folgen der unangenehmen Intrusionen mit dem Zwangspatienten erkundet (geleitetes Entdecken), im Detail ausgemalt und dabei ausgiebig diskutiert. Auf diese Weise erfährt der Patient, dass kein Schaden entstehen kann, für den er Verantwortung übernehmen muss. Im Weiteren kann sich der Patient das gedachte Bedrohungsszenario wiederholt lebhaft vorstellen, die schädlichen Zwangsgedanken aufschreiben und mehrfach am Tag durchlesen, sie vielleicht sogar auf CD aufnehmen und täglich abspielen, solange, bis sie keine aversiven emotionalen Reaktionen mehr hervorrufen, weil er sich an sie gewöhnt hat (vgl. S. 195).

Hoffmann et al. (2004) legen Patienten mit kognitiven Zwängen nahe, auf Distanz zu den Zwangsgedanken zu gehen, bis sie bedeutungslos werden. Sie wählen dafür Übungen, die dem neurolinguistischen Programmieren ähneln: Beispielsweise imaginiert der Patient, wie der negative Gedanke aufgeschrieben und vom Wind verweht wird, bis er in der Ferne verschwindet. „Zoomen", das heißt den gedanklichen Inhalt sich vorstellen und beliebig verkleinern und vergrößern, wäre eine vergleichbare Vorgehensweise. Sinn dieser Übungen ist es, dem Patienten Kontrolle über seine Zwangsgedanken zu vermitteln, indem er sich über sie stellt und sie schließlich als unbedeutend, klein und wertlos einschätzen lernt.

7.5.4 Weitere therapeutische Möglichkeiten

Darüber hinaus kann ein *Imaginationstraining* (S. 203) als eine Variante von Konfrontation in sensu durchgeführt werden, bei dem sich der Zwangspatient mithilfe von *Zukunftsprogression* das Eintreten der gefürchteten Situation vorstellt und verschiedene Möglichkeiten mit dem Therapeuten durchspielt, wie er selber diese Situation verändern und auf die schlimmste Variante Einfluss nehmen könnte.

Angesichts der Zweifel und Unsicherheiten von Zwangspatienten bei Entscheidungsprozessen erleichtert *Problemlösen* (S. 89) ihnen die Entscheidungsfindung. Beim Problemlösetraining lernen sie zunächst langsam, aber sicher, später auch unter Zeitdruck Entscheidungen zu fällen.

Wie bei den anderen Angststörungen ist es für Zwangspatienten mindestens genauso wichtig, Initiativen und Veränderungen in der Lebensführung, im Gesundheitsverhalten (S. 85) und in der Zukunftsplanung vorzunehmen. Da sie meist Schwierigkeiten im Umgang mit ihren Mitmenschen haben, insbesondere weil sie vielfach scheu, unsicher, aber auch eigenwillig und zögerlich sind, sollten auf ihre Bedürfnisse zugeschnittene Selbstbehauptungsübungen (S. 90) zu den Grundbausteinen einer Zwangsbehandlung gehören.

7.5.5 Therapeutische Besonderheiten

Patienten, die beim Zwangsabbau nicht so recht vorankommen,

- haben in der Regel, meist ohne es zu bemerken, noch nicht identifizierte oder neue Kontrollgedanken. Oder sie zeigen kognitives Vermeidungsverhalten. Hier helfen laufende Selbstbeobachtung, Exploration und Verhaltensanalysen am besten weiter. Wir empfehlen Zwangspatienten, von Therapiebeginn an darauf zu achten, ob neue Zwänge aufkommen und wenn ja, dann umgehend Reaktionsverhinderung durchzuführen. Am Anfang eines Zwangs ist es noch relativ leicht, ihn zu unterlassen, denn die Unruhe hält sich in Grenzen. Diese Erfolgserlebnisse motivieren die Patienten für weitere Konfrontationsarbeit.
- sind möglicherweise zu risikoarm oder üben einfach zu wenig. In dem Fall müssen ihnen nicht nur die Auswirkungen ihrer fehlenden Übungsbereitschaft klar gemacht werden, sondern auch die Tatsache, dass sie alleine es in der Hand haben, ob sie üben und dadurch weiter kommen oder nicht. Kein anderer kann es ihnen abnehmen.
- In einigen Fällen dürfte der Zwang schließlich die Funktion haben, konfligierende Lebensprobleme, wie Schwierigkeiten in der Beziehung oder Überforderung im Beruf, in den Hintergrund zu drängen und von ihnen abzulenken. Dann ist es unausweichlich, die mit dem Zwang assoziierten misslichen Lebensbedingungen sorgfältig zu analysieren. Einige können vielleicht mithilfe von Problemlösetraining und Stärkung von sozialen Fertigkeiten (S. 249) verändert werden. Andere, vor allem die unabänderlichen Lebensumstände, wird der Patient akzeptieren lernen müssen.

Viele Zwangspatienten stehen unter ständiger Anspannung und rufen den Eindruck hervor, als wären sie gehetzt und überanstrengt. Konfrontationsübungen sind für sie besonders anstrengend und sollten deshalb graduiert durchgeführt werden. Meist haben sie zudem Angst, die Dinge nicht richtig zu machen: Mit Zwängen geht oft eine kritische Haltung, gepaart mit Selbstzweifeln gegenüber dem eigenen Denken, Verhalten und dem gesamten Selbstbild, einher. Infolge ihrer Unsicherheit und der dadurch erheblich eingeschränkten Risikofreude sind sie nicht leicht zu motivieren, Veränderungen vorzunehmen und durchzuhalten.

Da viele unserer Zwangspatienten nach monatelanger gestufter Konfrontation Anzeichen von Überforderung und Erschöpfung zeigen, einige sogar depressiv und antrieblos werden (vgl. Behandlungsbeispiel, S. 174), empfehlen wir, sich als Therapeut entsprechend der verfügbaren psychischen Energie und Stimmungslage der Patienten flexibel zu verhalten und die Größe der Expositionsschritte immer wieder neu abzusprechen. Grundsätzlich muss Zwangspatienten mehr Zeit für die Konfrontationsarbeit eingeräumt werden als Patienten mit anderen Angststörungen.

Zwangspatienten zweifeln unentwegt an ihren Gedanken, Plänen und Handlungsweisen, selbst an den in der Therapie getroffenen Vereinbarungen. Sie sind auch oft unsicher, ob ihre neu gelernten Verhaltensweisen nicht doch zwanghaft sind oder nicht („Ist das noch normal?", fragen sie häufig) und zögern deshalb schnell beim Unterlassen von Neutralisierungen. Ihnen fehlen noch Maßstäbe und der richtige Bezugsrahmen für eine wirklichkeitsgerechte Einschätzung ihrer Kognitionen und Verhaltensweisen. Sobald die Verunsicherung wieder stärkere Ausmaße annimmt, ist es sinnvoll, mit dem Patienten erneut Wirklichkeitsüberprüfungen und vielleicht sogar einige therapeutengeleitete Konfrontationsübungen in sensu (notfalls auch in vivo) durchzuführen. Dabei macht der Therapeut als Regisseur verständliche Vorgaben, um den Patienten zu beruhigen und für die Anwendung dieser therapeutischen Strategien zu motivieren. Die meisten Zwangspatienten können daraufhin ihre Expositionsübungen wieder in Selbstorganisation fortsetzen.

Manchmal werden, wie erwähnt, neugelernte Kognitionen oder Handlungen zu neuen zwanghaften Gedanken oder Ritualien. Deshalb sollte der Therapeut auf das Therapieziel Flexibilität bei der weiteren Therapie setzen. Patienten werden angeregt, laufend andersartige Pläne zu entwickeln, sich also das Prinzip Veränderung zu verschreiben. Z.B. können Patienten mit Waschzwang sich auf unterschiedliche Art die Hände waschen und ihr morgendliches Toilettenritual laufend modifizieren.

Der Zwangsabbau ist für Zwangspatienten sehr kräftezehrend, weshalb sie nicht „überrumpelt" werden sollten zu Expositionsversuchen, wie das manchmal hilfreich ist bei der Behandlung von phobischen Patienten, denen dadurch quälende Erwartungsangst erspart wird. Jeglicher unnötige Druck ist bei Zwangspatienten zu vermeiden, denn der Preis dafür könnte mehr depressive Verstimmung, Widerstand oder sogar Therapieabbruch sein.

Weil die Rückfallquote bei Patienten mit Zwängen sehr hoch ist, erscheint es besonders angebracht, zu Therapiebeginn keine überhöhten Erwartungen in ihnen zu wecken. Wir informieren unsere Zwangspatienten über das Rückfallrisiko. Darüber hinaus empfiehlt es sich, Fortschritte und Stagnationen möglichst in jeder Sitzung zu evaluieren, die übersteigerten Befürchtungen, Verantwortungsgefühle, Zweifel und Skrupel der Patienten konsistent zu diskutieren und am Ende der Therapie eine besonders gründliche Rückfallprophylaxe für den Umgang mit Rezidiven vorzunehmen.

Angehörige sollten nicht als Ko-Therapeuten in die Therapie einbezogen werden, schon gar nicht bei Beziehungsproblemen, da sich eine Überlegenheits- vs. Unterlegenheitshaltung des Partners zum Zwangspatienten verfestigen und zu einer großen Belastung für die Beziehung werden kann. Wie bereits dargelegt, hat das Zwangsgeschehen nicht selten interpersonelle Funktionen: Verhaltensanalysen ergeben mitunter Distanzierung vom Partner zum Selbstschutz oder aggressive Abwehr.

7.5.6 Medikamentöse Therapie

Zwänge mit komorbiden Depressionen sind manchmal derart hartnäckig, dass vorübergehend eine pharmakologische Unterstützung notwendig wird. Für die psychopharmakologische Behandlung von Zwangsstörungen werden heute vor allem SSRI (S. 321) herangezogen, häufig Clomipramin, Fluovoxamin, Paroxetin und Sertalin, wobei die pharmakologischen Wirkungen von Clomipramin am besten empirisch belegt sind, wenngleich es bei den meisten Patienten nach Absetzen des Medikaments zu einem Rückfall kommt (Emmelkamp et al., 2002). Größer und stabiler werden die therapeutischen Wirkungen bei einer *Kombinationsbehandlung* von Clomipramin und Fluovoxamin mit In-vivo-Konfrontation und Reaktionsverhinderung (Hohagen et al., 1998; Volk, 1997).

Die wenigen vorliegenden wissenschaftlichen Belege für die therapeutische Wirkung von Antidepressiva gegenüber Psychotherapie bei Patienten mit zwanghaftem *Horten* zeigen, dass serotonerge Medikation im Wesentlichen wirkungslos bleibt. Demgegenüber ist kognitive Verhaltenstherapie relativ hilfreich bei der Behandlung insbesondere der gestörten Informationsverarbeitungsprozesse dieser Patienten wie Aufmerksamkeit, Organisation, Gedächtnis, Entscheidungs- und Problemlöseprozesse (Steketee et al., 2003).

7.6 Therapeutische Effektivität

In einer Meta-Analyse (Ruhmland et al., 2001b) erzielte die kognitive Verhaltenstherapie mit einer Prä-post-Effektstärke von 1,84 bei Therapieende die besten Ergebnisse gegenüber Konfrontation alleine mit nur 1,44. In Nachuntersuchungen blieben diese Ergebnisse bis zu 2 Jahren stabil.

Vorliegende empirische Daten sind kontrovers. Die meisten Bausteine der kognitiven Verhaltenstherapie von Zwängen sind empirisch überprüft. Dabei hat sich kognitive Therapie ohne Konfrontation als ebenso wirkungsvoll gezeigt wie Expositionsverfahren (van Oppen et al., 1995; Salkovskis et al., 2002). McLean et al. (2001) hingegen haben in einer klinischen Studie über die vergleichende Wirkung von Gruppentherapie mit Exposition als Reaktionsverhinderung und Gruppentherapie mit kognitiver Therapie herausgefunden, dass Exposition eindeutig bessere Ergebnisse erbringt, was sich auch im Follow-up nach 3 Monaten bestätigen ließ. Andererseits erweist sich Einzeltherapie als wesentlich wirkungsvoller bei Zwangspatienten im Vergleich zu verhaltenstherapeutischer Gruppentherapie (Emmelkamp et al., 2002).

Je schwerer die Zwangsstörung, desto hochfrequenter und intensiver sollten Therapiesitzungen bzw. Konfrontationsübungen stattfinden (Emmelkamp et al., 2002). Es mache aber keinen nennenswerten Unterschied, ob mit dem Zwangspatienten ganz intensiv, also täglich mit therapeutengeleiteter Exposition durch Reaktionsverhinderung gearbeitet wird, oder nur zweimal die Woche.

Kozak et al. (2000) haben in einer kontrollierten Therapievergleichsstudie mit kognitiver Verhaltenstherapie (KVT), Pharmakotherapie, Placebo-Behandlung und ihren Kombinationen belegen können, dass kurzfristig Pharmakotherapie die therapeutische Wirkung von KVT erhöht, während dies umgekehrt nicht der Fall ist, das heißt, eine zusätzlich medikamentöse Therapie erhöht nicht die Wirkung von KVT. Auch hier zeigte sich, dass langfristig die alleinige Psychopharmaka-Therapie zu einer erhöhten Rückfallquote führt. Noch gilt nicht als gesichert, ob eine *Kombinationstherapie* die Therapie der Wahl bei Zwangsstörungen ist, denn der erhöhte Metabolismus von Zwangspatienten vermindert sich nach erfolgreicher pharmakologischer Therapie ebenso wie nach verhaltenstherapeutischer Behandlung (Kordon et al., 2002).

Tourette-Patienten, die in der überwiegenden Mehrzahl auch Zwangssymptome aufweisen, sprachen in einer vergleichenden Therapiewirkstudie signifikant besser auf ein Habituierungstraining an als auf unterstützende Psychotherapie (Wilhelm et al., 2003). Die wesentlichen Therapiebausteine des Habituierungstrainings setzten sich aus Aufmerksamkeits- und Selbststeuerungsübungen sowie Entspannungstraining und Kontingenzmanagement zusammen. Beim Kontingenzmanagement wurden die Verhaltenskonsequenzen deutlich gemacht und modifiziert. Die Ergebnisse hielten sich bis zum Follow-up nach 10 Monaten.

Fazit: Kognitive Verhaltenstherapie ist den vorliegenden Therapiewirkstudien nach zu urteilen eine erfolgversprechende therapeutische Vorgehensweise für die Behandlung von Zwängen.

7.7 Behandlungsbeispiel: Frau mit Zwangsgedanken und Zwangshandlungen, gemischt (F42.2G)

Anna, 38 Jahre, verheiratet, 2 Söhne, 16 und 18 Jahre, leitende Krankenschwester einer Dialyse-Station, hat seit etwa 18 Jahren Kontrollzwänge, die in den letzten 2 Jahren unerträgliche Ausmaße angenommen haben. Sie kommt vom Psychiater. Am meisten leidet sie nach der Arbeit unter Kontrollgedanken zu Hause, wobei sie immer mehr oder weniger daran zweifelt, ob sie die Patienten richtig an das Dialysegerät angeschlossen hat oder nicht und ihnen Schaden droht. Von daher ist es für sie besonders schlimm, die angefangene Dialyse-Arbeit nicht selbst beenden und überprüfen zu können. Zu Hause grübelt sie stundenlang darüber und peinigt sich mit Fragen wie „Hast du auch alles richtig gemacht?“, obgleich sie einräumt, im Allgemeinen „sehr gewissenhaft“ zu sein. De facto macht sie weniger Fehler als die Kolleginnen: „Ich notier mir auch alles“, hat aber kein Zutrauen in sich.

Morgens kann sie 4 bis 5 Patienten flink hintereinander an Dialysegeräte anschließen, während sie vor dem Nachhausefahren am Nachmittag nur einen einzigen schafft und das „nur zwanghaft“. Danach kommt die Angst, sie könnte etwas vergessen haben, meist Stufe 7 bis 8 auf einer Skala von 1 bis 10. Der Drang, auf dem Nachhauseweg gleich wieder umzukehren oder später nochmals zum Arbeitsplatz zu fahren, um alles zu überprüfen und dadurch innere Ruhe zu bekommen, „ist ständig da“. Mindestens 2- bis 3-mal die Woche macht sie nach etwa 100 Metern kehrt und ca. einmal die Woche fährt sie „unter irgendeinem Vorwand“ von zu Hause zum Dialysezentrum, um sich davon zu überzeugen, dass es den Patienten gut geht. An besseren Tagen kommt sie mit Kontrollanrufen hin. Qualvoll für sie sind verlängerte Wochenenden, an denen ihre Angst, sofern sie Kontrollhandeln unterlassen hat, unbarmherzig anhält. Sie schläft dann auch kaum. Fährt sie jedoch in Urlaub, ist ihre Vertretung für alles verantwortlich. In der Zeit bleibt sie völlig angstfrei.

Ihre kardinale Befürchtung und ihr wichtigstes Angstthema: Sie könnte anderen durch Unterlassungen Schaden zufügen. Das Wichtigste für sie ist, „dass ich nicht schuld bin", und gesteht: „Ich habe so eine märtyrerische Seite an mir!" Gefragt danach, was denn schlimmstenfalls passieren könne, antwortet sie: Werden die Geräte falsch eingestellt, entsteht eigentlich kein Schaden mit tödlichem Ausgang. Falls sie vergessen sollte, die Heparin-Pumpe einzuschalten, was ihr bislang noch nicht passiert ist, müsse allerdings Blut ausgetauscht werden. Eigentlich könnten die Patienten nur unwesentlich versehrt werden. Am Ende fürchtet sie sich auch vor negativem Urteil und will nicht, dass die Leute mitbekommen, „was für ein Kümmerling ich bin". Auch leidet sie oft unter schlechtem Gewissen, „weil ich mich nicht ausreichend um meine Patienten kümmern kann".

Darüber hinaus kontrolliert sie vieles im häuslichen Bereich: Fenster, Herd, Haustür, Terrassentür usw. und muss auch des öfteren Griffe und Schlüssel umdrehen, um zu prüfen, ob tatsächlich alles geschlossen ist. Sie fühlt sich oft ausgepumpt und müde, schläft unruhig, ist gereizt, hat Appetitprobleme, jeweils 3 Tage im Monat zyklusbedingt Druckkopfschmerzen und seit der Geburt des 2. Kindes eine Hashimoto-Thyreoiditis, die mit Schilddrüsenhormonen behandelt wird und wahrscheinlich als O-Variable ihre Unruheneigung begünstigt. Sie raucht 20 Zigaretten/Tag, ein weiterer Risikofaktor für Unruhe.

Die Mutter leidet seit den Wechseljahren unter unbehandelten depressiven Verstimmungen. Der Vater, 60 Jahre, hat „wesentlich stärkere Zwänge" als sie, aber nur im häuslichen Bereich, z. B. muss er elektrische Geräte überprüfen und Stecker rausziehen. Die Mutter darf an manchen Tagen den Pkw nicht nehmen, da er befürchtet, dass sie bei der Heimkehr keinen Parkplatz findet. Eine Therapie lehnt er kategorisch ab. Ihr 18-jähriger Sohn, der eine Schreinerlehre macht, muss neuerdings an manchen Tagen in die Tischlerei zurück, um Hauptschalter und Türen zu kontrollieren: „Er muss gucken und fühlen – wie ich". Sie macht sich Sorgen darüber, was er noch vor sich hat, und kommt wohl auch zur Verhaltenstherapie, weil sie ihn vor weiterem Schaden bewahren möchte. Sie gibt das, was sie in der Therapie lernt, an ihn weiter, wann immer er dafür aufgeschlossen ist. Um das Ergebnis gleich vorweg zu nehmen, es hilft sogar wirkungsvoll. Vor 10 Jahren hat Anna eine erfolglos gebliebene Psychoanalyse und vor einem Jahr eine tiefenpsychologische Behandlung abgebrochen.

Therapie (18 einstündige Gespräche, 5 probatorische plus 13 Therapiestunden). In der Wartezeit vor dem ersten Termin las die Patientin ein Selbsthilfebuch über Zwänge (Hoffmann, 1990), das ihr psychoedukativ recht gut auf die Sprünge half und ihre Compliance verstärkte. Bereits im ersten Gespräch konnte das individuelle Störungsmodell ihrer Zwänge umrissen und die Therapierationale erläutert werden. Im nächsten Gespräch wurden ihre Zwänge hierarchisiert:

- Optische, überwiegend kognitive Kontrolle von 4 Fenstern im ersten Stock 5%
- Haustür, Herd und Kaffeemaschine kognitiv und manuell kontrollieren, z. B. durch Türgriff rütteln nach Abschließen, Knöpfe und Schalter berühren usw. 15%
  Kellertür abschließen, zweimal hinlaufen und je zweimal Türgriff rütteln 20%

- Terrassentür dreimal abschließen, dreimal zurücklaufen und Türgriff kontrollieren 30%
- Dann kommt ein großer Sprung zu den Dialysegeräten, an die Anna zwanghaft langsam die Patienten anschließt (Sie fand keine Zwänge, die noch dazwischen passten) 100%

Nachdem darüber diskutiert wurde, wie real die Bedrohung ist, welches Verhalten und Bewerten sinnvoll bzw. nützlich wäre und welches nicht und wie Anna die einzelnen Handlungen zwangsfrei durchführen könnte, begann sie sofort. Sie führte erste In-vivo-Konfrontationsübungen in Form von Reaktionsverhinderung sowohl auf der kognitiven als auch auf der Handlungsebene durch und kam bis zu der 30%-Marge auf der Zwangspyramide. Dabei geriet sie jeweils in starke Unruhe mit ängstlicher Färbung. Sie wollte keine medikamentöse Unterstützung. Wann immer sie mehr innere Ruhe haben wollte, ging sie auf ihren Stepper. Nach diesen Konfrontationsübungen war sie zwar sehr unruhig und müde („anstrengende Therapie"), merkte aber, dass die Erregung tatsächlich allmählich nachließ. Das motivierte sie dazu, weiter zu machen. So kontrollierte sie graduell immer weniger. Mit dem Zwangsabbau zu Hause kam sie relativ rasch voran.

Zu Beginn der Therapie war vereinbart worden, beim Aufkommen von „neuen" Intrusionen sofort jegliches neutralisierende Sicherheitsverhalten im Keim zu ersticken. Tatsächlich kam einmal die unangenehme Vorstellung in ihr auf, gefolgt von panischer Angst (Stufe 10), sie könne etwas Unehrenhaftes tun („Fort Knox"). Sie stand gerade vor dem Safe in der Bank, um Papiere zu entnehmen. Sie erschrak heftig. Hernach hatte sie den unbändigen Drang, zurückzugehen, um alles nochmals gewissenhaft zu überprüfen. Dank besserer Einsicht gelang es ihr aber, sich mit aller Kraft zu beherrschen. Zur Sicherheit vereinbarten wir, dass sie noch zweimal hingeht, um etwas ins Safe zu legen oder herauszunehmen, was ihr auch „wunderbar" gelang. Ein anderes Mal ertappte sie sich dabei, wie sie Eier „chaotisch" zählte. Das konnte sie sehr viel leichter unterbinden.

Anna arbeitet gut mit, ist aber immer wieder unsicher bei der Unterscheidung von zwanghaftem und natürlichem oder sinnvollem Verhalten, z. B. wenn sie zu Hause lange nach etwas sucht, bis sie es endlich gefunden hat: „Ist das zwanghaft oder nicht?" Hilfreich dabei waren ihr – wie sie rückblickend in einem späteren Katamnesegespräch feststellt – zahlreiche Diskussionen über sozialkulturelle Wertvorstellungen und Verhaltensnormen sowie über ihre individuellen Erfahrungen mit Normen im Elternhaus, in ihrer eigenen Kernfamilie, im Freundeskreis und am Arbeitsplatz.

Wesentlich schwieriger wurde es mit dem Zwangsabbau am Arbeitsplatz. Wir vereinbarten zunächst, sie würde den letzten Patienten besonders konzentriert und gewissenhaft anschließen, dürfe dann aber nach Verlassen des Dialysezentrums nicht mehr zurück zur Kontrolle. Etwa 2 Wochen lang erlebte sie eine enorme Unruhe, meist Stufe 7 bis 8, über Stunden, selbst wenn sie direkt nach der Arbeit 20 bis 30 Minuten auf dem Stepper war und Konzentrationslenkung (S. 73) vornahm, indem sie den Haushalt erledigte, Kreuzworträtsel machte oder an den PC ging, eine neue Errungenschaft für sie, um Papiere zu erledigen oder im Internet zu surfen. Ohne Strukturierung dieser stundenlangen Anspannung hätte sie es nicht geschafft, meint sie am Ende der Therapie. Besonders an den Wochenenden hielt die Unruhe rund um die Uhr an und war schlichtweg eine Strapaze. Nach etwa 5 Wochen, in denen sie nur zweimal eine Kontrollfahrt zum Arbeitsplatz vornahm – einmal schon nach 100 Metern Entfernung vom Dialysezentrum, das zweite Mal von zu Hause aus – spürte sie, wie ihre Unruhe nachzulassen begann.

Bald hatte sie, mit wenigen Ausnahmen, Nachmittags nur noch Angst der Stufe 2 bis 3 und schlief auch wieder besser.

Neben der Konfrontation bzw. Reaktionsverhinderung war für Anna ein weiterer Therapiebaustein sehr wichtig: Das Erkennen von Lebensbelastungen, denen sie mit Problemlösetraining begegnete. Im Verlauf der Therapie wurde häufiger Zukunftsprogression gemacht, um künftige Belastungen samt Bewältigungsmöglichkeiten vorweg zu nehmen, z. B. ein Leben nach Verselbstständigung der Kinder, berufliche Veränderung oder Versorgung der Eltern im hohen Alter.

Zwangstherapien erfordern besonders viel Geduld und Flexibilität. Annas Therapieverlauf ist exemplarisch dafür: Nach 3 ½ Monaten Therapie stellte sie fest, dass sie zwar wieder mindestens zwei Patienten vor Dienstschluss anschließen konnte, nur nicht freitags. Sie schützte sich vor unruhigen Wochenenden, indem sie Freitagnachmittags keine Patienten mehr anlegte. Dieses Sicherheitsverhalten war ihr eine Weile gar nicht bewusst gewesen. Sofort hinterließ sie künftig nun auch freitags zwei von ihr angeschlossene Patienten, weshalb die Wochenenden für sie noch lange quälend blieben: „Montags muss ich im Dienst sofort nachsehen", erst dann fällt die Belastung von ihr ab. Nach 6 Monaten war die Angst ihrer subjektiven Einschätzung nach zwar um 60 bis 70% gesunken. Aber erst nach 8 Monaten fühlte sie sich „freier, ich mach mich nicht mehr ganz so verrückt". Stressig waren noch die Spätdienste, 4- bis 5-mal im Monat, und die Nachtdienste, zweimal im Jahr, in denen sie ganz alleine war. Nach 9 Monaten konnte sie in ca. 80% der Fälle „ohne Kontrolle" von den Patienten weggehen, deren „Nörgelei" ihr allerdings zu dem Zeitpunkt gehörig auf die Nerven ging: „Manche kommen morgens schon ziemlich knatschig". Zu dem Zeitpunkt dachte sie ernsthaft über einen Berufswechsel nach – Zeichen von Überforderung. Sie hielt aber durch. Im 11. Therapiemonat beschäftigte sie sich kaum mehr mit dem Zwang.

Aus einem scheußlichen Sommerurlaub mit einer unangenehm „schnüffelnden" Vermieterin kehrte sie im 12. Therapiemonat enttäuscht und zerknirscht nach Hause zurück. Kontrollgedanken und Unruhe, Stufe 3 bis 4, folgten auf dem Fuß an der Mehrzahl der Arbeitstage und hielten sich hartnäckig. Nach 1 Jahr und 4 Monaten ist sie nur zu 50% frei von Kontrollgedanken. Demgegenüber hat sie zu Hause das Zwangshandeln erfolgreich abgebaut und raucht auch nicht mehr.

Nach 1 Jahr und 5 Monaten bekommt sie einen „derben Rückfall", ausgelöst durch den Schreck beim Anblick von Flammen in ihrer Stationsküche: Sie hatte aus Versehen Filtertüten auf dem Herd liegen lassen, die ein Feuer entfachten. Im Skiurlaub direkt danach quälte sie sich „übermächtig" mit dem Herd am Urlaubsort, mit dem zu Hause nach ihrer Rückkehr erstaunlicherweise nicht. Ihre Oma väterlicherseits stirbt mit 86 Jahren an Krebs, woraufhin der Vater unter Schuldgefühlen leidet, weil er sie nicht bei sich zu Hause gepflegt hat. Er entwickelt noch heftigere Zwänge, was die Mutter schier nicht mehr ertragen kann. Folglich muss sich Anna als Einzelkind mit den Eltern intensiv auseinandersetzen. Zeitgleich zieht ihr Ältester aus. Zudem drückt ihr der Pflegedienstleiter unangenehm viele Wochenend- und Spätdienste auf und sie wehrt sich nicht. So kommt es, dass sie arbeitsmüde wird, von „Burn-out-Syndrom" spricht, zu dem sicherlich zu guter Letzt auch noch die anstrengende Verhaltenstherapie beigetragen hat. Zerknirscht beginnt sie, wieder zu rauchen. Wir meinen, ihr Rückfall hänge mit diesen Belastungen zusammen. Sie beantragt eine psychosomatische Kur, arbeitet tapfer konfrontativ weiter und schafft es eher schlecht als recht, die Zwänge zu kontrollieren.

Im 23. Monat nach Therapiebeginn (17. Therapiestunde) kommt sie strahlend und sagt, es gehe ihr ausgesprochen gut, sie habe keine nennenswerten Zwänge mehr, reagiere höchstens noch mit leichter Unruhe der Stufe 1 bis 2 an etwa einem Arbeitstag pro Woche, nachdem sie Patienten an Geräte angeschlossen hat! Was war geschehen? Sie hat das Hormonpräparat, das ihr der Frauenarzt 7 Wochen vor dem Rückfall verschrieben hat, abgesetzt und fühlt sich seither weder gereizt, „schwierig" noch depressiv! Von uns völlig unbemerkt, war dies offensichtlich eine ganz wesentliche Belastung. Sie sagt die Kur ab und will nun versuchen, alleine weiter zu schwimmen.

Im Follow-up ein Jahr danach berichtet sie, dass sie zwischendurch auf eine völlig neue Art und Weise zwanghaft reagieren musste, nämlich mit Eifersucht: Ihr Mann wurde böse auf sie, weil sie einem Chat-Partner im Internet eine verhalten erotische Mail geschickt hatte. Daraufhin „rächte" er sich auf dieselbe Weise, nur traf er seine Chat-Freundin gleich mehrmals und wurde auch intim mit ihr. Das verletzte Anna zutiefst. Ab da kontrolliert sie seine Autokilometer, sein Handy und auch seine Mails. Zur Vorbeugung gegen eine erneute Variante von Zwang beschloss sie, dies ab sofort sein zu lassen. Sie wollte auch ein offenes, klärendes Gespräch mit ihm führen. Da sich die Eifersucht noch nicht ganz fest habituiert hatte, schaffte sie es auch.

Das 2. Katamnesegespräch 6 Monate danach (1 ½ Jahre nach Therapieende) ergab ein erfreulich ausgewogenes Bild. Anna weiß jedoch sehr wohl um ihre Zwangsbereitschaft und -gefährdung „mit *dem* Vater und Sohn" und will auf der Hut sein. Bewältigungsstrategien für Zwänge beherrscht sie und ist ganz zuversichtlich. Nun will sie sich noch endgültig das Rauchen abgewöhnen.

8 Akute Belastungsreaktion und Posttraumatische Belastungsstörung

8.1 Diagnostische Kriterien

Extreme Erlebnisse außerhalb der normalen menschlichen Erfahrung rufen bei allen Personen heftige psychische Reaktionen hervor. Eine Variante von Reaktion ist z. B. eine Dissoziation, die fast bei jedem in einer akuten, traumatischen Situation auftritt. In einer kontrollierten Untersuchung von gesunden Rekruten, die einem streng durchgeführten Überlebenstraining ausgesetzt waren, in dem sie hungern mussten, nicht schlafen durften und keinerlei persönliche Kontrolle über das hatten, was geschah, entwickelten 96% mindestens ein dissoziatives Symptom (Morgan et al., 2001).

Kurz- oder langanhaltende negative Extremerlebnisse lassen sich nach zufällig zustande gekommenen oder menschlich verursachten Traumen einteilen. Katastrophen, berufsbedingte und Unfalltraumen sind mehrheitlich kurzdauernde traumatische Ereignisse. Sie werden Typ-I-Traumen genannt und sind meist durch akute Lebensgefahr, Abruptheit im Auftreten und Überraschung gekennzeichnet (Terr, 1989, zitiert bei Maercker, 2003):
- Naturkatastrophen
- technische Katastrophen, z. B. Giftgasverseuchung
- berufsbedingte wie Militär-, Polizei- und Feuerwehrarbeit
- Arbeitsunfälle wie Grubenunglück
- Verkehrsunfälle
- Krankheiten.

Die folgenden *menschlich verursachten* traumatischen Erfahrungen von Opfern führen meist auch zu längerandauernden, wiederholten Traumen. Für diese Typ-II-Traumen sind Serien von verschiedenen einzelnen traumatischen Ereignissen bezeichnend, ebenso wie die geringe Vorhersagbarkeit des weiteren traumatischen Geschehens (Maercker, 2003):
- Sexuelle und körperliche Misshandlungen in der Kindheit
- kriminelle und familiäre Gewalt
- Vergewaltigungen
- Kriegserlebnisse
- zivile Gewalterlebnisse, wie Geiselnahme
- Folter und politische Inhaftierung
- Massenvernichtung wie KZ- und Vernichtungslagerhaft.

An heftigen psychischen Reaktionen werden vor allem Flashbacks, Intrusionen, Vermeidung, andauerndes Gefühl von Betäubtsein, Erregung, Interesselosigkeit und Entfremdung von anderen Menschen beobachtet. Das ungewollte Wiedererleben des Traumas oder wesentlicher Teile davon (Traumagedächtnis) ruft ähnliche Sinnesempfindungen (Bilder, Gerüche, Geräusche, Erleben von Berührungen), Emotionen und körperliche Reaktionen lebendig hervor, so als würde es gerade geschehen. Damit wird das Trauma *zeitlos* für traumatisch Geschädigte. Sie versuchen, sich nicht an die schrecklichen Ereignisse zu erinnern, dennoch grübeln sie anhaltend darüber nach und neigen zu intensiven Gefühlen von Wut, Ärger, Schuld und Scham, aber auch zu Betäubung und Abstumpfung. Sie sind vegetativ übererregt, schreckhaft, schlaflos, oft gleichgültig und vermeiden Verhaltensweisen und soziale Aktivitäten, die früher für sie selbstverständlich waren.

An der Diagnose PTB ist besonders gut zu erkennen, wie wenig reliabel Diagnoseprozesse sind, selbst unter strengsten wissenschaftlichen Bedingungen. Die *Übereinstimmung zwischen* den diagnostischen Klassifikationssystemen *ICD-10 und DSM-IV* für PTB – beide verlangen jeweils unterschiedliche Symptomzahlen – betrug in einer Studie *nur 35%* (Andrews et al., 1999). Aus diesem Grund und weil in der Supervision Unsicherheiten und Irritationen bezüglich der Differenzialdiagnostik bei akuter Belastungsstörung und PTB zu sehen sind, empfehlen wir dem Leser einen sorgfältigen Vergleich der Kriterien für beide Störungen im Wortlaut des ICD-10 und DSM-IV:

ICD-10 (2000): Akute Belastungsreaktion (F43.0)

A. Erleben einer außergewöhnlichen psychischen oder physischen Belastung.

B. Der außergewöhnlichen Belastung folgt unmittelbar der Beginn der Symptome (innerhalb einer Stunde).

C. Es gibt 2 Symptomgruppen: Die akute Belastungsreaktion wird unterteilt in:

F43.00	leicht	nur Symptome aus Gruppe 1.
F43.01	mittelgradig	Symptome aus Gruppe 1. und 2 Symptome aus Gruppe 2.
F43.02	schwer	Symptome aus Gruppe 1. und 4 Symptome der Gruppe 2. *oder* dissoziativer Stupor (F44.2).

1. Die Kriterien B, C und D der generalisierten Angststörung (F41.1, S. 140)
2.
   a. Rückzug von erwarteten Interaktionen
   b. Einengung der Aufmerksamkeit
   c. offensichtliche Desorientierung
   d. Ärger oder verbale Aggression
   e. Verzweiflung oder Hoffnungslosigkeit
   f. unangemessene oder sinnlose Überaktivität
   g. unkontrollierbare und außergewöhnliche Trauer (zu beurteilen nach den jeweiligen kulturellen Normen).

D. Wenn die Belastung vorübergehend ist oder gemildert werden kann, beginnen die Symptome nach spätestens 8 Stunden abzuklingen. Hält die Belastung an, beginnen die Symptome nach spätestens 48 Stunden nachzulassen.

E. *Ausschlussvorbehalt:* Derzeit liegt keine andere psychische oder Verhaltensstörung der ICD-10 vor (außer F41.1 generalisierte Angststörung und F60 Persönlichkeitsstörungen). Das Ende einer Krankheitsepisode einer anderen psychischen oder Verhaltensstörung muss mehr als 3 Monate zurückliegen.

ICD-10 (2000): Posttraumatische Belastungsstörung (F43.1)

A. Die Betroffenen waren einem kurz oder lang anhaltenden Ereignis oder Geschehen von außergewöhnlicher Bedrohung oder mit katastrophalem Ausmaß ausgesetzt, das nahezu bei jedem tiefgreifende Verzweiflung auslösen würde.

B. Anhaltende Erinnerungen oder Wiedererleben der Belastung durch aufdringliche Nachhallerinnerungen (Flashbacks), lebendige Erinnerungen, sich wiederholende Träume oder durch innere Bedrängnis in Situationen, die der Belastung ähneln oder mit ihr in Zusammenhang stehen.

C. Umstände, die der Belastung ähneln oder mit ihr in Zusammenhang stehen, werden tatsächlich oder möglichst vermieden. Dieses Verhalten bestand nicht vor dem belastenden Erlebnis.

D. Entweder 1. oder 2.:

1. Teilweise oder vollständige Unfähigkeit, sich an einige wichtige Aspekte der Belastung zu erinnern.
2. Anhaltende Symptome einer erhöhten psychischen Sensitivität und Erregung (nicht vorhanden vor der Belastung) mit 2 der folgenden Merkmale:
   a. Ein- und Durchschlafstörungen
   b. Reizbarkeit oder Wutausbrüche
   c. Konzentrationsschwierigkeiten
   d. Hypervigilanz
   e. erhöhte Schreckhaftigkeit.

E. Die Kriterien B, C und D treten innerhalb von 6 Monaten nach dem Belastungsereignis oder nach Ende einer Belastungsperiode auf. (Aus bestimmten Gründen, z. B. wissenschaftliche Untersuchungen, kann ein späterer Beginn berücksichtigt werden, dies sollte aber gesondert angegeben werden).

DSM-IV: Akute Belastungsstörung (308.3)

A. Die Person wurde mit einem traumatischen Ereignis konfrontiert, bei dem die beiden folgenden Kriterien erfüllt waren:

a. Die Person erlebte, beobachtete oder war mit einem oder mehreren Ereignissen konfrontiert, die den tatsächlichen oder drohenden Tod oder eine ernsthafte Verletzung oder Gefahr der körperlichen Unversehrtheit der eigenen Person oder anderer Personen beinhalteten.
b. Die Reaktion der Person umfasste intensive Furcht, Hilflosigkeit oder Entsetzen.

B. Entweder während oder nach dem extrem belastenden Ereignis zeigte die Person mindestens 3 der folgenden dissoziativen Symptome:

a. subjektives Gefühl emotionaler Taubheit, von Losgelöstsein oder Fehlen emotionaler Reaktionsfähigkeit,
b. Beeinträchtigung der bewussten Wahrnehmung der Umwelt (z. B. „wie betäubt sein"),
c. Derealisationserleben.
d. Depersonalisationserleben,
e. dissoziative Amnesie (z. B. Unfähigkeit, sich an einen wichtigen Aspekt des Traumas zu erinnern).

C. Das traumatische Ereignis wird ständig auf mindestens eine der folgenden Arten wiedererlebt: Wiederkehrende Bilder, Gedanken, Träume, Illusionen, Flashback-Episoden, oder das Gefühl, das Trauma wiederzuerleben oder starkes Leiden bei Reizen, die an das Trauma erinnern.

D. Deutliche Vermeidung von Reizen, die an das Trauma erinnern (z. B. Gedanken, Gefühle, Gespräche, Aktivitäten, Orte oder Personen).

E. Deutliche Symptome von Angst oder erhöhtem Arousal (z. B. Schlafstörungen, Reizbarkeit, Konzentrationsschwierigkeiten, Hypervigilanz, übertriebene Schreckreaktion, motorische Unruhe).

F. Die Störung verursacht in klinisch bedeutsamer Weise Leiden oder Beeinträchtigungen in sozialen, beruflichen oder anderen wichtigen Funktionsbereichen oder beeinträchtigt die Fähigkeit der Person, notwendige Aufgaben zu bewältigen, z. B. notwendige Unterstützung zu erhalten oder zwischenmenschliche Ressourcen zu erschließen, indem Familienmitgliedern über das Trauma berichtet wird.

G. Die Störung dauert mindestens 2 Tage und höchstens 4 Wochen und tritt innerhalb von 4 Wochen nach dem traumatischen Ereignis auf.

H. Das Störungsbild geht nicht auf die direkte körperliche Wirkung einer Substanz (z. B. Droge, Medikament) oder eines medizinischen Krankheitsfaktors zurück, wird nicht besser durch eine Kurze Psychotische Störung erklärt und beschränkt sich nicht auf die Verschlechterung einer bereits vorher bestehenden Achse I- oder Achse II-Störung.

DSM-IV: Posttraumatische Belastungsstörung (309.81)

A. Die Person wurde mit einem traumatischen Ereignis konfrontiert, bei dem die beiden folgenden Kriterien vorhanden waren:

1. die Person erlebte, beobachtete oder war mit einem oder mehreren Ereignissen konfrontiert, die tatsächlichen oder drohenden Tod oder ernsthafte Verletzung oder eine Gefahr der körperlichen Unversehrtheit der eigenen Person oder anderer Personen beinhalteten.
2. Die Reaktion der Person umfasste intensive Furcht, Hilflosigkeit oder Entsetzen.

Beachte: Bei Kindern kann sich dies auch durch aufgelöstes oder agitiertes Verhalten äußern.

B. Das traumatische Ereignis wird beharrlich auf mindestens eine der folgenden Weisen wiederbelebt:

1. wiederkehrende und eindringliche belastende Erinnerungen an das Ereignis, die Bilder, Gedanken oder Wahrnehmungen umfassen können.

Beachte: Bei kleinen Kindern können Spiele auftreten, in denen wiederholt Themen oder Aspekte des Traumas ausgedrückt werden.

2. Wiederkehrende, belastende Träume von dem Ereignis.

Beachte: Bei Kindern können stark beängstigende Träume ohne wiedererkennbaren Inhalt auftreten.

3. Handeln oder Fühlen, als ob das traumatische Ereignis wiederkehrt (beinhaltet das Gefühl, das Ereignis wiederzuerleben, Illusionen, Halluzinationen und dissoziative Flashback-Episoden, einschließlich solcher, die beim Aufwachen oder bei Intoxinationen auftreten).

Beachte: Bei kleinen Kindern kann eine traumaspezifische Neuinszenierung auftreten.

4. Intensive psychische Belastung bei der Konfrontation mit internalen oder externalen Hinweisreizen, die einen Aspekt des traumatischen Ereignisses symbolisieren oder an Aspekte desselben erinnern.

5. Körperliche Reaktionen bei der Konfrontation mit internalen oder externalen Hinweisreizen, die einen Aspekt des traumatischen Ereignisses symbolisieren oder an Aspekte desselben erinnern.

C. Anhaltende Vermeidung von Reizen, die mit dem Trauma verbunden sind, oder eine Abflachung der allgemeinen Reagibilität (vor dem Trauma nicht vorhanden). Mindestens drei der folgenden Symptome liegen vor:

1. bewusstes Vermeiden von Gedanken, Gefühlen oder Gesprächen, die mit dem Trauma in Verbindung stehen,
2. bewusstes Vermeiden von Aktivitäten, Orten oder Menschen, die Erinnerungen an das Trauma wachrufen,
3. Unfähigkeit, einen wichtigen Aspekt des Traumas zu erinnern,
4. deutlich vermindertes Interesse oder verminderte Teilnahme an wichtigen Aktivitäten,
5. Gefühl der Losgelöstheit oder Entfremdung von anderen,
6. eingeschränkte Bandbreite des Affekts (z. B. Unfähigkeit, zärtliche Gefühle zu empfinden),
7. Gefühl einer eingeschränkten Zukunft (z. B. erwartet nicht, Karriere, Ehe, Kinder oder normal langes Leben zu haben).

D. Anhaltende Symptome erhöhten Arousals (vor dem Trauma nicht vorhanden). Mindestens 2 der folgenden Symptome liegen vor:

1. Schwierigkeiten, ein- und durchzuschlafen,
2. Reizbarkeit und Wutausbrüche,
3. Konzentrationsschwierigkeiten,
4. übermäßige Wachsamkeit (Hypervigilanz),
5. übertriebene Schreckreaktion.

E. Das Störungsbild (Symptome unter Kriterium B, C und D) dauert länger als 1 Monat.

F. Das Störungsbild verursacht in klinisch bedeutsamer Weise Leiden oder Beeinträchtigungen in sozialen, beruflichen oder anderen wichtigen Funktionsbereichen.

Bestimme, ob:
Akut: Wenn die Symptome weniger als 3 Monate andauern.
Chronisch: Wenn die Symptome mehr als 3 Monate andauern.

Bestimme, ob:
Mit verzögertem Beginn: Wenn der Beginn der Symptome mindestens 6 Monate nach dem Belastungsfaktor liegt.

Nach DSM-IV wird die akute Belastungsstörung nicht qualitativ von der PTB unterschieden, sondern nur im Hinblick auf die *Dauer* der Störung: Die Symptommuster müssen innerhalb von 4 Wochen nach dem traumatischen Erleben auftreten und auch innerhalb eines Monats wieder zurückgehen. Andernfalls wird die Diagnose in PTB umgewandelt, sofern deren Kriterien erfüllt sind. Die Zuordnung in den Klassifikationssystemen unterstellt also, dass die akute Belastungsstörung transitorisch ist (Maercker, 2003). Die Symptome der akuten Belastungsstörung und PTB überlappen sich weitgehend (Brewin et al., 2003).

Zusammengefasst gibt es 3 Hauptsymptomgruppen der PTB (Maercker, 2003):
- *Wiedererleben* des Traumas und *Intrusionen* (unwillkürliche, belastende Erinnerungen an das traumatische Erleben)
- *Vermeidung* von Kognitionen, Aktivitäten und den Ort des Traumas; durch ein *emotionales Betäubungsgefühl*, bei dem alle anderen Gefühle gleichbleibend schwach ausgeprägt sind, kommt es oft zu Entfremdungserlebnissen und sozialem Rückzug
- *Hyperarousal* (Übererregung).

Für die Therapieplanung ist es wichtig, zu unterscheiden, welche Patienten eine ängstliche Variante der PTB mit mehr Vermeidungsverhalten und welche eher eine depressive Ausprägung mit starker emotionaler Betäubung entwickeln.

Differenzialdiagnostische Hinweise

Ein durchgängiges Ergebnis der epidemiologischen Forschung über PTB ist die hohe Komorbidität. Vielleicht sind folgende Hinweise hilfreich für die Differenzialdiagnostik (vgl. Ehlers, 1999; Herman, 1993; Maercker, 2003):

- PTB wird, obwohl eine Reaktion auf schwere Belastungen (ICD-10: F43), zu den *Angststörungen* gerechnet, einmal weil Betroffene starke körperliche Reaktionen entwickeln, sobald sie das Trauma wieder erinnern, und zum anderen, weil sie wie Phobiker Gedanken, Aktivitäten und Situationen, die mit dem Trauma verbunden sind, vermeiden. Anders als bei der Entstehung von panischen und phobischen Ängsten liegt bei der PTB aber *immer* eine *äußere Verursachung* der Störung vor.
- Andere Angststörungen, Depressionen, Somatisierungen und Substanzmittelmissbrauch sind häufig *komorbide Störungen* der PTB. In der Mehrzahl handelt es sich um sekundäre Störungen. Die epidemiologische Untersuchung von Kessler et al. (1995) ergab bei 88% der Männer mit PTB und 78% der Frauen komorbide Störungen. Bei der diagnostischen Einschätzung, ob und welche Komorbiditäten vorliegen, ist besonders darauf zu achten, ob die Kernsymptome Vermeiden, Erregung, emotionale Taubheit und Interesselosigkeit Bestandteil der PTB sind oder nicht. Diese Auffälligkeiten sind Indikatoren für den Schweregrad der Störung.
- *Depressive Störungen* lassen sich z.B. oft als Bestandteil von PTB erkennen, insbesondere in Form von emotionaler Abstumpfung. Im Unterschied zu depressiven Patienten stehen bei der PTB jedoch die starken Erinnerungen an das Trauma und die *Intrusionen* im Vordergrund. Intrusionen kommen außerdem bei Zwängen, psychotischem Erleben, Entzugserscheinungen und zerebralen Schäden vor.

- Wahrscheinlich stehen komorbide Störungen, wie Angststörungen, Depressionen, Suizidalität, Substanzmittelmissbrauch, aber auch Somatisierungsstörungen, Herz-Kreislauf-Erkrankungen usw., direkt mit dem Trauma in Wechselwirkung.
- Sind die Kriterien einer PTB nicht ganz erfüllt oder erweisen sich die Veränderungen der externalen Lebensbedingungen als weniger schwerwiegend, wie im Falle von Trennung, Erziehungsproblemen, Fürsorge für Schwersterkrankte, Mobbing am Arbeitsplatz usw., wird eine *Anpassungsstörung* (F43.2, S. 228) diagnostiziert.

- Schilderungen von *Flashbacks*, einem der besonders charakteristischen Symptome der PTB, unterscheiden sich von Berichten über gewöhnliche Erinnerungen an das traumatische Geschehen vor allem dadurch, dass die Schilderungen von Patienten detailliertere Wahrnehmungen enthalten, häufiger den Tod erwähnen, in Gegenwartsform berichtet werden und mehr Hinweise auf Angst, Hilflosigkeit und Horror geben. Berichte über normale Erinnerungen weisen demgegenüber oftmals sekundäre Emotionen wie Schuldgefühle und Wut auf (Hellawell et al., 2004).
- Es gibt Ähnlichkeiten zwischen *dissoziativer Störung* und PTB, z.B. psychogene Amnesie, Derealisations- und dissoziative Identitätsstörung (früher: Multiple Persönlichkeitsstörung). Bei vielen PTB-Patienten nimmt die allgemeine Neigung zu Dissoziationen auch in nichttraumatischen Situationen zu. Nicht alle Personen mit PTB entwickeln allerdings Dissoziationen.

- Die erhöhte Suizidrate bei Patienten mit PTB ist im Gegensatz zu Personen mit anderen Angststörungen ein ernsthaftes Problem, das – ähnlich wie bei Patienten mit depressiver Störung – einer besonderen Suizidprophylaxe (S. 263) bedarf (Oquendo et al., 2003).

- Personen, die längere Zeit unter traumatischen Bedingungen leben mussten, z. B. bei Entführung, im Kampfeinsatz, in Gefangenschaft, passiv als Kriegskinder, unter Folter oder sexuellem Missbrauch, können einen chronischen Verlauf (ICD-10) oder eine *komplexe PTB* entwickeln. Betroffene haben oft starke Affekte – wie Ärger und Zorn, Misstrauen und Feindseligkeit oder Rache- und Schuldgefühle – entwickelt, die sie gegen sich oder andere richten. Sie empfinden sich häufig als emotional leer und hoffnungslos, haben ein andauerndes Gefühl von Bedrohung, innerer Erregung und beeinträchtigter Identität. Sie sind einsam, beschäftigen sich ausschließlich, fast suchtmäßig, manchmal rachsüchtig mit dem vergangenen Trauma und in seltenen Fällen sogar mit den Tätern. Mitunter werden diese paradoxerweise von ihnen sogar idealisiert.

  Einige setzen sich in der Folge immer wieder Risiken und somit der Gefahr einer Retraumatisierung aus, indem sie sich in gefährliche Situationen begeben oder sich wieder gewaltbereite Partner aussuchen. Viele haben Somatisierungsstörungen, manche manifeste Krankheiten. In der Regel sehen sie keinen Sinn mehr im Leben, sind ohne Orientierung, hoffnungslos und haben keine persönlichkeitsstabilisierenden Überzeugungen mehr. Diese psychosozialen Folgen bleiben oft bis ins Alter bestehen und können sich im späteren Leben sogar noch verstärken, wie Studien an Kriegsveteranen (Port et al., 2001) oder jüngste Schilderungen von jetzt über 60-jährigen Traumaopfern in Deutschland zeigen, die im zweiten Weltkrieg als Kinder traumatisierenden Erfahrungen ausgesetzt waren (Schulz et al., 2004).
- Die komplexe PTB kann in eine andauernde, irreversible *Persönlichkeitsänderung* übergehen (ICD-10: F62.0).

8.2 Epidemiologische Ergebnisse

Die Streubreite der epidemiologischen Daten ist für PTB besonders groß. Epidemiologische Ergebnisse sind eben nur Wahrscheinlichkeitsangaben. Ein wesentlicher Grund für die erhebliche Streubreite ist die unterschiedliche Strenge, mit der PTB in den diagnostischen Klassifikationssystemen, DSM-III, ICD-10 und DSM-IV, definiert wird (vgl. auch Andrews et al., 1999). PTB wurde 1980 in das DSM-III als diagnostische Einheit aufgenommen, zunächst aber wesentlich lockerer definiert als in der Revision, DSM-IV, die eine akuratere Beschreibung der Diagnose PTB bietet.

Prävalenz-Angaben reichen von 7,8% Lebenszeit-Prävalenz (NCS – noch auf der Basis von DSM-III) bis 1,3% Lebenszeit-Prävalenz (EDSP – auf der Basis von DSM-IV) (Lieb et al., 2003). Im NCS betrugen die Lebenszeit-Prävalenzen für Frauen 10, 4% und 5,0% für Männer (Kessler et al., 1995); in einer deutschen epidemiologischen Studie, allerdings mit junger Stichprobe (14- bis 24-Jährige), waren es 2,2% bei Frauen und 0,4% bei Männern (Perkonnig et al., 2000). Das Vorkommen von PTB in der Allgemeinbevölkerung ist bei Frauen doppelt so hoch wie bei Männern, einmal weil sie häufiger schweren traumatischen Erlebnissen, wie sexuellem Missbrauch in der Kindheit und Vergewaltigung, ausgesetzt sind, aber auch weil die Wahrscheinlichkeit bei ihnen höher ist, nach Traumen eine PTB zu entwickeln (Ehlers, 1999; Kessler et al., 1995). Männer erleben mehr traumatische Ereignisse als Frauen, insbesondere Kampfhandlungen und Unfälle, Frauen hingegen mehr Ereignisse mit traumatisierender Wirkung.

In einer Untersuchung von 4.023 12- bis 17-jährigen Opfern von Gewalt, die traumatisiert wurden durch körperliche Angriffe, sexuellen Missbrauch oder die Beobachtung von solchen Gewalthandlungen gegenüber anderen, sind mittels Telefoninterviews Daten gesammelt worden über die Verbreitung, Komorbidität und Risikofaktoren für PTB sowie über komorbide Störungen wie Depression und Substanzmittelmissbrauch (Kilpatrick et al., 2003). 16% der befragten Jungen und 19% der Mädchen erfüllten die Kriterien für mindestens eine psychische Störung. Die 6-Monats-Prävalenz für PTB betrug bei den Jungen 3,7% und bei den Mädchen 6,3%. Unipolare Depressionen kamen bei 7,4% der Jungen und bei 13,9% der Mädchen vor.

Das Vorkommen von PTB ist – im Gegensatz zu den anderen Angststörungen – weitgehend abhängig von den Risiken und Gefährdungen, denen Menschen in verschiedenen Gesellschaften ausgesetzt sind (Kriminalität, Folter, Naturkatastrophen, fehlende Ressourcen). In Deutschland ist das Vorkommen von PTB wohl deshalb geringer, weil es weniger Naturkatastrophen oder extreme soziale Gegensätze gibt und die Gesetzgebung gegen Waffenbesitz strikter ist (Maercker, 2003).

In internationalen epidemiologischen Untersuchungen nimmt das Vorkommen von PTB insgesamt zu. Ein Grund dafür kann in der Senkung der Dunkelziffer liegen als Folge eines einfühlsameren Umgangs der Ärzte, Psychotherapeuten und Polizeibeamten mit Opfern von PTB.

Weitere Befunde zur Entstehung und zum Verlauf von PTB

Die Mehrzahl der Bevölkerung macht irgendwann im Leben traumatische Erfahrungen. In einer Studie berichteten 81% der Männer und 74% der Frauen von erschütternden Erlebnissen (Stein et al., 1997). Nicht jeder entwickelt eine PTB. Dissoziation in unterschiedlicher Ausprägung ist hingegen eine häufig vorkommende Reaktion auf akutes, extremes Traumaerleben. In einer Untersuchung von 2 Gruppen gesunder Soldaten, die an einem Überlebenstraining von der US-Armee teilnahmen, konnte am

Ende bei 96% mindestens ein dissoziatives Symptom dokumentiert werden: Am häufigsten kamen subjektiv verlangsamte Zeitabläufe, Perioden mit eingeschränkter Wahrnehmung der Umgebung und Zustände mit gesteigerter Klarheit im Denken vor (Morgan et al., 2001).

Psychologische Prozesse, insbesondere dissoziative während des traumatischen Ereignisses, sind besonders starke Vorhersagevariablen für PTB. In einer Meta-Analyse wurden 68 Studien über PTB nach folgenden 7 Variablen zur Vorhersage des Auftretens von PTB überprüft (Hsu, 2002): 1. vorausgegangene Traumen, 2. vorausgegangene psychosoziale Anpassung, 3. Vorkommen von psychischen Störungen in der Familie, 4. Wahrnehmung von lebensbedrohlichen Momenten während des Traumas, 5. soziale Unterstützung nach dem Trauma, 6. emotionale Reaktionen und 7. Ausmaß an Dissoziation während des traumatischen Erlebens. Die meisten Variablen zeigten nur moderate Effektstärken. Dissoziation während des Traumas ergab die höchste Effektstärke. PTB tritt keineswegs immer im Verbund mit Persönlichkeitsstörungen und schon gar nicht speziell mit einer Persönlichkeitsstörung vom Borderline-Typus auf (Golier et al., 2003).

Die höchsten Prävalenzwerte für PTB sind empirisch für *Vergewaltigung* gesichert: In einer Untersuchung hatten 65% der vergewaltigten Männer und 46% der Frauen nach Vergewaltigung PTB entwickelt (Kessler et al., 1995). Hohe Werte von PTB finden sich grundsätzlich bei Personen, die Typ-II-Traumen erlebt haben, vor allem Gewalterfahrung und sexuellen Missbrauch in der Kindheit oder bei Soldaten nach Kampfeinsatz. Demgegenüber wurden deutlich niedrigere Lebenszeit-Prävalenzen für PTB nach Typ-I-Traumen wie Verkehrs- und Arbeitsunfällen, Miterleben von Sterben oder Verletzung, Bränden und Naturkatastrophen gefunden.

In einer Studie an 1.148 Patienten im Alter von 17 bis 69 Jahren, die nach einem *Verkehrsunfall* (Verkehrsopfer werden häufig exemplarisch für Opfer von Typ-I-Traumen untersucht) eine Notfallambulanz aufsuchten, ergab ein psychodiagnostisches Screening (1) direkt nach dem Unfall, (2) 3 Monate später und (3) 1 Jahr danach, dass ein Drittel der Unfallopfer psychiatrische Auffälligkeiten aufwiesen, insbesondere spezifische (Reise-) Phobie, GAS und PTB. Vorausgegangene emotionale Probleme zum einen und Dissoziation sowie starkes Angsterleben nach dem Unfall zum anderen waren gute Prädiktoren für die drei Störungen (Mayou et al., 2001). Wieder zeigte sich, dass PTB relativ selten vorkommt bei Opfern von schweren Verkehrunfällen, sofern keine starken Kopfverletzungen davon getragen wurden oder vorher keine psychiatrischen Störungen vorlagen.

Bei 121 Patienten einer Unfallambulanz fand ein weiteres Untersuchungsteam direkt nach dem Verkehrsunfall 5% Vorkommen von PTB bei den Verkehrsopfern und Symptome bei 21% der Opfer, die nicht ganz dem Vollbild einer PTB entsprachen. Nach einem Jahr waren es nur noch 2% mit PTB und 12% mit einzelnen PTB-Symptomen (Schnyder et al., 2001).

Ein verzögerter Beginn der PTB ist selten und kommt nur in höchstens 11% der Fälle vor (Ehlers, 1999). Das Vollbild einer PTB kann sich auch nach einem weniger heftigen traumatischen Erleben herauskristallisieren (Maercker, 2003). Wie eine kombinierte Längsschnitt- und retrospektive Studie an ehemaligen, älter gewordenen Kriegsgefangenen (Port et al., 2001) zeigt, ist der Verlauf von unbehandelter PTB nicht vorhersehbar. Die Untersucher fanden einen unregelmäßigen Verlauf, bei dem direkt im Anschluss an die traumatisierende Gefangenschaft erhebliche PTB-Symptome auftraten. Diese legten sich in den folgenden Jahrzehnten allmählich, flammten aber im höheren Lebensalter wieder auf. Ein weiteres Ergebnis der Untersuchung war das vermehrte Vorkommen von PTB bei Männern, die etwas weniger gebildet waren, schlechtere Gesundheitswerte hatten und eine höhere Alkoholabhängigkeit über die gesamte Lebenszeit hinweg zeigten.

Je heftiger PTB-Symptome zu Beginn der Störung sind, desto größer ist das Risiko für einen chronischen Verlauf (Ehlers, 1999). *Etwa ein Drittel der Traumatisierten chronifizieren* (Kessler et al., 1995): Der Störungsverlauf von PTB zeigt, dass spontane Remissionen innerhalb des ersten Jahres nach dem Trauma bei 33% der Betroffenen vorkommen und nach 4 Jahren bei 50%. Von den Personen, die sich einer wie auch immer gearteten Therapie unterzogen hatten, waren nach 3 Jahren 50% beschwerdefrei (Maercker, 2003).

Bei den meisten Personen, die schon vorher unter psychischen und körperlichen Störungen gelitten haben, ist das Trauma ein Risikofaktor für die Verschlimmerung dieser Störungen (Ehlers, 1999). Die Frage, inwieweit komorbide Störungen vor Ausbruch der PTB bereits vorhanden waren, ist nicht immer befriedigend zu klären. Am häufigsten wurden depressive Störungen und Substanzmittelmissbrauch als Vorläuferstörungen gefunden. Bei der Hälfte der Personen mit PTB und *komorbider* Angststörung war die Angst schon vorher da (Kessler et al., 1995). Folglich wird angenommen, dass die vor dem Ausbruch der PTB existierenden psychischen Störungen Risikofaktoren für PTB sind.

8.3 Erklärungsmodell

Bei der Entwicklung von verschiedenen Erklärungsansätzen zur PTB wurde immer wieder der Frage nachgegangen, warum nicht jeder Mensch, der eine traumatische Erfahrung macht, eine PTB entwickelt. Die Antworten sind nicht ganz befriedigend. Die ursächlichen, auslösenden und aufrechterhaltenden Bedingungen für PTB sind hingegen aufschlussreicher. Lerntheoretische, kognitive und biologische Erklärungsansätze lassen sich zu einem vorläufigen multifaktoriellen Erklärungsmodell zusammenfügen (vgl. Maercker, 2003, und Erklärungsmodell, S. 46).

Lerntheoretischer Ansatz: Die während des traumatischen Erlebens hervorgerufenen entsetzlichen Emotionen, meist handelt es sich um Todesängste, werden einschließlich der dazu gehörigen kognitiven und physiologischen Reaktionen durch klassisches Konditionieren mit dem gesamten Trauma oder mit Teilen davon verknüpft. Diese Verbindungen führen bei Betroffenen zu gestörten Informationsprozessen, insbesondere zu einer veränderten Gedächtnis- oder *Furchtstruktur* (Foa et al., 1986), die kognitiv immer wieder starke Angst und körperliche Reaktionen hervorruft. Jeder entfaltet spontan nach einem Trauma eine Furchtstruktur, nur bildet sie sich bei den meisten nach einigen Tagen wieder zurück.

Personen, die schon vor dem Trauma leichter erregbar und emotional lernfähig waren, entwickeln wahrscheinlich in stärkerem Masse aktivierte Gedächtnisstrukturen, die zu schwerer PTB-Symptomatik und zu einer erhöhten selektiven Aufmerksamkeit für traumatische Reize führen (McNally et al., 1990). Die anhaltend aktivierte Furchtstruktur und die damit einhergehende erhöhte Aktivierung des autonom gesteuerten Nervensystems haben eine gestörte Informationsverarbeitung zur Folge, die als *dissoziative Symptome* erlebt werden. Wird die Informationsverarbeitung blockiert, kommt es zu Verwirrung oder verändertem Zeitgefühl, zu Teilamnesien oder – bei totaler Blockade – zu vollständiger Amnesie. Durch zahllose Schlüsselreize (Nachrichtenbilder, körperliche Empfindungen, Gefühle usw.) sowie Erinnerungen und Intrusionen wird die Furchtstruktur samt ängstlich gefärbter Übererregtheit immer wieder aktiviert. Zunehmendes Vermeiden und ein emotionaler Zustand von Betäubung halten die PTB-Symptomatik aufrecht und verstärken sie.

Das Furchtstrukturmodell ist ein komplexer lerntheoretischer Erklärungsansatz, mit dem die PTB-Symptomatik wesentlich umfassender erläutert werden kann als mit dem Zwei-Faktoren-Modell von Mowrer (S. 48), das nicht imstande ist, das zentrale Phänomen der PTB, die Intrusionen oder das traumatische Erinnern, zu erklären (Maercker, 2003).

Kognitiver Ansatz: In ihrem kognitiven Störungsmodell weisen Ehlers und Clark (2000; Ehlers, 1999) auf die Bedeutung des *Zeitkontinuums* hin, in dem die Störung zu sehen ist, das von hoher therapeutischer Relevanz ist. Anders als Patienten mit anderen Angststörungen erleben PTB-Patienten ihre Angst nicht bezogen auf eine Bedrohung in der Zukunft. Ihre Störung beruht vielmehr auf der *Erinnerung* an ein schreckliches Ereignis in der Vergangenheit. Diesen scheinbaren Widerspruch lösen Ehlers & Clark auf, indem sie davon ausgehen, dass Betroffene nur dann PTB entwickeln, wenn sie ihr traumatisches Erlebnis mit seinen Konsequenzen so verarbeiten, als wäre es *gegenwärtig* eine *Bedrohung* für sie (Ehlers, 1999). Zu der Wahrnehmung von Bedrohung führen

- bestimmte *negative Interpretationen* des traumatischen Erlebens und seiner Folgen. Personen, die PTB entwickeln, können ihr Trauma nicht als ein zeitlich begrenztes Geschehen sehen. Vielmehr problematisieren sie das Vorkommen des Traumas („Andere sehen mir an, dass ich ein leichtes Opfer bin"), desgleichen ihr eigenes Verhalten („Ich breche unter Belastung immer zusammen") und die Konsequenzen, vor allem die PTB-Symptome und deren gesundheitliche („Mein Körper ist ruiniert"), berufliche („Ich verliere meine Arbeit") und soziale Folgeerscheinungen („Ich bin eine schlechte Mutter").
- individuell unterschiedliche Arten des *Traumagedächtnisses* und seine Verbindung mit anderen autobiographischen Erinnerungen. Nur wenn traumatisierte Personen ihre Intrusionen als sehr belastend erleben, entwickeln sie PTB. Das unerwünschte intrusive Wiedererleben des Traumas ist oft fehlorganisiert, bruchstückhaft, sprunghaft und wiederkehrend. Erinnert wird oft *sensorisch* (meist visuell, aber auch akustisch, olfaktorisch und haptisch), historienlos, quasi im Hier und Jetzt. Die dabei hervorgerufenen Gefühle sind ähnlich intensiv wie beim Traumaerleben. Manche Patienten haben nur körperliche Empfindungen oder für sie ungeklärte aversive Gefühle, ohne bewusste Erinnerung an das Trauma.
  Viele Reize, vor allem solche, die zeitlich mit dem Trauma assoziiert sind, auch unbewusst wahrgenommene, lösen Intrusionen und Wiedererleben aus. Einer unserer Patienten hörte z.B. Wochen nach einem schwerem Verkehrsunfall immer wieder das Brummen des Rettungshubschraubers, obwohl er zum Zeitpunkt der Rettung ohnmächtig war, und spürte dabei in der Brust einen starken Druck nach oben, bei dem er meinte, ein Karussell schleudere ihn hoch in die Luft hinaus. Das Trauma-Gedächtnis ist meist weder ausreichend in seiner Bedeutung verarbeitet noch in den autobiographischen Kontext von Zeit, Raum, vorangegangenen Erlebnissen und nachfolgenden Erfahrungen integriert (Ehlers et al., 2000).

Intrusionen bezogen auf das traumatische Geschehen rufen körperliche Erregung und heftige Gefühle, wie Angst, Wut, Scham oder Trauer, hervor. Die emotional aversiv gefärbte Bedeutung der intrusiven Erinnerungen erhöht die Wachsamkeit des Patienten für deren Auftreten. Dadurch steigt die Wahrscheinlichkeit, dass sie zunehmend häufiger auftreten und somit die PTB-Symptomatik aufrecht erhalten oder sogar intensivieren (Salkovskis et al., 2002).

Vermeiden verhindert die Bearbeitung des Traumas und der damit assoziierten dysfunktionalen Kognitionen. PTB-Patienten versuchen, traumabezogenen Reizen auszuweichen, indem sie Intrusionen unterdrücken, an etwas anderes denken oder sich ablenken. Oder sie greifen zu übertriebenen Vorsichtsmaßnahmen und setzen *Sicherheitsverhalten* (S. 50) ein, um die Befürchtung des Schlimmsten unter Kontrolle zu bringen. Selektive Aufmerksamkeit auf Gefahrensignale und Grübeleien verfestigen zusätzlich negative Gefühle (vgl. auch Wells, 1999). *Exzessives Grübeln* als überwiegend verbale kognitive Tätigkeit dient in vielen Fällen der Vermeidung von aversiven körperlichen und emotionalen Reaktionen auf imaginierte oder reale Hinweisreize zum traumatischen Geschehen. Eine weitere Variante von Vermeiden ist die Umkehr von Gefühlen, etwa die Verwandlung der während des traumatischen Erlebens ausgelösten Gefühle von Hilflosigkeit und Angst in paradox anmutende unbändige Wut und Rachegefühle. Möglicherweise geschieht dies, weil solche Emotionen weniger schmerzhaft sind und sogar sozial akzeptabler erscheinen. Vermeidungsverhalten kann auch Rückzug aus früheren Aktivitäten oder Flucht in den Alkohol- oder Medikamentenkonsum sein.

Die negativen Interpretationen des Traumageschehens und des Traumagedächtnisses werden schließlich auch von der kognitiven Verarbeitung während des traumatischen Erlebens beeinflusst. Hat sich der Betroffene während der Gewalttat oder KZ-Haft mental aufgegeben, weil er sich ausgeliefert, völlig hilflos und in keiner Weise autonom erleben musste, dann ist die Prognose eher ungünstig – sowohl was das Entstehen von PTB anbelangt als auch das Ansprechen auf Konfrontation in der Therapie (Ehlers et al., 1998; Ehlers et al., 2000; Frankl, 1947 und 2002).

Das in Abbildung 8 dargestellte kognitive Störungsmodell der PTB von Ehlers und Clark demonstriert nicht nur die entstehenden und aufrechterhaltenden Bedingungen dieser Störung. Es zeigt auch, warum PTB eine Angststörung ist. Darüber hinaus bietet es viele therapeutische Ansatzpunkte.

Biologischer Ansatz: Mittlerweile liegen eine Reihe von Befunden über biochemische und physiologische Veränderungen nach Traumatisierung vor (Überblick bei Maercker, 2003), die bei einzelnen PTB-Patienten eine *medikamentöse Behandlung* sinnvoll erscheinen lassen:

- *Physiologische und neurologische Veränderungen*
  - Allgemein erhöhte autonom-sympathogene Erregung mit abnormer Schreckhaftigkeit und langsamer Gewöhnung an wiederholte Reize. Nur bei Patienten mit PTB, z. B. ehemalige Vietnamsoldaten oder KZ-Überlebende, wurden erniedrigte Kortisolwerte gefunden, nicht aber bei Depressiven und Personen, die unter chronischer Belastung leiden,
  - erhöhte spezifische Erregung für mit dem Trauma assoziierte Reize wie Bilder und Geräusche des traumatischen Erlebnisses,

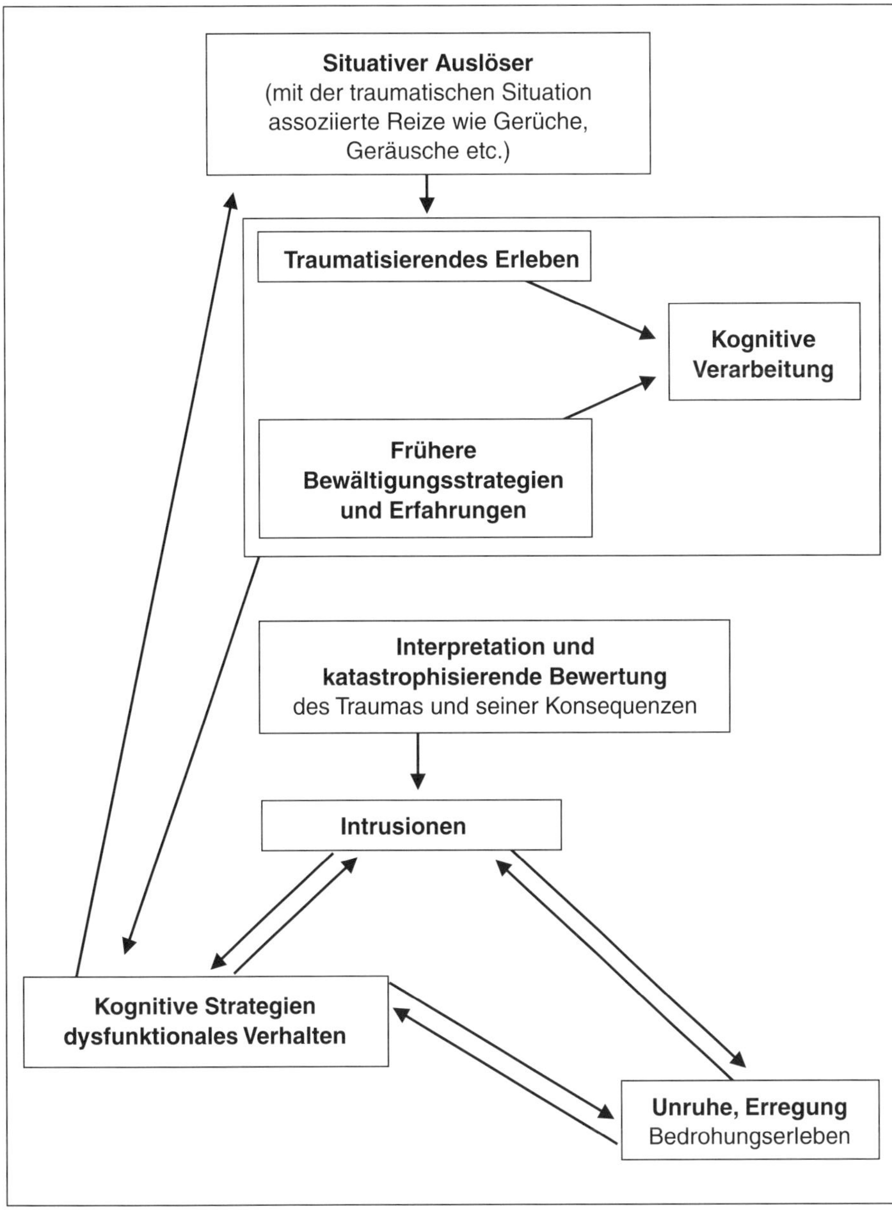

Abbildung 8: Modell der posttraumatischen Belastungsstörung (in Anlehnung an Ehlers & Clark, 1999)

  - im EEG hervorgerufene Potenziale mit verzögerter N200- und reduzierter P300-Amplitude, die auf eine erschwerte Unterscheidung zwischen wichtigen und unwichtigen Reizen bei den Patienten hinweisen,
  - reduzierte EEG-Muster von kortikal hervorgerufenen Potenzialen auf neutrale Reize
  - Störung der Schlafphysiologie, insbesondere vermehrte motorische Aktivität im Schlaf.
- *Biochemische Veränderungen*
  - Unterfunktion der Hypothalamus-Hypophysen-Nebennierenrinden-Achse mit erniedrigtem, unstimuliertem Kortisolspiegel sowie eine unterdrückte Adrenocorticotropin (ACTH)- und Kortisolreaktion nach Corticotropin-Releasing-Faktor (CRF)-Stimulation,
  - gesteigerte noradrenerge Aktivität mit erhöhtem Metabolitenspiegel (Katecholamine) in Blut und Urin,
  - Dysregulation im System endogener Opiate, z. B. Endorphine, mit allgemeiner Senkung der Schmerzschwelle unter Ruhebedingung und Anhebung der Schmerzschwelle unter Stress (stress-induzierte Analgesie oder Schmerzlosigkeit).

Nicht nur die direkten Auswirkungen des Traumas führen zu biologischen Veränderungen wie Stresshormonfreisetzung. Auch Intrusionen und das aufdringliche Wiedererleben der traumatischen Erfahrungen lösen eine stärkere Ausschüttung von Stresshormonen aus. Frühere Traumatisierungen wie sexuelle Missbrauchserfahrungen in der Kindheit haben anhaltende Folgen in Form von überempfindlichen Reaktionen bei der Freisetzung des Vorläuferhormons CRH. Mit diesen Befunden lassen sich die häufig beobachteten stressinduzierten Angstsymptome und Depressionen bei Patienten mit PTB erklären (Heim et al., 2001, zitiert bei Maercker, 2003).

Weitere Einflussgrößen auf die Entstehung von PTB

Eine ganze Reihe weiterer Variablen können zur Erklärung von PTB herangezogen werden; sie spielen aber weder eine entscheidende Rolle in der Ätiologie der Störung noch bei der kognitiven Behandlung von PTB (Ehlers, 1999). Hintergrundvariablen für die Entwicklung von PTB sind:
- der Zustand vor dem Trauma (Erschöpfung, Erregungsgrad, Alkoholeinfluss usw.),
- Reaktionen von wichtigen Bezugspersonen nach dem traumatischen Ereignis,
- frühere Erfahrungen mit Traumen, z. B. sexueller Missbrauch im Kindesalter,
- Vorkommen von Angststörungen und depressiven Störungen vor dem Trauma,
- frühere Überzeugungen und Erwartungen bezogen auf traumatisches Erleben, psychische Störungen usw.,
- Selbstwertgefühl,
- intellektuelle und emotionale Differenziertheit des Opfers,
- Persönlichkeitsfaktoren, wie Neurotizismus und Extraversion.

Die lerntheoretischen, kognitiven und biologischen Erklärungsansätze einschließlich weiterer individueller Bedingungen der PTB des Patienten bieten viele Ansatzpunkte für therapeutische Interventionen. Die Behandlung muss nicht nur auf den Schweregrad der Trauma-Erfahrung zugeschnitten werden, sondern auch auf die komorbiden Diagnosen und Anpassungsprobleme der Patienten.

8.4 Diagnostische Vorgehensweise

Weil PTB eine besonders komplexe Angststörung ist, wird empfohlen, eine sorgfältige diagnostische Einschätzung mit eng an DSM-IV orientierter Exploration sowie Fremd- und Selbstbeurteilungsfragebögen durchzuführen und möglichst auch bei der Evaluation während des Therapieverlaufs entsprechend vorzugehen. Für strukturierte oder standardisierte Interviews eignen sich folgende *Fremdbeurteilungs-Fragebögen:*

- Strukturiertes Klinisches Interview für DSM-IV (SKID) (Wittchen et al., 1997a) mit neu aufgenommener, mehrfach hinsichtlich der Reliabilität empirisch überprüfter PTB-Sektion (nicht geeignet für die Erfassung von akuter Belastungsstörung)
- DIA-X-Interview (Wittchen et al., 1997b), ein standardisiertes Interview (in Lebenszeit-Version und Querschnittsfassung) zur Erfassung von PTB (nicht aber von akuter Belastungsstörung)
- Clinician-Administered PTSD Scale (CAPS) (Blake et al., 1990; deutsch von Nyberg et al., 1998)
- Post-Traumatic Cognitons Inventory (Foa et al., 1999; deutsch von Ehlers, 1999).

An *Selbstbeurteilungsfragebögen* liegen vor:

- Impact of Event-Skala – Revised (IES-R von Weiss et al., 1996; deutsch von Maercker et al., 1998)
- Posttraumatic Diagnostic Scale (PDS von Foa et al., 1997; deutsch von Ehlers et al., 1996)
- Posttraumatic Cognitions Inventory (PTCI von Foa et al., 1999; deutsch in Ehlers, 1999).

Selbstbeobachtung: Der Patient beobachtet die auslösenden und aufrechterhaltenden Bedingungen seines ungewollten, aufdringlichen Wiedererlebens des Traumas oder Teilen davon und notiert sie in seinem Angsttagebuch (vgl. S. 56) sowohl zu Beginn als auch nach Abschluss der Behandlung, wenn nicht sogar kontinuierlich über den gesamten Therapieverlauf.

8.5 Therapie

Die wichtigsten Therapiebausteine für die Behandlung von PTB
1. Konfrontation in sensu mit dem Trauma und der Furchtstruktur unter Beteiligung möglichst vieler Sinnesmodalitäten
2. Konfrontation in vivo mit dem Ort des traumatischen Geschehens, wenn möglich, und allen gemiedenen Situationen

3. Herausarbeitung und Veränderung der dysfunktionalen Kognitionen und der aversiven Emotionen, die Folge des traumatischen Erlebens sind
4. Aktivieren zu Gesundheitsverhalten/Lebensplanung/Ressourcenarbeit.

PTB wird mit verschiedenen Therapieformen erfolgreich behandelt. Empirisch werden am stärksten kognitiv-verhaltenstherapeutische Vorgehensweisen gestützt (vgl. therapeutische Effektivität, S. 205) wie eine Überblicksarbeit (gerichtet an Therapeuten, die in der klinischen Praxis arbeiten) zeigt (Solomon et al., 2002; vgl. auch Resick et al., 2002). Hypnose, psychodynamische Verfahren und Angstmanagement führen ebenfalls als Kurzzeittherapien zu Symptomlinderung, nur ist noch nicht bekannt, welche dieser Vorgehensweisen stabile, andauernde Wirkungen hervorrufen. Konfrontation mit dem Traumagedächtnis auf der Imaginationsebene, EMDR (Shapiro, 1999) und Hypnose, beeinflussen wahrscheinlich besonders das aufdringliche traumatische Erinnern und weitere Intrusionen der PTB. Demgegenüber sprechen kognitive und psychodynamische Vorgehensweisen eher die betäubenden und vermeidenden Symptome an (Solomon et al., 2002).

Kognitive Verhaltenstherapie setzt an den konditionierten Reaktionen der Patienten an und führt zu einer kognitiven Umstrukturierung von Intrusionen und dysfunktionalen Grundannahmen. Damit kommt es zu einer Abschwächung der heftig aversiven Emotionen. Als erstes wird die kognitiv-verhaltenstherapeutische Therapie, eine überwiegend konfrontative Vorgehensweise, nach Foa et al. (1998) skizziert und im Anschluss daran die kognitiv-verhaltenstherapeutische Vorgehensweise von Ehlers (1999). Abschließend werden weitere therapeutische Bausteine aufgeführt.

8.5.1 Konfrontation mit dem Trauma

Der diagnostische Prozess hat bereits eine therapeutische Wirkung, weil der Patient durch die diagnostische Erhebung mit seinem Trauma konfrontiert wird. Der erste wichtige Konfrontations-Schritt ist demnach, mit dem Patienten einfühlsam und detailliert das traumatische Geschehen zu explorieren. Dabei kommt es mitunter zu einer heftigen emotionalen Auseinandersetzung des Patienten mit seiner Erinnerung an die schrecklichen Erfahrungen. Hier sollte sich der Therapeut besonders um empathisches Vorgehen bemühen (S. 278) und auch Partei ergreifen, falls dem traumatisierten Patienten schweres Unrecht zugefügt worden ist. Patienten mit PTB müssen sich mehr als andere Angstpatienten angenommen, verstanden und sicher aufgehoben fühlen.

Der Therapeut vermittelt Informationen zum *Störungsmodell* und zur Therapierationale in verständlicher Form. Er gibt dem Patienten psychoedukatives Material zur Lektüre mit (z. B. die Informationen für Patienten im Anhang von Ehlers, 1999).

Die wichtigste Expositionsarbeit ist die *Konfrontation (in sensu) mit der Furchtstruktur* und das *intensive Wiedererleben dieser Gefühle mit allen Sinnesmodalitäten*. Die Aktivierung der Angst ist für die Patienten in den ersten Konfrontationsübungen (S. 199) eine ungeheuer aversive Erfahrung, die Fingerspitzengefühl und soziale Unterstützung durch den Therapeuten bedarf. Währenddessen und in den nachbereitenden Gesprächen über traumanahe Erlebnisse und die Furchtstruktur erhält der Patient realitätsnahe, korrigierende

Informationen, die er allmählich in seine Sicht des Traumas einbaut. Dadurch kommt es zu einer Veränderung der Furchtstruktur (Foa et al., 1986; Foa et al., 1998) und den subjektiv belastenden Intrusionen wie „Mein Leben ist ruiniert" (Steil et al., 2003).

Zunächst wird mit dem Patienten eine *Angsthierarchie* gebildet. In den nächsten Sitzungen stellt sich der Patient wiederholt Stufe für Stufe den Ablauf des Traumas in allen Einzelheiten imaginativ vor, so realitätsnah, lebhaft und echt wie möglich. Er schildert dem Therapeuten in Ichform und im Präsens (nicht „er warf mich hin", sondern „er wirft mich hin"), was er gerade mit allen Sinnen erlebt und welche Gefühle und Gedanken in ihm hochkommen. Diese Sitzungen werden auf Band aufgenommen und dem Patienten mit nach Hause gegeben, damit er täglich das traumatische Erleben nochmals in sensu durchleben kann. Die Intensität der Angst und andere aversive Emotionen werden laufend skaliert (1 bis 10).

Für die meisten Patienten sind die ersten Konfrontationssitzungen enorm belastend. Sie werden meist noch anstrengender, weil immer mehr Einzelheiten des Traumas mit den zugehörigen aversiven Gefühlen zutage treten. Mit der Zeit lässt die Belastung und Lebhaftigkeit der Erinnerung jedoch nach. Oft stellen sich schon nach 9 bis 12 einstündigen Konfrontationssitzungen und regelmäßig durchgeführten Hausaufgaben gute Erfolge ein.

Durch das wiederholte Reaktivieren des traumatischen Erlebens entsteht allmählich eine Gewöhnung an das Entsetzliche. Gleichzeitig kommt es zu einer Abschwächung der Intrusionen, der damit assoziierten negativen Gefühle und der physiologischen Übererregung. Höchstwahrscheinlich treten auch generalisierende Therapieeffekte auf: Viele Reize, die mit dem Traumaerleben und der traumatischen Situation verbunden waren, rufen allmählich keine Angst mehr hervor (Foa et al., 1998). Mit Konfrontation wird solange gearbeitet, bis der Patient sich nicht nur an das Trauma angstfrei erinnern kann, sondern auch in der Lage ist, mit anderen Personen darüber zu sprechen, ohne in starke Erregung zu geraten.

Falls ein Patient Schwierigkeiten hat, über sein Trauma zu reden, wird nach einer für ihn annehmbaren Ausdrucksform gesucht: Manche schreiben lieber über die traumatische Erinnerung – in Brief- oder Tagebuchform – und lesen es gegebenenfalls vor, andere versuchen, es zu malen. Einige können sich einer imaginierten Person mit Beschützerqualitäten anvertrauen oder sie sprechen zuerst mit ihrem Partner, einer Freundin oder anderen Vertrauensperson. Wichtig ist, dass der PTB-Patient den Mut aufbringt, sich dem Trauma in irgendeiner Ausdrucksform zu stellen. Dann dauert es nicht mehr lange, bis er sich zutraut, mit der hier geschilderten Konfrontation zu beginnen.

8.5.2 Konfrontation und kognitive Therapie

Konfrontation mit der Erinnerung an das Trauma und die Umstrukturierung der dadurch hervorgerufenen dysfunktionalen Kognitionen haben zum Ziel, die Wahrnehmungs- und Bewertungsprozesse des Patienten sowie seine gesamte Informationsverarbeitung und Gefühlslage wieder zu normalisieren. Die kognitiv-verhaltenstherapeutische Vorgehensweise von Ehlers (1999) – in Anlehnung an das kognitive Störungsmodell der PTB von Ehlers und Clark (2000) – verfolgt 3 Ziele:

- Bearbeitung des Traumagedächtnisses, um intrusives Wiedererleben zu reduzieren und es in modifizierter Form in den Lebenskontext des Patienten einzubauen,
- Veränderung der negativen Interpretationen des Traumas und seiner Konsequenzen, die das Gefühl der aktuellen Bedrohung aufrechterhalten,
- Aufgabe der Vermeidungsreaktionen.

Da die Effektstärke dieser kognitiv-verhaltenstherapeutischen Vorgehensweise hoch ist und die Wirkung der Therapie in den meisten Fällen ausreichend sein dürfte, wird von einer begleitenden psychopharmakologischen Behandlung abgeraten, zumal sie die Wirkungen von Konfrontation reduziert (Ehlers, 1999).

Weil bei Patienten mit schwerer PTB unterschwellig die Suizidneigung signifikant erhöht ist (Marshall et al., 2001), sollte im Einzelfall jedoch sorgfältig überlegt werden, ob nicht doch zum Schutz gegen Suizidgefahr in der Anfangsphase der Therapie eine Abstützung mit SSRI (S. 321) erfolgt, denn die Konfrontationsarbeit ist anstrengend und stellt eine zusätzliche Belastung dar.

Für das Vorgehen von Ehlers (1999) werden durchschnittlich 12 Einzelsitzungen benötigt, um die genannten Ziele zu erreichen. Im Therapieverlauf wird auf die in Tabelle 3 aufgeführten Therapiebausteine zurückgegriffen und entsprechend dem persönlichen Bedarf und des Fortschritts jedes einzelnen Patienten flexibel in die Therapiesitzungen eingebaut. Zur Veranschaulichung der Vorgehensweise werden zwei Therapiesitzungen, die erste und die zweite, ausführlicher dargestellt. Die therapeutischen Schritte sind in Tabelle 3 aufgelistet und werden im weiteren Text erläutert.

Tabelle 3: Therapeutischer Leitfaden zur kognitiv-verhaltenstherapeutischen Behandlung von posttraumatischer Belastungsstörung (in Anlehnung an Ehlers & Clark, 2000; Ehlers, 1999)

Vorgespräch	**Exploration und Prä-Testung**

Sitzung 1	– Behutsames Explorieren der belastendsten Symptome des Patienten und seiner Ziele
	– Therapeut und Patient leiten gemeinsam das individuelle Störungsmodell ab
	– Der Therapeut erläutert die Therapierationale und folgende therapierelevante Begriffe:
	  – die PTB-Symptome als normale Reaktion in einer Extremsituation
	  – das intrusive Wiedererleben als Besonderheit des Traumagedächtnisses
	  – die Bedeutung von Konfrontation in sensu
	  – aufrechterhaltende Bedingungen wie Vermeiden durch Gedankenunterdrücken (statt dessen Gedanken kommen und gehen lassen), Grübeln und Sicherheitsverhalten
	  – das Interpretieren des Traumas und seiner Konsequenzen für den Patienten und seine Lebensführung
	  – die Notwendigkeit der Wiederaufnahme früherer Aktivitäten und Kontakte sowie der Verbesserung der Lebensqualität
	  – Gesundheitsverhalten und die Auswirkungen auf Körper und Psyche

	Hausaufgaben: 1. Frühere Aktivitäten und Kontakte wieder aufnehmen 2. Gedanken kommen und gehen lassen und versuchen, möglichst nichts zu vermeiden 3. Selbstbeobachtung der Auslöser von traumatischem Wiedererleben (eventuell schriftlich)
Sitzung 2	Hausaufgabenbesprechung: Zu 1. Bei Schwierigkeiten, wieder in das Leben einzusteigen, aktiv zu werden und alte (bzw. bald auch neue) Kontakte aufzufrischen, werden Rollenspiele zur Stärkung der sozialen Kompetenzen als Einstiegshilfe sowie Problemlösetraining zur Lösung von auftretenden Schwierigkeiten durchgeführt Zu 2. Erfahrungen mit Vermeiden vertiefen Zu 3. Auswertung der Selbstbeobachtungen im Angsttagebuch, weitere Verhaltensanalysen Folgende Gesprächssequenzen werden auf Band oder Diskette aufgenommen: – Konfrontationsübung in sensu, erste Exploration der negativen Interpretationen und der damit assoziierten aversiven Gefühle; Psychoedukation nach Bedarf – Identifikation von Auslösern der intrusiven Erinnerungen, Diskriminationslernen – Kognitive Umstrukturierung der negativen automatischen Gedanken und der dysfunktionalen Überzeugungen Hausaufgaben: 1. Frühere und neue Aktivitäten und Kontaktaufnahmen weiter ausbauen 2. Konfrontation in sensu (in Selbstorganisation) durch Nacherleben der Sitzung (Band oder Diskette täglich zu Hause alleine und ungestört anhören, ca. 3 Wochen lang) 3. Beobachtung der Auslöser von intrusivem Wiedererleben 4. Konzentrationslenkung als Angstbewältigungsstrategie
Sitzungen 3-12	– In jeder Sitzung noch so lange wie notwendig Konfrontation in sensu, Diskriminationslernen für Auslöser von Intrusionen und Vermeiden, Psychoedukation, Arbeit an den dysfunktionalen Kognitionen – Konfrontation in vivo mit Ausblenden von Sicherheitsvorkehrungen und anderem Vermeidungsverhalten, – Falls möglich, Besuch des Ortes, an dem das Trauma geschah (etwa 5. Sitzung) – Modifizierte Interpretationen in das Nacherleben integrieren mithilfe von Imaginationsübungen – Rückfallprophylaxe (12. Sitzung oder früher bei Besserung); Post-Testung; Verabredung für Katamnesegespräche
Sitzungen 13-15 (monatlich)	– Besprechung auftretender Probleme, nach Bedarf Fortsetzung der kognitiven Umstrukturierung, Verhaltensexperimente und des Unterlassens von Meidereaktionen

8.5.3 Hinweise zum therapeutischen Vorgehen in der 1. Sitzung

Der Therapeut orientiert sich am Erklärungsmodell von Ehlers und Clark (1999). Ehlers (1999) schlägt zunächst vor, mit dem Patienten eine Übung zur Unterdrückung von Gedanken zu machen, z. B. soll er einige Minuten *nicht* an einen rosaroten Elefanten denken. Das gelingt ihm natürlich nicht und so erfährt er, dass Gedanken, die man wegdrängen möchte, erst recht häufiger auftreten. Also ist es vernünftiger, negative Gedanken, auch höchst unangenehme, einfach kommen zu lassen (vgl. Training in bewusster Beachtung, S. 148).

Die meisten Traumapatienten haben sich von vielem zurückgezogen, weil sie sich nach ihrer emotionalen Verletzung schwer beschädigt fühlen. Ihr Leben ist fast zum Stillstand gekommen. Sie sehen sich ihren schrecklichen Erinnerungen jedoch nur noch mehr ausgeliefert. Aus diesem Grund werden sie ermutigt, wieder Kontakte und Aktivitäten aufzunehmen, die ihnen früher Freude bereitet haben, selbst wenn sie in ihrer jetzigen Lage Freizeitaktivitäten noch nicht mit einem Gefühl der Freude nachgehen können. Manche wollen sich nach motivierenden Gesprächen neue Wirkungskreise suchen, andere sind

- Meine Beschwerden sind eine normale Reaktion auf eine abnorme Extremsituation
- Aufrechterhaltende Bedingungen meiner Symptome:
  - Das Gedächtnis für das traumatische Erlebnis habe ich nur in Rohform gespeichert; deshalb wird es besonders leicht durch „passende“ Reize abgerufen und erscheint in der „Hier-und-Jetzt-Form“
  - Das Trauma und/oder seine Konsequenzen führen dazu, dass ich anders über mich und die Welt denke
  - Einige Dinge, die ich tue, um meine Symptome in den Griff zu bekommen, sind in Wirklichkeit Meidereaktionen, die eine Besserung und Heilung verhindern.

Der Zusammenhang zwischen meiner Erinnerung an das Trauma, meiner negativen Interpretation und meinen heutigen Beschwerden lässt sich folgendermaßen veranschaulichen:

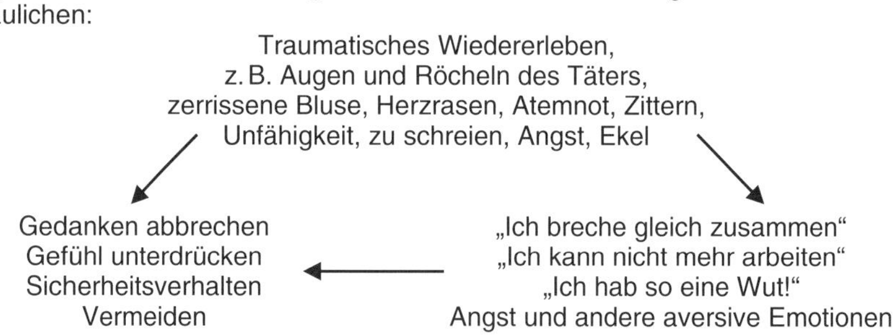

- In der Therapie werde ich deshalb
  - ... das Gedächtnis für das traumatische Erleben ordnen und verarbeiten
  - ... darüber reden, wie ich seit dem Trauma über mich und die Welt denke
  - ... andere Wege ausprobieren, um meine Symptome in den Griff zu bekommen.

Abbildung 9: Individuelles Störungsmodell für den Patienten (modifiziert nach Ehlers, 1999)

offen für sportliche Betätigung oder gesellige Aktivitäten. Patienten mit erheblichen Beeinträchtigungen können manchmal nicht mehr ohne Weiteres ihre alte Gewohnheiten aufgreifen, weil sie einfach zu schwere Verletzungen davon getragen haben. Mit ihnen werden kleinere Schritte gewählt und alternative Möglichkeiten gesucht.

Patienten halten es für sehr wichtig, ein genaues Bild von ihrem individuellen Störungsmodell zu gewinnen (vgl. Abb. 9). Sie erhalten Patienteninformationen und arbeiten in der ersten Sitzung mit dem Therapeuten ein vorläufiges Störungsmodell aus, das schriftlich festgehalten und ihnen mit nach Hause gegeben wird. Im weiteren Therapieverlauf wird ihr Störungsmodell weiter ausdifferenziert.

Der weitere Therapieablauf wird dem Patienten erläutert und die Behandlungsfrequenz individuell abgestimmt. In jeder Sitzung werden Hausaufgaben erörtert und damit einhergehende Schwierigkeiten durchgesprochen.

Nach der Erfahrung von Ehlers et al. (1999, 2000; Steil et al., 2003) ist es sinnvoll, *störungsspezifische Schwerpunkte* bei der Auswahl von therapeutischen Methoden zu setzen: Patienten, die aufgrund von ausgeprägten Befürchtungen bestimmte Gefahren überbewerten, sprechen besonders gut auf Konfrontationsverfahren an, mit denen sie ihre Befürchtungen überprüfen können. Demgegenüber hilft Patienten, die entweder vermehrt unter Schuld- und Schamgefühlen oder unter Wut und Ärger leiden, eine schwerpunktmäßig kognitive Therapie der dysfunktionalen Kognitionen eher weiter.

Mit Patienten, die Angst vor einer Konfrontation in sensu mit dem Traumagedächtnis haben und befürchten, sie könnten die Kontrolle über sich verlieren oder einen Herzinfarkt dabei bekommen, wird dieses Vorgehen besonders eingehend erörtert, zunächst als Verhaltensexperiment (S. 127) definiert, sorgfältig geplant und nach einigen Versuchen dann regelmäßig durchgeführt.

8.5.4 Hinweise zur Durchführung der 2. Sitzung und weiterer Sitzungen

Das Hauptaugenmerk liegt auf Konfrontationsübung in sensu und Exploration der negativen Interpretationen sowie der assoziierten aversiven Gefühle. Die Konfrontation in sensu wird wie bei Foa et al. (1998) durchgeführt (S. 194). Da entsprechend ihrem Erklärungsmodell (Ehlers & Clark, 1999, 2000) die wichtigste therapeutische Aufgabe die Bearbeitung der traumatischen Erinnerung des Patienten und die Identifikation seiner negativen Interpretationen des Traumas ist, benötigen sie in der Regel nicht mehr als 3 Sitzungen für die Konfrontationsarbeit, bei der das ganze traumatische Ereignis durchlebt wird. In jeder dieser einstündigen Sitzungen werden etwa 2 bis 3 Durchgänge mit Nacherleben geschafft. Der Therapeut fragt immer wieder einfühlsam nach, wie belastend die Angst ist und der Patient skaliert sie. Der Therapeut erkundigt sich auch regelmäßig danach, was der Patient gerade sensorisch erlebt – riecht, schmeckt, hört, sieht – und lobt ihn, wie gut er diese anstrengende Arbeit macht.

Der Patient hat die Kontrolle über das Tempo des Nacherlebens und soll dabei nicht den Kontakt zum Hier-und-Jetzt verlieren. Im Allgemeinen wird graduell vorgegangen. Die schlimmsten Ereignisse der traumatischen Erinnerung werden möglichst in Zeitlupentempo durchlaufen und gleich danach kognitiv bearbeitet. Die neue Sichtweise der traumatischen Episode wird umgehend in die Vorstellung des Traumas integriert. Steigert sich der Patient zu sehr in das Erinnern hinein, wird in kleineren Schritten gearbeitet, wobei der Therapeut ihm hilft, den Bezug zur Wirklichkeit und der Gegenwart zu behalten: Zum Beispiel kann der Patient das Nacherleben mit geöffneten Augen vornehmen, nur Teile davon erinnern, veränderte Interpretationen in das Nacherleben einbauen oder lieber erst einmal alles aufschreiben.

Nach jeder Konfrontation wird das Erlebte besprochen, insbesondere die dramatischen emotionalen Höhepunkte beim Erinnern. Mithilfe von geleitetem Entdecken (S. 77) wird der Patient dazu gebracht, die Momente des Traumas zu erkennen, die beim Wiedererleben besonders heftige aversive Gefühle in ihm auslösen. An dieser brenzligen Stelle wird weiter exploriert, um die individuelle Bedeutung herauszuarbeiten. Unter anderem können folgende Fragen dem Patienten helfen, den Bedrohungsgehalt und die emotionale Qualität seiner negativen Interpretationen herauszufinden:
- „Was war für Sie besonders schlimm daran?"
- „Was ging Ihnen dabei durch den Kopf?"
- „Was haben Sie gefühlt?"
- „Was hat das für Sie bedeutet?" usw.

Bald schon wird klar, welche negativen Gefühle im Traumagedächtnis des Patienten vorherrschend sind; Angst, Scham oder Wut. Entsprechend werden weitere therapeutische Schwerpunkte gesetzt.

Insbesondere folgende emotionale und kognitive Reaktionen auf das Trauma und ihre Auswirkungen auf die Lebensführung des Patienten werden in dieser Weise mit dem Patienten bearbeitet: (1) Gefühle von Bedrohung und Angst, unerwünschtes intrusives Wiedererleben, Vermeidungsverhalten, Anzeichen von psychischer und physischer Übererregtheit, die zu Schlaf- und Konzentrationsschwierigkeiten führen und mit negativen Gefühlen des vergangenen und künftigen Lebens einhergehen, (2) depressive Verstimmung, gefühlsmäßiger Taubheitszustand, Angst vor Kontrollverlust, Ärger- und Wut, Schuld- und Schamgefühle, Selbstzweifel und negatives Selbstbild.

Identifikation von Auslösern der intrusiven Erinnerungen und Diskriminationslernen

Die Patienten kennen bereits einen Teil der Auslöser, z. B. Nachrichtenbilder oder bestimmte Geräusche, die mit dem traumatischen Erlebnis zusammen hängen. Durch Selbstbeobachtung und geleitetes Entdecken werden weitere auslösende Bedingungen identifiziert, z. B. körperliche Empfindungen, Bewegungen oder bestimmte Kognitionen. Gemeinsam wird überlegt, welche Bedeutung die auslösende Handlung oder der körperliche Reiz im Trauma hat und im Unterschied dazu welche Bedeutung sie heute in der gegenwärtigen Realität des Patienten einnehmen. Der Patient lernt somit, vermehrt zwischen „Damals und Heute" zu unterscheiden.

Kognitive Umstrukturierung der negativen automatischen Gedanken und der dysfunktionalen Überzeugungen

Die negativen automatischen Gedanken des Patienten und seine Überzeugungen werden denen des Therapeuten gegenüber gestellt und hinsichtlich ihrer Übereinstimmung mit der Wirklichkeit im Gespräch überprüft. Dafür können verschiedene Methoden in Anlehnung an Beck et al. (1985) herangezogen werden wie Wirklichkeitsüberprüfung von dysfunktionalen Kognitionen mit der Dreispaltentechnik (S. 80), Gedankentagebuch (S. 131) usw. (Kasten 9).

Kasten 9: Fragen zur Überprüfung von negativen Interpretationen und Denkfehlern mit geleitetem Entdecken (nach Beck et al., 1985; Ehlers, 1999)

Fragen zur Veränderung von Befürchtungen:

- Wie kommen Sie dazu, zu denken, dass ... (Interpretation)?
- Woran haben Sie das festgestellt?
- Woher wissen Sie, dass das passieren wird?
- Schließen Sie das aufgrund Ihres Gefühls oder daraus, was wirklich passiert ist?
- Was wäre, wenn das Schlimmste passieren würde? Was wäre so schlimm daran? Wie könnten Sie damit fertig werden?
- Ist die erwartete Katastrophe bisher eingetreten? Warum nicht?
- Was spricht dagegen, dass es eintreten wird? ...nicht stimmt?
- Was würde jemand anderes darüber denken?
- Welche anderen Erklärungen gibt es?
- Welche Hinweise gibt es für die Stimmigkeit einer anderen Sichtweise?

Fragen bei Schuld- und Schamgefühlen:

- Wer war sonst daran beteiligt?
- Wie hätten Sie wissen können, was passieren würde?
- Wieviel Einfluss hatten Sie wirklich auf das, was passieren würde?
- Wieviel Zeit hatten Sie, um genau zu überlegen und zu entscheiden, wie Sie sich verhalten sollen?
- Wenn dies jemand anderem passiert wäre, was hätten Sie anderes von ihm erwartet?
- Was haben Sie getan, was hilfreich war?
- Was hätten Sie getan, wenn Sie gewusst hätten, was passieren würde?

Fragen zur Überprüfung einiger Denkfehler:

- Überschätzen Sie vielleicht, was wahrscheinlich ist?
- Denken Sie vielleicht nicht etwas Schwarz-Weiß?
- Überschätzen Sie, wie verantwortlich Sie dafür sind, dass alles so gekommen ist?
- Lassen Sie nicht vielleicht wichtige Aspekte aus? Konzentrieren Sie sich zu sehr auf nebensächliche Aspekte?
- Setzen Sie sich da nicht unerreichbare Maßstäbe?

Manche negative Überzeugung, die der Exploration der persönlichen Bedeutung, die das Trauma für die Person hat, oder der Arbeit an dem imaginativen Nacherleben der traumatischen Erfahrung im Wege steht, z. B. die fehlende innere Bereitschaft, therapeutische Hilfe anzunehmen („Ich bin doch kein Waschlappen“), muss kognitiv umstrukturiert werden. Andernfalls gibt es keine therapeutischen Fortschritte. Die Vor- und Nachteile solcher Verhaltensregeln werden exploriert und deren Konsequenzen gründlich erörtert. Als Analogie kann die Vorurteilsbeladenheit einer dem Patienten vertrauten Person beleuchtet werden, zu der der Patient den notwendigen Abstand hat. Stellvertretend kann er für sie eine klarere Sicht einnehmen. Auf diese Weise findet er eher Argumente und Gegenargumente, die sich dann leichter auf seine Situation übertragen lassen und seine rigiden Überzeugungen ins Wanken bringen.

Veränderung von Vermeidungsverhalten, Konfrontation in vivo: Besuch des Ortes des Traumageschehens

Von Therapiebeginn an wurde der Patient ermutigt, *Intrusionen nicht* abzuwehren und zu *unterdrücken*, sondern sie kommen und gehen zu lassen, wie ein vorbeifahrender Zug. Patienten grübeln oft stundenlang über das traumatische Ereignis und seine Folgen. Ihre güblerischen Gedanken kreisen oft um verpasste Chancen, z. B. darüber, wie das Trauma hätte verhindert werden können oder wie das Leben ohne das traumatische Ereignis abgelaufen wäre oder wie sich der Patient dafür hätte rächen können.

Ängstliche Patienten, vor allem solche mit ausgeprägter *Hypervigilanz*, machen sich sorgenvolle Gedanken über Katastrophen, die sie künftig auf sich zukommen sehen, befürchten Gefahren und sind dadurch anhaltend erregt. Manche fühlen sich wie auf dem Sprung. Ihre *Sorgen* sind eine Variante von Meideverhalten (S. 145). Mit Konfrontation in sensu können sie sich diesen Sorgen stellen (S. 149), bis Gewöhnung eintritt. Oder sie nehmen sich jeden Tag eine Viertelstunde Zeit für paradoxe Intervention (S. 94) und grübeln bewusst (Reaktionskonfrontation). Dadurch erzielen sie eine Hemmung des bisherigen kognitiven Ablaufs und mehr Kontrolle über die grüblerischen Gedanken.

Vor allem Konfrontation in vivo erleichtert es dem Patienten wirkungsvoll, zu einer kognitiven Umstrukturierung zu gelangen und das traumatische Ereignis als Teil der Vergangenheit anzunehmen. Er wird ermutigt, sich vermehrt traumarelevanten Reizen und Angstsituationen zu stellen, die ihn zwar gewaltig an das Trauma erinnern, aber keine reale Gefahr darstellen, und dabei Sicherheitsverhalten zu unterlassen (z. B. Begleitung durch nahestehende Personen, Medikamente für den Notfall). Mit regelmäßiger Konfrontation in vivo überwindet er eine seiner schlimmsten Erwartungsängste, nämlich, es könnte erneut zu einem traumatischen Ereignis kommen. Zum Beispiel kann ein Verkehrsopfer wieder Auto fahren und sich noch weiteren relevanten Situationen stellen. Bei der Konfrontation konzentriert sich der Patient bewusst auf die Unterschiede zwischen seinem damaligen Erleben und dem heutigen.

Sofern es sich einrichten lässt, begleitet der Therapeut den Patienten an den Ort des Traumageschehens. Für den Patienten ist das ein besonders bewegender Moment, bei dem er einen empathischen Therapeuten an seiner Seite braucht (vgl. Behandlungsbeispiel, S. 206). Im Gespräch achten beide auf die Unterschiede im emotionalen und kognitiven Erleben des Patienten von damals gegenüber heute und bewerten die Verantwortung des Patienten für das traumatische Geschehen in realistischer Weise.

Weil viele Patienten mit PTB auch eine erhöhte *Angstsensibilität* (S. 48) zeigen (Taylor, 2003b), ist zur Erhöhung der therapeutische Effizienz, am besten noch vor Beginn der traumabezogenen Konfrontation, eine spezifische Behandlung mit *interozeptiver Konfrontation* (S. 69) sinnvoll und empfehlenswert.

Neue Sichtweisen mithilfe von Imaginationsübungen in das Nacherleben integrieren

Zur nachhaltigen Abschwächung des intrusiven Wiedererlebens ist es wichtig, die korrigierte Auslegung mit der neuen Einschätzung des Traumas in das Nacherleben zu integrieren. Das kann bei einigen Patienten bereits durch das therapeutische Gespräch erreicht werden. Für viele ist es jedoch wirkungsvoller, diese Veränderungen bewusst in das imaginierte Nacherleben der Traumaerinnerung einzubauen. Denn einige Aspekte des Traumagedächtnisses sind als Bilder oder als andere Sinneserlebnisse gespeichert und lassen sich besser über imaginiertes Erleben beeinflussen.

Ein Beispiel von Ehlers (1999) illustriert dieses Vorgehen:

Beispiel:
Ein Patient, der seinen Vater durch Selbstmord verloren hatte, litt unter Schuldgefühlen, weil er den Vater nicht rechtzeitig gefunden und gerettet habe. Es kam zu dem überzogenen Verantwortungsgefühl offensichtlich deshalb, weil er den Abschiedsbrief des Vaters falsch interpretiert hatte: Er las in diesen Brief hinein, der Vater würde Tabletten nehmen, damit sein Tod durch rechtzeitiges Entdecken verhindert werden könne. Der Patient war in Panik auf der Suche nach dem Vater durch die Wohnung gelaufen, um ihn zu retten, fand ihn aber zunächst nicht. Tatsächlich hatte sich der Vater erschossen und war schon längst tot.
Patient und Therapeut besprachen die genauen Umstände jenes schrecklichen Tages und kamen zu dem Ergebnis, es hätte keine Möglichkeit gegeben, den Tod des Vaters zu verhindern. Das überzogene Verantwortungsgefühl des Patienten war Folge der Fehlinterpretation des Abschiedsbriefes. Im anschließenden imaginativen Nacherleben des traumatischen Ereignisses stellte sich der Patient nun den Brief des Vaters an einer Stelle in leicht veränderter Formulierung vor: „Ich werde mich erschießen" anstatt „Ich werde mir das Leben nehmen". Das brachte ihm die ersehnte Ruhe.

Mit Imaginationstechniken kann ganz beliebig Einfluss auf den Ablauf von Traumen genommen werden, um schreckliche Angst-, Schuld- oder Wutgefühle zu mindern. Damit lassen sich

- Lücken in der Erinnerung an das traumatische Ereignis füllen,
- negative Interpretationen in alternative, erfreulichere umwandeln, indem z. B. imaginativ ein Rollentausch vorgenommen wird, bei dem der Patient aus der Perspektive einer anderen Person den Sachverhalt betrachtet und ganz normal beurteilt,
- traumatischen Erlebnissen, die mittendrin abreißen, ein befriedigendes Ende geben.

Am Ende ist es sehr hilfreich für den Patienten, sich darüber im Klaren zu werden, welche *Bedeutung* und welchen *Sinn* das traumatische Erleben für sein weiteres Leben hat und was er trotz der schrecklichen Qualen vielleicht für sich gewinnen konnte. Schließlich wird er darin unterstützt, auch diese Einsichten in seine Erinnerung imaginativ zu integrieren.

Rückfallprophylaxe

Nach Ausfüllen derselben Fragebögen (Post-Testung) wie zu Therapiebeginn evaluieren Patient und Therapeut die therapeutischen Fortschritte anhand der Ziele, die sie vereinbart hatten, und der noch vorhandenen traumarelevanten Beschwerden, um zu entscheiden, ob die Therapie nun beendet werden kann. Sie sprechen ausführlich darüber, was der Patient macht, falls wieder unangenehme, peinigende Erinnerungen aufkommen (vgl. S. 96). Traumatisches Erinnern wird immer wieder ausgelöst, z. B. wenn der Patient jemandem begegnet, der eine Ähnlichkeit mit dem Täter hat, oder wenn er von einem vergleichbaren Schicksal hört, das Ereignis sich wieder jährt oder wenn er unter extrem starken Stress steht. Mit den gelernten Angstbewältigungsmethoden kann er sich jedoch höchst wahrscheinlich wieder selber auffangen und beruhigen.

Dem Patienten wird in Aussicht gestellt, dass er sich im Notfall wieder an den Therapeuten wenden kann. Abschließend wird ein Termin für ein Katamnese-Gespräch in 6 Monaten und/oder einem Jahr vereinbart.

8.5.5 Weitere Behandlungsmöglichkeiten

Zur Bewältigung der inneren Unruhe, insbesondere der *Wut* von Traumaopfern, kann auf ein *Stressimpfungstraining* in Anlehnung an Meichenbaum (1991) zurückgegriffen werden (Cahill et al., 2003). Belastende Erinnerungen und damit verbundene aversive Gefühle werden weitgehend durch kognitive Aspekte vermittelt gesehen. Deshalb können Selbstverbalisationen für die Bewältigung von belastenden Kognitionen, Gefühlen und Situationen für jeden traumatisierten Patienten individuell erarbeitet werden. Mit diesen Selbstverbalisationen bekommen die traumatisierten Patienten eine Möglichkeit an die Hand, die Bewältigung ihrer Wut oder Angst genauer zu antizipieren und sich imaginativ oder in der Situation damit angemessener zu verhalten. Folgende Bewältigungsmethoden werden von Cahill et al. (2003) herangezogen und geübt:
- Progressive Muskelentspannung (S. 333)
- Wahrnehmungslenkung auf das eigene unangemessene Verhalten oder auf das von anderen und auf wichtige Momente der Situation
- kognitive Umstrukturierung von Einstellungen und Sichtweisen
- Problemlösen und Vorbereitung auf Belastungssituationen durch Absprache von spezifischen Fertigkeiten
- Einüben im Rollenspiel (S. 252), Nutzung von Modelllernen
- Selbstverstärkung.

Diese Fertigkeiten werden zunächst am Beispiel alltäglicher Belastungen erprobt, anschließend in natürlichen Situationen eingesetzt und erst dann nutzt der Patient das Stressimpfungstraining für die Bewältigung von traumaspezifischen Situationen.

Nach einer kontrollierten Therapievergleichsstudie von Cahill et al. (2003) können beide therapeutischen Methoden der Traumabehandlung, sowohl die verlängerte Konfrontation als auch das Stressimpfungstraining, Angst und Wut bei traumatisierten Frauen, die Opfer eines Überfalls wurden, im Vergleich zu einer unbehandelten Kontrollgruppe, signifikant herabsetzen. 67 weibliche Überfallopfer waren mit Konfrontation (1/3),

Stressimpfungstraining (1/3) oder einer Mischung aus beiden (1/3) behandelt worden. Das gemischte therapeutische Vorgehen brachte übrigens weniger gute therapeutische Ergebnisse.

Durch das *Berichten* und *Niederschreiben von traumatischen Erlebnissen* wie Foltererfahrungen, die sich tief in die Lebensgeschichte von Opfern eingefräst haben, wird die posttraumatische Symptomatik ebenfalls reduziert. Van Dijk et al. (2003) ließen im Rahmen einer sogenannten Dokumentations-Therapie Traumapatienten, die in Chile politischen Folterungen ausgesetzt waren, innerhalb von 12 einstündigen Sitzungen ihre Traumaerlebnisse schildern. Diese traumatischen Erfahrungen wurden niedergeschrieben und den Patienten am Ende der Therapie als Dokument überreicht, damit sie es Angehörigen und Freunden vorlesen oder in einem historischen Archiv hinterlegen könnten.

Nicht zuletzt profitieren Traumapatienten auch von körperbezogenen Therapiebausteinen, wie Gesundheitsverhalten (S. 85). insbesondere Sport (S. 86) und Entspannungsverfahren (S. 333), die vor allem das Schlafverhalten verbessern. Ressourcenarbeit und Genusstraining kann ihr Leben sehr bereichern.

Ergänzend können familientherapeutische Interventionen die soziale Wahrnehmung des Traumapatienten für zwischenmenschliche Interaktionen erweitern und ihn anregen, seine sozialen Netzwerke auszubauen. Durch diese Maßnahmen wird seine Lebensqualität insgesamt wieder angehoben.

8.5.6 Medikamentöse Therapie bei PTB

PTB ist eine psychopharmakologisch schwer zu behandelnde Störung. Am ehesten bieten sich noch Antidepressiva vom serotonergen Typ SSRI (S. 321) wie Citalopram, Fluoxetin, Paroxetin und Sertralin (mindestens 10 bis 60 mg pro Tag über mindestens 8 bis 12 Wochen) zur Behandlung an, denn ihre therapeutische Wirkung zur Reduktion von depressiven Verstimmungen und panischen Ängsten ist empirisch gut belegt. Außerdem halten sich ihre Nebenwirkungen noch in erträglichen Grenzen (Bauer et al., 2003).

SSRIs erweisen sich auch bei der Behandlung von PTB den anderen Antidepressiva überlegen, insbesondere Sertralin und Paroxetin (Kern et al., 2003). In mehreren Placebo-kontrollierten und einigen doppelblind-Placebo-kontrollierten Studien wurde gezeigt, wie sich die Kernsymptome der PTB reduzieren ließen, sowohl (1) Flashbacks, (2) Vermeidungsverhalten als auch (3) vegetative Übererregtheit. Bei Patienten mit PTB setzt die therapeutische Wirkung allerdings *deutlich später* ein als bei Patienten mit depressiven Störungen, unter Umständen erst 2 bis 9 Monate (!) nach Einnahmebeginn.

8.6 Therapeutische Effektivität

Eine Metaanalyse von Therapiestudien (Etten et al., 1998, zitiert nach Maercker, 2003) zeigt, dass die kognitive Verhaltenstherapie bei der Behandlung von PTB die höchste Effektstärke (bei Therapieende 1, 27, nach 4 Monaten 1,63) in mehreren kontrollierten Therapiestudien erzielt hat. Die Effektstärken sind auch recht hoch bei Eye Movement Desensitization Reprocessing EMDR (Shapiro, 1999), ein Verfahren, bei dem mit einer

Mischung aus konfrontativen und hypnotherapeutischen Elementen gearbeitet wird (1,24, nach 4 Monaten 1,33), hypno-therapeutischem Vorgehen (0,94) und psychoanalytischer Therapie nach Horowitz (0,90).

In einer vergleichenden Therapiestudie zeigte sich die Konfrontationsbehandlung bei Patienten mit PTB der Therapie mit EMDR und mit Progressiver Muskelentspannung etwas überlegen (Taylor, 2003a).

Bei Patienten mit chronischer PTB muss damit gerechnet werden, dass einige von ihnen selbst nach fein abgestimmter psychotherapeutischer und/oder medikamentöser Behandlung noch Residualsymptome zurückbehalten, die in absehbarer Zeit eine weitere psychotherapeutische Behandlung notwendig machen.

8.7 Zwei Behandlungsbeispiele

Bei keiner Angststörung ist die Aufmerksamkeit des Therapeuten so sehr gefordert und die therapeutische Beziehung (s. Teil III), speziell das empathische Verhalten des Therapeuten (S. 278), so wichtig wie bei der Arbeit mit Patienten, die an PTB leiden. Sie sind in der Mehrzahl verschreckt, verstört, werden von einem Gefühl der Bedrohung in Schach gehalten und stehen unter einem ungewöhnlich starken inneren Druck. Von daher brauchen sie ein hohes Maß an Verständnis und viel Bestätigung. Oft müssen sie in ihrer emotionalen Betäubung behutsam wachgerüttelt werden, um sich überhaupt mit ihrem traumatischen Erleben auseinander zu setzen.

8.7.1 Akute Belastungsreaktion (F43.0G)

Die Reaktion auf eine ungewöhnlich heftige körperliche oder seelische Belastung kann zu einer akuten Belastungsreaktion führen, die jedoch nach Stunden oder Tagen wieder abklingt. Im Folgenden das Beispiel einer Kurzzeitbehandlung einer Frau mit akuter Belastungsstörung:

Doris, 39 Jahre, allein erziehende Bürokauffrau, erlitt an einem Morgen mit starkem Regen einen Schock, als ihr auf einer vierspurigen Straße bei grüner Ampel eine ältere Frau plötzlich vom Kotflügel auf die Haube und dann mit dem Kopf vor die Windschutzscheibe flog. Als sie diese später mit dem Vater im Krankenhaus besuchte, stellte sich heraus, dass sie Alzheimer hatte. Offensichtlich war sie an dem Tag besonders verwirrt und verlor auf der Straße die Orientierung. Sie litt unter schwersten Verletzungen: Beckenbruch, Blasenriss und Platzwunde am Hinterkopf. Doris war völlig verzweifelt und machte sich massive Vorwürfe.

In der kritischen Situation konnte sie noch vollkommen angemessen handeln: Sie hielt den Wagen an, setzte das Warnlicht in Gang, lief zu der verletzt am Boden liegenden Frau und bat eine Passantin und Zeugin, die Polizei zu rufen. Erst als diese nach 10 Minuten eintraf, bekam sie Schwindel, innere Erregung, weiche Knie und musste unaufhaltsam weinen. Das Schrecklichste für sie war, betonte sie immer wieder, dass die Frau durch ihr Zutun zu Schaden gekommen war. Doris bekam ihren traurigen Anblick –

einmal beim Aufprall auf die Windschutzscheibe und dann schwer verletzt im Krankenhausbett – nicht mehr aus dem Sinn, fühlte sich emotional wie betäubt, war anhaltend hypererregt, bewegte sich wie in „Trance“ und litt unter Selbstvorwürfen. Sie schwor sich, nie wieder einen Wagen zu fahren. Es war ihr kein Trost, dass nicht sie, sondern die verwirrte Frau den Unfall verursacht hatte.

Ihre hochgradige Erregung und die Schuldgefühle hielten an. Geistesgegenwärtig schickte sie der Hausarzt, der ihr noch am selben Tag Tavor® (5 mg) zur Beruhigung gab, binnen 35 Stunden nach dem Unfall als Notfallpatientin zur Verhaltenstherapie. Im ersten Gespräch wurde ein individuelles Störungsmodell entwickelt und Psychoedukation zur akuten Belastungsstörung gegeben. Doris konnte mit ihren Intrusionen in sensu konfrontiert und zur Korrektur von Fehlinterpretationen bewegt werden. Im zweiten Gespräch am 3. Tag nach dem Trauma wurde sie dazu ermutigt, sich trotz starker Angst an das Steuer des Wagens zu setzen, mit dem die Therapeutin sie von zu Hause abgeholt hatte. Ihr Auto war in der Werkstatt. Zunächst fuhr sie durch die Nachbarschaft. Zu ihrer Überraschung ging es gut.

Daraufhin erklärte sie sich spontan bereit, mit der Therapeutin den Unglücksort aufzusuchen. Auf der 20-minütigen Fahrt dorthin liefen unaufhaltsam die Tränen. So schwer es für sie war, auf diese Weise löste sich ihre Angst allmählich auf. Der immerzu wiederholte korrigierende Hinweis, sie habe den Unfall nicht verschuldet, sondern die verwirrte Frau war kopflos vor ihr Auto gelaufen, konnte sie in ihre Erinnerung an den Unfall integrieren und damit ihre Selbstvorwürfe besänftigen. Am nächsten Tag traute sie sich, alleine mit dem großen Auto ihres Vaters zu fahren, obwohl sie das Riesenvehikel noch nie gelenkt hatte. Das Beruhigungsmittel setzte sie am 5. Tag nach dem Unfall wieder ab. Flashbacks und intrusive Erinnerungen gingen nach 10 Tagen zurück und ihre Unruhe wurde erträglicher. Nach einigen Wochen konnte sie wieder durchschlafen.

Mit dieser Notfall-Intervention (3 Sitzungen und ein Katamnesegespräch) wurde wahrscheinlich einer posttraumatischen Belastungsstörung vorgebeugt. Sie meinte, von alleine hätte sie sich nicht mehr ans Steuer gewagt. Die therapeutischen Wirkungen blieben bis zum Nachsorgegespräch nach 6 Monaten stabil.

8.7.2 Jahrzehnte anhaltende posttraumatische Belastungsstörung (F43.1G) mit Panikstörung (F41.0G) bei allergisch bedingten Atemwegsproblemen

Waltraud, 42 Jahre, verheiratet, 2 Kinder, stundenweise als ungelernte Verkäuferin tätig, war mit 18 Jahren in die Ehe geflüchtet. Sie schützte sich auf diese Weise vor den sexuellen Übergriffen ihres Vaters, denen sie seit der Pubertät ausgeliefert war. Über 6 Jahre wurde sie zu seinem Opfer, nachdem die ältere Schwester (+ 2 Jahre), die vermutlich ebenfalls von ihm missbraucht wurde, von zu Hause weggelaufen war. Sie kommt mit Ängsten und Depressionen, bricht im ersten Gespräch weinend zusammen und erzählt in Bruchstücken „zum ersten Mal“ von ihren traumatischen Erfahrungen. Aus Scham hatte sie die ganzen Jahre über geschwiegen. Trotz guter Ehe weiß ihr Mann nichts darüber. Sie benötigt viel geleitetes Entdecken, aufbauendes Feedback und vor allem eine klare Stellungnahme der Therapeutin zum sexuellen Missbrauch und zum Täter. Obwohl sie groß, arbeitsfreudig und dem kleinwüchsigen Vater heute kräftemäßig überlegen ist, hält er sie noch immer in Angst und Schrecken, kommandiert sie herum und fordert dauernd Hilfeleistungen. Außerdem übt er derbe Kritik an ihr und ihrem Mann. Sie wirkt scheu, verhalten und ohne jeden Glauben an die eigenen Fähigkeiten und Stärken.

Im Gegensatz zur Mutter, die sie liebt, hasst sie den Vater. Früher trank er regelmäßig und wurde häufig handgreiflich. Besonders an Feiertagen hatte sie Angst, er würde wieder Krach schlagen und womöglich mit dem Messer auf die Mutter losgehen. „Die Familienatmosphäre war Angst". Mit seinen 10 Geschwistern hatte er sich überworfen. Die Mutter erduldete seine Aggressionen. Der Vater schlug sofort zu, wenn ein Familienmitglied „nur den Mund aufmachte". Seine Gewalttätigkeit war eine ständige Bedrohung für Waltraud. Sie erinnert sich z. B. mit Grauen daran, wie er mit dem Eisenrohr dastand, als ihr Freund und heutiger Mann sie das erste Mal abholen wollte. Nachdem sie verheiratet waren, vermied sie Begegnungen mit dem Vater, so gut sie konnte. Seit seiner Berentung vor 5 Jahren ruft er fast täglich bei ihr an, will oft nur reden, wird aber schnell ungehalten und verbal aggressiv. So übt er kontinuierlich „psychischen Druck" auf sie aus und sie kann sich nicht dagegen wehren. Nur in Begleitung ihres Mannes geht sie zu den Eltern, um die Mutter zu sehen. Diese ist sehr „weichherzig", aber auch sehr krank: Als Diabetikerin hat sie bereits 3 Herzinfarkte und 2 Schlaganfälle hinter sich. Sie sitzt im Rollstuhl und wird vom Vater wider Erwarten „mit Hingabe" gepflegt!

Mit etwa 12 bis 13 Jahren begannen die sexuellen Übergriffe: Er „betatschte" sie an der Brust und zog sie dann zu sich ins Bett. Ab da setzt ihre Erinnerung aus. Anfangs hatte sie versucht, sich zu wehren, weiß sie noch, später gelang ihr das nicht mehr und sie begab sich in ihr Schicksal. Sie hatte nur Ruhe vor ihm, wenn sie menstruierte. Im Umgang mit Gleichaltrigen war sie extrem gehemmt, hatte keine Freundinnen, konnte weder die Frisörlehre (wegen einer Farb- und Konservierungsstoff-Allergie) noch die Schneiderlehre (mangels Konzentrations- und Durchhaltevermögen) beenden.

Heute hat sie sehr belastende Erinnerungen: Vor allem in nächtlichen Träumen und in Tagträumen kommen viele negative Intrusionen hoch, gepaart mit Aggressionen gegen den Vater, aber auch Schuld- und Hilflosigkeitsgefühle, obwohl sie das Opfer war. Sie fühlt sich anhaltend erregt und oft wie betäubt, ist sehr schreckhaft, aufgewühlt und gereizt. Sie kann sich kaum konzentrieren, hat Durchschlafprobleme und ist anorgastisch. Ihrem Mann sagte sie einfach, sie wäre „frigide". Nach außen hingegen erscheint sie lebenstüchtig. Stundenweise jobbt sie in einem Supermarkt und sorgt sich um Mann und Kinder, hat aber dauernd Angst, „dass ihnen etwas passiert". Ansonsten lebt sie sehr zurückgezogen.

Aufgrund einer ausgeprägten Allergie hat sie starke gastro-intestinale Beschwerden wie Erbrechen und Durchfälle, Migräne, Hustenanfälle und vor allem Atemnot, die häufiger Panikattacken auslöst. Offensichtlich besteht eine psychoimmunologische Wechselwirkung zwischen posttraumatischer Belastungsstörung, Panikstörung und allergischer Symptomatik (O-Variable). Sie kommt auf Empfehlung eines Lungenfacharzts und Allergologen, weil sie mehrfach dramatische „Atemnotanfälle" (Hyperventilation?) mit Erstickungsangst hatte.

Therapie (24 einstündige Gespräche, 5 probatorische plus 19 therapeutische). Vor der Erläuterung der therapeutischen Vorgehensweise wurde mit Waltraud ein individuelles Störungsmodell erarbeitet. Ihr ist nun klar, dass sie der Mutter, einer walkürenhaft erscheinenden, aber sanften, sensiblen und extrem duldsamen Person, ähnelt. Die drängende Präsenz des Vaters, gegen die sie sich bislang nicht zur Wehr setzen konnte, das anhaltende Gefühl von Bedrohung und ihr Sicherheitsverhalten halten im wesentlichen die PTB aufrecht. Sie erkennt nun genauer, dass sie auf die Gewalterlebnisse in nachvollziehbarer Weise „normal" reagiert hat. Sie konnte hernach auch nicht anders reagieren, weil sie die Mutter schützen wollte. Deshalb schwieg sie. Ihre PTB-Symptome haben sich über Jahrzehnte hinweg verfestigt.

Die Therapeutin bezieht eindeutig Position, stellt sich ganz klar und solidarisch auf ihre Seite und spricht von einem Verbrechen, das an ihr verübt wurde. Ihrer Mutter zuliebe will Waltraud noch immer keine juristischen Schritte unternehmen.

Die therapeutischen Vorgehensweisen werden der Klarheit halber einzeln dargestellt, greifen aber im Therapieverlauf ineinander.

PME und Bauchatmung (S. 333) lernt Waltraud hochmotiviert durch tägliches Üben. Damit gelingt es ihr recht schnell, ihre Hypervigilanz- und Hyperventilationsneigung abzuschwächen und nachts durchzuschlafen. Wir beginnen graduiert mit Konfrontation in sensu für das Wiedererleben der Übergriffserinnerung. Nach drei für sie sehr anstrengenden Versuchen beschließt sie, nur noch mit der Therapeutin über ihre Erinnerungen zu *sprechen*, da die bildlichen Erinnerungen sie zu sehr mitnehmen und sie hernach Tag und Nacht verfolgen. Außerdem will sie das Vergessene nicht vollständig erinnern, aus Angst, die hochkommenden traumatischen Erlebnisse könnten ihr noch mehr Schmerzen zufügen. Nach 3 bis 4 weiteren Gesprächen gelingt es ihr, zunehmend angstfreier über einige aus der Vergessenheit hochkommenden Erfahrungen zu reden.

Bald willigt Waltraud in die Durchführung eines Imaginationstrainings ein, um das jeweils aktuell besprochene Bewältigungsverhalten in das traumatische Erinnern einzubauen mit dem Ziel, die Übergriffssituation zunächst imaginativ besser in den Griff zu bekommen. So malt sie sich aus, wie sie sich gegen die Angriffe des Vaters verbal und tätlich zur Wehr setzt und damit das Gefühl von Kontrolle über die Situation gewinnt. Sie sagt immer wieder, „Ich will das nicht!", beschimpft ihn, verbalisiert ihren Ekel vor seiner Alkoholfahne und dem Schweißgeruch. Auf der Vorstellungsbene kann sie allmählich sogar brüllen, sich aus seinem Griff winden, ihn wegschubsen, ins Kinderzimmer laufen, die Tür zuknallen und abschließen (obwohl es damals gar keinen Schlüssel gab). Sie kann sich den Ablauf zu Hause in Selbstorganisation rege vorstellen und verändert kreativ ihr Verteidigungsmanöwer. Imaginative Angstbewältigung entpuppt sich für sie als besonders wirkungsvoll.

Zwischen den Sitzungen übt sie fleißig und integriert sogar den heutigen Umgang mit dem Vater in die Imaginationsübungen. Auf der Vorstellungsebene setzt sie sich sehr gut gegen ihn durch und allmählich beginnt sie, ihm auch in vivo die Stirn zu bieten. Waltraud will vor allem selbstbewusster gegenüber dem Vater auftreten. Der Umgang mit ihm ist das Hauptthema für Selbstsicherheitsübungen im Rollenspiel. Sie macht insofern Fortschritte, als sie ihm manches abschlagen und seinen Telefonaten mehr aus dem Weg gehen kann. Sie telefoniert nur noch 1- bis 2-mal pro Woche mit ihm und bespricht lediglich das Notwendigste. Die Mutter holt sie mittlerweile ohne den Vater einmal wöchentlich zu sich auf Besuch.

Mithilfe der kognitiven Therapie findet sie zunehmend mehr sensorische, körperliche und kognitive Auslöser für Intrusionen und kann durch Neubewertung, Gestaltung der Tagesstruktur und Förderung ihres Schlafverhaltens einige dieser auslösenden Bedingungen verändern. Negative automatische Gedanken, überzogen selbstkritische Sichtweisen und andere dysfunktionale Überzeugungen, z. B. auch die heikle Frage, ob die Mutter damals ihrer Aufsichtspflicht nachkam, werden disputiert. Zusammen mit der Konfrontation führen diese Diskussionen zu kognitiven Umstrukturierungen.

Meidereaktionen in der Lebensführung werden graduell abgebaut. Waltraud wird ermutigt, sich außerfamiliäre Aktivitäten und Kontakte aufzubauen. Ein wenig schwerfällig, da sie immer nur auf das soziale Netz Familie beschränkt war, erklärt sie sich bereit, sich mit ihrem Mann einer lokalen Wandergruppe anzuschließen. Wesentlich beherzter nimmt sie jedoch viele Dinge des täglichen Lebens selber in die Hand. In Rollenspielen und natürlichen Alltagssituationen lernt sie, sich besser zu behaupten. Ihr gelingt das sogar gegenüber der herrischen Chefin. Einmal wird Waltraud von ihr vor Kunden derart angeschrien, dass die Tränen rollen. Dennoch nimmt sie, nachdem sie sich wieder gefasst hat, ihren ganzen Mut zusammen, geht zur Vorgesetzten ins Büro und sagt bestimmt „So nicht...". In Zukunft ist die Chefin ihr gegenüber deutlich reservierter.

Waltraud will ihren Mann in die leidvolle Missbrauchsgeschichte einweihen, sperrt sich allerdings infolge ihrer ausgeprägten Angst derart, dass sie von der Therapeutin schließlich gedrängelt werden muss. Sie hat Angst, er könnte sie deswegen verurteilen. Endlich überwindet sie sich. Ihr Mann fasst es fantastisch feinfühlig auf und ist spontan bereit, ihr mit sexualtherapeutischen Übungen zu mehr sexuellem Erleben zu verhelfen. In der Folge erlebt sie beim Petting erstmalig Orgasmen, später kann sie ihre Sexualität voll entfalten. Seither kommen die Alpträume mit dem sexuellen Missbrauch nicht mehr.

An Gesundheitsverhalten baut Waltraud neben PME und Atemübung tägliches Fahren auf dem Heimtrainer zur psychoimmunologischen Stärkung in den Tagesablauf ein. Sie hatte versucht, im Fitnessstudio Fuß zu fassen, konnte die Scheu vor den Blicken anderer aber nicht überwinden, fühlte sich unwohl und ging deshalb nicht mehr hin. Ihre Ernährung hat sie auf allergiefreundliche Kost umgestellt. Jeden Tag gestaltet sie sich die eine oder andere Ruheinsel – Musikhören oder Zeitschriftenlektüre.

Nachdem die Mutter kurz vor Ende der Therapie an einem finalen Schlaganfall stirbt, („Es war eine Erlösung für sie!"), beschließt Waltraud, von nun an dem Vater vollends aus dem Weg zu gehen. Für ihn empfindet sie zu dem Zeitpunkt keinen Hass mehr, sondern „nur noch Mitleid" und „eine ungeheure Distanz". „Mit dem Tod der Mutter habe ich mein Elternhaus verloren".

Die Abschlussevaluation zeigt, dass Waltraud angstfreier, aufgeschlossener, aktiver und insgesamt lebenstüchtiger geworden ist. Sie kann ihre Grundbedürfnisse befriedigen, hat ein gesteigertes Selbstwertgefühl und spürt „zum ersten Mal in meinem Leben Zufriedenheit". Dank des Gesundheitsverhaltens ist ihre Allergie auch wesentlich besser geworden: Sie hat keine „Atemnotanfälle" mehr. Genießen kann sie ihre „gutgeratenen" Kinder, Kaffeerunden, Spaziergänge, und Radfahren mit ihrem Mann sowie Handarbeiten. Außerfamiliäre Kontakte möchte sie nicht: Ja, sie sei schüchtern, aber auch nicht interessiert an außerfamiliärer Geselligkeit und sie stehe dazu. Einer Kollegin hat sie sich aber ein wenig angenähert. Sie meint, ihre Ängste und Depressionen wären um etwa 80% zurückgegangen, beim Follow-up nach einem Jahr sogar um 90%. Den Vater meidet sie konsistent. Manchmal kommen noch traumatische Erinnerungen hoch, jedoch nicht mehr so intensiv wie früher. Sie begegnet ihnen mit sachlichen, beruhigenden Selbstgesprächen – notfalls mit einer „rasenden Fahrt" auf dem Heimtrainer.

Resümee Teil I

Angststörungen und unipolare Depressionen treten häufig komorbide auf, wie epidemiologische Studien belegen. Die Diagnose Angst und Depression, gemischt, erweist sich immer wieder als zu undifferenziert für eine sorgfältige Therapieplanung. Folglich plädieren wir dafür, diese Diagnose durch eine der sieben Angststörungen (oder mehrere) und eine der unipolaren Depressionen (s. Teil II) zu ersetzen.

Da nur in 15 bis 20% der Fälle mit Angst und Depression die depressive Störung *vor* Ausbruch der Angststörung bereits da war, ist es sinnvoll – und das ist neuerdings auch empirisch belegt – zuerst eine gründliche Behandlung der Angststörung mit kognitiver Verhaltenstherapie vorzunehmen, denn mit hoher Wahrscheinlichkeit legt sich damit auch die sekundäre Depression.

Angststörungen sind die häufigsten psychischen Störungen, mit denen Kinder, Jugendliche und Erwachsene zur psychotherapeutischen Behandlung kommen. Angstsymptome verändern sich nicht in signifikanter Weise mit dem Älterwerden. Infolge der Ähnlichkeit im Erscheinungsbild von panischen, phobischen, traumatischen generalisierten Ängsten und Zwängen über die Lebenszeit hinweg können entsprechend ähnliche therapeutische Vorgehensweisen zur Behandlung von Kindern, Erwachsenen und älteren Menschen herangezogen werden (Fuentes et al., 2000).

Die wichtigsten therapeutischen Bausteine sind:

- Erarbeiten eines individuellen Störungsmodells mithilfe von Verhaltens- und Bedingungsanalysen,
- Exposition in vivo, in sensu, graduiert oder massiert, und interozeptive Konfrontation,
- Kognitive Therapie der dysfunktionalen Kognitionen,
- Gesundheitsverhalten unter Berücksichtigung körperlicher Bedürfnisse (damit wird die kognitive Verhaltenstherapie zu einer ganzheitlichen Vorgehensweise).

Angstpatienten werden an die therapeutischen Vorgehensweisen herangeführt und im Umgang damit geschult. In der Folge können sie dann weitgehend in Selbstorganisation ihre Bewältigungsfähigkeiten immer weiter ausbauen. Das stärkt die Gefühle von Selbstwirksamkeit und Selbstrespekt. Nicht zuletzt werden damit Therapiekosten eingespart.

TEIL II

Diagnostik und Therapie von depressiven Störungen

Neben Angststörungen sind Depressionen die häufigsten psychischen Störungen, mit denen Patienten zur psychotherapeutischen Behandlung kommen. Die Dunkelziffer bei depressiven Störungen ist erschreckend hoch: Schätzungen zufolge leiden 15 bis 20% der Patienten in einer ärztlichen Allgemeinpraxis an nicht erkannten Depressionen (Wittchen et al., 2001). Folglich werden sie gar nicht oder nur unangemessen behandelt und drohen, zu chronifizieren.

Depressionen und Angststörungen treten besonders häufig komorbide auf. Ein entscheidendes Kriterium für die vorläufige Festlegung, welche der beiden Störungen zunächst einer vorrangigen Behandlung bedarf, dürfte der Zeitpunkt sein, zu dem die jeweilige Störung aufgetreten ist. Sofern der Patient bereits vor dem Aufkommen von Angst eine Depression hatte, wird meist einer Depressionsbehandlung Priorität gegeben. Ist die Depression hingegen eine sekundäre Folgeerscheinung der Angststörung, wird vor allem eine Angsttherapie wirksam sein.
Dieser therapiestrategische Hinweis ist jedoch nur eine grobe Richtschnur für den Praktiker, denn nicht immer wird die so formulierte Priorität den Bedürfnissen eines jeden Patienten gerecht. Bei manchen Depressiven können trotzdem Ängste dominieren und beeinträchtigen, selbst wenn die depressiven Verstimmungen zuerst da waren. Umgekehrt können in Ausnahmefällen sekundäre depressive Verstimmungen Ausmaße annehmen, die primär eine Depressionstherapie sinnvoll erscheinen lassen. Die therapeutische Strategie muss im Einzelfall jeweils festgelegt werden.

In diesem Teil werden zunächst die spezifischen diagnostischen Kategorien von affektiven Störungen und danach die weitgehend empirisch abgesicherten Behandlungsmöglichkeiten für Patienten mit depressiven Störungen dargestellt. Anders als bei den Angststörungen im Teil I werden die diagnostischen Kriterien von affektiven Störungen *lediglich* nach ICD-10 (1991, 2000) vorgestellt und gelegentlich mit diagnostischen Hinweisen aus DSM-IV ergänzt. ICD-10-Kriterien erscheinen uns ein wenig übersichtlicher als die Kodierungen von affektiven Störungen im DSM-IV.

Um dem Praktiker sämtliche diagnostischen Möglichkeiten für explorative Gespräche verfügbar zu machen, werden die diagnostischen Kriterien für depressive Störungen in ihrer Gesamtheit vollständig aus dem ICD-10 übernommen. Allerdings ist die aktuelle Klassifikation von affektiven Störungen noch nicht für alle Kliniker akzeptabel, da die Beziehungen zwischen Ätiologie, Symptomatik, zugrunde liegenden biochemischen Prozessen, Ansprechen auf Behandlung und Störungsverlauf noch nicht ausreichend empirisch geklärt sind (ICD-10, 1991).

Als Erstes werden depressive Störungen abgehandelt, die häufiger gemeinsam mit Angststörungen auftreten. Aus didaktischen Gründen und im Interesse von Supervisanden in Ausbildung und weniger erfahrenen Therapeuten wird anschließend das Spektrum affektiver Störungen vollends abgerundet, obgleich panische und phobische Ängste im Verbund mit (hypo-)manischen Episoden, bipolaren Störungen und Zyklothymie höchst ungewöhnlich sind.

Anders als im Teil I werden die *kognitiv-verhaltenstherapeutischen Bausteine* zur Behandlung von unipolaren Depressionen nicht störungsspezifisch, sondern störungsübergreifend dargestellt, mit Ausnahme eines kleinen Passus zur Behandlung von bipolaren Störungen (S. 261). Dafür werden *Besonderheiten in der Ausprägung* von depressiven Störungen *hervorgehoben*, insbesondere eine mehr ängstliche Variante, eine antriebsgestörte, feindselige oder eine mit ausgeprägten somatischen Beschwerden. Für jede Variante werden therapeutische Schwerpunkte empfohlen.

9 Beschreibung affektiver Störungen

9.1 Diagnostische Kriterien affektiver Störungen

Affektive Störungen führen vor allem zu Veränderungen in der Stimmungslage der Person. Ausgeprägte Manie und schwere Depression bilden die beiden Pole des affektiven Spektrums. Meist bewegen sich die Veränderung der Stimmung in Richtung Depression, mit oder ohne begleitender Angst, seltener in Richtung Manie. Die Veränderung der Stimmungslage geht oft mit einem Wechsel des allgemeinen Aktivitätsniveaus einher. Patienten neigen zu Rückfällen. Die wesentlichen Kriterien zur Unterteilung der affektiven Störungen beruhen überwiegend auf praktischen Erwägungen, die vor allem das Identifizieren der einzelnen Untergruppen erleichtern sollen (ICD-10, 1991).

Depressionen können ohne erkennbare Auslöser innerhalb von einigen Tagen oder Wochen entstehen, auch im Verbund mit Angststörungen. Vorübergehende Zustände mit Traurigkeit, Resignation und Selbstzweifeln kennt jeder. Halten sie sich jedoch und nehmen immer größere Ausmaße an, die zu einer Einschränkung der Handlungsmöglichkeiten führen, dann sind daraus depressive, gelegentlich auch manische oder gemischte Störungen geworden.

In Anlehnung an ICD-10 sollte zunächst darauf geachtet werden, ob die affektiven Beschwerden nicht Folge von Medikamenten-/Drogeneinnahme oder von körperlichen Erkrankungen sind. Patienten, die Beta-Blocker einnehmen, ebenso wie Diabetiker oder Parkinsonpatienten, entwickeln nicht selten depressive Verstimmungen. Je nach anamnestischer Datenlage ist eine gründliche allgemeinmedizinische Untersuchung zu veranlassen, um den Verdacht auf körperliche oder pharmakologische Einflüsse zu überprüfen.

Im Interesse der therapeutischen Wirksamkeit einer psychopharmakologischen und/oder psychotherapeutischen Behandlung muss differenzialdiagnostisch – am besten unter Hinzuziehen eines Psychiaters – zwischen einer bipolaren Störung, die psychotherapeutisch schwerer zugänglich ist (Geller et al., 2001), und einer unipolaren depressiven Störung unterschieden werden. Der Verlauf von affektiven Störungen ist entweder unipolar, meist in Form einer depressiven, gelegentlich auch in Gestalt einer manischen Episode, oder bipolar, wobei depressive Episoden mit manischen abwechseln. Folglich werden Depressionen nach ICD-10 und DSM-IV in

- unipolare (ausschließlich depressive oder manische) Episoden
- bipolare Störungen (manisch und depressiv) und in
- solche depressiven Störungen eingeteilt, die sich an ihrer Krankheitsgeschichte orientieren und entweder aufgrund eines Krankheitsfaktors oder aber
- substanzinduziert entstanden sind.

Die Einteilung in unipolare und bipolare affektive Störungen gilt als wissenschaftlich gesichert, da zahlreiche Familien-, Zwillings- und Adoptionsstudien Belege dafür liefern, ebenso wie Marker-Untersuchungen, Studien zur Symptomatologie, zu lebensgeschichtlichen, soziodemographischen und persönlichkeitsbezogenen Variablen sowie Untersuchungen zu therapeutischen Wirkungen, zur Prognose und zum Verlauf dieser Störungen (Hautzinger et al., 2000).

9.1.1 Depressive Episoden

Das Auftreten von einer oder mehreren depressiven Episoden wird im angelsächsischen Bereich als Major Depression (DSM-IV) bezeichnet. Wesentliche Merkmale einer depressiven Episode sind depressive Verstimmung, Verlust an Interesse und Freude an allen Aktivitäten über einen Zeitraum von mindestens 14 Tagen und länger. Um eine (rezidivierende) depressive Episode diagnostizieren zu können, muss sicher gestellt sein, dass bislang keine hypomanische oder manische (S. 223) Episode in der Biographie des Patienten vorkam. Außerdem ist darauf zu achten, ob die depressive Episode mit der Einnahme von psychotropen Substanzen, organischen psychischen Störungen oder medizinischen Krankheitsfaktoren in Zusammenhang steht.

Schweregradeinteilung: Es ist nicht immer leicht, den Schweregrad einer depressiven Störung zu bestimmen. Weil die Intensität der Störung Einfluss auf die Therapie hat, wurden depressive Episoden in *leichte, mittelgradige und schwere* eingeteilt (ICD-10, 1991). Patienten mit leichten und zum Teil mittelgradigen depressiven Episoden lassen sich in der Regel ambulant ganz gut behandeln, während Patienten mit schweren depressiven Episoden im Allgemeinen entweder eine medikamentöse Abstützung benötigen oder in stationäre Behandlung müssen.

Ein weiterer Aspekt bei der Einschätzung der Schwere der Störung ist das Ausmaß an *sozialer Integration* des depressiven Patienten, das heißt inwieweit er noch arbeitsfähig und darüber hinaus sozial aktiv sein kann. Dieses Kriterium ist aber auch nicht immer zuverlässig, denn häufig beeinflussen individuelle, soziale und kulturelle Einflüsse die Beziehung zwischen der Schwere der Symptomatik und der sozialen Integration.

Trotz unzulänglicher empirischer Absicherung wurde auf Wunsch von internationalen Klinikern im ICD-10 an dem *somatischen Syndrom* bei depressiven Episoden festgehalten. Die darin als somatisch bezeichneten Symptome, die objektiv zu beobachten sind, werden gelegentlich auch als „melancholisch“, „vital“, „biologisch“ oder „endogenomorph“ bezeichnet (ICD-10, 1991).

Somatisches Syndrom (bei depressiven Episoden)

Ein somatisches Syndrom ist bei Patienten mit depressiver Episode zu diagnostizieren, sobald vier der folgenden somatischen Symptome vorliegen:

1. Deutlicher Interessenverlust oder Verlust an normalerweise angenehmen Aktivitäten
2. mangelnde Fähigkeit, auf Ereignisse oder Aktivitäten emotional zu reagieren, auf die normalerweise reagiert wurde
3. Früherwachen, zwei Stunden oder mehr vor der gewohnten Zeit
4. Morgentief
5. objektivierter Befund einer ausgeprägten psychomotorischen Hemmung oder Agitiertheit (beobachtet oder von anderen berichtet)
6. deutlicher Appetitverlust
7. Gewichtsverlust (5% oder mehr des Körpergewichts im vergangenen Monat)
8. deutlicher Libidoverlust.

Ein somatisches Syndrom, so wird im ICD-10 (2000) angenommen, kommt bei der Mehrzahl der Patienten mit *schwerer* depressiver Episode vor. Es kann, muss aber nicht extra kodiert werden.

Nun zu den diagnostischen Kriterien für leichte, mittelgradige und schwere depressive Episoden:

Leichte depressive Episode (F32.0)

A. Die allgemeinen Kriterien (G1 Dauer mindestens zwei Wochen; G2 keine (hypo-) manischen Symptome in der Vorgeschichte; G3 Substanzmissbrauch und organische psychische Störung wurden ausgeschlossen) für eine depressive Episode (F32) sind erfüllt.

B. Mindestens zwei der folgenden drei Symptome liegen vor:

1. Depressive Stimmung, in einem für die Betroffenen deutlich ungewöhnlichen Ausmaß, die meiste Zeit des Tages, fast jeden Tag, im Wesentlichen unbeeinflusst von den Umständen und mindestens zwei Wochen anhaltend
2. Interessen- oder Freudeverlust an Aktivitäten, die normalerweise angenehm waren
3. verminderter Antrieb oder gesteigerte Ermüdbarkeit.

C. Ein oder mehr zusätzliche der folgenden Symptome bis zu einer Gesamtzahl von mindestens 4 oder 5 Symptomen:

1. Verlust des Selbstvertrauens oder des Selbstwertgefühls
2. unbegründete Selbstvorwürfe oder ausgeprägte, unangemessene Schuldgefühle
3. wiederkehrende Gedanken an den Tod oder an Suizid oder suizidales Verhalten
4. Klagen über oder Nachweis eines verminderten Denk- oder Konzentrationsvermögens, Unschlüssigkeit oder Unentschlossenheit
5. psychomotorische Agitiertheit oder Hemmung (subjektiv oder objektiv)
6. Schlafstörungen jeder Art
7. Appetitverlust oder gesteigerter Appetit mit entsprechender Gewichtsveränderung.

F32.00 ohne somatisches Syndrom
F32.01 mit somatischem Syndrom.

Mittelgradige depressive Episode (F32.1)

A. Die allgemeinen Kriterien für eine depressive Episode (F32) sind erfüllt.

B. Mindestens zwei der drei Symptome von leichte depressive Episode, B.

C. Zusätzliche Symptome von F32.0 C., bis zu einer Gesamtzahl von mindestens 6 oder 7 Symptomen.

F32.10 ohne somatisches Syndrom
F32.11 mit somatischem Syndrom.

Schwere depressive Episode ohne psychotische Symptome (F32.2)

Beachte: Wenn wichtige Symptome, wie Agitiertheit oder Verlangsamung, sehr deutlich ausgeprägt sind, können oder wollen die Betroffenen möglicherweise nähere Angaben zu weiteren Symptomen nicht machen. Eine Einordnung als schwere depressive Episode kann unter solchen Umständen dennoch gerechtfertigt sein.

A. Die allgemeinen Kriterien für eine depressive Episode (F32) sind erfüllt.

B. Alle 3 Symptome von F32.0, B.

C. Zusätzliche Symptome von 32.0, C., so dass eine Gesamtzahl von mindestens 8 Symptomen vorliegt.

D. Keine Halluzinationen, Wahn oder depressiver Stupor.

Schwere depressive Episode mit psychotischen Symptomen (F32.3)

A. Die allgemeinen Kriterien für depressive Episode (F32) sind erfüllt.

B. Die Kriterien für eine schwere depressive Episode ohne psychotische Symptome (F32.2) sind, mit Ausnahme von Kriterium D., erfüllt.

C. Die Kriterien für eine Schizophrenie (F20.0-F20.3) oder eine schizodepressive Störung (F25.1) sind nicht erfüllt.

D. Entweder 1. oder 2.:

1. Wahnideen oder Halluzinationen kommen vor, aber andere als die typisch für Schizophrenie unter F20 G1.1b, c und d aufgelisteten (d. h. die Wahnideen sind nicht bizarr oder kulturell unangemessen, bei den Halluzinationen handelt es sich nicht um Rede in der dritten Person oder kommentierende Stimmen). Am häufigsten sind depressiver, Schuld-, hypochondrischer, nihilistischer, Beziehungs- oder Verfolgungswahn.
2. Depressiver Stupor.

Mit der fünften Stelle sollen die psychotischen Symptome als synthym oder parathym differenziert werden:

F32.30 mit synthymen psychotischen Symptomen (z. B. Schuldwahn, Wahn von Wertlosigkeit, körperlicher Krankheit, drohenden Katastrophen, spöttische oder verdammende akustische Halluzinationen)

F32.31 mit parathymen (d. h. gefühlsverkehrten) psychotischen Symptomen (z. B. Verfolgungs- oder Beziehungswahn ohne affektiven Inhalt, affektiv neutrale Halluzinationen).

Sonstige depressive Episoden (F32.8)

Hier sollten Episoden verschlüsselt werden, die nicht die Beschreibungen der depressiven Episoden F32.0-F32.3 erfüllen, aber nach allgemeinem diagnostischen Eindruck depressiver Natur zu sein scheinen. Beispiele sind verschiedene Muster depressiver Symptome, vor allem solche des somatischen Syndroms, mit unspezifischen Symptomen, wie Anspannung, Ängste, Verzweiflung sowie eine Mischung somatisch-depressiver Symptome mit anhaltenden Schmerzen oder Müdigkeit, die nicht organisch bedingt sind (wie sie manchmal in Allgemeinkrankenhäusern vorkommen).

Nicht näher bezeichnete depressive Episode (F32.9)

9.1.2 Rezidivierende depressive Episoden

Hierunter fallen wiederholte leichte, mittelgradige oder schwere depressive Episoden ohne manische Symptome in der Vorgeschichte. Die einzelnen Episoden werden oft durch belastende Lebensereignisse ausgelöst und kommen bei Frauen etwa doppelt so häufig vor wie bei Männern. Eine depressive Episode tritt in ganz unterschiedlichen Altersstufen auf, im Mittel in den 40er Jahren der Patienten, demnach später als eine bipolare Störung (S. 225). Einzelne Episoden dauern zwischen 3 und 12 Monaten, durchschnittlich etwa 6 Monate (ICD-10, 1991).

Allgemeine Kriterien (ICD-10, 2000): In der Anamnese muss mindestens eine depressive Episode von 14 Tagen Dauer oder länger und mit einem Intervall von zwei Monaten und mehr ohne affektive Störung bis zur gegenwärtigen depressiven Episode, aber keine hypomane oder manische Episode vorgelegen haben. Wiederum sollte darauf geachtet werden, ob es zuvor einen Missbrauch von psychotropen Substanzen gegeben hat oder eine organische psychische Störung besteht. Bei der diagnostischen Einschätzung ist anzugeben, welche Variante einer früheren Episode vorgelegen hat.

Gegenwärtig leichte rezidivierende depressive Episode (F33.0)
A. Die allgemeinen Kriterien für eine rezidivierende depressive Störung (F33) sind erfüllt. B. Die gegenwärtige Episode erfüllt die Kriterien für eine leichte depressive Episode (F32.0). **F33.00** ohne somatisches Syndrom (s. F32) **F33.01** mit somatischem Syndrom
Gegenwärtig mittelgradige depressive Episode (F33.1)
A. Die allgemeinen Kriterien für eine rezidivierende depressive Störung (F33) sind erfüllt. B. Die gegenwärtige Episode erfüllt die Kriterien für eine mittelgradige depressive Episode (F32.1). **F33.10** ohne somatisches Syndrom **F33.11** mit somatischem Syndrom
Gegenwärtig schwere depressive Episode ohne psychotische Symptome (F33.2)
A. Die allgemeinen Kriterien für eine rezidivierende depressive Störung (F33) sind erfüllt. B. Die gegenwärtige Episode erfüllt die Kriterien für eine schwere depressive Episode ohne psychotische Symptome (F32.2).
Gegenwärtig schwere depressive Episode mit psychotischen Symptomen (F33.3)
A. Die allgemeinen Kriterien für eine rezidivierende depressive Störung (F33) sind erfüllt.

B. Die gegenwärtige Episode erfüllt die Kriterien für eine schwere depressive Episode mit psychotischen Symptomen (F32.3).

F33.30 mit synthymen psychotischen Symptomen

F33.31 mit parathymen psychotischen Symptomen

Gegenwärtig remittiert (F33.4)

A. Die allgemeinen Kriterien für eine rezidivierende depressive Störung (F33) waren in der Vergangenheit erfüllt.

B. Der gegenwärtige Zustand erfüllt nicht die Kriterien für eine depressive Episode (F32) irgendeines Schweregrades oder für eine andere Störung des Kapitels ICD-10: F3.

Kommentar: Die Kategorie kann verwendet werden, wenn die Betroffenen eine phasenprophylaktische Medikation erhalten.

Sonstige rezidivierende depressive Störungen (F33.8)

Nicht näher bezeichnete rezidivierende depressive Störung (F33.9)

Rezidivierende depressive Episoden entsprechen noch am ehesten der Major Depression im DSM-IV. Das, was früher einmal als *endogene Depression* galt, wird heute im ICD-10 als *rezidivierende depressive Episode mit somatischen und psychotischen Symptomen* umschrieben. Psychotische Symptome sind insbesondere stimmungskongruente, wahnhafte Symptome mit den Inhalten Schuld, Sühne, Verarmung, Strafe und (seltener) Verfolgung.

In der Mehrzahl beginnen depressive Störungen mit belastenden Ereignissen, viele verlaufen episodenhaft und einige chronisch, aber in abgemilderter Form. Bei 40% aller Depressionen ohne Therapie klingt die depressive Episode wieder nach 3 Monaten und bei 75% der Patienten nach 6 Monaten ab. 50 bis 60% sind dann so weit gebessert, dass sie wieder leistungsfähig sind. Zu einer Chronifizierung kommt es bei ca. 10 bis 20% – bei einer Dauer von mindestens 2 Jahren und mehr (Hautzinger et al., 2000).

Die bis hierher aufgeführten depressiven Störungen – einschließlich der im Folgenden beschriebenen Dysthymie – kommen häufig im Verbund mit Angststörungen vor. Demgegenüber gehen die affektiven Störungen Zyklothymie, manische Episoden und bipolare affektive Störung ausgesprochen selten mit phobischen und panischen Angststörungen einher. Zur Erleichterung des diagnostischen und therapeutischen Entscheidungsprozesses werden sie dennoch dargestellt.

9.1.3 Anhaltende affektive Störungen

Unter diese diagnostische Kategorie fallen zwei Störungen, die Dysthymie und die Zyklothymie. Beides sind anhaltende, gewöhnlich jedoch fluktuierende Stimmungsstörungen, bei denen die Symptome selten ausreichend schwer sind, um leichte depressive oder manische Episoden zu diagnostizieren. Deshalb lassen sie sich nicht einer rezidivierenden depressiven Störung oder einer bipolaren zuordnen. Zwischendurch kommen Phasen mit vergleichsweiser Normalität und gutem Befinden über Tage und Wochen vor (ICD-10, 1991). Auch wenn die Mehrzahl der Patienten sich oft monatelang müde und depressiv fühlen, werden sie mit den meisten Erfordernissen des Alltags noch fertig.

Anhaltende affektive Störungen ziehen sich oft über große Zeitstrecken des Erwachsenenlebens. Sie verursachen deswegen erheblichen Leidensdruck und manche Beeinträchtigung. Weil genetische Belege aus Familienstudien für den Zusammenhang dieser Störungen mit den hier beschriebenen affektiven Störungen vorliegen und sie zudem auch in vielen Fällen ähnlich behandelt werden wie depressive Episoden, werden Dysthymie und Zyklothymie den affektiven Störungen und nicht den Persönlichkeitsstörungen zugeteilt (ICD-10, 1991).

9.1.3.1 Dysthymie

Die Dysthymie, obwohl eine chronische depressive Verstimmung, ist wahrscheinlich der häufigste depressive Störungstyp. Sie tritt oft nach starker Belastung auf, entweder schon im späteren Jugendalter, im frühen Erwachsenenalter oder im höheren Lebensalter, z. B. nach dem Verlust einer nahestehenden Person oder nach chronischer Belastung. Depressive Episoden können sich auf eine Dysthymie aufbauen (*doppelte Depression*) und nach Abklingen wieder auf das dysthyme Niveau absinken. Dysthymie entspricht noch am ehesten dem, was vormals als *neurotische Depression* klassifiziert wurde, sofern die depressiven Beschwerden länger andauern als 2 Jahre. Da diese Störung nicht selten lebenslang besteht, ist sie eigentlich *wie eine depressive Persönlichkeit oder Persönlichkeitsstörung*.

Dysthymia (F34.1)

A. Konstant oder konstant wiederkehrende Depression über einen Zeitraum von mindestens zwei Jahren. Dazwischenliegende Perioden normaler Stimmung dauern selten länger als einige Wochen, hypomanische Episoden kommen nicht vor.

B. Keine oder nur sehr wenige der einzelnen depressiven Episoden während eines solchen Zwei-Jahres-Zeitraumes sind so schwer oder dauern so lange an, dass sie die Kriterien für eine rezidivierende leichte depressive Störung (F33.0) erfüllen.

C. Wenigstens während einiger Perioden der Depression sollten mindestens drei der folgenden Symptome vorliegen:

1. verminderter Antrieb oder Aktivität
2. Schlaflosigkeit
3. Verlust des Selbstvertrauens oder Gefühl von Unzulänglichkeit
4. Konzentrationsschwierigkeiten
5. Neigung zum Weinen
6. Verlust des Interesses oder der Freude an Sexualität und anderen angenehmen Aktivitäten
7. Gefühl von Hoffnungslosigkeit und Verzweiflung
8. erkennbares Unvermögen, mit den Routineanforderungen des täglichen Lebens fertig zu werden
9. Pessimismus im Hinblick auf die Zukunft oder Grübeln über die Vergangenheit

10. sozialer Rückzug
11. verminderte Gesprächigkeit.

Beachte: Wenn gewünscht, kann ein früher (in der Adoleszenz oder in den Zwanzigern) oder ein später Beginn (meist zwischen dem 30. und 50. Lebensjahr, im Anschluss an eine affektive Episode) näher gekennzeichnet werden.

Dysthymie nimmt stetig zu, insbesondere ab dem 30. Lebensjahr und geht wieder zurück nach dem 65. Lebensjahr. In jüngster Zeit gilt sie als eine besonders schwer zu behandelnde Störung, insbesondere wenn sie zusammen mit einer Angststörung auftritt und der betroffene Patient unter chronischem Stress leidet (Hayden, 2001).

9.1.3.2 Zyklothymie

Patienten mit Zyklothymie haben meist seit dem frühen Erwachsenenalter Stimmungsschwankungen von leichter depressiver Verstimmung bis zu etwas gehobener Stimmung. In der Regel kommt es zu diesen Stimmungsschwankungen unabhängig von irgendwelchen Lebensereignissen. Manchmal fallen weniger die Stimmungsveränderungen auf als Veränderungen im Aktivitätsniveau, geselligen Verhalten und im Selbstwertgefühl. Die Störung kann zwischenzeitlich zum Stillstand kommen oder vorübergehend in heftigere Stimmungsschwankungen vom Ausmaß einer bipolaren Störung übergehen. Viele der Patienten sind nicht in psychiatrischer Behandlung. Die Störung soll häufiger vorkommen bei Angehörigen von Patienten mit bipolarer Störung (S. 225).

Im ICD-10 (2000) wird die Zyklothymia von der Zyklothymie abgehoben, da Kurt Schneider die Zyklothymie im Sinne einer bipolaren Störung verwendet hat. Weil sich in der fachlichen Umgangssprache unserer Einschätzung nach mittlerweile jedoch der Begriff Zyklothymie eingebürgert hat, verwenden wir beide Begriffe synonym für die folgenden Symptome (ICD-10, 2000):

Zyklothymia (F34.0)

A. Stimmungsinstabilität mit mehreren Perioden von Depression und Hypomanie, mit oder ohne normale(r) Stimmung im Intervall über mindestens zwei Jahre.

B. Während einer solchen Zwei-Jahres-Periode war keine depressive oder hypomanische Stimmungsschwankung so schwer oder so lang anhaltend, dass sie die Kriterien für eine manische, eine mittelgradige oder eine schwere depressive Episode erfüllte. Manische oder depressive Episoden können jedoch vor oder nach einer solchen Periode länger anhaltender Stimmungsinstabilität auftreten.

C. Wenigstens während einiger depressiver Episoden sollten mindestens drei der folgenden Symptome vorhanden sein:
1. verminderter Antrieb oder Aktivität
2. Schlaflosigkeit
3. Verlust des Selbstvertrauens oder Gefühl von Unzulänglichkeit
4. Konzentrationsschwierigkeiten
5. sozialer Rückzug

6. Verlust des Interesses oder der Freude an Sexualität und anderen angenehmen Aktivitäten
7. verminderte Gesprächigkeit
8. Pessimismus im Hinblick auf die Zukunft oder Grübeln über die Vergangenheit.

D. Wenigstens während einiger Perioden mit gehobener Stimmung sollten 3 der folgenden Symptome vorhanden sein:
1. vermehrter Antrieb oder Aktivität
2. herabgesetztes Schlafbedürfnis
3. überhöhtes Selbstgefühl
4. geschärftes oder ungewöhnlich kreatives Denken
5. mehr Geselligkeit als sonst
6. gesprächiger oder witziger als sonst
7. gesteigertes Interesse und Sicheinlassen in sexuelle und andere angenehme Aktivitäten
8. überoptimistisch oder Übertreibung früherer Erfolge.

Kommentar: Wenn gewünscht, kann ein früher (in der Adoleszenz oder in den Zwanzigern, oder ein später Beginn (meist zwischen dem 30. und 50. Lebensjahr, im Anschluss an eine affektive Episode) näher gekennzeichnet werden.

9.1.4 Manische Episoden

Charakteristisch für manische Episoden sind eine gehobene Stimmung, die Menge an körperlicher und psychischer Aktivität sowie das Tempo dabei. Eine (hypo-) manische Episode wird nur einmal diagnostiziert. Bei erneutem Auftreten einer (manischen oder depressiven) Episode wird bipolare Störung (S. 225) diagnostiziert.

Die *Hypomanie* ist die leichtere Version einer manischen Episode, jedoch sind die Symptome anhaltender und auffallender als bei der Zyklothymie. Bei der *Manie* oszilliert die Stimmung des Patienten von sorgloser Heiterkeit zu fast unkontrollierbarer Erregung und die gehobene Stimmung ist mit vermehrtem Antrieb verbunden. Die Störung ist oft derart ausgeprägt, dass berufliche und soziale Fertigkeiten bzw. Abläufe vollständig unterbrochen werden.

In einer *manischen Episode mit psychotischen Symptomen* können Selbstüberschätzung und Größenideen in wahnhaftes Erleben übergehen, Reizbarkeit und Misstrauen in Verfolgungswahn. Rededrang und Ideenflucht kann zu Unverständnis bei Sozialpartnern führen, körperliche Aktivität und Erregung zu Aggressionen und gewalttätigen Handlungen.

Hypomanie (F30.0)

A. Die Stimmung ist in einem für die Betroffenen deutlich abnormen Ausmaß an mindestens *vier* aufeinanderfolgenden Tagen gehoben oder gereizt.

B. Mindestens drei der folgenden Merkmale müssen vorhanden sein und die persönliche Lebensführung beeinträchtigen:

1. gesteigerte Aktivität oder motorische Ruhelosigkeit
2. gesteigerte Gesprächigkeit
3. Konzentrationsschwierigkeiten oder Ablenkbarkeit
4. vermindertes Schlafbedürfnis
5. gesteigerte Libido
6. übertriebene Einkäufe oder andere Arten von leichtsinnigem oder verantwortungslosem Verhalten
7. gesteigerte Geselligkeit oder übermäßige Vertraulichkeit.

C. Die Episode erfüllt nicht die Kriterien für Manie, bipolare affektive Störung, depressive Episode, Zyklothymie oder für Anorexia nervosa.

D. *Ausschlussvorbehalt:* Die Episode ist nicht auf einen Missbrauch psychotroper Substanzen (F1) oder auf eine organische psychische Störung im Sinne des Kapitel F0 zurückzuführen.

Manie ohne psychotische Symptome (F30.1)

A. Die Stimmung ist vorwiegend gehoben, expansiv oder gereizt und für die Betroffenen deutlich abnorm. Dieser Stimmungswechsel muss auffällig sein und mindestens eine Woche anhalten (es sei denn, eine Krankenhauseinweisung wird notwendig).

B. Mindestens drei der folgenden Merkmale müssen vorliegen (vier, wenn die Stimmung nur gereizt ist) und eine schwere Störung der persönlichen Lebensführung verursachen:
1. gesteigerte Aktivität oder motorische Ruhelosigkeit
2. gesteigerte Gesprächigkeit („Rededrang“)
3. Ideenflucht oder subjektives Gefühl von Gedankenrasen
4. Verlust normaler sozialer Hemmungen, was zu einem den Umständen unangemessenen Verhalten führt
5. vermindertes Schlafbedürfnis
6. überhöhte Selbsteinschätzung oder Größenwahn
7. Ablenkbarkeit oder andauernder Wechsel von Aktivitäten oder Plänen
8. tollkühnes oder leichtsinniges Verhalten, dessen Risiken die Betroffenen nicht erkennen, z. B. Lokalrunden ausgeben, törichte Unternehmungen, rücksichtsloses Fahren
9. gesteigerte Libido oder sexuelle Taktlosigkeit.

C. Fehlen von Halluzinationen oder Wahn; Wahrnehmungsstörungen können aber vorkommen (z. B. subjektive Hyperakusis, Wahrnehmung von Farben als besonders leuchtend etc.).

D. *Ausschlussvorbehalt:* Die Episode ist nicht auf einen Missbrauch psychotroper Substanzen (F1) oder auf eine organische psychische Störung im Sinne des Kapitels F0 zurückzuführen.

Manie mit psychotischen Symptomen (F30.2)

A. Die Episode erfüllt die Kriterien für eine Manie (F30.1) ohne psychotische Symptome, mit Ausnahme des Kriteriums C.

B. Die Episode erfüllt nicht gleichzeitig die Kriterien für eine Schizophrenie (F20.0-F20.3) oder eine schizomanische Störung (F25.0).

C. Wahnideen und Halluzinationen kommen vor, aber andere als die unter F20.0-F20.3 G1.1b, c und d aufgelisteten typischen schizophrenen (d.h. die Wahngedanken sind nicht bizarr oder kulturell unangemessen, bei den Halluzinationen handelt es sich nicht um Rede in der dritten Person oder kommentierende Stimmen). Am häufigsten sind Größen-, Liebes-, Beziehungs- und Verfolgungswahn.

D. *Ausschlussvorbehalt:* Die Episode ist nicht auf einen Missbrauch psychotroper Substanzen (F1) oder auf eine organische psychische Störung im Sinne des Kapitels F0 zurückzuführen.

Mit der fünften Stelle können die Halluzinationen oder Wahnideen als synthym oder parathym differenziert werden:

F30.20 Manie mit synthymen (kongruenten) psychotischen Symptomen (z.B. Größenwahn oder Stimmen, die den Betroffenen sagen, sie haben übermenschliche Kräfte)

F30.21 Manie mit parathymen (inkongruenten) psychotischen Symptomen (z.B. Stimmen, die zu den Betroffenen von affektiv neutralen Dingen sprechen, Beziehungs- oder Verfolgungswahn).

Sonstige manische Episoden (F30.8)

Nicht näher bezeichnete Episode (F30.9)

9.1.5 Bipolare affektive Störung

Die Episoden der bipolaren Störung sind durch einen Wechsel zu einer Episode mit entgegengesetzter Stimmung oder mit gemischter Symptomatik oder aber durch eine Remission oder vollständige Besserung voneinander abgesetzt (ICD-10, 2000).

Zwischen den Episoden tritt eine vollständige Besserung ein. Patienten mit nur manischen Episoden sind sehr selten. Die Störung kann in jedem Alter, von der Kindheit an, beginnen. Sie ist in etwa gleichverteilt über die Geschlechter. Die manischen Episoden beginnen – nach belastenden Ereignissen oder auch nur so – abrupt und dauern meist 4 bis 5 Monate, während die depressiven Episoden länger anhalten, durchschnittlich 6 Monate. Im Alter ziehen sie sich in die Länge. Unterschieden wird:

Bipolare Störung

- *gegenwärtig hypomanische Episode (F31.0)* – vgl. Kriterien für F30.0
- *gegenwärtig manische Episode ohne psychotische Symptome (F31.1)* – vgl. F30.1
- *gegenwärtig manische Episode mit psychotischen Symptomen (F31.2)* – vgl. F30.2
- *gegenwärtig leichte oder mittelgradige depressive Episode (F31.3)* – vgl. F32.0 oder F32.1
- *gegenwärtig schwere depressive E. ohne psychotische Symptome (F31.4)* – vgl. F32.2
- *gegenwärtig schwere depressive E. mit psychotischen Symptomen (F31.5)* – vgl. F32.3
- *gegenwärtig gemischte Episode (F31.6)*

A. Die gegenwärtige Episode ist entweder durch eine Mischung oder einen schnellen Wechsel (d. h. innerhalb von wenigen Stunden) von hypomanischen, manischen und depressiven Symptomen charakterisiert.

B. Manische und depressive Symptome müssen die meiste Zeit während eines Zeitraumes von mindestens zwei Wochen deutlich vorhanden sein.

C. In der Anamnese findet sich wenigstens eine eindeutig belegte hypomanische oder manische Episode (F30.xx), eine depressive Episode (F32.xx) oder eine gemischte affektive Episode (F38.00) – andernfalls wird
gemischte affektive Episode (F38.00) diagnostiziert.

– *gegenwärtig remittiert (F31.7)*

A. Der gegenwärtige Zustand erfüllt nicht die Kriterien für eine depressive oder manische Episode irgendeines Schweregrades oder für irgendeine andere affektive Störung des Kapitels F3 (möglicherweise aufgrund einer rückfallprophylaktischen Medikation).

B. In der Anamnese findet sich wenigstens eine eindeutig belegte hypomanische oder manische Episode (F30) und zusätzlich mindestens eine andere affektive Episode (hypomanisch oder manisch (F30), depressiv (F32) oder gemischt (F38.00)).

– *sonstige bipolare affektive Störungen (F31.8)*
– *nicht näher bezeichnete bipolare affektive Störung.*

Synonym für bipolare Störungen sind die Begriffe *manisch-depressive Erkrankung oder Psychose* (ICD-10, 1991). Im Grunde genommen entspricht die bipolare Störung mit etwas schwächeren, aber lang anhaltenden Symptomen einer affektiven oder *depressiven Persönlichkeitsstörung*, die wie im Zusammenhang mit Dysthymie erwähnt gegenwärtig nicht mehr diagnostiziert wird. Sie scheint eher autonom determiniert zu sein und tritt nach den ersten Episoden im allgemeinen *ohne* Bezug zu Lebensereignissen auf. Bei familiärer Belastung beträgt das Risiko 25%, an bipolarer Depression zu erkranken, bei unipolarer Depression ist das Risiko 20% und bei Kontrollpersonen 7% (Hautzinger et al., 2000).

9.1.6 Weitere depressive Störungen

Sonstige anhaltende affektive Störungen (F34.8)
Restkategorie für anhaltende affektive Störungen, die nicht schwer genug oder nicht lang genug anhalten, um die Kriterien für eine Zyklothymia oder Dysthymia zu erfüllen, aber dennoch klinisch signifikant sind. Einige Formen der früher „neurotisch" genannten Depressionen fallen hierunter, vorausgesetzt, sie erfüllen nicht die Kriterien für Zyklothymie, Dysthymie oder leichte oder mittelgradige depressive Episode.
Gemischte affektive Episode (F38.00)
Die Episode ist durch eine Mischung oder einen raschen Wechsel (im allgemeinen innerhalb weniger Stunden – *rapid recycling*) von hypomanischen, manischen und depressiven Symptomen gekennzeichnet.
Sonstige rezidivierende affektive Störungen (F38.10)

9.1.7 Frauenspezifische Diagnosen depressiver Störungen

Depressive Episoden mit Bezug zum Menstruationszyklus (F38.8)
Leichte psychische Verhaltensstörung innerhalb von 4 Wochen nach der Entbindung (Postpartum Depression – F53.0)
Schwere psychische und Verhaltensstörung im Wochenbett (Puerperalpsychose – F53.1)
Diese Variante einer schweren psychischen Störung wird oft unterschätzt und nicht fachmännisch (medikamentös und psychotherapeutisch) behandelt. Sie dauert meist 2 Jahre und führt zu ganz erheblicher Beeinträchtigung und großem Leiden bei den betroffenen Frauen.

Zu den *zyklusbedingten depressiven Symptomen* gehören nach DSM-IV: Depressive Stimmung, Interesse- und Lustlosigkeit bezüglich jeglicher Aktivität, Lethargie und Energielosigkeit sowie Schlafstörungen. Außerdem kann es im Rahmen eines prä-menstruellen Syndroms zu körperlichen Beschwerden wie Schilddrüsenfunktions- und andere hormonelle Störungen, Migräne, Anämie oder verschiedene Infektionen (vgl. Psychoimmunologie, S. 338) kommen. 3 bis 9% der Frauen sollen durch ein schweres prä-menstruelles Syndrom in ihrer Alltagsbewältigung ernsthaft behindert sein (Steiner et al., 2002).

Depressive Störungen sind bei Frauen wesentlich häufiger als bei Männern (S. 21). Mittlerweile entstehen sie bereits in jüngeren Jahren, besonders oft während der Schwangerschaft und vor allem nach der Entbindung. Die vordringlichsten Symptome sind Schlaf- und Appetitstörungen, Energielosigkeit, Libidoverlust und Müdigkeit (Kessler et al., 2003; Evans et al., 2001). Die Häufigkeit von Postpartum Depression dürfte 6,5 bis 8,5% betragen (Yonkers et al., 2001). Puerperalpsychosen – meist vor dem Hintergrund einer bipolaren Störung – sollen bei einer von 1.000 Wöchnerinnen vorkommen (Jones et al., 2001). Risikofaktoren sind vorausgegangene depressive Episoden, anhaltende Lebensbelastungen, Ehe- oder Partnerprobleme (Stuart et al., 2003) und Angstsymptome (Heron et al., 2004).

In einer Untersuchung von 8.323 Schwangeren, die jeweils Angst- und Depressionsfragebögen (1) in der 32. Schwangerschaftswoche, (2) 8 Wochen nach ihrer Niederkunft und (3) im 8-Monats Follow-up ausgefüllt hatten, konnte zu jedem Befragungszeitpunkt nicht nur eine starke Verknüpfung von Angst und Depression aufgezeigt werden, sondern auch eine erstaunliche Stabilität von Angstsymptomen und depressiven Verstimmungen über die Schwangerschaft und die Postpartum-Periode hinweg (Heron et al., 2004). Dieser Studie ist zu entnehmen, wie erheblich prä- und postnatale Angstsymptome zu Postpartum-Depressionen beigetragen. Bislang sei der Zusammenhang von Angst und Depression viel zu wenig beachtet worden. Die Autoren unterstreichen die *Bedeutung einer Mitbehandlung von Angststörungen* deshalb ganz besonders (Heron et al., 2004).

9.1.8 Reaktionen auf schwere Belastungen und Angststörungen

Ergänzt werden die depressiven Störungen durch die reaktiven Störungen des Kapitels F43. Dabei handelt es sich um Reaktionen auf akute oder kontinuierlich belastende Lebensereignisse (life events) (vgl. Filipps, 1995). Häufig sind es gemischte Störungen. Lebensbelastungen verhindern oft eine erfolgreiche Bewältigung von Situationen und führen teilweise zu schweren Störungen der sozialen Leistungsfähigkeit (ICD-10, 1991). Zu den reaktiven Störbildern gehören die Anpassungsstörung F43.2, akute Belastungsreaktion (F43.0, ausführliche Darstellung, S. 180) und posttraumatische Belastungsstörung (F43.1, s. S. 179).

Während des Anpassungsprozesses nach einer entscheidenden Lebensveränderung kann es zu Leidensdruck und Beeinträchtigung von sozialen Funktionen und Leistungen kommen. Die Symptome der Anpassungsstörung umfassen depressive Verstimmung, Angst, Besorgnis und das Gefühl, im Alltag nicht mehr zurecht zu kommen.

9.1.8.1 Anpassungsstörung

Anpassungsstörung (F43.2)

A. Identifizierbare psychosoziale Belastung, von einem nicht außergewöhnlichen oder katastrophalen Ausmaß; Beginn der Symptome innerhalb eines Monats.

B. Symptome und Verhaltensstörungen, wie sie bei affektiven Störungen (F3) (außer Wahngedanken und Halluzinationen), bei Störungen des Kapitels F4 (neurotische, Belastungs- und somatoforme Störungen) und bei den Störungen des Sozialverhaltens (F91) vorkommen. Die Kriterien einer einzelnen Störung werden aber nicht erfüllt. Die Symptome können in Art und Schwere variieren.

Das vorherrschende Erscheinungsbild der Symptome sollte mit der fünften Stelle weiter differenziert werden:

F43.20 *kurze depressive Reaktion*
Ein vorübergehender leichter depressiver Zustand, der nicht länger als einen Monat andauert.

F43.21 *längere depressive Reaktion*
Ein leichter depressiver Zustand als Reaktion auf eine länger anhaltende Belastungssituation, der zwei Jahre aber nicht überschreitet.

F43.22 *Angst und depressive Reaktion, gemischt*
Sowohl Angst als auch depressive Symptome sind vorhanden, jedoch nicht in größerem Ausmaß als bei Angst und depressiver Störung, gemischt (F41.2), oder anderen gemischten Angststörungen.

F43.23 *mit vorwiegender Beeinträchtigung von anderen Gefühlen*
Die Symptome betreffen zumeist verschiedene affektive Qualitäten, wie Angst, Depression, Besorgnis, Anspannung und Ärger. Die Symptome für Angst und Depression können die Kriterien für Angst und depressive Störung gemischt (F41.2) oder andere gemischte Angststörungen (F41.3) erfüllen, sind aber nicht so dominierend, dass andere spezifischere depressive oder Angststörungen diagnostiziert werden können. Diese Kategorie sollte auch

für Reaktionen im Kindesalter verwendet werden, bei denen regressives Verhalten wie Bettnässen oder Daumenlutschen zusätzlich vorliegen.

F43.24 *mit vorwiegender Störung des Sozialverhaltens*
Die hauptsächliche Störung betrifft das Sozialverhalten, z. B. kann sich eine Trauerreaktion in der Adoleszenz in aggressivem oder dissozialem Verhalten äußern.

F43.25 *mit gemischter Störung von Gefühlen und Sozialverhalten*
Sowohl emotionale Symptome als auch Störungen des Sozialverhaltens sind bestimmende Symptome.

F43.28 *mit sonstigen vorwiegend genannten Symptomen.*

C. Die Symptome dauern nicht länger als sechs Monate nach Ende der Belastung oder ihrer Folgen an, außer bei der längeren depressiven Reaktion (F43.21). Bis zu einer Dauer von sechs Monaten kann die Diagnose einer Anpassungsstörung gestellt werden.

Auf die Anpassungsstörung – ebenso wie auf die Diagnose Depression und Angst, gemischt (F41.2) – wird von Therapeuten überproportional häufig und manchmal nicht ganz gerechtfertigt zurückgegriffen. Die Störung beginnt meist 1 bis 6 Monate nach außergewöhnlichen Lebensveränderungen und Belastungen wie Verlust und Trauer, Trennung, Migration, körperliche Erkrankung (z. B. Schilddrüsenunterfunktion, Diabetes, usw.).

Obwohl die Anpassungsstörung als Reaktion auf widrige Lebensumstände entsteht, ist es dennoch notwendig, auf eine *individuelle Vulnerabilität* bei den Betroffenen zu achten: Die vulnerable Disposition ist bei dieser Patientengruppe größer als bei Patienten mit akuter Belastungsreaktion und posttraumatischer Belastungsstörung (ICD-10, 1991).

Definitionsgemäß ist eine Anpassungsstörung 6 Monate nach Beendigung der Belastung beendet. Dauern die Symptome länger an, wird die Diagnose entsprechend dem momentanen klinischen Erscheinungsbild in eine depressive oder Angststörung oder in eine andere psychische Störung umgewandelt. Für die Diagnose einer Reaktion auf *anhaltende Belastungen* kann auf Z-Kodierungen (XXI. Kapitel) zurückgegriffen werden, z. B. auf

- Erschöpfungssyndrom (Z73.0) oder
- Probleme verbunden mit Schwierigkeiten bei der Lebensbewältigung (Z73).

Die Belastungsfaktoren bei Patienten mit Anpassungsstörung sind nicht so schwerwiegend und einschneidend wie bei Personen mit einer posttraumatischen Belastungsstörung. Meist liegen Probleme im sozialen Umfeld, bei der sozialen Unterstützung oder im Zusammenhang mit soziokulturellen Werten (z. B. bei Immigranten) vor. Es kann auch zu einem schwereren belastenden Ereignis gekommen sein wie die Beendigung eines Liebesverhältnisses. Oder mehrere Stressoren belasten das Individuum, z. B. Schwierigkeiten sowohl am Arbeitsplatz als auch in der Ehe. Einige Belastungen können immer wiederkehren wie saisonale Geschäftskrisen oder kontinuierlich sein wie das Wohnen in einem dissozialen Milieu. Die Belastungen können eine einzige Person treffen oder eine gesamte Familie, unter bestimmten Umständen auch eine größere Gruppe, Gemeinde oder Gesellschaft, z. B. im Kriegszustand. Schließlich können Stressoren auch in bestimmten Lebensphasen als kritische Lebensereignisse auftreten, z. B. bei Schulbeginn, Verlassen des Elternhauses, Eheschließung, Beginn der Elternschaft, Nichterreichen beruflicher Ziele oder Eintritt in das Rentenalter. Dazugehörige Begriffe sind Kulturschock, Trauerreaktion und Hospitalismus bei Kindern (ICD-10, 1991).

Depressive Störungen im Rahmen einer Anpassungsstörung unterscheiden sich vom alltäglichen depressiven Erleben wie z. B. einer *Trauerreaktion:* Meist kommt es nicht zu Suizidalität, Schuldgefühlen oder ausgeprägten psychomotorischen Hemmungen. Besteht die depressive Verstimmung jedoch schon über 6 Monate und bleibt die verstorbene Person in Gedanken und Handlungen weiterhin existent, liegt eine pathologische Trauerreaktion vor. Wir finden diesen Zeitrahmen zu eng bemessen und sind der Auffassung, eine Trauerreaktion zieht sich oftmals über 1-2 Jahre hin.

9.1.8.2 Angst und depressive Störung, gemischt

Die Kriterien für Angst und Depression in der Diagnose Angst und Depression gemischt (F41.2) sind noch weniger im Detail festgelegt als die der Anpassungsstörung (F43.2). Im ICD-10 (2000) steht lediglich:

Angst und depressive Störung gemischt (F41.2)
Für diese Störungen gibt es so viele Kombinationsmöglichkeiten relativ leichter Symptome, dass hier, außer den bereits in den klinischen Beschreibungen und diagnostischen Leitlinien angegebenen Kriterien, keine spezifischen Merkmale mehr aufgeführt werden. Es folgen kurze Hinweise für Wissenschaftler.

9.2 Störungsübergreifende depressive Symptomatik und vier Ausprägungen von Depressionen

Depressive Patienten zeigen ganz verschiedenartige Beschwerdemuster in jeweils unterschiedlicher Ausprägung. Um eine depressive Diagnose zu rechtfertigen, muss keines der Symptome zwangsläufig vorkommen (Hautzinger et al., 2000). Das erschwert die Differenzialdiagnostik von unipolaren depressiven Erscheinungsformen.

Depressive Diagnosebilder können sich obendrein intrapsychisch, also bei ein und derselben Person, verändern. In einer Studie an 78 depressiven Patienten wird anhand von rezidivierenden depressiven Episoden belegt, wie wenig weder depressive Diagnosen von einer Episode zur nächsten noch depressive Symptome (gemessen mit dem SKID und der Hamilton Rating Scale for Depression, S. 241) stabil bleiben (Oquendo et al., 2004). Entsprechend der jeweiligen diagnostischen Lage muss folglich die therapeutische Behandlung an die momentanen Bedürfnisse des Patienten angepasst werden. Von daher darf es nicht verwundern, wenn häufiger diagnostische Fehleinschätzungen bei depressiven Störungen vorkommen. Eine derarte Instabilität der Symptome kann aber auch bedeuten, dass die verschiedenen Unterformen depressiver Störungen nicht wirklich auf unterschiedliche Störungen hinweisen.

Schließlich scheint sich die depressive Symptomatik mit zunehmendem Alter zu verändern: In einer Untersuchung von 613 Patienten mittleren Alters (Durchschnittsalter 37,9 Jahre) und 218 sehr viel älteren Patienten (durchschnittlich 69,4 Jahre), die vor Therapiebeginn jeweils das Depressionsinventar von Beck vorgelegt bekamen, wiesen die beiden Altersgruppen eindeutig unterschiedliche Symptommuster auf. Nur drei der Items stimmten überein: Das waren Libidoverlust, Gewichtsabnahme und Enttäuschung über die eigene Person. Während die jüngeren depressiven Patienten höhere Werte bei kognitiven Symptomen wie Selbstkritik, sozialem Rückzug, Reizbarkeit, Schuld- und Versagensgefühlen erzielten, klagten die älteren Patienten häufiger über körperliche Symptome wie Schlafstörungen, somatische Beschwerden und Gewichtsverlust (Kim et al., 2002).

Zur Vereinfachung der diagnostischen Einschätzung von depressivem Erleben werden Symptome, die charakteristisch sind für unipolare depressive Störungen, diagnoseübergreifend zusammengefasst und in der in Kasten 10 dargestellten Auflistung einzelnen Erlebnisbereichen zugeordnet.

Kasten 10: Depressive Symptome nach ICD-10 und DSM-IV (in Anlehnung an Hautzinger et al., 2000)

Typische depressive Beschwerden sind mindestens zwei Wochen und länger anhaltende

- niedergeschlagene Stimmung, Traurigkeit, Müdigkeit, Verunsicherung, Ängstlichkeit, Gefühle von Wertlosigkeit, Schuldgefühle, reizbare Verstimmung, aggressive Impulse, Gefühlsleere im *emotionalen Erleben*,
- Interessenverlust, Hoffnungs- und Sinnlosigkeit, Antriebslosigkeit, Entschlussunfähigkeit, Todeswunsch, Selbstmordgedanken als Beweggründe oder *motivationale Beschwerden,*
- Grübeleien – meist Sorgen um Gesundheit, Fähigkeiten und Zukunft – Konzentrations- und Gedächtnisschwäche, negative Selbstabwertung, seltener psychotische Symptome auf der *kognitiven Erlebnisebene,*
- Schlaf- und Appetitstörungen, Gewichtsabnahme ohne Diät oder -zunahme, Druck in der Herzgegend, Schmerzen in Kopf-, Rücken- und Bauchbereich, Magen-Darm-Beschwerden, Libidoverlust (seltener Libidosteigerung) auf der *körperlich-physiologischen Ebene,*
- Kraftlosigkeit, psycho-motorische Unruhe, Hemmung oder Verlangsamung, Zittern, Verspannungen, Bewegungsblockade, leises, monotones Sprechen, weinerliches oder maskenhaftes Gesicht und kraftlos schlaffe Haltung auf der *motorischen* und *Verhaltensebene,*
- soziale Unsicherheit, sozialer Rückzug, geringer Blickkontakt, wenig Eingehen auf den anderen, Klagen, Negativieren sowie den Tränen nahe sein als *kommunikative Probleme.*

Um die Intensität der depressiven Störung, das Vorhandensein von weiteren Komorbiditäten und das Ausmaß an Beeinträchtigung einzuschätzen, wird

1. nochmals nach den wichtigsten *Grundbedürfnissen* – Schlafen, Essen/Trinken und Sexualität – gefragt. Therapeuten räumen ihnen oft nicht genügend Bedeutung ein. Die Exploration der basalen Bedürfnisse bringt immer wieder wichtige Informationen von therapeutischer Relevanz hervor, z. B. Essprobleme, Alkoholgefährdung oder sexuelle Funktionsstörungen

2. auf die spezielle Ausprägung der depressiven Störung geachtet und danach Ausschau gehalten, ob eine der folgenden 5 Ausprägungen (vgl. Fallbeispiele) vorliegt, woraufhin jeweils bestimmte therapeutische Schwerpunkte zu setzen sind:

Beispiel: Ängstliche Variante

Klara, 64 Jahre, früher Fremdsprachenkorrespondentin, heute Hausfrau, sieht verhärmt aus wie eine 75-Jährige. Sie ist unruhig, nervös und angespannt, zuckt bei jedem Geräusch zusammen, schaut dauernd auf die Uhr, redet überhastet, beschreibt ihre Lebensführung als furchtbar und fühlt sich „hundeelend". Sie hat Angst vor ihrem rabiaten Mann, der seit 12 Jahren schwer krebskrank ist und mittlerweile stark metastasiert. Zur Überraschung seiner Ärzte lebt er noch. Er war stets ein „Pascha" und behandelt Klara im Verlaufe seiner Krankheit zunehmend bestialisch, droht und schimpft (Sie: „Jeder Nerv in mir zittert, wenn ich in seiner Gegenwart bin". Er: Sie soll sich „aufhängen", er würde ihr „den Nagel dafür anbringen"). Beim Fahren greift er ihr ins Lenkrad und schubst sie gelegentlich. Klara kann sich nicht genügend wehren. Sie fürchtet, ihr „schwaches" Herz mache das alles nicht mehr mit, und leidet unter „grässlicher Todesangst", so wie ihre Mutter und deren drei Schwestern auch.

Klara vermeidet nichts und wird auch nicht von Sorgen aufgefressen. Im Gegenteil, sie ist stets konzentriert, organisatorisch geschickt, erstaunlich handlungsfähig und sehr zuverlässig. Deutlich überwiegen bei ihr die depressiven Verstimmungen. Sie gehen mit Freudlosigkeit, pessimistischer Grundhaltung, geringem Selbstvertrauen (Ich bringe nichts mehr zustande"), subjektiv empfundener Energie- und Kraftlosigkeit („Ich Trottel mache alles falsch", „Ich bin so weit, dass ich mich umbringe") und Frustessen (89 kg/164) einher. Besonders auffallend ist ihre psychomotorische Agitiertheit: Sie klagt über Herz-Rhythmus-Störungen, Atembeschwerden, Beklemmungsgefühl und Schwindel. Immer häufiger greift sie nach einem Beruhigungsmittel (5 mg Diazepam).

Infolge ihrer starken inneren Anspannung liegt der therapeutische Schwerpunkt – bei sozialer Unterstützung in niedrigfrequentem Gesprächsrhythmus – vor allem auf aktiven *spannungsreduzierenden und konfrontativen Vorgehensweisen* (insbesondere interozeptive Konfrontation) zur Reduktion von passivem Verhalten wie Klagen und Psychopharmakakonsum.

Beispiel: Antriebgestörte Variante

Jasmin, 26 Jahre, ohne Ausbildung, wurde im 9. Monat ihres Referendariats im Primarstufenbereich schwer depressiv und musste für 8 Wochen in eine psychosomatische Klinik. Dort hatte sie nach der ersten Woche eine Fehlgeburt (9. Schwangerschaftswoche). Sie leidet vor allem unter Erschöpfung und Müdigkeit (schläft bis zu 20 Stunden/Tag), Selbstzweifeln, hat kein Zutrauen mehr in sich und weint endlos unter ihrer „totalen Überforderung". Sie kann mit niemandem über ihre Gefühle reden, ist innerlich und äußerlich wie erstarrt. Nun ist sie zu Hause und hat keinerlei Antrieb, grübelt endlos, sieht ihren Perfektionismus und übersteigerten Erwartungsanspruch, ist aber nicht imstande, auch nur kleinste Schritte zu planen oder zu entscheiden, was sie „machen können will". Vielmehr flüchtet sie immerzu ins Bett.

Seit sie erinnern kann, bemüht sie sich, dem tüchtigen Vater, einem ehemaligen Schulleiter, zu gefallen. Der harmoniesüchtigen Mutter will sie „bloß keine Probleme machen", zumal diese vor 2 Jahren vom Vater verlassen wurde und noch immer trauert. Er zog mit einer Geliebten ans Mittelmeer. Jasmin war sein auserkorener Liebling.

Nun fühlt sie sich von ihm im Stich gelassen. Gleichzeitig ist sie in Sorge um seine Herzerkrankung und weiß, dass sie ihn sehr liebt, aber auch ziemlich idealisiert. Jetzt befürchtet sie Probleme in der eigenen Ehe, die aber gut zu laufen scheint.

Sie erlebt sich als völlig hilflos, weiß nicht, was sie zu Hause tun soll und erst recht nicht, was sie beruflich unternehmen könnte. Sie rafft sich zu nichts auf, sie isst z.B. nur, wenn ihr jemand etwas vorsetzt.

In der Behandlung von Jasmins Depression wird auf die Antriebsschwäche und Erschöpfung mit gradueller *Aktivierung, Ressourcenmobilisierung* und Ermutigung zu *gesunder Ernährung, Sport und Entspannung* reagiert. Eine kognitive Therapie und Zukunftsplanung ist selbstverständlich auch erforderlich.

Beispiel: Feindselig aggressive Variante

Cordula, 50 Jahre, seit 2 Jahren vorzeitig pensionierte Grundschullehrerin (wegen Netzhautablösung und Herzschrittmacher nach einer nicht gleich erkannten Thrombose im Arm), trennte sich von ihrem Mann vor 2 Jahren. Die 18-jährige Tochter, die ihm „sehr wesensverwandt" war, zog nach heftigen Streitereien mit der Mutter zum Vater. Schwer depressiv, sprang sie nur wenige Wochen danach, so wie sie es mehrfach angekündigt hatte, vom 16. Stock, weil sie mit ihrem Leben einfach nicht zurecht kam. Cordulas Mann, der mit 19 Jahren bereits einen Selbstmordversuch verübt hatte, erhängte sich 6 Monate danach.

Nun hat Cordula noch den 12-jährigen Sohn, um dessen Leben und Wohlergehen sie verständlicherweise bangt. Trotz der schrecklichen Ereignisse und einer heftigen Depression ist sie lebenstüchtig, schläft sogar einigermaßen und hat keine Probleme mit Ernährung oder Alkohol. Sie braucht auch keine Medikamente. Sie ist aber leicht reizbar, nervös und extrem negativierend eingestellt. Im Umgang mit Nahestehenden und Unbekannten wird sie aufgrund von Bagatellen zornig und feindselig: Sie kritisiert dann viel, oft barsch und abweisend, und reagiert bei Kritik wie von der Tarantel gestochen. Sie streitet viel, am meisten noch mit ihrer ähnlich strukturierten Mutter. Nur den Sohn verschont sie. Aber sie stichelt an den Lehrern und an seinem Therapeuten herum und setzt den Jungen immer wieder unter massiven Druck, z.B. seine Therapie aufzugeben oder nicht mit auf Klassenfahrt zu fahren, weil der Bus verunglücken könnte.

Cordula weint oft „vor Wut", weil ihr das alles zustoßen musste. Phasenweise hat sie starke Schuldgefühle der verstorbenen Tochter gegenüber. Sie will sich für ihren Tod rächen und hat die behandelnde Jugendpsychiatrin wegen „grober Fahrlässigkeit" verklagt. Mitunter zerfrisst sie sich förmlich vor Hass und bekommt dann aggressive Impulse: Der nichts ahnenden Witwe ihres an Herzleiden verstorbenen Geliebten legt sie anonym einen Blumenstrauß vor die Haustür mit einer Karte, auf der „Von der Geliebten Ihres Mannes" steht.

Bei dieser feindselig erregten Variante einer depressiven Störung liegt der Schwerpunkt der Behandlung auf *Aggressionskontrolle* z.B. mithilfe von Stressimpfungstraining (S. 204), Time-out-Methode (S. 256), Tageslaufgestaltung (um ihre Energien anders zu bündeln), und *Spannungsabbau.*

Beispiel: (Verdeckte) somatisch-physiologische Variante

Alexa, 54 Jahre, Krankenhaussekretärin, sieht aus wie das blühende Leben und hat dennoch eine schwächliche körperliche Konstitution, die es ihr unmöglich macht, mehr als halbtags zu arbeiten. Andernfalls baut sie ab und kann sich nicht mehr konzentrieren („Ich verzettele mich"), treibt ihre Fehlerquote hoch und ist am Ende total erschöpft. Ihre überzogene Schlussfolgerung: „Ich schaffe nichts in meinem Leben". Sie hat Appetitstörungen, Ein- und Durchschlafschwierigkeiten und seit Jahrzehnten keinerlei libidinöses Interesse mehr. Am Morgen wacht sie 2 bis 3 Stunden vor der Aufstehenszeit auf und fühlt sich miserabel. Dann versinkt sie in „tiefe Traurigkeit" und „möchte eigentlich nicht mehr". Nach der Arbeit muss sie sich 2 Stunden hinlegen und ausruhen, denn sie fühlt sich ausgelaugt und krank, ist zittrig, fahrig und in ihrem psychischen Tempo sehr verlangsamt.

Somatisch leidet sie unter allergisch bedingtem Asthma, das unter starker Alltagsbelastung zunimmt, Durchblutungs- und Herz-Rhythmus-Störungen sowie einer erhöhten Infektanfälligkeit. Ein- bis zweimal die Woche bekommt sie Migräne und klagt über chronische Schmerzen an wechselnden Körperstellen (Fibriomyalgie wurde diagnostiziert). Ausgehen und die Pflege von sozialen Kontakten ist für sie in körperlicher Hinsicht so anstrengend geworden, dass sie sich lieber zurückzieht und nur wenige soziale Kontakte aufrecht erhält. Mittlerweile regen sie schon Kleinigkeiten auf, vor allem intensive Reize wie lärmende Nachbarn oder grelles Licht. Zudem befürchtet sie, ihr Gedächtnis lasse sie im Stich und sie würde mental abbauen wie ihre Mutter, die eine schwere Altersdemenz bekam. Die depressiven Verstimmungen und somatischen Beschwerden sind quälend für sie und halten sie „chronisch verzweifelt".

Bei dieser letzten depressiven Variante werden diverse medizinische Behandlungen und physiotherapeutische Anwendungen angeregt. Zum graduellen Aufbau von physischen und psychischen Energien steht im Zentrum der Therapieplanung vor allem *kognitive Therapie für das negative Körperbild und aktives Gesundheitsverhalten* (S. 85), insbesondere regelmäßiger Ausdauersport (Gymnastik, Radwandern oder Schwimmen).

Beispiel: Mischung aus mehreren Ausprägungen
Fallbeispiel siehe S. 265.

Diese depressiven Ausprägungen tauchen häufig in der klinischen Praxis auf. Selbst Geschlechtsunterschiede sind zu erkennen. Entsprechend den Ergebnissen der epidemiologischen Studien ECA und NCS (S. 17) haben *Frauen* wesentlich häufiger *Depressionen mit somatischen Symptomen* als Männer. Dieser Geschlechtsunterschied wird in einer neueren Replikationsstudie bestätigt, in der die untersuchten Frauen vor allem mehr Schlaf- und Appetitstörungen aufweisen als Männer. Sie klagen auch mehr über Erschöpfung, Schmerzen und Ängste (Silverstein, 2002).

Differenzialdiagnostischer Hinweis zur Unterscheidung von Depression und Angst

Oft wird vorschnell auf die Diagnosen Angst und depressive Störung gemischt bzw. Anpassungsstörung zurückgegriffen. Am Ende sind dann die therapeutischen Wirkungen sehr begrenzt.

Deshalb empfehlen wir, anstatt bei der diagnostischen Einschätzung auf Anpassungsstörung oder Angst und Depression gemischt zurückzugreifen, möglichst spezifische depressive und Angststörungen anzugeben. In der Regel liegt eine bestimmte unipolare Depression vor und komorbide eine (oder mehr) der 7 Angststörungen (s. Teil I). Beide Störungstypen lassen sich als leicht, mittelgradig oder schwer einschätzen.

Bei einigen Patienten mit komorbiden Depressionen und Ängsten wird nicht immer das Vollbild einer Depression oder Angststörung vorliegen, möglicherweise aber einzelne Symptome, die eine subklinische Ausprägung einer bestimmten Störung darstellen. Diese sollte als diagnostische Hypothese angegeben werden.

9.3 Komorbidität

Selten treten Depressionen unisono auf: In der Mehrzahl der Fälle (60 bis 70%) gehen sie mit anderen psychischen Auffälligkeiten, meist mit Angststörungen, aber auch mit somatoformen Störungen, einher (vgl. S. 233). 60 bis 80% der depressiven Patienten mit Komorbiditäten scheinen ihre Depressionen sogar erst infolge von vorausgegangenen psychischen Störungen und körperlichen Erkrankungen bekommen zu haben. Oft sind sie Folgeerscheinung und zugleich auch eine der aufrechterhaltenden Bedingungen von (chronifizierten) körperlichen Erkrankungen, wie MS, Diabetes und obstruktiven Atemwegserkrankungen, oder von medikamentösen Behandlungen, z.B. mit blutdrucksenkenden Medikamenten. Besonders im Verlaufe von ausweglosen, terminalen Erkrankungen, wie Krebs oder Zustand nach mehreren Herzinfarkten, kommt es häufig zu Depressionen.

Interaktionen mit umgekehrtem Vorzeichen gibt es auch: Bei einigen Depressiven ist infolge der depressiven Störung das allgemeine Krankheitsrisiko erhöht. Sowohl bei Trauernden als auch bei unglücklich Verheirateten wird schon seit Jahrzehnten in Korrelationsstudien eine Schwächung der Immunabwehr empirisch nachgewiesen (Kiecolt-Glaser et al., 1987).

9.4 Suizidalität

Schwere Belastungen in der Lebensführung haben häufiger depressive Symptome zur Folge und nicht wenige davon werden von Suizidgedanken begleitet (Monroe et al., 2001). Vermutlich leiden 40-80% der depressiven Patienten unter Suizidideen während einer Depression (Wittchen, 2004). Selbstmordgedanken und autoaggressive Handlungen wie Selbstschädigungen und Selbstmordversuche – meist in Form von Vergiftung mit verschriebenen Medikamenten (ICD-10, 1991) – kommen insbesondere bei bipolar gestörten Patienten vor. Sie werden unter Verwendung einer zusätzlichen Kodierung verschlüsselt (Kapitel XX: „Äußere Ursachen von Morbidität und Mortalität", Abschnitt X). Diese Kodierungen fallen unter den Oberbegriff *Selbstbeschädigung*. Sie erlauben aber keine Unterscheidung zwischen Selbstmordversuch und „parasuizidaler Handlung", einer abnormen Art von Selbstmordversuch.

Bereits in jungen Jahren werden Selbstmordhandlungen vorgenommen. In einer Zwillingsstudie (Glowinski et al., 2001), in der 3.416 eineiige und zweieiige weibliche Zwillinge im Alter von 12-23 Jahren von 1995 bis 2000 telefonisch mit einem standardisierten Leitfaden interviewt wurden, konnte nachgewiesen werden, dass sich die Selbstmordneigung bei diesen jungen Frauen bereits in der Pubertät manifestiert hat. Dieser Untersuchung zufolge treten jugendliche Suizidhandlungen gehäuft in Familien auf und werden wahrscheinlich durch genetische Faktoren mit beeinflusst.

Suizid ist eine häufige Todesursache bei depressiven Patienten. In den Jahren 1973 bis 1995 wurden im Rahmen einer großen schwedischen Studie (Ösby et al., 2001) 15.829 Männern und 23.353 Frauen mit bipolarer oder unipolarer Depression aus dem nationalen Patientenregister gezogen und den Todesursachen der inzwischen Verstorbenen nachgegangen: Am häufigsten hatten Herz-Kreislauf-Erkrankungen zum Tod geführt, am zweithäufigsten – in beiden Patientengruppen – Selbstmordhandlungen und am dritthäufigsten Krebserkrankungen.

Über Jahrzehnte hinweg wurde – mit Verweis auf die Meta-Analysen von Robins und Guze (1972) und Goodwin und Jamison (1990, zitiert von Bostwick et al., 2000) das lebenslange Selbstmordrisiko bei depressiven Patienten mit 15% angegeben. Eine metaanalytische Studie aus dem Jahr 2000 (Bostwick et al.) liefert neue Zahlen: Bei Patienten, die nach einem Selbstmordversuch oder wegen Selbstmordgedanken hospitalisiert wurden, beträgt das lebenslange Selbstmordrisiko 8,6% und 4% bei denen, die noch nicht wegen Selbstmordgefährdung im Krankenhaus waren. Im Vergleich dazu liegt in gemischten ambulanten und stationären Patientengruppen das Selbstmordrisiko bei 2,2% und in einer Kontrollgruppe ohne depressiv gestörte Patienten bei weniger als 0,5%. Von daher nehmen die Autoren an, dass eine Entscheidung für die Krankenhauseinweisung eines Patienten bereits Aussagen über sein Selbstmordrisiko erlaubt.

In einer sich über 20 Jahre erstreckenden Längsschnittstudie an mehr als 6.000 Patienten in ambulanter Behandlung (Brown et al., 2000; Linden et al., 1996) kristallisierten sich folgende *Risikofaktoren für Selbstmordhandlungen* heraus: Selbstmordgedanken, sowohl unipolare als auch bipolare Depression, frühere Krankenhausaufenthalte, vorausgegangene Selbstmordversuche, höheres Alter, Single-Dasein und Arbeitslosigkeit. Folgende weitere Variablen deuten zusätzlich auf eine künftige Selbstmordhandlung hin: Schweregrad der depressiven Episode, Hoffnungslosigkeit, komorbide Persönlichkeitsstörung, frühere Behandlung mit Psychopharmaka und Selbstmordhandlungen in der Kernfamilie.

Es gibt eine Vielzahl von Motiven für Selbstmordhandlungen. Einige Personen wollen sich umbringen, weil sie sich als Last für ihre Angehörigen erleben oder weil sie Angst haben vor einer schlechten Betreuung im Altenheim. In zwei Studien, in denen Abschiedsbriefe von Personen mit vollendeten und versuchten Selbstmordhandlungen ausgewertet wurden, ergaben sich Korrelationen von .30 und .40 zwischen ernsthaften Suizidversuchen und der Sorge, eine Belastung wie auch immer zu sein – selbst bei Kontrolle der Variablen Alter, Geschlecht und Hoffnungslosigkeit (Joiner et al., 2002). In dieser Studie haben sich als ganz sichere Selbstmordmethoden Erschießen, Erhängen, Tod durch elektrischen Strom herausgestellt und als weniger sichere Tabletten, Vergiften, Pulsaufschneiden und Ersticken.

In Deutschland nehmen sich jedes Jahr knapp 12.000 Menschen das Leben, rund die Hälfte davon im Rahmen einer depressiven Störung (Rudolf et al., 2003). Das sind wesentlich mehr Tote als bei Verkehrsunfällen. Einer Einschätzung nach für deutsche Lebensverhältnisse suizidieren sich 15% der Patienten mit *schweren* depressiven Störungen (schwer depressiv sind etwa 4,2% der Bevölkerung) (Wittchen, 2004). Die Selbstmordgefährdung ist nicht nur bei Depressiven, sondern auch bei Schizophrenen, Menschen mit Persönlichkeitsstörungen, Krebs- und AIDS-Patienten erhöht. Männer machen häufiger vollendete Selbstmorde, Frauen mehr Selbstmordversuche.

In den vergangenen 20 Jahren sind nach Auskunft des Statistischen Bundesamts Selbstmordhandlungen um mehr als 40% „drastisch" zurückgegangen, von 18.711 im Jahr 1982 auf 11.163 im Jahr 2002 (Süddeutsche Zeitung vom 4.2.2004). Ein wesentlicher Grund dafür dürfte Experten zufolge in der genaueren Differenzialdiagnostik liegen, die zu einer besseren Behandlung – vor allem mit neueren Antidepressiva (S. 320) – führt. Depressionen gehören zu den Hauptursachen von Suizidhandlungen. In dem genannten Zeitraum stieg jedoch der Anteil von männlichen Suizidopfern von 65,6% auf 72,6%.

9.5 Erklärungsmodell für unipolare Depressionen

Belege für eine zum Teil genetisch vorgegebene Vulnerabilität für unipolare Depressionen liegen vor (Sullivan et al., 2000). Depressionen treten in Wechselwirkung mit externen Stressoren, kritischen Lebensereignissen und persönlichen Problemen auf, aber auch im Zusammenhang mit biologischen Rhythmen, neurologisch-hormonellen sowie immunologischen Erkrankungen und Gehirnabbauprozessen. Außerdem kommen sie auch als Nebenwirkungen von Medikamenten vor. Folgende Anfälligkeiten können den Depressionsverlauf verstärken (vgl. Hautzinger, 1997): Depressive Erkrankungen in der Biographie, erhöhtes familiäres Vorkommen von depressiven Störungen (überwiegend genetische Einflüsse), höheres Lebensalter, weibliches Geschlecht, abhängige oder zwanghafte Persönlichkeitszüge, geringe soziale Fertigkeiten, dysfunktionale Grundüberzeugungen und negative Sozialisationserfahrungen.

Bei Depressiven ist der Transmitterstoffwechsel gestört. Ursache-Wirkungszusammenhänge sind offenbar schwer zu klären. Vermutlich haben depressive Personen aufgrund einer biologischen Vulnerabilität einen Serotoninmangel. Bis zu einem gewissen Grad dürften auch Vitalität und kognitive Vulnerabilität genetisch vorgegeben sein. Die Stärke der Beziehung zwischen negativem kognitiven Denkstil und depressiven Symptomen hängt jedoch davon ab, an welcher Stelle sich die Person auf dem Kontinuum kognitiver Denkstile befindet (Gibb et al., 2004).

Die Entstehung von Depressionen ist nur multifaktoriell zu erklären. Kendler et al. (2002) haben ein Entwicklungsmodell der Depression für Frauen zur Erleichterung der Vorhersage von depressiven Episoden aus den Ergebnissen ihrer Zwillingsforschung abgeleitet. In einer Längsschnittuntersuchung wurden 1.942 weibliche Zwillingspaare viermal im Verlaufe von 9 Jahren zu ihrem depressiven Erleben interviewt. Folgende 18 Risikofaktoren für unipolare Depressionen bei Frauen ergaben sich in unterschiedlichen Lebensphasen:

1. *Kindheit:* Genetisches Risiko, gestörte Familienverhältnisse, ungünstige Milieubedingungen, sexueller Missbrauch, Verlust eines Elternteils
2. *Pubertät:* Neurotizismus, Selbstwertgefühl, frühes Aufkommen von Angst, Verhaltensauffälligkeiten
3. *Spätes Jugendalter:* Bildungsabschluss, traumatische Erlebnisse, soziale Unterstützung, Substanzmittelmissbrauch

4. *Erwachsenenalter:* Eheprobleme, Scheidung(en), allgemeine Lebensprobleme, belastende Lebensereignisse, Depressionen in der Lebensgeschichte.

Nach dem *verstärkungstheoretischen Erklärungsansatz* von Lewinsohn et al. (1990), einem Verstärker-Verlust-Modell, dürften depressive Störungen durch einen Mangel an positiven und einem Zuviel an negativen Erfahrungen begünstigt und ausgelöst werden. Ausgeprägte negative Erfahrungen wie körperliche Gewalt, sexueller Missbrauch, Ablehnung und Vernachlässigung, aber auch extrem strenge oder laxe Beaufsichtigung und Disziplinierung im Kindesalter sind mit der Entstehung von schwerer Depression verbunden (Harkness et al., 2002).

Das Ausmaß an positiver Verstärkung wird von der Menge an verstärkenden und stimmungsaufhellenden Aktivitäten oder Ereignissen bestimmt. Chronische Verstärkerdefizite sind von weiteren Faktoren abhängig wie Geschlecht, Alter und individueller Lerngeschichte. So bewerten Mädchen schon im Grundschulalter ihre schulischen Leistungen schlechter als Jungen, selbst wenn sie de facto besser sind. Desgleichen sorgen und quälen sie sich innerlich wesentlich mehr als Jungen mit der Selbsteinschätzung ihrer Leistung, wollen Erwachsenen mehr gefallen und beziehen die Kritik ihrer Schulleistungen auf die gesamte Person (Pomerantz et al., 2002). Derartige Haltungen begünstigen Selbstwertprobleme und depressives Erleben.

Eine Disposition zu depressivem Erleben wird durch operantes und Modelllernen verstärkt. 13 von 100 Müttern, die nach der Entbindung depressiv wurden, bestrafen ihre Kinder mehr, sind ihnen gegenüber feindseliger und lehnen sie häufiger ab. Sie reagieren weniger sensibel und warmherzig auf sie, sprechen seltener mit ihnen und unternehmen auch weniger als gesunde Mütter (Ashman et al., 2002; Evans et al., 2001). Weil die Bindung dieser Mütter zu ihren Kindern höchst instabil ist (aber auch weil sie Modelle für Depressionen sind), laufen die Kinder Gefahr, ebenfalls depressive Züge und Probleme mit der Kontrolle von Emotionen zu entwickeln, wodurch sie in ihrer kognitiven und sozialen Entwicklung behindert werden (Ashman et al., 2002; Murray et al., 2003). In einer Längsschnittstudie, in der über 7 Jahre hinweg 804 11- bis 17-Jährige und ihre Eltern auf depressive Symptome hin untersucht wurden, korrelieren drei Faktoren mit dem Ausbruch einer unipolaren Depression: Die depressive Erkrankung eines Elternteils, ein niedriges Selbstwertgefühl und das Geschlecht, wobei Mädchen und Frauen doppelt so häufig depressiv werden (J.P. Hoffmann et al., 2003).

Depressionen werden durch einen Mangel an verhaltenskontingenter positiver Verstärkung aufrechterhalten. Depressive Personen rufen vorübergehend Zuwendung und Unterstützung von Angehörigen und Freunden hervor, obwohl sie langfristig oft zur Belastung für Sozialpartner werden: Diese kurzfristigen Momente von Hilfsbereitschaft, Sympathiebekundung und Anteilnahme tragen ebenfalls zur Aufrechterhaltung der depressiven Störung bei. Depressive zeigen meist zu wenig Verhalten, das verstärkt werden kann, und zu viele passive Verhaltensweisen wie Grübeln und Ausruhen. Weil ihnen Handlungsalternativen fehlen, ihre Umgangsformen (wortkarg, mürrisch, negativierend, zu sehr auf sich selbst bezogen, abhängig, um Hilfe bittend) gestört sind und ihre Partner und Freunde allmählich aggressiv auf ihre Hilfsappelle reagieren, werden ihre depressiven Verstimmungen auf lange Sicht immer wieder negativ verstärkt (Lewinsohn et al., 1990).

Dynamisch betrachtet (N. Hoffmann et al., 2001) hat sich der depressive Mensch in einem bestimmten Zeitraum kräftemäßig verausgabt und ein chronisches Energiedefizit entwickelt, das zu reduziertem Verhalten zwingt. In der Folge wird es immer mühsamer, Reaktionen zu zeigen, die zu sozialer Verstärkung führen. Vor allem in sozialen Bereichen, z. B. bei der Berufsausübung, wird der Depressive initiativlos, ermüdet rasch, gibt schnell auf und verspürt eine Entfremdung von der eigenen Person. Selbst seine vitalen körperlichen Funktionen sind zum Teil dramatisch verlangsamt. Damit gehen kognitive Veränderungen und Entwertungserlebnisse einher.

Den *kognitionspsychologischen Erklärungsansätzen* der Depression von Beck et al. (1992a) und Hautzinger (1997), ebenso wie dem *Hilflosigkeits-Modell* von Seligman (1986) liegt eine kognitive Störung zugrunde: Die Wahrnehmungen, Denkprozesse und kognitiven Schemata von depressiven Personen sind willkürlich, selektiv, negativ verzerrt und somit fehlerhaft. Ohne es zu bemerken, haben sie eine auffällige *kognitive Triade* entwickelt, der zufolge sie dazu neigen, (1) die eigene Person, (2) ihre Umwelt und (3) die Zukunft negativ zu sehen (Beck et al., 1992a). Der kognitiven Triade zufolge beschäftigen sie sich immer mehr mit pessimistischen und hoffnungslosen Kognitionen und überprüfen ihre Wahrnehmungen nicht mehr auf ihre Richtigkeit hin. Vor diesem Hintergrund stellen sie oftmals völlig überhöhte Anforderungen an sich. Es sind Erwartungen, die unerreichbar bleiben und ihnen das Gefühl vermitteln, persönlich vollkommen gescheitert zu sein.

Gefühle der *Hilflosigkeit* werden durch negative Sozialisationsbedingungen hervorgerufen, z. B. zu viel Kritik von Bezugspersonen bei überhöhten moralischen und leistungsbezogenen Erziehungsnormen, zu wenig warmherzige Zuwendung und kindgerechte soziale Unterstützung. Unkontrollierbare, aversive Ereignisse führen ebenfalls zu Hilflosigkeit und können in depressives Erleben übergehen. Besonders belastend ist für Kinder z. B. der Verlust eines Elternteils im Alter von 8 bis 10 Jahren: Infolge ihres kognitiven Entwicklungsstandes begreifen diese Kinder zum ersten Mal, dass Sterben und Tod unwiderruflich sind. Viele erschrecken sich sehr darüber. Ohne soziale Unterstützung drohen sie, hilflos und hoffnungslos zu werden, da sie keine Möglichkeit zur Veränderung der Situation sehen. Oft bleiben sie dann bis weit ins Erwachsenenalter hinein depressiv verstört.

Viele Depressive neigen zu *zwanghaftem Grübeln* über unerfreuliche Erlebnisse, die eigene Person und das ganze Leben. Papageorgiou und Wells (2003) haben ein *Modell der Metakognitionen* mit ihren Auswirkungen auf Grübelprozesse und depressive Verstimmungen entwickelt und erprobt (vgl. sorgenvolles Denken, S. 145). Zwanghafte Grübeleien sind demnach Teil einer Feedbackschleife und werden durch die irrige Überzeugung aufrechterhalten, grüblerische Gedanken wären der Schlüssel zur Linderung von depressiven Verstimmungen. Metakognitionen haben dabei viele Funktionen: Sie sind Monitor, Interpret, Beurteiler und Lenker von Informationen. Diese spezifische Verbindung von Depression und Metakognition lässt sich nur bei depressiven Patienten beobachten.

Denkfehler (S. 79), automatisierte negative Gedanken (S. 77), Grundüberzeugungen (S. 79) und die damit assoziierten Gefühle von Hilflosigkeit werden durch kritische Lebensereignisse und *Belastungen* aktiviert und im Sinne einer nach unten gerichteten Spirale verstärkt (Beck et al., 1992a; Hautzinger, 1997; Seligman, 1986). Belastende Ereignisfolgen in Zeiträumen ohne Erholung von früheren Belastungen gelten als besonders schwerwiegende Stressoren. Depressive Personen grübeln dann exzessiv über ihre eigene Unzulänglichkeit, über aversive Ereignisse in der *Vergangenheit* und über ihre Hilflo-

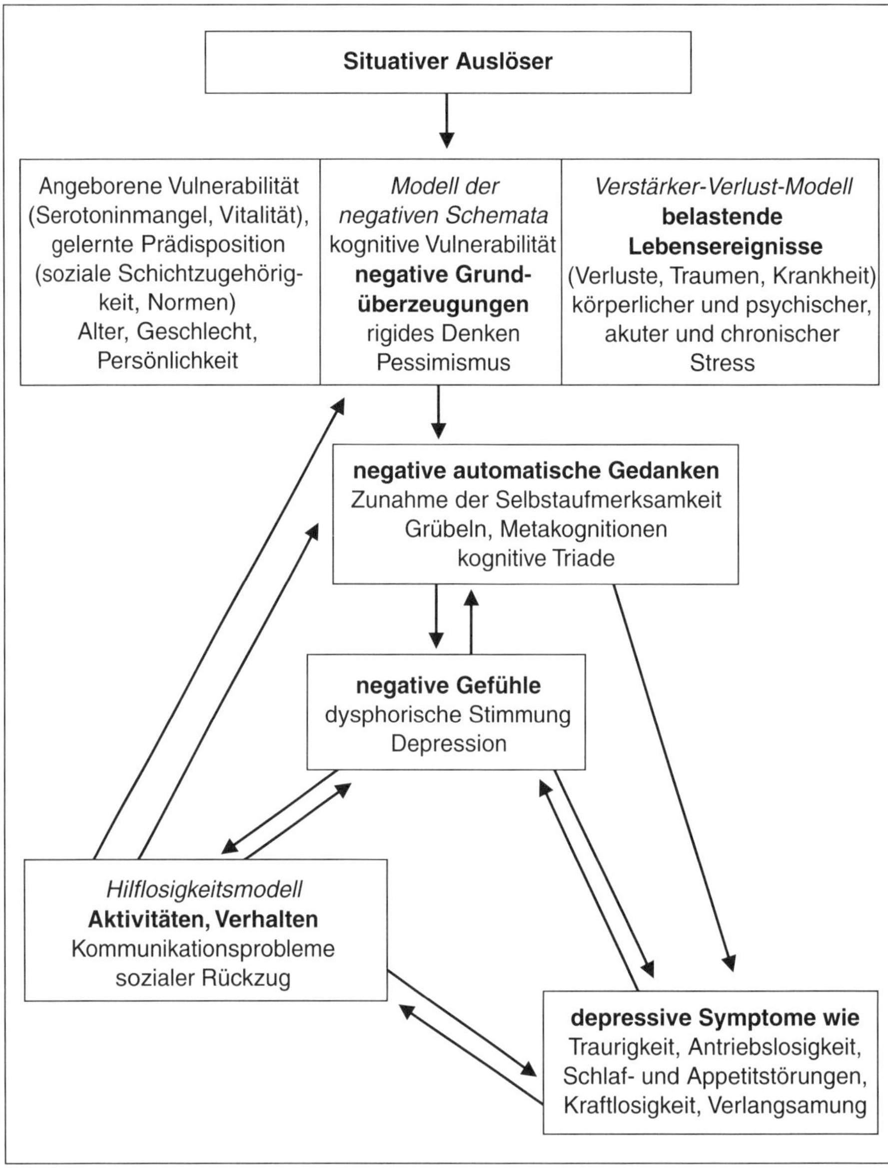

Abbildung 10: Multifaktorielles kognitives Depressionsmodell

sigkeit in der *Zukunft*. Die automatisierten kognitiven Prozesse werden von zugrundeliegenden, oftmals generalisierten negativen Überzeugungen (S. 133) getragen und sind deshalb besonders beharrlich. Die Betroffenen können im Allgemeinen nicht mehr Krisen und Probleme in der *Gegenwart* analysieren, geschweige denn bewältigen bzw. ihr Denken in Taten umsetzen. Negatives Denken, depressive Gefühle und hilfloses Verhalten hängen eng zusammen (Abbildung 10).

Fazit: Depressionen entstehen als Folge der mehrdimensionalen Wechselwirkungen von Vulnerabilitäten, negativen Grundüberzeugungen und Belastungspotenzialen. Beteiligt sind die Wirkungen des Verstärker-Verlust-Modells (zu wenig positive Verstärkung), des Hilflosigkeitsmodells (unkontrollierbare aversive Ereignisse) und des Modells der negativen Kognitionen und Schemata (dysfunktionale Grundannahmen und negative automatische Gedanken). Negative Erwartungen und Einstellungen des Individuums wirken sich depressionsverstärkend aus und verringern das Aktivitätspotenzial, verschlechtern das Sozialverhalten und verringern die Zahl positiver Erlebnisse, woraufhin sich die Kausalschleife wiederholt.

9.6 Diagnostische Vorgehensweise

Zur Abrundung der Exploration mit den diagnostischen Kriterien von ICD-10 oder mithilfe eines klinischen Interviews wie dem SKID (Wittchen et al., 1997a) können noch folgende Depressionsinventare (vgl. Hautzinger & Meyer, 2002) herangezogen werden:

- Fragebogen zur Depressionsdiagnostik nach DSM-IV (Kühner, 1997)
- Beck-Depressions-Inventar (Hautzinger et al., 1995; Richter et al., 1998)
- Allgemeine Depressionsskala (Hautzinger et al., 1993)
- Hamilton Rating Scale for Depression (CIPS, 1996, 2005)
- Test zur Erfassung der Schwere einer Depression (Obermaier, 1983).

Zusätzlich werden Fragen nach den Bewältigungsmöglichkeiten, Einschränkungen in der Lebensführung und nach der Lebensqualität des Patienten gestellt. In schweren Fällen, insbesondere bei besonders antriebsgestörten Patienten, kann die Exploration von Angehörigen und Freunden, vorausgesetzt, der Patient gestattet sie, sehr hilfreich sein. Die Interaktion von Patient und Therapeut in explorativen Gesprächen erleichtert den Aufbau einer tragfähigen therapeutischen Beziehung (S. 273).

Die schriftliche *Selbstbeobachtung* (S. 56) ist zwar auch bei depressiven Patienten eine wichtige Quelle für diagnostische Informationen und die Erstellung eines individuellen Störungsmodells, aber sie gerät im Allgemeinen nicht annähernd so spezifisch wie die Beobachtung von Patienten mit Angststörungen. Außerdem sollte der depressive Patient nicht zu lange seine negative Symptomatik beobachten, weil er seiner Wahrnehmung nachhängt und dadurch oft in heftiges Grübeln verfällt.

10 Therapie

10.1 Kognitive Verhaltenstherapie

Wichtigste Bausteine für die Behandlung von unipolarer Depression
• Aktivieren des Patienten und Strukturieren der Tage, damit er neue Verstärkerquellen gewinnt • Kognitive Therapie zur Veränderung von dysfunktionalen Kognitionen (wie Selbstabwertung, übersteigerte Erwartungen an die eigene Person oder Umwelt und Negativieren der Vergangenheit, Gegenwart und Zukunft) • Stärkung von sozialen Fertigkeiten (Abbau von Hilflosigkeit, Förderung von Selbstwirksamkeit) und Veränderung unangemessener Kommunikationsformen (Verringerung von Klagen und Jammern, Förderung von sozial angemessenem Kontaktverhalten) • Ausbau der Problemlösefähigkeiten und des Bewältigungsverhaltens für gegenwärtige und künftige Lebensbelastungen • Gesundheitsverhalten: Stärkung der Grundbedürfnisse

Bei der Therapieplanung ist zu beachten, dass die erste oder zweite depressive Episode von depressiven Patienten signifikant häufiger durch *kritische Lebensereignisse* ausgelöst wurde im Vergleich zu Patienten mit 3 oder mehr Rezidiven in der Lebensgeschichte. Patienten mit wenigen Episoden haben auch wesentlich seltener eine schwierige Kindheit durchlebt. Ihre erste depressive Episode trat zudem später auf als die der oftmals rezidivierenden Patienten. Wie in einer Replikationsstudie nachgewiesen wurde, ist *kognitive Verhaltenstherapie bei Patienten mit häufigen Rezidiven signifikant wirkungsvoller als bei Patienten, deren Depression durch akute oder chronische Belastungen ausgelöst wurde* (Ma et al., 2004).

Bei der kognitiv-verhaltenstherapeutischen Behandlung von Patienten mit unipolaren depressiven Störungen hat sich in Anlehnung an Beck et al. (1992a) eine zunächst eher kurzfristig wirksame verhaltenstherapeutische Vorgehensweise und ein längerfristiges kognitiv-verhaltenstherapeutisches Vorgehen bewährt (Hautzinger, 1997; Hoffmann et al., 2001). Zu Beginn der Therapie werden alle verhaltenstherapeutischen Bemühungen zunächst darauf konzentriert, den Patienten aus seiner Antriebsstörung, Lethargie und Zurückgezogenheit zu befreien, indem er (wieder) zu Aktivitäten angeregt wird. Ein gesteigertes Aktivitätspotenzial bringt ihm persönliche Erlebnisse und fördert eine stärkere Teilnahme am mitmenschlichen Geschehen. Im weiteren Verlauf der Behandlung wird in einer zweiten Therapiephase an der individuellen Problemlage des Patienten und seinen kognitiven und sozialen Defiziten gearbeitet. Das Hauptaugenmerk hierbei liegt auf längerfristigen Therapiezielen.

Entsprechend dem individuellen Störungsmodell werden als Erstes die verursachenden, auslösenden und aufrechterhaltenden Bedingungen der Depression identifiziert und Überlegungen angestellt, wie sie modifiziert werden können. Therapeutische Elemente des in Kasten 11 dargestellten Therapieplans werden den individuellen Bedürfnissen jedes einzelnen Patienten angepasst. Sie sind in der folgenden Tabelle nur aus didaktischen Gründen schematisch dargelegt. Tatsächlich greifen sie von Therapiebeginn an ineinander.

Kasten 11: Kognitiv-verhaltenstherapeutischer Leitfaden zur Behandlung von (unipolaren) Depressionen (in Anlehnung an Beck et al., 1992a und Hautzinger, 1997)

- *Vorgespräche*
  - Prä-Testung, Exploration, Aufbau einer guten therapeutischen Beziehung
  - Schwarzmalen des Patienten akzeptieren, erwünschte Therapieziele erfragen
  - *Anleitung zur Selbstbeobachtung*, vorläufige Erläuterung der Therapierationale und Ankündigung von Aktivieren als erstem Therapieziel
  - Bedingungs- und Verhaltensanalyse zur Abrundung eines *individuellen Störungsmodells*
  - *Psychoedukation* zur Medikamentenwirkung (sofern der Patient Medikamente nimmt)
  - vertiefende Darlegung der therapeutischen Vorgehensweise
  - *Zielanalyse*, Entscheidung, ob und welche Bezugspersonen wie mit einzubeziehen sind
  - Einführung eines Positiv-Tagebuchs
- *Aktivitätsaufbau*
  - graduelle Wiederaufnahme von alten Gewohnheiten, ergänzt durch neue Betätigungen; Tages- und Wochenpläne entwickeln und umsetzen
  - bei Aktivitäten Unterschiede in Gefühlen und Stimmungen herausarbeiten und im Aktivitäten-Tagebuch festhalten
- *Kognitive Umstrukturierung* durch
  - Identifizieren von negativen automatischen Gedanken, Grundüberzeugungen, Denkfehlern und den damit assoziierten Gefühlen bzw. körperlichen Empfindungen mithilfe des Gedanken-Tagebuchs
  - Realitätsüberprüfung, Suche nach wirklichkeitsnahen Einschätzungen
  - Veränderung der negativen automatischen Gedanken und Grundüberzeugungen
  - Integration der neuen Sichtweise in die Bewertung des Patienten von Vergangenem, Gegenwärtigem und Zukünftigem
  - Umgang mit zwanghaften Grübeleien
- *Stärkung der sozialen Wahrnehmung und anderer sozialer Fertigkeiten* durch
  - Ausbalancieren der einseitig negativen Sicht der eigenen Person (Selbstbild) und wie andere den Patienten vermutlich wahrnehmen (Fremdbild)
  - Verhaltensexperimente und Kommunikationsübungen in Rollenspielen
  - Positive Selbstinstruktionen zur Stärkung von selbstsicherem Auftreten
  - Feedback, gegebenenfalls Videofeedback, und Ermutigung zu entsprechenden Übungen im natürlichen sozialen Umfeld
  - Einbeziehen von Angehörigen
  - Problemlösetraining und Stärkung von Bewältigungsverhalten für Krisen und Konflikte
- *Abschließende Gespräche:*

  Gesundheitsverhalten mit besonderem Fokus auf den *Grundbedürfnissen* Schlafverhalten, Ess- und Trinkgewohnheiten sowie sexuell-erotischem Verhalten
- *Abschluss der Behandlung mit Rückfallprophylaxe, Evaluation und Bilanzierung*
- *Vereinbarung von Katamnesegesprächen.*

10.1.1 Selbstbeobachtung

Nach der Exploration und Prä-Testung wird der depressive Patient zur Selbstbeobachtung seiner dysphorischen Stimmungen und den Auslösern angeleitet. Länger als eine Woche sollten Depressive zunächst nicht zur Selbstbeobachtung angehalten werden, weil viele sich zu einseitig auf die negativen Aspekte der eigenen Person, der Umwelt und ihres Lebens (kognitive Triade) konzentrieren und dadurch vermehrt negativieren. Die Selbstbeobachtungen lassen sich in Tabellenform mit folgenden Spalten protokollieren (vgl. S. 56):

1. Datum
2. Dauer
3. Situation
4. Auslöser (Gedanke, sensorische oder körperliche Empfindungen)
5. welche Gefühle und Stimmungen kommen auf (Traurigkeit, Hilflosigkeit, Gereiztheit, Wut),
6. Intensität der aversiven Stimmungslage (Skala von 1 bis 10)
7. negative Gedanken wortwörtlich (dafür eine breite Spalte wählen)
8. in der letzten Spalte wird festgehalten: „Wodurch wird die negative Stimmung abgeschwächt oder beendet?"

Der Therapeut sollte niemals auf schriftliche Beobachtung bestehen, weil viele depressive Patienten sich damit wirklich schwer tun. Manche wissen nicht genau oder können sich nicht entscheiden, was sie aufschreiben sollen und haben Schwierigkeiten, ihre oft ambivalenten Gefühle und Kognitionen zu identifizieren und zu differenzieren. Außerdem sind einige derart deprimiert, müde, körperlich geschwächt und antriebsgestört, dass sie der Aufforderung nicht nachkommen können. Hin und wieder übergehen Patienten den Protokollierungsvorschlag des Therapeuten und schreiben endlos lange melancholische Tagebücher, die sie nur noch trauriger stimmen. Dies sollte unterbunden werden. Alternativ kann der Therapeut mit dem Patienten die Stimmungstiefs der letzten Tage in der Sitzung explorieren und protokollieren, damit hinreichend Daten zusammenkommen für eine Verhaltensanalyse.

Im Verlauf einer sorgfältig durchgeführten Bedingungs- und Verhaltensanalyse wird das individuelle Erscheinungsbild und die besondere *Ausprägung der depressiven Störung* (S. 232) deutlich, z.B. ob sie eher ängstlich gefärbt oder feindselig ist. Außerdem wird der Schweregrad der Störung sichtbar, und das umso mehr, je genauer die Grundbedürfnisse exploriert werden. Therapeut und Patient erkennen, ob es sich um eine reine depressive Störung, um komorbide Störungen oder um eine Folgestörung handelt und überlegen, welche Vorläuferstörung gegebenenfalls vorlag.

Sofern der Patient Medikamente einnimmt, wird er – eventuell nach Rücksprache mit dem verschreibenden Facharzt – umfassend über Antidepressiva aufgeklärt (S. 320). Therapeut und Patient überlegen, wie wichtig die Psychopharmakaeinnahme derzeit ist und unter welchen Bedingungen sie ausgeschlichen werden könnte.

Aus allen verfügbaren Daten lässt sich das *individuelle Störungsmodell* ableiten. Patient und Therapeut einigen sich auf *Therapieziele* und sprechen die *therapeutische Vorgehensweise* durch. Depressive Patienten brauchen viele aufmunternde und hoffnungsvolle Worte, schwer gestörte bezweifeln oft die Möglichkeit eines therapeutischen Fortschritts oder halten die anvisierten Therapieschritte für nicht zumutbar. Hier macht der Therapeut Hoffnung (Motivation wird gelernt) und gibt viele Informationen (Psychoedukation), z. B. über das Erklärungsmodell von unipolaren Depressionen (S. 237).

10.1.2 Aktivitätsaufbau

In der ersten Therapiephase wird der Patient angeregt, sich wieder vermehrt zu aktivieren, indem er auf frühere Gewohnheiten zurückgreift. Wegen seiner leichten Ermüdbarkeit beginnt er erst einmal nur mit ganz einfachen Alltagsbeschäftigungen wie Körperpflege, Essenszubereitung, Spaziergängen und selektivem Fernsehen. Ihm wird deutlich gemacht, dass er unmittelbar noch keine nennenswerte Freude erleben wird. Hält er jedoch durch, stellen sich gewiss bald angenehme Empfindungen ein.

Ziel ist, ihn zu ermutigen, wieder ins Leben einzusteigen und sich als handlungsfähig und nicht immer nur als hilflos und ineffizient zu erleben. Stück für Stück werden Ressourcen geweckt. Indem der Patient sich abwechslungsreiche Tagesabläufe gestaltet, stärkt er seine Belastbarkeit und ermöglicht sich ein abgestufteres Erleben. Durch die Konzentration auf Aktivitäten unterbricht er zudem seine negative Selbstaufmerksamkeit und grübelt weniger. Dadurch hellt sich seine dysphorische Stimmungslage etwas auf. Ein psychisch und körperlich entkräfteter Patient benötigt dafür jedoch viel Geduld und den Freiraum, entsprechend seinem persönlichen Tempo voranzugehen.

Da Depressive infolge von Energiedefiziten, Hoffnungslosigkeit und Grübelneigungen aufgehört haben, initiativ zu werden und zu planen, stellen Patient und Therapeut *Tages- und Wochenpläne* mit konkreten Vorgaben für Hausaufgaben auf. Anfangs sind es alltägliche Verrichtungen, die nicht sehr anstrengen. Sie werden vorher genau durchgesprochen und nicht gleich zu anspruchsvoll gestaltet, damit der Patient sich nicht von vornherein als Versager antizipiert und unsicher bei der Durchführung ist. Die meisten Depressiven bevorzugen zu Beginn Beschäftigungen, die sie für sich alleine durchführen können, weil der Umgang mit Sozialpartnern noch sehr belastend ist. Besonders antriebsgestörte Patienten werden ermutigt, diverse kleinere Beschäftigungen wenigstens auszuprobieren, z. B. spazieren gehen, eine bestimmte Fernsehsendung verfolgen oder täglich das Bett machen, um zu sehen, ob es nicht die eine oder andere Aktivität gibt, die sie als „geringeres Übel" erleben gegenüber dem Nichtstun. Aktivitätenlisten (z. B. die von Hautzinger, 1997) geben Anregungen für Aktivitäten im Arbeits-, Freizeit- und Wohnbereich.

Manche Depressive stellen beim Anheben ihres Aktivitätsniveaus fest, dass sie sich einseitig mit Pflichtübungen quälen. In so einem Fall wird die Zahl der leidigen Tätigkeiten über den Weg der Diskussion von Wertvorstellungen und Regeln auf diejenigen Verpflichtungen beschränkt, die für die Alltagsbewältigung unumgänglich sind und einfach erledigt werden müssen. Mit der Zeit erlebt der Patient wieder den Unterschied zwischen unangenehmen Pflichtübungen wie Aufräumen und angenehmen Tätigkeiten wie Zeitungslektüre und nimmt die verschiedenartigen Empfindungen, die er dabei hat, auch deutlich wahr.

Schwer depressive Patienten können motiviert werden, sich eine Liste von subjektiv erträglichen Aktivitäten zusammen zu stellen, auf die sie im Falle eines heftigen Stimmungstiefs zurückgreifen können, um Anregungen für Beschäftigungen zu bekommen. Sobald sie sich müde und erschöpft fühlen, sollten sie sich nicht zwingen, die begonnene Aufgabe um jeden Preis zu beenden, sondern eine Pause einlegen. Sobald sie mehr verkraften können und länger durchhalten, suchen sie nach anspruchsvolleren Tätigkeiten. Durch abwechslungsreiche und zunehmend differenziertere Aktivitäten vergrößern sie ihren Erlebnisraum und entfalten sich persönlich wesentlich mehr.

In einigen Fällen ist es ratsam, Veränderungen der Tages- und Wochenstruktur mit den Angehörigen abzusprechen, weil das Aktivierungsbemühen des Patienten Auswirkungen auf deren Lebensführung hat. Entweder übernimmt das der Patient selbst oder es wird ein gemeinsames Gespräch mit Patient, Angehörigen und Therapeut geführt. Vermutlich kommt es zu mehr gemeinsamen Aktivitäten mit den Angehörigen, weil der Patient sich auch wieder leichter animieren lässt. Das gemeinsame Tun führt alle stärker zusammen. Überdies können Nahestehende dem Patienten an besonders düsteren Tagen einen „lieb gemeinten Schubs" geben und ihn motivieren, mitzukommen. Damit verfällt er weniger in Grübeleien, Schwarzmalen und Selbstmitleid.

Je mehr Aktivitäten der Depressive wieder aufnimmt, desto differenzierter wird seine Wahrnehmung von sich und seiner Umgebung und desto mehr soziale Verstärkung und Gratifikation erfährt er. Konsistent werden diese Fortschritte und die damit einhergehenden Gefühle und Empfindungen im *Aktivitäten-Tagebuch* notiert, im therapeutischen Gespräch disputiert und mit dem Ziel bewertet, sie im Bewusstsein und Sprachschatz des Patienten zu verankern. Allmählich weiß er genau, welche Beschäftigungen ihn depressiver stimmen und welche ihn aufmuntern und entkrampfen. Folglich kann er Aktivitäten auch zunehmend zur Stimmungskontrolle nutzen. Je mehr es ihm gelingt, angenehme Unternehmungen in seinen Wochenablauf zu integrieren, desto mehr kann er wieder genießen und desto wohler fühlt er sich.

10.1.3 Kognitive Umstrukturierung

Depressive klagen viel – über unerfreuliche Erlebnisse in der Vergangenheit, Alltagsprobleme, die eigene Minderwertigkeit, geringe soziale Unterstützung, Schuldgefühle usw. Ihre Gedanken dazu sind düster, die damit einhergehenden Unlustgefühle und dysphorischen Stimmungen quälend. Sie beurteilen Erlebnisse dichotom und verzerren sie einseitig negativ. Angehörige, Freunde und Bekannte müssen sich das vielfach anhören; manche erhalten sogar häufiger negatives Feedback bis hin zu moralisch abwertenden Diagnosen.

Nach Beck et al. (1992a) ist das Denken von Depressiven global, eindimensional, wenig konkret, übertrieben und irreversibel. Im Rahmen von *kognitiver Therapie* wird ein differenziertes, mehrdimensionales, realistisches, nicht abwertendes, reversibles und somit ein reiferes Denken angestrebt. Beck et al. (1992a) sehen drei wichtige Bestandteile des Denkens als Ansatzpunkte für therapeutische Intervention:

- Die *kognitive Triade:* Sie setzt sich aus der negativen Sicht (1) der eigenen Person, (2) der persönlichen Erfahrung und Umwelt sowie (3) der Zukunft zusammen und lässt sich relativ leicht auf der phänomenologischen Ebene des depressiven Denkens als *negative automatische Gedanken* erkennen
- *Negative Grundüberzeugungen* und *Schemata:* Diese inneren Haltungen sind durch

unangenehme Sozialisationserfahrungen entstanden, werden unter belastenden Lebensbedingungen aktiviert und beeinflussen kognitive Funktionen wie Wahrnehmen, Bewerten, Erinnern und Problemlösen
- *Denkfehler:* Kognitive Fehler verzerren auf systematische Weise die Sicht der Wirklichkeit. Darunter fallen selektive Abstraktion, Verallgemeinerung, Übertreibung, Schwarz-Weiß-Denken, Realitätsverlust, Personalisieren usw.

Mithilfe der kognitiven Therapie (S. 76) werden problemorientiert und konkret die dysfunktionalen Kognitionen, insbesondere negative automatische Gedanken (S. 77) und unrealistische Grundüberzeugungen (S. 79), identifiziert, einer Wirklichkeitsüberprüfung unterzogen, modifiziert und am Ende in das aktuelle Selbstbild der Person integriert.

Im Rahmen dieser Vorgehensweise wird depressiven Patienten mit Selbstbeobachtung und geleitetem Entdecken (S. 59) die Wahrnehmung und Realitätsverzerrung ihrer dysfunktionalen Kognitionen erleichtert. Weder werden sie belehrt noch wird versucht, ihnen die gedanklichen Verzerrungen auszureden. Vielmehr klärt der Therapeut sie über den Zusammenhang von Kognitionen und Emotionen, physiologischem Erleben und motorischen Reaktionen auf (Psychoedukation) und hinterfragt dann konsistent ihre verzerrten Kognitionen.

Patienten üben sich im *Erkennen von negativen automatischen Kognitionen* und ihren emotionalen und körperlichen Korrelaten. Manche automatischen Gedanken werden innerlich, andere extern ausgelöst. Um sie und die auslösenden Bedingungen besser wahrnehmen zu lernen, wird auf eine von drei unterschiedlichen Hilfen zurückgegriffen:
1. Einmal können Stimmungstiefs und damit einhergehende negative Gefühle, Kognitionen und körperliche Missempfindungen über einen Zeitraum von 1–2 Wochen schriftlich beobachtet werden (S. 244). Die Beobachtungen liefern viele wichtige Daten für Verhaltensanalysen und therapeutische Diskussionen.
2. Wollen Patienten keine schriftlichen Beobachtungen machen, dann werden ihre noch frisch in Erinnerung gebliebenen deprimierenden Erlebnisse seit der letzten Sitzung im Gespräch bearbeitet.
3. Ausgewählte depressive Erfahrungen werden in der Sitzung nochmals imaginativ hervorrufen und die damit zusammenhängenden negativen Kognitionen und Gefühle hinterfragt.

Der Therapeut kann sich beim geleiteten Fragen an dem Leitfaden für die Suche nach dysfunktionalen Schemata an dem Fragenkatalog von Fennell (1989) zur Überprüfung von negativen Kognitionen (S. 133) orientieren. Das geleitete Entdecken führt zur Wahrnehmung und wirkungsvollen Veränderung von kognitiven Denkmustern. Daran beteiligt sind folgende therapeutische Schritte: Wirklichkeitsüberprüfung, Entkatastrophisieren, kognitives Neubenennen, Neubewerten, Suche nach alternativen Sichtweisen, Herausarbeiten von Vor- und Nachteilen, Experimentieren, „Was-ist-wenn-Methode", Übertreiben usw. (Beck et al., 1992a).

Meist kehren bestimmte negative Kognitionen immer wieder. Vor allem die häufiger vorkommenden negativen Gedanken des Patienten werden genau erforscht, systematisch hinterfragt und modifiziert. Auf diese Weise kommt es zu *Realitätsüberprüfungen*, bei denen Patient und Therapeut gemeinsam untersuchen, inwieweit die dysfunktionalen Gedanken und Schemata wirklichkeitsgerecht sind oder nicht. Besonders hilfreich für die Analyse von negativen Kognitionen und ihre Realitätsüberprüfung sind die

- Fünfspaltentechnik von Beck et al. (1992a): Sie stellt die Grundlage für das *Gedankentagebuch* zur Veränderung von negativen automatischen Gedanken von Stangier et al. (2003a) dar (S. 131). Patienten können es zwischen den Sitzungen als Hausaufgabe führen.
- Einteilung der Befragungsstrategien in Anlehnung an die systemische Theorie (Tomm, 1989):
  Lineare Fragen erleichtern die Klärung und Definition der Ursache-Wirkungsbeziehungen von Problemen („Wo, wann, mit wem, wie trat das Problem auf?")
  Zirkuläre Fragen untersuchen das Verhalten im jeweiligen sozialen oder systemischen Kontext hinsichtlich der Vernetzung von Beziehungen („Wie denken Sie, sieht Ihr Vorgesetzter Ihre Beziehung zu Ihrer Kollegin?")
  Strategische Fragen konfrontieren und lenken („Weshalb erzählen Sie mir Ihre Befürchtungen und nicht Ihrem Partner?")
  Reflexive Fragen fördern die Selbstreflexion des Patienten („Was bedeutet das für Sie, wenn ...?, „Wie wichtig ist für Sie ...?").

Der Weg zur bleibenden Veränderung von pessimistischen kognitiven Gewohnheiten ist sehr lang und muss deshalb konsequent und anhaltend beschritten werden.

Um die *Integration der neuen Sichtweise in das Werte- und Normensystem des Patienten* zu gewährleisten, bemüht sich der Therapeut, die neu gewonnenen Erkenntnisse über pessimistische Gedanken und alternative Auslegungen solange zu diskutieren, bis der Patient die kognitiven Veränderungen nicht nur annehmen, sondern auch selbstständig herbeiführen kann. Ausgehend von seinen emotional herausragenden Erlebnissen (ärgerliche, enttäuschende, blamable Erfahrungen am Arbeitsplatz oder in der Beziehung) zwischen den Therapiesitzungen wird versucht, sich an einschlägige frühere emotionale Erlebnisse heranzutasten, die eine entscheidende Rolle bei der Entstehung von dysfunktionalen Kognitionen gespielt haben. Im Gespräch werden diese unangenehmen Ereignisse der Vergangenheit und der Gegenwart realistischer bewertet. Der Patient übt diese kognitiven Therapieschritte solange, bis er dazu in der Lage ist, seine Gedanken und Vorstellungen über die Vergangenheit, Gegenwart und Zukunft neu zu bewerten. Die Fähigkeit, derart auf seine Kognitionen Einfluss nehmen und Kontrolle ausüben zu können, führt beim Patienten zu einer erheblichen emotionalen Entlastung.

Auf diese Weise wird über den gesamten Therapieverlauf hinweg der Bezugsrahmen des Patienten mit kognitiver Therapie reformiert. Durch die Veränderung seiner negativierenden Gewohnheit, mit der er Ereignisse und Situationen interpretiert und bewertet, beugt er dysphorischen Stimmungen vor und entdeckt allmählich immer mehr positive Züge an seinem Selbstbild (S. 251). Die wichtigste Wirkvariable, die zur Modifikation von dysfunktionalen Denkprozessen führt, ist demnach das vermittelnde Überwachen der Ergebnisse seiner negativen Denkprozesse und nicht einfach der gekappte Zugang zu seinen dysfunktionalen Denkmustern (Sheppard et al., 2004).

10.1.4 Konzentrationslenkung bei zwanghaften Grübeleien

Viele depressive Patienten leiden unter persistierenden *zwanghaften Grübeleien*, trübsinnigen „Brütereien", auf die sie, wie sie beklagen, keinen Einfluss haben. Beharrliche negative Gedanken drängen sich unweigerlich auf, insbesondere bei Leerlauf und Langeweile, z. B. nachts oder nach frühem Erwachen am Morgen, wenn sie schlaflos sind. Die zwanghaften Grübeleien drehen sich meist um unglückliche Erlebnisse aus der Vergangenheit, wobei die Patienten sich mit Selbstvorwürfen quälen oder mit anderen Personen hadern. Manchmal kreisen ihre negativen Gedanken auch um düstere Entwicklungen in der Zukunft. Sie bewegen sich oft ziellos hin und her oder drehen sich im Kreise und werden von bedrückenden Gefühlen wie Niedergeschlagenheit, Unruhe, Verzweiflung und Selbstablehnung begleitet. Zwanghaft anmutendes Grübeln vermittelt häufig depressives Erleben durch Irritationen und Selbstbeschuldigungen (Thayer et al., 2003).

Am wirkungsvollsten können sich Depressive noch mit *Konzentrationslenkung* (S. 73) gegen zwanghaftes Grübeln, das sie passiv hält, behaupten: Sie werden angeleitet, ihre Aufmerksamkeit umgehend auf etwas in ihrer direkten Umgebung zu richten, sobald Grübeleien aufkommen. Oder sie nehmen irgendwelche Beschäftigungen in Angriff. Am besten, sie strukturieren von vornherein ihre Leerlaufzeiten mit Aktivitätsaufbau (vgl. Hoffmann et al., 2001). Damit wird die Wahrscheinlichkeit für das Aufkommen von sinnlosen Grübeleien deutlich reduziert und es fällt ihnen leichter, die verbleibenden grüblerischen Gedanken aufzufangen.

Gleichzeitig wird der depressive Patient angeregt, nicht in der Vergangenheit zu verharren, sondern möglichst nach vorne zu schauen und sich kognitiv auf Ereignisse und konstruktives Bewältigungsverhalten im Hier und Jetzt sowie in der nahen und fernen Zukunft zu konzentrieren. Bei der Einführung von Konzentrationslenkung lohnt es sich, mit jedem einzelnen Patienten genau zu überlegen, wie er seine Zeit strukturieren, was für einem Zeitvertreib er nachgehen und wie er seine Aufmerksamkeit auf Dinge lenken kann, die sinnvoll sind. Mit diesem aktiven Vorgehen übt er Kontrolle auf intrusive Grübeleien und dysphorische Verstimmungen aus und bekommt ein Gefühl von Selbstwirksamkeit.

Zunächst wird ihm die negative Spirale seiner zwanghaften Grübeleien erläutert. Daraufhin beobachtet er die auslösenden Bedingungen (Tageszeiten, Situationen) für das Grübeln und schaut genau hin, wie die negative Gedankenspirale in Gang kommt. Bald gelingt es ihm, das Aufkommen von grüblerischen Gedanken frühzeitig zu erkennen und das Grübeln umgehend zu unterbrechen, indem er seine Konzentration auf etwas anderes richtet. Nachts steht er z. B. auf, geht ins Wohnzimmer und beschäftigt sich mit einer Lektüre oder dem Videorecorder, bis er müde wird. Fernsehen ruft noch am ehesten die für den menschlichen Schlaf besonders typischen Alpha-Wellen im Gehirn hervor und ist von daher für viele ein wirkungsvolles Schlafmittel. Morgens wird gleich nach dem Erwachen aufgestanden, bevor der Patient ins Grübeln verfällt. Er beginnt den Tag, auch wenn es noch sehr früh ist, mit der gewohnten Toilettenprozedur und Selbstversorgung. Vielleicht hört er währenddessen Radiokommentare oder legt sich eine aufmunternde Musik zum Anregen seiner Lebensgeister auf. (Tagsüber sollte er sich keinesfalls hinlegen, um den verlorenen Schlaf aufzuholen, es sei denn, er hält es vor Müdigkeit nicht mehr aus, denn sonst läuft er Gefahr, erneut schlecht zu schlafen oder besonders früh zu erwachen.)

10.1.5 Stärkung der sozialen Fertigkeiten und Problemlösefähigkeiten

Die Hilflosigkeit, Antriebsproblematik, geringe Selbstachtung und soziale Zurückgezogenheit von depressiven Personen ist zum Teil auf fehlende soziale Kompetenzen zurückzuführen (Beck et al., 1992a; Hautzinger, 1997; Hinsch et al., 1998; Hoffmann et al., 2001). Oft haben sie Schwierigkeiten, auf Sozialpartner zuzugehen und locker Konversation zu machen, sich abzugrenzen oder gar Gefühle zu äußern. Bei Schwierigkeiten bleiben sie passiv oder ziehen sich zurück. Viele wirken auf andere eher untätig, zurückhaltend, etwas unbeholfen und wenig durchsetzungsfähig. Die Mehrzahl der Depressiven fühlt sich schnell missverstanden, abgewertet und reagiert häufig überempfindlich, nicht selten sogar gereizt bis aggressiv auf Übergangenwerden oder Zurückweisung. Aus diesen Gründen stoßen etliche auf Ablehnung. Weil Depressive immer weniger dazu imstande sind, im Umgang mit anderen angenehme Erfahrungen zu machen, benötigen sie Hilfe beim Aufbau von sozialen Fertigkeiten.

Zur Begriffsklärung: Hinsch et al. (1998) definieren „soziale Kompetenzen" als „die Verfügbarkeit und Anwendung von kognitiven, emotionalen und motorischen Verhaltensweisen, die in bestimmten sozialen Situationen zu einem langfristig günstigen Verhältnis von positiven und negativen Konsequenzen für den Handelnden führen" (S. 13). Soziale Fähigkeiten sind abhängig von der Selbst- und Fremdeinschätzung der Person und stellen im Grunde genommen Kompromisse zwischen dem Wunsch nach Selbstverwirklichung und der Bereitschaft dar, sich an soziale Konventionen anzupassen. Die in Kasten 12 dargestellte Checkliste gibt einen Überblick über konkrete Verhaltensweisen, die als soziale Kompetenzen gelten:

Kasten 12: Beispiele für sozial kompetente Verhaltensweisen (nach Gambrill, 1995, in Hinsch et al., 1998)

- Neinsagen
- Versuchungen zurückweisen
- auf Kritik reagieren
- Änderungen bei störendem Verhalten verlangen
- Widerspruch äußern
- Unterbrechungen im Gespräch unterbinden
- sich entschuldigen
- Schwäche eingestehen
- unerwünschte Kontakte beenden
- Komplimente akzeptieren
- auf Kontaktangebote reagieren
- Gespräche beginnen
- Gespräche aufrechterhalten
- Gespräche beenden
- erwünschte Kontakte arrangieren
- um Gefallen bitten
- Komplimente machen
- Gefühle offen zeigen

Um sozial kompetenter handeln zu können, muss der depressive Patient infolgedessen lernen (vgl. Hautzinger, 1997),

1. seine Erwartungen und Wunschvorstellungen in sozial annehmbarer Weise durchzusetzen,
2. situationsangemessen wohlwollende, freundliche Worte anderen gegenüber zu äußern,

3. auf andere zuzugehen, ihnen zuzuhören, Themen aktiv im Gespräch anzuschneiden,
4. planvoll mit Schwierigkeiten und Krisen im mitmenschlichen Bereich umzugehen und sich auf kommende Probleme besser einzustellen.

Als Folge der kognitiven Umstrukturierung und dem gleichzeitigen Aktivitätsaufbau ist es bereits zu einem Nachlassen der Hilflosigkeit und zu Anzeichen von Selbstrespekt gekommen. Der Patient erlebt wieder einiges und empfindet dabei differenzierter, kann wesentliche Erfahrungen, die Umwelt und künftige Entwicklungschancen realistischer sehen und auch vermehrt Einfluss auf die eigene Lebensführung nehmen. Nun gilt es noch, an seiner Selbstakzeptanz zu arbeiten. Er wird sich inzwischen für eine wirklichkeitsnahe Sicht der eigenen Person (*Selbstbild*) und dafür, wie andere ihn wahrnehmen (*subjektives Fremdbild*), interessieren.

Je nach Ausprägung der depressiven Störung (S. 232) sind Depressive entweder verhalten und gehemmt oder neigen zu einem Übermaß an aggressiv-gereiztem Verhalten. Um sozial inkompetentes Verhalten durch sozial angemessene Fertigkeiten zu ersetzen, werden Verhaltensanalysen, -experimente und Kommunikationsübungen im Rollenspiel und in vivo durchgeführt. Unsere bevorzugten Übungsmaterialien sind die problematischen Erlebnisse des Patienten mit Kollegen, Vorgesetzten, Freunden, Partnern und anderen Angehörigen, von denen er berichtet. Falls notwendig, kann zusätzlich auf Material aus der Lebensgeschichte oder aus Trainingsmanualen zurückgegriffen werden (Hinsch et al., 1998; Revenstorf, 1999; Schindler et al., 1998).

Veränderung des Selbstbilds: Nach unseren Erfahrungen führen bei depressiven Patienten folgende therapeutische Vorgehensweisen zu einem *ausgewogeneren Selbstbild und Fremdbild:*

- Jede soziale Erfahrung, die in jüngster Zeit unangenehme Gefühle und Stimmungstiefs hervorgerufen hat, wird in den therapeutischen Gesprächen genau untersucht und – zur Vorbereitung auf ähnliche Erlebnisse in der Zukunft – alternativ gestaltet (siehe unten). Der Therapeut bemüht sich dabei, die *negativen Selbstbewertungen* des Patienten zu korrigieren, indem er sie mit gängigen Normen und seiner therapeutischen Einschätzung vergleicht.
- Zur Verbesserung seiner *sozialen Wahrnehmung* der Reaktionen von Sozialpartnern auf seine Person achtet der Patient darauf, wie Mitarbeiter, Freunde und Angehörige auf ihn zugehen, ihn ansprechen, beachten und auf seine Äußerungen reagieren. Zudem konzentriert er sich darauf, wie er sich selbst verhält und welche Gefühle – Ängste, Unsicherheiten, Blockaden, Freude, Herzlichkeit, Interesse usw. – bei ihm aufkommen. Seine Beobachtungen werden sorgfältig analysiert, eventuell durch Nachspielen im Rollenspiel verfeinert und dabei persönliche Schwierigkeiten herausgearbeitet. Schließlich werden Verhaltensalternativen überlegt und im Rollenspiel erprobt.
- Der Patient wird ermutigt, eine *Liste seiner persönlichen Stärken* (Eigenschaften, Wertvorstellungen und körperlichen Attribute) anzulegen. Seine Schwächen werden im Gespräch ergänzt, ohne dass er sie vorher zu Papier bringt (um ihm zu ersparen, tagelang über negative Züge nachzudenken).
- Die Liste der persönlichen Stärken wird vom Patienten mit positiven Eigenschaften ergänzt, die wichtige Bezugspersonen vermutlich an ihm schätzen (*Fremdbild*).
- Der Patient wird dann aufgefordert, *Nahestehende um Feedback* zu seinem Auftreten und dem Zusammenleben zu *bitten*. Er fragt sie, was sie an ihm schätzen und was nun

nicht so sehr. Das Bitten um deren Einschätzung kann vorab im Rollenspiel geübt werden. Die explorativen Erfahrungen und Ergebnisse des Patienten werden anschließend ausgewertet und disputiert.
- Nicht zuletzt kann eine für den Patienten wichtige Person (Partner oder Freund) zu einem Dreiergespräch mit dem Therapeuten eingeladen werden, um die wechselseitigen Einschätzungen und Wünsche, die verdeckte Kritik in sozialverträglicher Form darstellen, einzuholen.

Ziel ist, dem Patienten zu demonstrieren, wie er infolge seines negativen Selbstbild/Fremdbilds eine unvorteilhafte Einschätzung von anderen erwartet und wie wenig seine einseitige Sicht mit dem tatsächlichen Urteil der Sozialpartner übereinstimmt. Die meisten Patienten erfahren gleichzeitig, wie wenig wohlwollend-freundliche Gefühlsregungen sie zeigen.

Rollenspiel: Um die sozialen Fertigkeiten des depressiven Patienten zu verbessern, werden unerfreuliche soziale Erfahrungen aus der jüngsten Zeit im Rollenspiel nachgespielt und umgestaltet. Rollenspiele lassen sich mühelos in Einzelgesprächen und in therapeutischen Gruppen durchführen. Wird Patienten die Funktion von Rollenspielen erläutert, verlieren sie bald ihre Leistungs- und Selbstdarstellungsängste (Hautzinger, 1997). Ratsam ist es, zunächst mit einem Rollenspiel für diagnostische Zwecke zu beginnen. Im Anschluss an jedes Rollenspiel werden die Eindrücke, Gefühle und körperlichen Empfindungen des Patienten benannt und analysiert. Ihm wird dabei geholfen, geeignete Bewältigungsstrategien oder Kontrollmöglichkeiten für schwierige soziale Situation zu finden. Diese werden in wechselnden Rollen von Patient und Therapeut (mit oder ohne Videoeinsatz) als *Verhaltensexperimente* eingeübt (vgl. S. 127).

Im Rollenspiel wird vor allem auf die Korrektur des individuellen störungsspezifischen Verhaltens fokussiert. Der Therapeut stellt dem Patienten entsprechend seiner Lernmöglichkeiten und Belastbarkeit Übungsaufgaben mit graduiert steigendem Schwierigkeitsgrad, indem er entweder auf die jüngsten Erfahrungen des Patienten zurückgreift oder auf Standardübungen (wie bei Hautzinger, 1997, oder Hinsch et al., 1998) zur Steigerung seiner sozialen Grundfertigkeiten. Er bestätigt und unterstreicht vorhandene soziale Fertigkeiten und lobt ihn für sein Bemühen und auch für Lernfortschritte. Das Augenmerk wird auf die folgenden *Verhaltenskomponenten* des Patienten (vgl. soziale Kompetenzen, Kasten 12, S. 250) gerichtet (Hautzinger, 1997; Hinsch et al., 1998):
- Verbales Verhalten, z. B. auf den anderen hören und eingehen, Fragen beantworten und selber stellen, positive oder aversive Gefühle äußern usw.
- nichtverbales Verhalten im Zusammenhang mit dem Wortwechsel wie Tonfall, Sprachfluss, Blickkontakt, zustimmendes Nicken, freundlicher oder mürrischer Gesichtsausdruck, Lächeln etc.
- allgemeines motorisches Verhalten wie schlaffe oder straffe Körperhaltung, lascher oder fester Händedruck, unspezifische Gestik und Mimik usw.
- interaktives Verhalten wie Demonstration von Interesse oder Desinteresse, Empathie oder Unberührtsein, Vielreden oder Schweigen usw.

Die neu gelernten Verhaltensweisen sollten möglichst übertragbar sein auf diverse natürliche Situationen des Patienten. Er wird gebeten, wenn er es nicht schon von sich aus tut, Verhalten, das er im Rollenspiel beherrscht, nun künftig im Alltag einzusetzen. Nicht ganz gelungene oder völlig misslungene Umsetzungsversuche werden sofort analysiert, verfeinert und weiter geübt.

Bei besonders hilflosen und gehemmten Personen schlüpft der Therapeut als soziales Modell in schwierige Rollen und spielt im Wechsel dem Patienten sowohl sein problematisches als auch ein situationsangemessenes Verhalten vor. Dann ermutigt er ihn, es ebenfalls zu probieren und gibt ihm in den Übungen detailliert Rückkopplung zu allen Verhaltenskomponenten. Vielleicht ist es zuerst die Rolle des rücksichtslos fordernden Chefs und daraufhin die des widerspenstigen Angestellten. Videoaufnahmen sind dabei sehr hilfreich. Der Therapeut coacht den Patienten solange für diese Rollen, bis er im Rollenspiel ganz sicher auftreten kann. Daraufhin versucht der Patient, sich in echten Situationen zu behaupten. In Härtefällen begleitet ihn der Therapeut, um ihn vor Ort zu unterstützen.

Kommunikationshilfen: Um eine Verbesserung der verbalen und nonverbalen Kommunikation und Interaktion zu erreichen, werden wichtige Kommunikationsfertigkeiten eingehend besprochen und auf Erlebnisse und Erfordernisse des Patienten zugeschnitten. Sofern indiziert, lernt der Patient verbal Zuneigung ausdrücken, loben und Lob zulassen, Wünsche äußern und Wünschen von anderen entsprechen, sich entschuldigen und Entschuldigungen annehmen, Neinsagen gegenüber unangemessenen Forderungen, Kritik üben und hinnehmen sowie zu Übereinkünften in Diskussionen beitragen.

In der Mehrzahl zeigen depressive Patienten Defizite in der sozialen Wahrnehmung von *nonverbalen kommunikativen Aspekten* wie Tonfall, Blick, Gestik, Mimik und Körperhaltung, wodurch ihnen wichtige Informationen entgehen und es ihnen schwer fällt, den Gehalt einer Botschaft richtig zu interpretieren, zu verstehen und sich auf den passenden Umgang mit dem Sprecher einzustellen. Liegen ausgeprägte soziale Defizite vor, werden mithilfe von halbstandardisierten Übungen (wie in Hautzinger, 1997; Hinsch et al., 1998) grundlegende soziale Umgangsformen vermittelt.

Für die *Gesprächsführung* sowohl mit fremden als auch bekannten Personen kann der Patient lernen,

1. offene Fragen zu stellen, um ein Gespräch zu beginnen oder fortzusetzen,
2. das Wesentliche, so wie er es vom anderen verstanden hat, mit eigenen Worten zu wiederholen,
3. den Gesprächspartner mit aktivem Zuhören und Interessebekundungen wie „aha", „ach, ja?" oder „na, so was" zu motivieren, weiter zu sprechen,
4. ihm zuzustimmen oder Anerkennendes zu sagen.

Diese Kommunikationshilfen erleichtern ihm den Gesprächsaustausch mit Sozialpartnern. Hilfreich für Gespräche in Situationen, vor denen sich der Patient fürchtet, weil er meint, nicht selbstsicher auftreten zu können, sind zusätzlich die in Kasten 13 dargestellten *positiven Selbstinstruktionen.*

Kasten 13: Patienteninstruktionen für selbstsicheres Verhalten (nach Hinsch et al., 1998)

Vor einer schwierigen Situation macht der Patient sich Mut mit Sätzen wie „Ich werde es schon schaffen", „Ich hab ein Recht dazu"

In der Situation gibt er sich Instruktionen in wortwörtlicher Rede:

- Rede laut und deutlich
- Schau deinem Gesprächspartner viel in die Augen

- Nimm eine lockere, entspannte Körperhaltung ein
- Kleide deine Wünsche, Forderungen und Gefühle in „Ich-Form“ und bleibe nicht bei dem zu unpersönlichen „man“
- Sag zuerst, *was* du willst und dann *warum*
- Entschuldige dich nicht, wenn du berechtigte Forderungen stellst.

Angestrebt wird nicht, den anderen fertig zu machen, sondern nur sein Recht in Anspruch zu nehmen
- Werde also nicht aggressiv, sondern bleib ruhig, aber bestimmt im Auftreten. Das bringt dich weiter
- Werte deinen Gesprächspartner nicht ab mit polemischen oder verallgemeinernden Wertungen wie „Du bist immer ...“, „Du hast mal wieder ...“
- Zeig ruhig Verständnis für die Position des anderen und äußere dich dazu.

Nach der Situation:
- Lob dich für deinen Einsatz. Beachte jeden kleinen Schritt voran, verstärke dein Bemühen und sei stolz auf deine Fortschritte, auch wenn sie viel Zeit benötigen
- Überfordere dich nicht mit überhöhten Erwartungen, beachte vielmehr kleinste Fortschritte
- Vermeide Selbstkritik, Ungeduld mit dir selbst und Schuldgefühle, so gut es geht, denn sonst bremst du dich beim Vorankommen.

Die neuen sozialen Fertigkeiten werden im Rollenspiel so oft geübt, bis der Patient sie mit angemessen lautem Tonfall, deutlicher Aussprache und einer dazu passenden Mimik, Gestik und Körperhaltung sichtlich locker und natürlich umsetzen kann. Ausschlaggebend ist, dass er entscheiden lernt, welche verbalen und nonverbalen Verhaltensweisen angemessen sind für die jeweilige soziale Situation und welche nicht. Gleichzeitig übt er diese Kommunikationshilfen in außertherapeutischen Situationen.

Feedback: Bei all diesen Übungen gibt der Therapeut regelmäßig Feedback (S. 283). Positives Feedback im Rahmen einer guten therapeutischen Allianz bestätigt den depressiven Patienten in seinem Selbstbild, während negative Rückkopplung meist eine korrigierende Wirkung auf seine Einstellungen und Verhaltensweisen hat. Videorückkopplung von Rollenspielen spricht Bände: Es ist besonders wirklichkeitsnah, eindringlich und sehr detailgetreu. Mit eigenen Augen kann der Patient seine unangemessenen ebenso wie seine sympathischen mimischen und gestischen Reaktionen verfolgen.

Zunächst fragt der Therapeut den Patienten nach seiner Einschätzung der Selbstpräsentation in einem Verhaltensexperiment oder einer Kommunikationsübung, bevor er positives Feedback und graduell auch mehr negative Rückkopplung gibt. Er geht solange behutsam mit negativem Feedback um, bis der Patient allmählich kritische Aussagen verkraften kann. Der Therapeut bemüht sich nicht nur um ehrliches Feedback zu seinen Verhaltensweisen, sondern äußert sich auch über seine modische Ausstaffierung, seinen Haarstil und Hygienestatus (z. B. Schweißgeruch), falls dadurch unangenehme Reaktionen ausgelöst werden oder die Ausstrahlung des Patienten darunter leidet. Das setzt freilich Fingerspitzengefühl voraus.

10.1.6 Angehörigenarbeit

Zur Verbesserung der Kommunikations- und Kooperationshilfen des Patienten können nach Belieben Partner, Eltern oder Freunde in die Therapiegespräche einbezogen werden (vgl. S. 91). Das Einbinden von Angehörigen in die Therapie ist in manchen Fällen wünschenswert und hilfreich, in anderen wiederum nicht. Manchmal erscheint es dringend geboten, sobald

- wichtige Informationen zum besseren Verständnis der Familienbiographie fehlen,
- Selbstmordneigung den Patienten und seine Partnerschaft oder Familie bedrohen,
- die Familie oder der Partner die Therapie als gegen sich gerichtet erleben,
- Kinder und Jugendliche in altersunangemessener Weise mehr Verantwortung für das depressive Familienmitglied übernehmen müssen oder umgekehrt der Patient in seinem geschwächten Zustand zu viel für seine Kinder tun muss,
- die autonome Entfaltung des Patienten durch familiäre Gewohnheiten und Verpflichtungen eingeschränkt wird,
- oder er selbst, ein anderes Familienmitglied oder die ganze Familie infolge der depressiven Störung des Patienten stigmatisiert wird.

In jeder Depressionstherapie sollte der Therapeut den Versuch unternehmen, mindestens ein oder zwei gemeinsame *Gespräche mit Angehörigen* zu führen, um die Exploration abzurunden, die Therapierationale zu erläutern, auf Gefahren aufmerksam zu machen und Psychoedukation zu geben. Folgende Absprachen werden getroffen:

- Abklärung von konkreten Gefährdungen und denkbaren Sicherheitsvorkehrungen (medikamentöse Behandlung, ambulante Notfallversorgung, stationäre Unterbringung),
- Aufklärung über das depressive Störungsmodell, wo notwendig, und die Wirkung der antidepressiven Medikamentation (S. 320), sofern Psychopharmaka eingenommen werden,
- Faire Information der Kinder, um Bedrohungsgefühlen entgegenzuwirken, wobei der Patient möglichst nicht in ein ungünstiges Licht gesetzt und seine depressive Störung verdunkelt oder tabuisiert wird; zudem ist für eine angemessene soziale Unterstützung der Kinder zu sorgen, damit ihr Selbstwertgefühl nicht zu sehr leidet,
- Klärung der Erwartungshaltungen auf beiden Seiten,
- Konkrete Vereinbarung einer stärkeren Berücksichtigung von wechselseitigen Bedürfnissen (z. B. freundlichere Begrüßung am Morgen, Teilnahme an gemeinsamen Mahlzeiten, den Gesprächspartner ausreden lassen, mehr Mithilfe im Versorgungsprozess usw.),
- Planung von gemeinsamen Aktivitäten unter Berücksichtigung einer vernünftigen Verteilung von Pflichten und Vergnügen (z. B. 14-tägig gemeinsam ausgehen, sich täglich Zeit nehmen für Gespräche über persönliche Erlebnisse, vielleicht nach dem gemeinsamen Aufräumen und Zubettbringen der Kinder etc.),
- Die Bereitschaft des Angehörigen wecken, den Patienten zur Umsetzung von gemeinsam geplanten Aktivitäten zu bewegen,
- konkrete Probleme benennen, bei denen der Patient soziale Unterstützung braucht, denn Depressive bleiben oft zu vage oder sind zu fordernd bei der Bitte um Hilfe, wodurch ihr nicht oft entsprochen wird,
- um mehr Toleranz werben für unvorhersehbare Misserfolge samt Stimmungstiefs und mehr Hoffnung aufbauen für die Bewältigung der Depression.

Nicht alle Patienten sind bereit zu einer Zusammenarbeit mit Angehörigen. Umgekehrt lehnen auch manche Nahestehende eine Kooperation ab. Da, wo eine Zusammenarbeit möglich wird, kommt es oft zu einer spürbaren Intensivierung und Verbesserung der Interaktionsprozesse.

Konvergent zur jeweiligen Problemlage werden alle an den Angehörigengesprächen Beteiligten gefragt, was sie an der Art, miteinander zu kommunizieren, verändern möchten. Meist haben sie förderliche Ideen, die sich auch umsetzen lassen. In solchen Gesprächen werden sie gebeten, sich direkter und häufiger in sachlichem Umgangston zu äußern und besonders ihre Gefühle zum Ausdruck zu bringen. Desgleichen mögen sie darauf achten, einander aufmerksamer zuzuhören (so dass sie das Verstandene genau wiedergeben können), empathischer auf den anderen einzugehen, ihre persönlichen Wünsche bei passender Gelegenheit ehrlich und direkt zum Ausdruck zu bringen („ich möchte" anstatt „man könnte"), klare Absprachen zu treffen und diese auch einzuhalten.

Kritik wird so geübt, wie man sie selber gerne hören möchte, am besten in Form von Bitten oder Wünschen (S. 90), damit es nicht zu verletzender Abwertung der Person oder ihrer Handlungsweise und entsprechend auch nicht zu überempfindlichen und aggressiven Reaktionen kommt. Auf diese Weise (und mithilfe des Problemlösetrainings, s. unten) lernen Patient und Angehörige, Konfliktgespräche einfallsreich, konstruktiv und ohne gegenseitige Herabsetzung zu führen. Gleichzeitig wird Streit minimiert. Tendieren die Beteiligten dennoch zu heftigen Auseinandersetzungen, kann ihnen die *Time-out-Methode* eine Hilfe sein: Bei aufkommendem Streit, gleich zu Beginn, trennen sich die Streitparteien für kurze Zeit (time-out), solange, bis sich die emotionalen Wogen geglättet haben und keiner mehr erregt ist. Weil die Parteien noch nicht in totale Erregung geraten waren, beruhigen sie sich außerhalb der Reizsituation meist rasch und können dann miteinander weiter reden, als wäre nichts geschehen. Bei wichtigen Gesprächen sollte aber vorsichtshalber einige Stunden gewartet werden (sofern keine Dringlichkeiten vorliegen), bis Ruhe wirklich eingekehrt ist.

Depressive Personen mit sozialen Schwächen haben oft noch nicht genügend gelernt, mit Konfliktsituationen und mit sozialen Problemen fertig zu werden. Um ihre Hilflosigkeit in sozialen Situationen herabzusetzen, kann ein *Problemlösetraining* (S. 89) nach dem kognitiven Ansatz von D'Zurilla und Goldfried (1971) für die Bewältigung von allen möglichen sozialen Probleme durchgeführt werden.

Ihre neu gelernten Interaktions- und Kommunikationsfertigkeiten üben alle Beteiligten in unterschiedlichen Situationen als Hausaufgabe. Der Aufwand lohnt sich, denn in vielen Fällen kommt es zu einer Generalisierung der mit den Angehörigen entwickelten sozialen Fertigkeiten auf den Umgang mit außerfamiliären Personen. Durch regelmäßige Übung überwindet außerdem der depressive Patient seine Hilflosigkeit und erlebt sich allmählich als selbstwirksam im Umgang mit anderen.

Um sich für ausgeprägte Probleme von nahestehenden *soziale Unterstützung* zu garantieren, baut sich der Patient ein persönliches soziales Hilfsnetz auf (Hautzinger, 1997), zu dem Angehörige, Freunde und Kollegen gehören. Dem Patienten wird klar gemacht, dass solche informellen Netzwerke jedoch nur dann auf Dauer funktionieren, wenn sie zum einen nicht übermäßig strapaziert werden und zum anderen auf Gegenseitigkeit beruhen. Folglich wird gleichzeitig überlegt, wie der Patient mit seinen Möglichkeiten einigen seiner Nahestehenden unter die Arme greifen kann.

Am Ende der Therapie wird zur Evaluation der gelernten sozialen Fertigkeiten mit dem Patienten gemeinsam resümiert, welche sozialen Situationen er nun alleine meistert und was ihm am Umgang mit Bezugspersonen Freude bereitet. Eine erneute Auflistung der persönlichen Stärken und Schwächen zur Evaluation seiner therapeutischen Fortschritte demonstriert wahrscheinlich beträchtliche Veränderungen in seinem Selbstbild und Fremdbild.

10.1.7 Gesundheitsverhalten zur Stärkung der Grundbedürfnisse

Bei Menschen mit depressiven Störungen können die psychoneuroendokrinoimmunologischen Funktionen (S. 338), insbesondere die hormonell gesteuerten, dramatisch verändert sein. Oft ist dies eine Folge von anhaltenden Belastungen, denen depressive Personen lange Zeit ausgesetzt sind, und die ihre Vitalfunktionen erschöpft haben. Zu den spürbaren negativen Auswirkungen gehören Störungen der *drei wichtigsten Grundbedürfnisse*, (1) Schlafen, (2) Essen/Trinken und (3) Sexualität. Um eine Veränderung im Bereich dieser Bedürfnisse zu erreichen, werden die Patienten zu einem geregelten Gesundheitsverhalten motiviert und angeleitet.

Schlafstörungen. Einige Patienten mit Depressionen leiden an Störungen des Schlafrhythmus. Entweder sind sie derart müde, matt und erschöpft, dass sie die meiste Zeit des Tages im Bett liegen und viel mehr schlafen als in depressionsfreien Zeiten. Oder, und das kommt wesentlich häufiger vor, sie klagen über *Ein- und Durchschlafstörungen*, die erhebliche Müdigkeit und Konzentrationsprobleme zur Folge haben. Außerdem kommen viele nicht ausreichend in Tiefschlaf. Häufig wachen sie nachts auf. Oder sie können ab den frühen Morgenstunden nicht mehr schlafen. Dann wälzen sie sich grübelnd im Bett und werden zusehends missmutiger, erschöpfter, konzentrationsgestörter und reizbarer im Umgang mit sich und ihren Sozialpartnern. Einige greifen zu Schlafmitteln oder anderen Drogen. Auch wenn Beruhigungsmittel, Schlaftabletten und Alkohol einen Zustand von Schläfrigkeit hervorrufen, so reduzieren sie doch die Tiefschlafphase. Abgesehen davon, dass viele dieser Mittel zu einer biologischen Abhängigkeit führen, verschlimmern sie oft nur die Depression.

Muskelverspannungen gehen mit aktivierten cerebralen Prozessen einher und stören den Schlaf. Autogenes Training oder Progressive Muskelentspannung (S. 333) haben eine beruhigende Wirkung auf die Atmung, Muskelverspannung und innere Erregung.

Eine weitere unkomplizierte Methode, um sorgenvolle Gedanken abzustellen, die innere Anspannung zu verringern und Müdigkeit herbeizuführen, ist die *Technik der Augenbewegungen*, die sich wahrscheinlich direkt auf neurale Schaltungen im Gehirn auswirkt und zu einer Beruhigung der kognitiven Aktivität führt (Preston, 2003). Sie wird in folgenden Schritten vollzogen:

1. Der Patient setzt sich bequem hin und versucht, sich zu entspannen. Er atmet einmal tief durch und bewegt dann – bei ruhiger Kopf- und Nackenstellung – im Ein-Sekunden-Takt die Augen von rechts nach links, als würde er dem Tennisball bei einem Tennismatch folgen
2. Diese Bewegung wiederholt er etwa zwanzigmal, schließt dann die Augen und entspannt sich nochmals

3. Für kurze Zeit wandert er mit seinem inneren Auge aufmerksam durch den ganzen Körper und nimmt Spannungen und Missempfindungen wahr, registriert sie einfach, ohne sie zu bewerten
4. Die Schritte 1) bis 3) werden noch zweimal wiederholt. Von nun an führt der Patient sie jeden Abend vor dem Schlafengehen durch, um schläfrig zu werden.

Graduell gesteigerte *sportliche Betätigung* (S. 86) ist zwar grundsätzlich auch für depressive Patienten förderlich, da auch sie häufig energielos und erschöpft sind (Babyak et al., 2000). Vorsichtshalber sollten sich Depressive jedoch ab ca. drei Stunden vor dem Zubettgehen nicht mehr sportlich verausgaben, denn sie könnten sich übernehmen und durch die vermehrt ausgeschütteten Stresshormone in innere Erregung geraten. Genauso wenig sollten sie nach dem Abendbrot noch etwas zu sich nehmen, schon gar nicht ungesunde fett- oder zuckerhaltige Knabbereien, alkoholische oder koffeinhaltige Getränke, damit ihre Hirntätigkeit nicht unnötig angeregt wird.

Essen und Trinken. Viele depressive Menschen haben Schwierigkeiten mit der Ernährung: Entweder essen sie aus Kummer zu unregelmäßig und zu wenig und verlieren an Gewicht. Oder sie essen zu viel und legen an Gewicht zu. Eine Aktivierung zum vitalstoffreichen Essen, gegebenenfalls bei gleichzeitiger Ernährungsumstellung kann sich nach Wochen oder Monaten förderlich auf die Stimmung und das Erschöpfungsgefühl auswirken.

Die Aminosäure Tryptophan als Vorstufe für Serotonin ist in Nahrungsmitteln vorhanden, die Glukose enthalten. Durch Tryptophan-haltige Ernährung lässt sich der Serotoninspiegel im Gehirn ein wenig steigern, wodurch die Stimmung aufgehellt wird. Es sollten aber wiederum nicht zu viele glukosehaltige Speisen eingenommen werden, denn zu viel Zucker führt erst zu Überzuckerung und dann rasch zu Unterzuckerung (Schmidt-Traub, 2005). Unterzuckerung kann innere Erregung verstärken. Müdigkeit wird durch zu niedrige Spiegel der Neurotransmitter Dopamin und Noradrenalin verstärkt. Omega-3-Fettsäure-haltige Speisen, wie Fisch und andere Proteine, führen dem Körper die Aminosäure Tyrosin zu, die den Dopamin- und Noradrenalinspiegel steigert, woraufhin der Depressive mehr Energie und Wachheit verspürt (Preston, 2003).

Depressive versuchen häufig, ihre Müdigkeit mit Kaffee abzubauen. Damit handeln sie sich aber Folgestörungen ein, insbesondere dann, wenn sie auch noch Antidepressiva einnehmen. Selbst geringe Mengen von *Koffein*, weniger als 250 mg/Tag, können nicht nur das Einschlafen, sondern auch den Tiefschlaf beeinträchtigen (Preston, 2003) – völlig unabhängig davon, zu welcher Tageszeit der Kaffee eingenommen wird. Die meisten Antidepressiva, obwohl sie die Tiefschlafphase verlängern, verzögern nämlich den Abbau von Koffein im Blut, wodurch der Tiefschlaf gestört werden kann. Bereits 150 mg Koffein/Tag, das entspricht etwa 170 g Kaffee, können somit zu Schlafstörungen führen. Um dem Leser eine Vorstellung zu geben: Vergleichsweise enthalten 170 g *entkoffeinierter* Kaffee 5 mg Koffein, 170 g schwarzer Tee etwa 50 mg und ein Schokoriegel annähernd 20 mg. Eine Reduktion von Koffein, die schrittweise erfolgen sollte, trägt zur Normalisierung der biologischen Abläufe im Gehirn bei. Die damit stärker werdende Müdigkeit ist besser mit sportlicher Betätigung zu bekämpfen.

Sexualität. Fast alle depressiven Menschen, insbesondere diejenigen, die Antidepressiva einnehmen, klagen über vermindertes sexuelles Interesse. Nur in einigen Fällen dürfte jedoch eine Sexualtherapie von Erfolg gekrönt sein. Viel häufiger stellt sich mit einer erfolgreichen Depressionsbehandlung, zu der bei leichten bis mittelschweren Fällen von Depression auch ein Medikamentenabbau dazu gehört, im Allgemeinen auch gleichzeitig eine Libidosteigerung ein. Patienten mit schweren unipolaren oder bipolaren Depressionen werden auf libidoschwächende Antidepressiva angewiesen bleiben.

10.2 Weitere therapeutische Vorgehensweisen

Gruppentherapie. Für die Behandlung von Depressionen ist Gruppentherapie eine erfolgversprechende therapeutische Vorgehensweise. Eine Metaanalyse von 48 Studien über die Wirkung von Gruppentherapie für Patienten mit unipolarer Depression ohne psychotische Symptome – in verschiedenen Richtlinienverfahren – zeigt, wie Gruppentherapie Behandlungszeiten und damit Kosten einspart (McDermut et al., 2001). Hinsichtlich der methodenspezifischen Wirkung war ein leicht signifikanter Vorteil der kognitiv-verhaltenstherapeutischen Gruppenbehandlung gegenüber der psychodynamischen zu erkennen.

Für jugendliche und erwachsene Patienten mit unipolaren Depressionen, die bereits dreimal und mehr eine depressive Episode hatten, liegen evaluierte, leitlinienorientierte Gruppentherapieprogramme auf kognitiv-verhaltenstherapeutischer Grundlage vor (Kasten 14). Kognitive Verhaltenstherapie greift bereits wirkungsvoll in der Akutbehandlungsphase. Besonders effektiv ist sie jedoch während der Remission einer rezidivierenden depressiven Episode.

Kasten 14: Gruppentherapieprogramme für depressive Patienten (z.B. Backenstraß et al., 2001; Hautzinger, 1997; Lewinsohn et al., 1999; Teasdale et al., 2000)

Folgende therapeutische Bausteine sind wirkungsvolle Bestandteile von Gruppentherapieprogrammen:
– Kognitive Interventionen wie das gemeinsame Erarbeiten von individuellen Bedingungs-, Verhaltens- und Zielanalysen, Psychoedukation, Selbstbeobachtung, kognitive Therapie von negativen automatischen Gedanken und dysfunktionalen Grundannahmen, Problemlöse- und Entscheidungstraining – möglichst unter Anleitung zum Selbstmanagement, damit Patienten zum Experten ihrer Störung werden – Verhaltensbezogene Interventionen wie Aktivieren, Tagesstrukturierung, Angst- und Ärgerkontrolle, Entspannungsverfahren und weiteres Gesundheitsverhalten – Erarbeitung individueller Krisenpläne und Abwägung von Medikamenteneinsatz – Stärkung sozialer Fertigkeiten mithilfe von sozialem Kompetenztraining, Einüben von Kommunikationsfertigkeiten, bei Kindern und Jugendlichen zusätzlich Elterntraining – Erstellen einer individuellen Lebensperspektive – Transfersicherung, Rückfallprophylaxe und Evaluation.

Gruppentherapie bietet gruppendynamische Vorteile und die Möglichkeit zum stellvertretenden Lernen und zum sozialen Modelllernen durch die Anwesenheit von anderen Patienten mit ähnlichen Problemen. Im Gruppensetting lassen sich viele soziale Verhaltensweisen mithilfe von Rollenspiel, Problemlösetraining und (Video-) Feedback einüben.

Lichttherapie. Forschungsergebnisse legen nahe, dass Licht bei einigen depressiven Personen eine antidepressive Wirkung entfaltet, vor allem bei den Patienten, die infolge von saisonellen Schwankungen des circadianen Schrittmachers während der dunklen Jahreszeiten einen Melatoninmangel entwickeln (Wehr et al., 2001). Licht, das ins Auge dringt und auf die Retina trifft, aktiviert eine Nervenbahn, die im Gehirn Neurotransmittersubstanzen aktiviert, insbesondere Serotonin. Patienten können sich entweder täglich einem Lichttherapiegerät, das mindestens 2.000 Lux Lichtenergie ausstrahlt, aussetzen, oder sie gehen regelmäßig 15 bis 30 Minuten bei Helligkeit spazieren (Preston, 2003), vor allem am frühen Morgen, weil dann der Melatoninrhythmus eher verbessert wird (Terman et al., 2001). Oft erleben sie schon binnen einer Woche eine Verbesserung ihrer Depression. Bipolar gestörte Patienten sollten jedoch vorsichtig sein mit Lichttherapie, weil damit vereinzelt manische Symptome ausgelöst werden können. Kontraindiziert ist Lichttherapie zudem bei diversen Augenerkrankungen.

Wachtherapie. Um bei depressiven Patienten die gestörte Schlafarchitektur vor allem in der zweiten Hälfte der Nacht zu verbessern, wird im stationären Setting entweder ein totaler oder ein partieller Schlafentzug durchgeführt. Es kann aber auch eine Schlafphasenvorverlagerung im Schlaflabor vorgenommen werden.

Hormonersatztherapie. Schließlich ist bei depressiven Frauen in mittleren Jahren auch an eine Hormonersatztherapie zu denken. In einem doppelblind angelegten klinischen Experiment wurde Frauen im Alter von 40 bis 55 Jahren, die sich in der endokrinologisch bestätigten Menopause befanden, entweder ein 17ß-Estradiol-Pflaster (Gestagen) oder ein Placebo gegen ihre Depressionen verabreicht (Soares et al., 2001). Die Wirkung von 17ß-Estradiol wurde hinsichtlich ihrer Wirkung auf Stimmung, körperliche Symptome, Hormonspiegel und Nebenwirkungen untersucht. Das Hormonpräparat erwies sich dabei als wirkungsvolles antidepressives Mittel für einige dieser Frauen.

10.3 Hinweise zur medikamentösen oder kombinierten Behandlung von Patienten mit schwerer unipolarer oder bipolarer Depression

Schwer depressive Patienten werden höchst wahrscheinlich nicht nur mit psychotherapeutischer Hilfe auskommen. Mittelschwere bis schwere akute depressive Episoden sind bereits eine klare Indikation für eine Psychopharmakabehandlung (Thase et al., 1997) mit Antidepressiva (S. 320). Das SSNRI Venlafaxin (S. 321) entfaltet nach 8 Wochen eine Remissionsrate von 35 bis 40%, das ist die höchste unter den Antidepressiva, noch höher als die von SSRI (Nyhuis, 2004). Allerdings sind bei Komorbidität von Depressionen und Zwängen höhere Dosierungen von Antidepressiva notwendig. Sobald 2 manische oder depressive Episoden innerhalb von 5 Jahren vorkommen, werden Patienten mit bipolarer Störung vorbeugend mit Lithium behandelt (Nyhuis, 2004).

10.3.1 Unipolare Depression

Bei der kombinierten Behandlung von unipolarer Depression mit Medikamenten und Psychotherapie ist die Datenlage noch recht uneinheitlich (Plattner et al., 2001). Evidenzbasierte Studien an größeren Patientenpopulationen fehlen. Bei depressiven Patienten ist eine kombinierte Therapie, die aufhellend und antriebsteigernd wirkt, sinnvoller als bei Angstpatienten, außer es müsste konfrontativ mit ihnen gearbeitet werden bei Vorliegen einer ängstlichen Ausprägung ihrer Depression (S. 232).

Mehr Klarheit entsteht, wenn zwischen der Akutbehandlung und der Langzeitbehandlung von unipolaren depressiven Episoden unterschieden wird. Metaanalysen aus den 90er Jahren können für die *Akutbehandlung* von Depressionen keine Überlegenheit der Kombinationsbehandlung gegenüber einer alleinigen Behandlung mit Psychotherapie oder Pharmakotherapie belegen (Plattner et al., 2001). Nur vereinzelte Studien untermauern den Vorteil einer kombinierten Therapie, so z. B. eine neuere Untersuchung von Keller et al. (2000) an 681 Patienten mit chronisch unipolarer, nichtpsychotischer Depression. Für eine 12-wöchige ambulante *Kurzzeit-Behandlung* wurden die Patienten einer von drei Behandlungsgruppen zugeteilt: (1) Nefazodon, (2) kognitiv-verhaltenstherapeutische Gruppentherapie, (3) Kombination von beiden. In der kombinierten Therapiegruppe konnten wesentlich bessere Behandlungsergebnisse erzielt werden (55% in der Gruppe (1), 52% in (2) und 85% in der Behandlungsgruppe (3).

Bei *Langzeitbehandlung* von unipolarer Depression mit kombinierter Therapie sind die Ergebnisse von Studien aus den 90er Jahren wesentlich eindeutiger. Besonders eindrucksvoll sind die Vorzüge einer kombinierten Therapie bei der Behandlung von Patienten mit chronisch verlaufenden unipolaren Störungen, wie Dysthymie plus depressiver Episode (doppelte Depression), anhaltende (rezidivierende) depressive Episoden oder unvollständige Remission.

Älteren Patienten bringt eine Kombinationstherapie erstaunlich gute Erfolge im Vergleich zu jeweils Psychotherapie oder Medikation alleine. Eine pharmakologische Langzeitbehandlung erwies sich wiederholt als besonders effektiv, wenn die Medikation auf dem gleichen Dosierungsniveau gehalten wurde wie während der Akutbehandlung im ersten Vierteljahr (Thase et al., 1997). Generell hat sich in den Langzeituntersuchungen zur kombinierten Behandlung eine höhere Patienten-Compliance und damit eine geringere Therapieabbruchsrate ergeben (Plattner et al., 2001).

Kombinierte Substanzen können ebenfalls Erfolge in der Depressionsbehandlung bringen. So wurde die Wirkung von Antidepressiva wie Fluoxetine (S. 321) durch die Verabreichung von Vitamin B gesteigert: In einem randomisierten, Placebo-kontrollierten klinischen Versuch an 127 Patienten mit unipolarer Depression wurden bei 94% der Patienten mithilfe dieser Kombination die depressiven Symptome durchschnittlich um 50% reduziert, während in der Gruppe, die nur mit dem SSRI behandelt wurde, die Symptome lediglich bei 61% in vergleichbarer Weise zurückgingen (Coppen et al., 2000).

Bei Patienten mit unipolarer Depression und gleichzeitiger Schilddrüsenunterfunktion, was gar nicht so selten ist und häufig mit Übergewicht einhergeht, beschleunigt die zusätzliche Gabe des Schilddrüsenhormons T3 die antidepressive Wirkung (vgl. nächstes Kapitel).

10.3.2 Bipolare Depression

Eine gesicherte empirische Basis für begleitende psychotherapeutische Maßnahmen bei Patienten mit bipolaren Störungen fehlt noch (Meyer et al., 2000). Ebenso wenig liegen überzeugende Hinweise dafür vor, dass Psychopharmaka bei bipolaren Patienten langfristig das Auftreten von affektiven Episoden verhindern oder einen Zustand vollständiger Remission herbeiführen (Kulhara et al., 1999).

Wichtig für Patienten mit bipolarer Störung ist die *Garantie einer Langzeitbehandlung*, die am besten in Form von medikamentöser Akuttherapie, Weiterbehandlung und Erhaltungstherapie durchgeführt wird, damit sich therapeutische Fortschritte einstellen, erhalten und festigen lassen. Nach den Ergebnissen einer kontrollierten klinischen Studie ist eine kombinierte Behandlung mit kognitiver Verhaltenstherapie und stimmungsaufhellenden Antidepressiva geeignet, bei bipolar gestörten Patienten, die häufige Episoden haben, Rückfälle zu verhindern, manische Symptome zu reduzieren und Bewältigungsverhalten sowie soziale Fertigkeiten zu verbessern (Lam et al., 2003).

Die psychotherapeutische Behandlung im Rahmen einer kombinierten Therapie ist meist eine Gruppenbehandlung. Wichtige Bausteine für die kognitiv-verhaltenstherapeutische Gruppenbehandlung von *bipolaren Patienten* sind (Meyer et al., 2000):

- Schulung im Umgang mit Medikamenten samt Nebenwirkungen zur Verbesserung der Medikamenten-Compliance,
- Verbesserung der Selbstwahrnehmung von Prodromalsymptomen (Frühsymptome) und Einüben von Handlungsalternativen,
- Förderung von diskriminierendem Lernen zwischen Persönlichkeit und Störung,
- Wiederherstellung oder Aufbau von sozialen Beziehungen,
- Erlernen von Bewältigungsstrategien für den Umgang mit Alltagsbelastungen.

Die therapeutischen Bausteine sind manualisiert (20 Sitzungen über 9 Monate) und auf ihre therapeutische Wirksamkeit hin überprüft (Meyer et al., 2000).

Besteht bei bipolar gestörten Patienten, die wenig auf psychotherapeutische und medikamentöse Bemühungen ansprechen, der Verdacht einer subklinischen oder ausgeprägten Schilddrüsenunterfunktion, ist es sinnvoll, sie von einem Schilddrüsenspezialisten untersuchen und gegebenenfalls auf eine Behandlung mit Schilddrüsenhormonen einstellen zu lassen (Berlin et al., 2002). Denn viele dieser Patienten neigen zu *Schilddrüsenunterfunktion* und Personen mit Schilddrüsenhormonmangel sprechen weniger auf Antidepressiva an. So kann die Behandlung mit Antidepressiva bei bipolaren Patienten, die gegenwärtig eine depressive Episode haben, bei niedrigen Werten von TSH (Thyroid-stimulierendes Hormon) und FTI (free thyroxine index) um etwa 4 Monate verlangsamt sein (Cole et al., 2002). Die Gabe von T3 (Triiodothyronin) – vor allem bei Behandlungsbeginn – beschleunigt die Wirkung von Antidepressiva (T3-Acceleration), insbesondere bei weiblichen Patienten mit unipolarer Depression (Altshuler et al., 2001). Bei therapieresistenten Patienten mit unipolarer oder bipolarer Depression kann demgegenüber T4 (L-Thyroxin) in Kombination mit Antidepressiva förderlich wirken.

Völlig verzweifelten therapieresistenten Patienten, die weder auf Psychotherapie noch auf medikamentöse Behandlung ansprechen, wird die mittlerweile wesentlich verfeinerte und besser verträgliche Elektroschocktherapie unter Vollnarkose (Geddes, 2003) oder transkraniale Magnetstimulationstherapie zur Linderung angeboten.

10.3.3 Suizidprophylaxe

Bei einem Drang zu Selbstmordhandlungen bietet der Einsatz von Antidepressiva Schutz. Notfalls muss eine Hospitalisierung in Betracht gezogen werden. In einer Befragung von suizidgefährdeten männlichen Jugendlichen konnte besonders bei 15- bis 19-Jährigen aus unteren sozialen Schichten das Selbstmordrisiko durch Antidepressiva signifikant gesenkt werden. In den Jahren der Untersuchung, 1999 und 2000, war eine 1%ige Erhöhung des Gebrauchs von Antidepressiva bei den Jugendlichen verbunden mit einer 0.23-Abnahme von Suizidhandlungen per 100.000 Jugendlichen pro Jahr (Olfson et al., 2003).

Bostwick et al. (2000) schlagen vor, zur Prävention von Selbstmordhandlungen das Augenmerk besonders auf Patienten zu richten, die wiederholt in der Psychiatrie oder erst kürzlich hospitalisiert waren (vgl. Risikofaktoren, S. 235). Für sich genommen erlaubt die Indikation einer depressiven Störung noch keine Aussage über die Suizidneigung des Patienten. Aber Faktoren wie Symptomstärke, Selbstmorddrohungen, Hoffnungslosigkeit, Substanzmittelmissbrauch und ein besonders heftiger Leidensdruck sollten Therapeuten hellhörig machen und Patienten gegebenenfalls einer medikamentösen Begleitbehandlung zuführen oder ins Krankenhaus einweisen lassen. Überdies kann erfahrungsgemäß die Gefahr einer Selbstmordneigung bei beginnender Psychotherapie, sobald sich der Patient zu öffnen beginnt, vorübergehend größer sein.

Nicht in jedem Fall lässt sich eine akute oder chronische Suizidgefährdung erkennen. Einige Suizidpatienten verleugnen, vermeiden oder verschweigen zum Teil bewusst ihre Suizidneigung (Lindner et al., 2003). Bei Verdacht auf Selbstmordneigung ist Suizidalität immer offen und mit Feingefühl anzusprechen. Weicht der Patient aus, sollte der Therapeut aktiver fragen. Besonders schwierig sind Suizidpatienten, die ambivalent eingestellt sind gegenüber ihrem Lebenswunsch. Der Therapeut hat zu entscheiden, inwieweit die suizidale Person noch für sich sorgen und sich beschützen kann und unter welchen Umständen sie geschützt werden muss und auf welche Weise. Wichtig ist, dass die Verbindung zum Patienten nicht abreißt und dieser möglichst nicht alleine bleibt in seiner schwierigen, desolaten Verfassung. Zudem sollte er Alkohol und andere Stimulanzen wegen der enthemmenden Wirkung vermeiden.

Um einem suizidalen Patienten eine wirkungsvolle *soziale Unterstützung* zu geben, wird der innere Schmerz und der Verlust an Selbstrespekt herausgearbeitet und den Motiven des Patienten für den Wunsch, das Leben zu beenden, nachgegangen. Als besonders geeignete Methoden zur (sekundären) Suizidprävention gilt nach Einschätzung von Experten eines internationalen Workshops über Suizid das *gemeinsame Gespräch*, in dem der Patient, sofern er nicht frei von sich aus berichtet, durch vorsichtiges Fragen angeregt wird, auszusprechen, was zum Zeitpunkt der Suizidhandlung in ihm vorging (Michel et al., 2002).

Die diagnostisch-klinische Einschätzung der Störung des Patienten ist zwar keineswegs zweitrangig, sollte aber nicht im Mittelpunkt des Gesprächs stehen. Entscheidend ist, dass Patient und Therapeut verstehen, warum und wie es zu der Suizidgefährdung oder gar Selbstmordhandlung kam. Sobald der Therapeut das subjektive Erleben des Patienten beim Selbstmordversuch genauer erfassen kann, wird er angemessener empathisch darauf reagieren (S. 278). Oft sind es ganz alltägliche Belastungen und Probleme, die suizidalen Personen Selbstwertprobleme bereiten. Anschließend wird der Patient darin unterstützt, wieder Kontrolle über seine Lebensprobleme zu gewinnen. Oft hilft dem

Patienten das Problemlösetraining (S. 89), um seine Symptome zu lindern und das Leben wieder in die Hand zu nehmen (Joiner et al., 2001).

Bei akut gefährdeten Suizidpatienten sind die Handlungsmöglichkeiten des Psychotherapeuten immer begrenzt. Falls er unsicher ist, kann er sich kollegiale Supervision oder ein Supervisionsgespräch holen. Der Therapeut sollte überlegen, wie viel Zeit ihm zur Verfügung steht für sein Engagement und er muss einsehen, was er nicht leisten kann. Darüber sollte er den Patienten behutsam informieren. Im Notfall bittet er ihn, einen Facharzt für Psychiatrie aufzusuchen und sich medikamentös einstellen zu lassen oder in eine Klinik zu gehen.

In seltenen Fällen, in denen der Patient hoch akut ist, keine feste therapeutische Beziehung eingehen kann und einen stationären Aufenthalt ablehnt, wird es unumgänglich sein, eine Zwangsunterbringung in Erwägung zu ziehen (Lindner et al., 2003). Zu einer derartigen Zuspitzung kommt es selten und dann meist nur bei bipolar und psychotisch gestörten Patienten.

10.4 Therapeutische Effektivität

Bleiben sie unbehandelt, chronifizieren Depressionen oft, vor allem, wenn Ängste in der Vorgeschichte oder als komorbide Störung unberücksichtigt bleiben (Wittchen, 2004).

Zahlreiche kontrollierte Therapiestudien belegen die therapeutischen Wirkungen von Gruppen- und Einzeltherapie bei Patienten mit unipolaren, nicht psychotischen Depressionen (Gloaguen et al., 1998; Grawe et al., 1994; Hautzinger et al., 2000; Lewinsohn et al. 1999), wobei kognitive Verhaltenstherapie die am besten untersuchte Psychotherapieform für die ambulante und stationäre Behandlung von Depressionen ist (Backenstraß et al., 2001).

Therapeutische Wirkungen von Medikamentenbehandlung in der Akutphase und kognitiver Verhaltenstherapie in der Erhaltungsphase einer depressiven Störung sind empirisch belegt (Nyhuis, 2004; Spitzer, 2004; Wittchen, 2004). Um die Spuren der erzielten Veränderungen bei depressiven Patienten in den neuronalen Mechanismen der Hippokampusregion sichtbar zu machen, wurden bei 17 medikamentenfreien Patienten mit unipolarer Depression, die in 15 bis 20 Einzelsitzungen mit kognitiver Verhaltenstherapie behandelt wurden, und einer Vergleichsgruppe von depressiven Patienten, die auf Paroxetin eingestellt waren, jeweils vor und nach der Behandlung PET-Aufnahmen (positronenemissionstopographisches bildgebendes Verfahren) gemacht. Die Wirkungen beider Behandlungen, vor allem auch die der kognitiven Verhaltenstherapie (Veränderung der Aufmerksamkeitsrichtung, Abnahme von Grübeleien usw.), ließen sich eindrucksvoll durch regionale Metabolitveränderungen belegen (Goldapple et al., 2004).

10.5 Behandlungsbeispiel einer Frau mit einer schweren depressiven Episode (F32.3G) nach 3 einschneidenden Lebensereignissen; unabhängig davon Dyspareunie (F52.6G)

Das vorliegende Beispiel wurde vor allem deshalb gewählt, weil einmal alle 4 Ausprägungen der Depression (S. 232) darin vorkommen: Das depressive Erleben der Patientin äußert sich in (1) Antriebsproblemen, (2) erhöhter Ängstlichkeit, (3) verstärkter Aggressivität und (4) somatischen Symptomen (s. somatisches Syndrom, S. 216). Zum anderen liegt eine Depression als Reaktion auf eine Häufung von externalen Faktoren – 3 kritischen Lebensereignissen – vor, die mit kognitiver Verhaltenstherapie weniger leicht zu behandeln sein soll (Ma et al., 2004).

Seit 10 Monaten leidet Ingrid, 37 Jahre, alleinstehend, arbeitslose technische Zeichnerin mit CAD-Schulung, unter depressiven Verstimmungen und Selbstwertproblemen. Ihr Selbstbild: „Ich bin nichts wert; ich war immer die Doofe". Vorausgegangen waren 3 einschneidende Lebensereignisse innerhalb von 2 Monaten:

1. Im September starb die bis dahin noch vitale Mutter plötzlich an „geplatztem Magengeschwür".
2. Am Tag der Beerdigung wurde Ingrid nach 5-jähriger Beziehung vom Freund verlassen.
3. Einige Wochen danach (Oktober) wurde ihr nach 16 Jahren Betriebszugehörigkeit gekündigt.

Sie hielt noch durch, bis das Arbeitsverhältnis Ende März aufgelöst wurde. Dann kam die totale Erschöpfung; seither ist sie arbeitslos und wegen Depressionen krank geschrieben. Im Juni schickt sie der Hausarzt notfallmäßig. Sie schildert folgende Beschwerden:

- Ausgeprägte Trauergefühle, Freudlosigkeit, Müdigkeit, Interessenverlust, Weinen bei geringfügigem Anlass, mehrfach die Woche Anflüge von „Todessehnsucht" mit konkreten Selbstmordvorstellungen
- Heftige Träume in der Nacht und Tagesträume, in denen sie die Mutter und den Ex-Freund leibhaftig vor sich sieht. Gegenüber der Mutter empfindet sie meist Schuldgefühle, beim Freund schwankt sie zwischen erotischer Sehnsucht und Aggression
- „Frustessen" (Gewichtszunahme innerhalb von 6 Monaten von 65 auf 82 kg bei 170 cm Größe), ein- bis zweimal die Woche erhöhter Alkoholkonsum, „um zu vergessen", exzessives Rauchen, ca. 40 Zigaretten/Tag, Magen-Darm-Probleme (Übelkeit und Durchfälle) und Schlaflosigkeit mit Morgentief.
- Aggressive Impulse, „oft mit Hass in den Augen", wie ihr andere sagen; sie wird bei Bagatellen „rasend wütend", schimpft, zeigt in auffallender Weise ein krasses Missverhältnis zwischen Kritiküben (vehement) und Kritikannehmen (überempfindlich, weint und wird häufig laut). Manchmal hat sie rachsüchtige Impulse, will dann jemanden mit dem Auto überfahren. Bislang „rastete" sie erst einmal „aus" und fügte sich Selbstverletzungen zu: Mit einer Rasierklinge ritzte sie sich die Initialen ihres Ex-Freundes deutlich sichtbar auf die linke Hand.
- Angst vor dem Alleinsein, meint damit vor allem Partnerlosigkeit sowie Angst vor Krebs, seitdem der Vater vor 6 Jahren in ihrem Beisein an Bauchspeichelkrebs starb
- Initiative- und Antriebslosigkeit, sitzt stundenlang in der Wohnung, grübelt, ist unentschlossen, ob und was sie in Angriff nehmen soll. Im Endeffekt tut sie gar nichts,

vernachlässigt Körperpflege und Freundeskreis. Außer bei den Eltern ihres Ex-Freundes, die sie ständig anruft, um von ihm zu hören, und beim Bruder, meldet sie sich nirgendwo mehr

- Funktionelle Störungen des Magen-Darm-Trakts, „hyperkinetisches Herzsyndrom" mit Herzrasen und Hypertonie; Allergien (Hausstaub-Milben, Medikamenten- und Kosmetikzusätze, Nahrungsmittel, Nickel usw.) mit Bronchialhusten, häufige (Kiefer-, Nieren- und Rachen-) Infektionen und schließlich „Spann in der Scheide", dadurch Dyspareunie bei Penetration und Orgasmusunfähigkeit (Sexualität hat ihr noch nie Spaß gemacht).

Als es ihr noch gut ging, war sie lebenstüchtig, „voller Pepp", „fürsorglich-mütterlich", „stark vereinnehmend" und „leicht eifersüchtig". Nun ist sie verletzbar und sozial isoliert. Niemals zuvor hat sie, abgesehen von der sexuellen Problematik und einigen „Durchhängern" in der Pubertät, ernsthafte psychische Probleme gehabt. Möglicherweise trägt ihre Vitalität zur Intensivierung des depressiven Erlebens bei (Nach unseren Erfahrungen sind besonders lebhafte Menschen auch oft besonders depressiv).

Bedingungsmodell: Sicherlich lag von Geburt an eine Vulnerabilität für hypersensibles Erleben vor, die durch pädagogische Einflüsse verstärkt wurde. In der Familie gab es feste Koalitionsbildungen nach dem Grundsatz: Mein Kind, dein Kind, was bei den Kindern zu verdecktem Vorgehen, Konkurrenzverhalten und Eifersüchteleien führte. Ingrid bezeichnet sich als Papa-Kind, den Bruder (-4) als Mama-Kind. Der Vater sei ihr ähnlich gewesen, ebenso „frech und gutmütig", direkt und manchmal cholerisch (Modelllernen). Mit ihm machte sie „alles", wobei er ihr oft einschärfte: „Sag das nicht der Mama!" (operantes Lernen).

Der Opa mütterlicherseits wollte nur männliche Enkel und beschimpfte die Mutter, nachdem sie zunächst ein Mädchen zur Welt brachte: „Du bist zu doof, um einen Jungen zu gebären!" Da ihr das oft erzählt wurde, dürfte es ihr Selbstbild etwas beschädigt haben. Er schenkte dem Bruder viel, weshalb Ingrid jahrelang „stinkig" auf Opa, Mutter und Bruder war. Mutter und Tochter hatten sich „grundsätzlich in den Haaren", andererseits klammerte die Mutter sehr, war stimmungsschwankend, verdonnerte Ingrid dazu, im Haushalt anzupacken, während der Bruder in der Regel verschont blieb (operantes Lernen). Vielleicht macht Ingrid deshalb heute noch so viel für andere – mitunter mit gemischten Gefühlen.

Der Freund war ebenfalls sehr launisch: Manchmal schlug er aus heiterem Himmel zu oder „schmiss den Schweinebraten ins Klo". Sie duckte sich ihm gegenüber teils aus Hörigkeit, teils aus Angst, und versuchte, ihm alles recht zu machen, wodurch er nur noch unleidiger wurde. Sie waren Kollegen in derselben Firma. Er fing an, zu bummeln, wodurch sie als Freundin ebenfalls in Misskredit geriet. Ihm wurde zuerst gekündigt, dann ihr. Diese Anballung von Belastungen – Tod der Mutter, Trennung vom Freund und Kündigung – haben respondente Anteile und brachten sie 6 Monate später, nachdem ihre Energiereserven verbraucht waren, vollends aus dem psychoimmunologischen Gleichgewicht, wie noch zu zeigen sein wird.

Sie lebt „einsam und verlassen" und kommt sich extrem minderwertig vor, zumal sie ohne Arbeit ist. Aufrechterhalten werden ihre Depressionen durch Klagen, Grübeleien, Traurigkeit und Schwäche. Zum anderen weicht sie aus vor gewohnten Aktivitäten und Orten, an denen sie mit dem Freund häufig war. Die Freunde „lassen mich hängen", obwohl „ich immer jedem geholfen habe". Rückblickend fühlt sie sich „nur ausgenutzt".

Ingrid ist zwar durchschnittlich intelligent, jetzt allerdings verlangsamt, tatenlos, überempfindlich, leicht erregbar, gereizt und impulsiv. Sie steigert sich schnell in Verzweiflung oder Wut. Kleinere Enttäuschungen im Alltag rufen bereits Selbstmordgedanken hervor: Sie malt sich dann aus, wie sie sich durch einen Autounfall tötet, hält sich aber noch für „zu feige" dazu.

Verhaltensanalyse S-O/E-R-K-C: Ingrid grübelt darüber wie der Ex-Freund oder andere schlecht über sie reden (S). Ihre negativen Erwartungen (E) sind: „Andere halten mich für dämlich" oder „Ich bin ja nur das Mädchen für alles". Hat sie gerade Schmerzen oder einen Infekt (O), dann leidet sie umso mehr. Das vermeintliche Schlechtreden versetzt sie in Rage; sie reagiert aber auch deprimiert und hat Angst, „von allen" abgelehnt zu werden und zu vereinsamen (R*emotional*). Gleichzeitig hat sie Magendrücken, Übelkeit, Durchfälle und Kopfdruck (R*physiologisch*). Im Nacken- und Vaginalbereich spürt sie schmerzhafte Verspannungen (R*motorisch*) und denkt, „Die sind so gemein!", „Ich bin nichts mehr wert" oder gar „Ich will nicht mehr" (R*kognitiv*).

Die Konsequenzen (C): Sie weint bitterlich, manchmal schreit sie in der Wohnung und zerstört Mobilar, um Dampf abzulassen, meint, das Leben sei nicht mehr lebenswert und bekommt über Stunden oder Tage Suizidvorstellungen. Ist jemand bei ihr, rechtfertigt sie sich übertrieben, gerät leicht in Streit, weil sie andere schnell mit Schuldzuweisungen vor den Kopf stößt. Nach solchen Streitereien grübelt sie tagelang und macht sich Vorwürfe, bezeichnet sich als unattraktive Frau und Versagerin. Durch den sozialen Rückzug verliert sie die meisten Kontakte. Ihre feindselig-deprimierte Grundstimmung verfestigt sich. Am Ende traut sie sich nicht einmal mehr eine berufliche Wiedereingliederung zu. Sie ist ohne Antrieb und pflegt sich kaum noch. Aus eigener Kraft kommt sie nicht mehr aus diesen Stimmungstiefs heraus.

Ingrid will „wieder glücklich sein, so wie früher". Während der Zieldiskussion werden überhöhte Erwartungen identifiziert und folgende wirklichkeitsnahe Ziele vereinbart: Sie möchte aus der Depression heraus und wieder den Blick nach vorne richten, initiativ werden, die Trauer bearbeiten und für eine Weile Antidepressiva einnehmen gegen ihre Selbstmordimpulse. Sie hält eisern daran fest, den Freund zurück zu erobern, und sehnt sich nach einer intakten Sexualität. Außerdem möchte sie emotional kontrollierter und ausgeglichener werden, wieder arbeiten, den Freundes- und Bekanntenkreis beleben und die eigene Person, ihr Leben und die Zukunft wohlwollender sehen.

Ihr ist klar, dass sie aus eigener Kraft aktiv werden muss, um sich ein lebenswerteres Leben aufzubauen. Sie will ihr allgemeines Aktivitätsniveau anheben. Damit ihr die berufliche Rehabilitation gelingt, muss ihre Angst vor der ablehnenden Haltung anderer Personen abgebaut und ihr negatives Selbstbild verändert werden. An sozialen Fertigkeiten möchte sie mehr Kontrolle über ihre aggressiven Impulse und Kommunikationsfertigkeiten bekommen und sich besser behaupten und abgrenzen lernen. Schließlich will sie Nahestehende weniger klammern, ihnen mehr Freiraum lassen und mehr Toleranz für deren Schwächen aufbringen. Sie hat vor, so viel wie möglich in Selbstorganisation anzugehen.

Therapie (34 Stunden Einzelgespräche plus 5 probatorische Sitzungen im Zeitraum von 1 ½ Jahren). Begonnen wird mit dem individuellen Störungsverständnis und es folgt eine Absprache über das therapeutische Vorgehen: Im Verlauf der Therapie wird sie

- Aktivitäten anfangs mithilfe der Therapeutin und dann zunehmend in Selbstorganisation planen und umsetzen, um den *Antrieb* zu steigern (geregelte Ernährung, Erle-

digung von notwendigen Verpflichtungen, körperliche Bewegung, soweit es ihr erschöpfter Zustand zulässt, Progressive Muskelentspannung, Kontakte zu Freunden und Bekannten, Ämtergänge usw.)
- Antidepressiva zum Selbstschutz gegen *Selbstschädigung* einnehmen und später wieder gestuft ausblenden
- ihr negatives Selbst- und Fremdbild ebenso wie ihre dysfunktionalen automatischen Gedanken und Grundannahmen modifizieren und sich mit Sterben, Tod, Verlust und Trauer konfrontieren, um die *depressiven Gefühle, ihre pessimistische Grundhaltung und ihre Todesangst* zu *überwinden*
- zur *körperlichen Gesundung und Kräftigung* medizinische Eingriffe und Anwendungen in Anspruch nehmen
- zur *Aggressionskontrolle* ein Stressimpfungstraining durchführen, die *Time-out-Methode* bei aufkommendem Streit einsetzen, (ungefährliche) Aggressionen von anderen möglichst übergehen, Kommunikationshilfen und andere soziale Fertigkeiten zur Stärkung der Selbstbehauptungsfähigkeiten im Rollenspiel einüben
- Problemlösefertigkeiten trainieren, um schwierige soziale Situationen, Belastungen und Sorgen zu meistern
- Konfrontation und Abbau von Vermeidungsverhalten zur Bewältigung der *Ängste*
- das eigene Bemühen immer wieder anerkennen und selber positiv verstärken.
- Die Therapeutin bietet ihr soziale Unterstützung (Telefonate oder Notgespräche) für suizidale Krisen an.

Nach flüchtigen Fortschritten am Anfang der Therapie wurde Ingrid infolge einiger medizinischer Eingriffe vollständig kraftlos und wieder ausgesprochen antriebsgestört. Sie erweckte in der Therapiephase den Eindruck, als nicke sie die therapeutischen Vereinbarungen nur noch ab. Folglich blieben die therapeutischen Erfolge während der ersten 7 Monate nach Therapiebeginn äußerst spärlich.

Für etwa 2 ½ Monate wurde Ingrid innerhalb der Wohnung schrittweise aktiv, betätigte sich im Haushalt und begann mit handwerklichem Geschick einige Renovierungsarbeiten. Zudem überwand sie sich und rief eine alte Freundin an, von der sie sich distanziert hatte. Bei ihr begann sie, sich in sozial angemessenem Feedback zu üben, reagierte aber schnell mit Schmollen. Für Bewegungsübungen besorgte sie sich ein Rudergerät, das aber vorerst nur herumstand.

Darüber hinaus blieb sie noch recht hilflos: Weder war sie in der Lage, beim Arbeitsamt nach einer Weiterbildung oder Umschulung nach zu fragen, noch eine Stelle auf dem freien Arbeitsmarkt zu suchen. Sie konnte einfach noch nicht und blieb inaktiv. Ingrid begründete dies allerdings mit dem etwas halsstarrigen Argument, das viele Patienten mit Depression und Ängsten bringen: Bevor sie etwas unternehme, wolle sie erst ihre Depressionen beseitigt haben. Die Einnahme von antidepressiven Medikamenten lehnte sie ebenfalls ab. Immerhin willigte sie ein, sich medizinisch untersuchen und behandeln zu lassen.

Weil sie sich auf ein intensiveres Sexualleben vorbereiten will, stimmt sie einer gynäkologischen Operation ihres Scheidendefekts zu. Drei Monate nach Therapiebeginn wird eine Geschwulst in der Scheide operiert und der PC-Muskel gedehnt. Außerdem muss eine Kieferentzündung geschnitten und eine Nierenentzündung medikamentös behandelt werden. Geschwächt durch die Entzündungen und Eingriffe, wird sie noch deprimierter und hält sich für gnadenlos minderwertig, vor allem im Beziehungsverhalten. Hinzu kommen massive Schuldgefühle der Mutter gegenüber, nachdem ein Jahr nach ihrem Tod die Mutter der Nachbarin stirbt. Ingrids Kommentar: „Pech, warum soll es anderen besser gehen als mir?" zeigt ihre extrem ambivalente Gefühlsverfassung.

Infolge ihrer heftigen Trauergefühle und aufgewühlten Verzweiflung wird Ingrid von Schlaflosigkeit, „Frustessen" und Gewichtszunahme gepeinigt. Sie schaut sich nur noch morbide Fernesehsendungen an, vernachlässigt sich, trinkt häufiger zu viel, nervt den Ex-Freund mit Telefonaten, nur um sich weitere Kränkungen einzuhandeln. Sie hat nun häufiger Suizidgedanken, buddelt sich zu Hause ein, bleibt drei Terminen hintereinander fern, geht aber ans Telefon und kann von der Therapeutin jeweils ein wenig aufgemuntert werden.

Zu dem Zeitpunkt muss sie sich infolge der fortgesetzten Krankschreibung beim medizinischen Dienst der Krankenkasse melden. Die wohlmeinende Allgemeinmedizinerin schätzt ihre Depressionen derart verheerend ein, dass Ingrid sich erschreckt und noch weiter abrutscht. Zweifelsfrei benötigt sie jetzt (November, 5 Monate nach Therapieaufnahme) dringend Antidepressiva. Aus Sicherheitserwägungen setzt die Therapeutin sie unter Druck mit der Alternative einer stationären Aufnahme, woraufhin sie endlich vom Psychiater Insidon annimmt. Fatalerweise schlägt es nicht an, sondern ruft starke Kopfschmerzen und totale Schlaflosigkeit bei ihr hervor. Sie muss es gegen ein anderes Antidepressivum auswechseln. Zwei weitere Monate vergehen mit sehr schweren Stimmungstiefs, in denen sie dringend soziale Unterstützung braucht. Sie verspricht, bei intensiven Tiefs nicht alleine zu bleiben, und der Bruder, der begreift, wie sehr sie leidet, sowie die Freundin stehen ihr bei. Es kommt zu mehreren Telefonaten und zu zwei Notterminen.

Von weiteren Antidepressiva-Versuchen, zunächst mit dem trizyklischen Antidepressivum Clomipramin-neuraxpharm®, 100 mg, dann mit dem SSRI Zoloft®, Wirkstoff Sertralin, 100 mg, schlägt letzteres endlich an. An Weihnachten erklärt sie sich bereit, mit dem Bruder und der Schwägerin zu feiern. Ihre Zuversicht wächst.

Sicherlich wesentlich mitbedingt durch die Kombinationstherapie (Medikamentenwirkung) ist Ingrid im Januar, 2 ¼ Jahre nach den Verlusten von Mutter, Freund und Arbeitsstelle, wesentlich ruhiger geworden. Endlich kann die systematische kognitive Therapie und der Aufbau von sozialen Fertigkeiten (Neinsagen fordernden Personen gegenüber, andere um eine Gefälligkeit bitten usw.) zügig fortgesetzt werden. Sie ist williger, tatkräftiger und mutiger. So traut sie sich z. B., die Zähne richten zu lassen und die berufliche Rehabilitation anzugehen, indem sie sich nun nicht mehr krank schreiben lässt, sondern arbeitssuchend meldet. Da sie aber Angst vor dem Arbeitsamt hat („... wie eine Audienz beim Papst"), überredet sie die Therapeutin, während eines Therapiegesprächs dort wegen eines Termins anzurufen (Überrumplungstaktik), den sie dann auch einhält. Sie geht wieder unter Leute und hilft sogar bei einem befreundeten Kneipier aus („Ich bändle wieder an").

Gleichzeitig wächst ihr Interesse, sich zurechtzumachen. Sie geht häufiger aus, spürt wie ihre Vitalität zurückkehrt, berichtet sprudelnd von angenehmen Erlebnissen und kann innerhalb weniger Wochen ihre einseitig „verbiesterte" Haltung anderen gegenüber aufgeben. Zudem rudert sie täglich auf dem Heimtrainer und isst disziplinierter, um abzunehmen. Sie erlebt sich nun als erfreulich selbstwirksam und verspürt keinen Drang mehr, zu weinen und zu klagen. Bereits im März reduziert sie das SSRI auf die niedrigste wirksame ambulante Dosis, 50 mg Zoloft® am Morgen; bis zum Mai hat sie es abgesetzt.

Infolge ihrer Stimmungsaufhellung ist sie wieder begehrlich für den Freund, dessen Tonfall sich wandelt: „Ingrid, du bist meine Beste!". Er gesteht ihr sein Heimweh, sagt, er wolle unbedingt zurückkommen. Sie lässt sich von ihm breitschlagen. So zieht er bei ihr ein. Ingrid verhält sich ihm gegenüber inzwischen aber völlig anders als früher, wesentlich selbstbewusster. Außerdem ist sie bemüht, Streit aus dem Weg zu gehen. Ihre größte Hilfe dabei ist die Time-out-Methode, die sie beim Aufkommen von Ärger erfolgreich einsetzt, damit sie die Ruhe bewahrt. Sie hat ihn vorher darauf vorbereitet: Bei beginnendem Streit, solange noch keine Fetzen fliegen, verlässt sie den Raum, kehrt nach einer Weile zurück und unterlässt jegliche Vorwürfe, tut so, als sei nichts gewesen. Mit dieser Methode fühlt sie sich ihm überlegen und gerät nicht mehr in psychologische Sackgassen.

Ihre gewünschten sozialen Fertigkeiten werden intensiv erörtert und kontinuierlich geübt. Sie ist stolz darauf, wie der Freund plötzlich Respekt zeigt. Da sie sich nicht mehr servil unterordnet und sich unabhängig von ihm bewegt, kommen beide erstaunlich gut zurecht. Definitiv hat er seine Macht über sie verloren und sie fühlt sich frei. Er ist offensichtlich ebenso zufrieden damit.

Im Juni macht sie beim Arbeitsamt eine 4-wöchige Berufsfindungsmaßnahme für Frauen. Anstatt lange auf eine Umschulung zu warten, sucht sie sich übers Internet eine befristete Ganztagsstelle als Datenverarbeiterin in einer Firma, die Abrechnungen für Krankenkassen macht. Sie ist glücklich.

Da erkrankt ihr Bruder ernsthaft neurologisch (Angiom im Gehirn). Seine Erkrankung destabilisiert sie vorübergehend und wirft sie zurück in die alte Familiendynamik und Konkurrenzsituation. Jetzt erst gesteht sie weinend, dass sie infolge ihrer negativen Emotionen bislang nicht zum Grab der Mutter konnte: „Ich war ihr Problemkind" und „Sie hat mich immer unter dem Pantoffel gehabt!" Die emotional sehr bewegende Aussprache darüber macht es ihr möglich, am nächsten Tag zum Grab zu gehen und mit der Mutter einen inneren Dialog zu führen, indem sie ihre gemischten Gefühle sich ehrlich von der Seele redet. Ihr fällt damit eine emotionale Last von den Schultern. Nun ist sie in der Lage, ihren Bruder liebevoll zu unterstützen.

Nach einer gemeinsam durchgeführten Evaluation im Herbst, die Ingrid depressions- und angstfrei, emotional kontrolliert, ohne somatische Beschwerden und unabhängig von Medikamenten und Alkohol zeigt, wird in beiderseitigem Einverständnis die Therapie beendet. Sie raucht zu ihrem Leidwesen allerdings noch.

Im ersten Katamnesegespräch 6 Monate später sagt sie, jetzt, 3 Jahre nach dem Tod der Mutter, habe sie die Trauer überwunden. Ihr Freundeskreis ist gewachsen. Sie genießt am meisten die Beziehung zu der Freundin, die ihr in der Depression beigestanden hat. Der Freund und sie kommen gut zurecht und wollen nun eine größere Wohnung suchen. Beide tauschen wieder Zärtlichkeiten aus und machen Petting. In der Firma fühlt sie sich sehr wohl, obgleich sie die Arbeit langweilig findet.

Im 2. Katamnesegespräch 9 Monate nach Therapieende sagt sie, sie könne ihre mittlerweile leichten depressiven Verstimmungen binnen Stunden beeinflussen. Zwischendurch bekam sie auf einmal heftige Kopfschmerzen, hörte schlecht, sah verschwommen und hatte Wadenkrämpfe. Die Ärzte fanden „Wasser im Gehirn". Erstaunlicherweise hatte sie keinerlei Krankheits- oder Todesangst. Entwässerungstabletten halfen schon nach 2

Wochen. Die Beziehung zum Freund ist noch erotischer geworden und sie kann Sexualität inzwischen schmerzfrei genießen. Die Arbeit ist ihr nach wie vor zu eintönig. Inzwischen kontrolliert sie die Eingaben der anderen und hat in der Firma eine feste Anstellung in Aussicht. Sie raucht nicht mehr, ihr einziger Kummer ist das Übergewicht (85 kg/170).

Im 3. Katamnesegespräch 15 Monate nach Therapieabschluss ist es dabei geblieben. Sie meint, das Wesentlichste, was sie in der Therapie gelernt hat, sei die Einflussmöglichkeit auf ihre Depressionen, die Fähigkeit, sich mit sozial verträglichen Mitteln zur Wehr zu setzen und sich nicht mehr gegen ihren Willen ausnutzen zu lassen. Unzufrieden ist sie lediglich mit ihrem Übergewicht (inzwischen 80 kg). Sie wirkt insgesamt lebhaft, mit sich im Einklang, psychisch wesentlich robuster und lebenstüchtig. Stimmungsmäßig geht es ihr „hervorragend“.

Resümee Teil II

Unipolare Depressionen und Angststörungen sind wirkungsvoll mit kognitiver Verhaltenstherapie zu behandeln. Da bei vielen depressiven Patienten Angststörungen in der Vorgeschichte vorkamen oder komorbide bestehen – wie epidemiologische und klinische Studien zeigen – ist eine genaue Differenzialdiagnose der depressiven Störung und der jeweiligen Angststörung wichtig und die *Mitbehandlung dieser Angststörung* von außerordentlicher Bedeutung. Das gilt auch für den Fall, dass die Ängste derzeit nicht akut sind. Andernfalls – und dafür liegen ebenfalls empirische Belege vor – wächst die Gefahr einer Verschlimmerung der Depression und in der Folge wird es zu Rezidiven kommen.
Therapeuten sollten bei der diagnostischen Einschätzung und Behandlung von depressiven Patienten immer berücksichtigen, dass *Angst* ein *Risiko für Depression* ist.

Hoffnung ist demgegenüber ein wichtiges Motiv, um Depressionen zu überwinden. *Hoffnung* ist die Vorstellung von Erfolg bei dem Versuch, persönliche Ziele zu erreichen, und somit ein Motor für Freude und ein stabiles Selbstwertgefühl (Snyder et al., 2002). Hoffnung wird gelernt, folglich können Therapeuten in ihren depressiven, aber auch in den ängstlichen Patienten Hoffnung wecken und ihnen damit besonders wirkungsvoll helfen. Unter den Hoffnungslosen sind viele Depressive, die sich oft zu anspruchsvolle und unerreichbare Ziele stecken. Verzagte Patienten sollten darin unterstützt werden, Hoffnung und Zuversicht aufzubauen. Je besser die therapeutische Beziehung (vgl. nächstes Kapitel), desto eher gelingt es, realistische Ziele zu vereinbaren und Problemlösestrategien umzusetzen. Therapeuten motivieren ihre Patienten warmherzig, diesen Weg einzuschlagen, Hindernisse auszuräumen und bis zu ihren selbstgesetzten Zielen durchzuhalten.

Viele Patienten werden am Ende berichten, dass sie ihre persönliche Krise, in der sie Depressionen und Angst in schmerzhafter Weise durchlebt haben, nicht missen wollen, weil sie erfahren haben, wie wertvoll und hilfreich die Auseinandersetzung mit ihren Problemen und existenziellen Gefährdungen für ihre weitere Lebensführung wurde. Vor allem haben sie erfahren, was im Leben für sie besonders wichtig ist.

Teil III

Therapeutische Beziehung

Da die therapeutische Beziehung mittlerweile Richtlinien übergreifend als eine besonders wichtige, wenn nicht sogar als bedeutendste therapeutische Wirkvariable gilt (Norcross, 2002) und weil auch in der Ausbildung zum Verhaltenstherapeuten der therapeutischen Beziehung allmählich mehr Aufmerksamkeit geschenkt wird, soll der Darlegung der Behandlung von Angststörungen und Depressionen eine ausführlichere Erörterung der Patient-Therapeut-Beziehung folgen.

Schon in den ersten Gesprächen entsteht zwischen Patient und Therapeut eine mehr oder weniger gute therapeutische Beziehung, die großen Einfluss auf den weiteren Therapieverlauf und das Therapieergebnis hat. Zu einer guten therapeutischen Beziehung gehören wohlwollende Emotionen und Einstellungen, die Patient und Therapeut füreinander entwickeln, sowie die Art und Weise, wie diese Gefühle zum Ausdruck gebracht werden und wie beide miteinander umgehen (vgl. Gelso et al., 1994). Eine gute therapeutische Beziehung lässt den Patienten relativ angstfrei, vertrauensvoll und offen an die Bewältigung seiner Schwierigkeiten herangehen. Therapeutische Fähigkeiten, wie Wärme und Bestätigung auf der einen Seite und möglichst wenig Schuldzuweisung und offensives Verhalten auf der anderen, begünstigen nachweislich das Therapieergebnis.

Die therapeutische Beziehung ist grundlegender Bestandteil der psychoanalytischen Theorie (Freud, 1910). Therapeutenvariablen, wie empathisches Verstehen, Wärme, positive Wertschätzung und Kongruenz, wurden seit den 50er Jahren von Carl Rogers im Rahmen der klientenzentrierten, nicht-direktiven Gesprächstherapie untersucht (Lambert et al., 2002; Rogers, 1958). Mittlerweile gibt es eine ganze Reihe von empirischen Belegen für die Wirksamkeit der therapeutischen Beziehung im Therapieverlauf (Ahn et al., 2001; Grawe et al., 1990; Kanfer et al., 2000; Orlinsky et al., 1994; Zimmer et al., 1992).

In empirisch abgesicherten Therapiemanualen finden sich, wenn überhaupt, meist nur spärliche Hinweise auf die therapeutische Beziehung. Oft werden die Patienten darin auf eine Kernproblematik oder einzelne Diagnose reduziert. Meist fehlen zudem Informationen darüber, wie die therapeutischen Vorgehensweisen auf Eigenschaften des Patienten zuzuschneiden sind. In der Mehrzahl der Manuale werden Therapeuten nur unzureichend angeregt, Störmomente wie die fehlende Akzeptanz der Therapiemethoden durch den Patienten oder andere ernsthafte Schwierigkeiten im Therapieverlauf zu hinterfragen oder nach angemesseneren Vorgehensweisen für den Patienten Ausschau zu halten. Die engagierte Suche des Therapeuten nach individuell wirksamen therapeutischen Hilfen für den einzelnen Patienten, vor allem alternative für denjenigen, der zu wenig auf standardisierte oder halb-standardisierte Vorgehensweisen anspricht, fördert ganz erheblich die Güte der therapeutischen Beziehung und die Qualität der therapeutischen Wirkungen (Schmidt-Traub, 2000).

Das Geschlecht des Therapeuten hat keinen entscheidenden Einfluss auf das Therapieergebnis bei der therapeutischen Behandlung von unipolarer Depression wie (rezidivierender) depressiver Episode oder Dysthymie (Zlotnick et al., 1998). Ähnliches gilt für Behandler von Patienten mit Panikstörung (Huppert et al., 2001) und anderen Angststörungen. Ausnahmen sind traumatisierte Patientinnen nach Gewalterfahrung oder sexuellem Missbrauch durch Männer oder Patienten, die Opfer von gewalttätigen Frauen wurden: Viele dieser Patienten wünschen sich ausdrücklich einen gleichgeschlechtlichen Therapeuten.

Norcross hat im Auftrag der American Psychological Association im Jahr 2002 ein Buch zur therapeutischen Beziehung herausgegeben, das Richtlinienverfahren übergreifende Beiträge von Mitgliedern einer Expertengruppe enthält. Ihr Auftrag war es, den aktuellen Forschungsstand zu untersuchen und dabei insbesondere folgenden Fragestellungen nachzugehen:

- Welche Elemente einer wirkungsvollen therapeutischen Beziehung können identifiziert werden?
- Wie lassen sich wirkungsvolle psychotherapeutische Vorgehensweisen, die auf den einzelnen Patienten und seine diagnose-unabhängigen Eigenschaften zugeschnitten sind, genauer bestimmen?

Einmal hat diese Gruppe *Elemente der therapeutischen Beziehung* herausgearbeitet, *die nachweislich wirksam sind*, wie therapeutische Allianz, Empathie, Zielkonsens und Kooperation sowie Kohäsion in der Gruppentherapie. Darüber hinaus fanden die Experten *Elemente, die wahrscheinlich wirken*, wie Wertschätzung des Patienten durch den Therapeuten, Kongruenz und Echtheit, Feedback, Kitten von Brüchen im therapeutischen Bündnis, persönliche Mitteilungen des Therapeuten, Umgang mit Gegenübertragung und beziehungsbezogene Interpretationen.

Zum anderen haben Mitglieder der Expertengruppe ausgeführt, wie die therapeutische Beziehung gestaltet und positiv beeinflusst werden kann durch eine richtige Auswahl von Therapieverfahren: Die Auswahl sollte möglichst entsprechend den Bedürfnissen und diagnoseunabhängigen Eigenschaften des Patienten vorgenommen werden. Mit Blick auf die therapeutische Wirksamkeit haben sie sich Gedanken gemacht über Widerstand in der Therapie ebenso wie über die funktionelle Beeinträchtigung des Patienten und seinen Bewältigungsstil.

Von den Experten wurden einschlägige Untersuchungen, Überblicksartikel, Meta-Analysen und Expertenmeinungen herangezogen, mit dem Ziel, sich einen systematischen Zugang zur Kennzeichnung und Interpretation der empirischen Daten zu gewährleisten und sich auf bestimmte Beziehungselemente zu einigen. Mindestens drei Gutachter rezensierten unabhängig voneinander jedes Kapitel über ein bestimmtes Element der therapeutischen Beziehung anhand der folgenden 6 Kriterien:

- Zahl der empirischen Studien, die das Beziehungselement bestätigen,
- Konsistenz der empirischen Ergebnisse,
- Unabhängigkeit der Untersucher und Messverfahren,
- Stärke der Beziehung zwischen dem Beziehungselement und dem Resultat, z. B. Effektgröße,
- Belege für eine direkte kausale Verknüpfung von Beziehungselement und Ergebnis, z. B. prospektive Studien,
- externe Validität.

Bislang haben sich nur drei psychotherapeutische Schulen um eine wissenschaftliche Untermauerung ihrer therapeutischen Vorgehensweisen bemüht, die kognitive Verhaltenstherapie, die humanistisch orientierte klientenzentrierte Gesprächspsychotherapie und die Psychoanalyse (Norcross, 2002). Insgesamt gesehen tragen zwischenmenschliche Faktoren mehr zur therapeutischen Wirksamkeit bei als einzelne therapeutische Techniken (Lambert et al., 2002), mit Ausnahme einiger *spezialisierter Therapiemethoden*, die etwas bessere Ergebnisse garantieren bei der Therapie von spezifischen Störungen. Gemeint sind Konfrontationsmethoden in Kombination mit kognitiver Umstrukturierung bei Patienten mit Panikstörung und Agoraphobie, Konfrontation in Form von Reaktionsverhinderung bei Zwangspatienten, graduelle Übung bei Patienten mit sexuellen Funktionsstörungen (Lambert, 1992) und unterstützende versus aggressive Vorgehensweisen bei der Interpretation in psychoanalytischer Kurzzeittherapie (Jones et al., 1988).

Schließlich ist noch zu erwähnen, dass manche *Patientenvariable* auch noch Einfluss auf das Therapieergebnis nimmt: Dazu gehört die Therapiemotivation des Patienten, seine Fähigkeit, sich auf problematische Themen zu konzentrieren und seine Bereitschaft, schon frühzeitig in der Therapie Aufgaben zu erledigen (Agras et al., 2000).

Um (Verhaltens-)Therapeuten für die Bedürfnisse ihrer Patienten empfänglicher zu machen und ihnen eine Hilfestellung für einen entsprechend sensiblen Umgang zu geben, werden im Weiteren die therapeutisch wirksamen Elemente der therapeutischen Beziehung dargelegt.

11 Empirisch belegte Elemente der therapeutischen Beziehung

Die therapeutische Beziehung ist eine sehr komplexe Interaktion, die sich eigentlich nur künstlich zu Untersuchungszwecken auseinander dividieren lässt. Theoretisch ist zwischen folgenden Bedingungen zu unterscheiden:
- Therapeuteneigenschaften (z. B. zwischenmenschlicher Umgangsstil),
- therapiebegünstigenden Bedingungen (Therapeutenvariablen, wie Empathie) und
- Therapeut-Patient-Beziehung (vor allem Zielkonsens und Kooperation).

In der praktischen Auseinandersetzung mit diesen Bedingungen der therapeutischen Beziehung gibt es oft Schwierigkeiten, da Überlappungen, Redundanzen und Ungenauigkeiten nicht zu vermeiden sind.

11.1 Therapeutische Allianz

Auch wenn es noch keine allgemein akzeptierte Definition von therapeutischer Allianz gibt (Horvath et al., 2002), werden immer wieder die Begriffe Zusammenarbeit und Konsens damit in Verbindung gebracht. Während bei den Therapeutenvariablen das Therapeutenverhalten im Mittelpunkt der Betrachtung steht, wird im Rahmen der therapeutischen Allianz noch zusätzlich das Patientenverhalten mit einbezogen.

Als Beiträge des *Patienten* zur therapeutischen Allianz gelten (Horvath et al., 2002):
- Therapiefähigkeit,
- Erledigung von Hausaufgaben und aktives Hinarbeiten auf vereinbarte Therapieziele,
- gute emotionale Beziehung zum Therapeuten.

Entsprechend sind die Beiträge des *Therapeuten:*
- Gewährleistung von förderlichen Therapiebedingungen, insbesondere durch das konsistente Umsetzen von Therapeutenvariablen,
- Bemühen um einen wirkungsvollen Umgang mit Brüchen in der Allianz,
- Vereinbarung von Therapiezielen und therapeutischen Vorgehensweisen mit dem Patienten.

In mehreren Studien (Krupnick et al., 1996; Safran et al., 2002), in denen Patienten einschlägige Fragebögen zur therapeutischen Allianz auszufüllen hatten, erwies sich das therapeutische Bündnis als eine signifikante Einflussgröße für die therapeutische Wirkung. Dabei haben sich die Vorhersagen der Patienten zum therapeutischen Bündnis schon nach der dritten Therapiesitzung als besonders treffsicher herausgestellt. Eine zu positive Einschätzung der therapeutischen Allianz durch den Patienten hat allerdings mitunter zu unrealistisch überhöhten Erwartungen an die Therapie geführt.

Im Endeffekt sind die Voraussetzungen für eine wirkungsvolle Therapie wahrscheinlich zusammenlaufende, konvergierende Einstellungen von Patient und Therapeut zur therapeutischen Allianz. Kommt es bis zur Mitte der Therapie nicht zu einer solchen Konvergenz, dann sollte sich der Therapeut vermehrt um die Verbesserung der therapeutischen Beziehung kümmern (Horvath et al., 2002).

Die explorativen Gespräche zu Beginn der Therapie lassen sich nach unserer Einschätzung für den Aufbau einer guten therapeutischen Allianz nutzen. In der Exploration konzentrieren sich Patient und Verhaltenstherapeut auf den Diagnoseprozess. Sie erarbeiten gemeinsam eine Verhaltens-, Bedingungs- und Zielanalyse und der Therapeut erläutert dem Patienten das Therapiekonzept, wobei er vom ersten Gespräch an bereits auf die Kooperationswilligkeit des Patienten angewiesen ist.

Ohne eine gute therapeutische Allianz und tragfähige therapeutische Beziehung lassen sich die vereinbarten therapeutischen Ziele in der Regel nicht verwirklichen.

11.2 Empathie

Empathie gilt seit Carl Rogers (1980) als eine der wichtigsten Therapeutenvariablen. Er definiert sie als sensible Fähigkeit und Bereitschaft des Therapeuten, die Gedanken, Gefühle und inneren Kämpfe des Patienten zu verstehen, indem er dessen Bezugsrahmen aufgreift und sich für seine persönliche Wahrnehmungswelt sensibilisiert. Auf diese Weise spürt er manche Absichten und Bedeutungen des Patienten auf, denen sich dieser kaum bewusst ist. Heute wird Empathie für einen wesentlichen Bestandteil der emotionalen Intelligenz gehalten (Bar-On et al., 2000). Durch die Empathieforschung ist die Vorstellung des Patienten, inwieweit er sich vom Therapeuten verstanden fühlt, sowie der Einfluss dieser Vorstellung auf das Therapieergebnis empirisch gut gesichert (Bohart et al., 2002).

Drei Arten von Empathie lassen sich unterscheiden. Sie müssen sich keineswegs gegenseitig ausschließen. Vielmehr sind die Unterschiede zwischen ihnen größtenteils davon abhängig, worauf der Therapeut besonderen Nachdruck legen möchte (Bohart et al., 2002):

- *Empathischer Rapport:* Einige Therapeuten verstehen unter Empathie hauptsächlich ein harmonisches miteinander in Beziehung treten, wobei der Therapeut auch soziale Unterstützung gewährt. Er verhält sich mitfühlend und versucht, den Patienten spüren zu lassen, dass er seine Erlebnisse versteht. Gleichzeitig arbeitet der Therapeut an einem Kontext für wirkungsvolles therapeutisches Intervenieren.
- *Kommunikative Einstimmung:* Der Therapeut ist bemüht, sich während des gesamten Therapieverlaufs aktiv und kontinuierlich auf den Patienten einzustimmen und immer jeweils auf einer Moment-zu-Moment-Basis mit ihm zu kommunizieren. Er teilt dem Patienten sein Verständnis von Botschaften und Gefühlen, die er wahrnimmt, sofort mit. Dadurch wird die Exploration der Gefühle beim Patienten vertieft. Diese kommunikative Einstimmung des Therapeuten ist eine Art „Prozess-Empathie“ (Orlinsky et al., 1994).
- *Personenbezogene Empathie:* Hier versucht der Therapeut, die Erfahrungen des Patienten zu verstehen, sowohl die historisch-biographischen Erlebnisse, die den Hintergrund seiner heutigen Erfahrungen bilden, als auch seine gegenwärtigen. Dabei wird vor allem der Frage nachgegangen, wie die Erfahrungen des Patienten ihn dazu gebracht haben, so zu sehen, zu fühlen, zu denken und zu handeln, wie er es gerade tut. Diese Form der Empathie ähnelt einem erlebnisnahen Verstehen der Welt des Patienten und wird „Hintergrund-Empathie“ genannt (Elliott, 2002).

Empathisches Verhalten lässt sich in der klinischen Praxis ganz variabel einsetzen (Borhart et al., 2002). Therapeuten können

- einfache *empathische Reaktionen von Verständnis zeigen*, um dem Patienten zu demonstrieren, dass sie seine Erfahrungen verstanden haben.
- das *empathisch bestätigen*, was sie aus dem Blickwinkel des Patienten für folgerichtig und gültig halten.
- wichtige Erlebnisse der Patienten *empathisch wachrütteln* und sie mit besonders gehaltvollen, beziehungsreichen, konkreten und auch bedeutungsvollen Worten unterstreichen. Diese Art von empathischem Therapeutenverhalten hat eine sondierende, experimentelle Qualität.
- Schließlich gibt es noch die Möglichkeit, *auf empathische Weise Annahmen zu formulieren*. Annahmen oder Mutmaßungen kommen zwar Interpretationen sehr nahe, stellen aber nicht den Versuch dar, dem Patienten neue Informationen zu liefern. Vielmehr versucht der Therapeut, an das heranzukommen, was implizit in den Berichten des Patienten steckt. Ein derartiges empathisches Vorgehen holt gewisse Nuancen und Andeutungen aus den Schilderungen des Patienten hervor, auf die er aufmerksam gemacht wird oder die ihm gespiegelt werden.

Die Therapeutenvariable Empathie ist hochgradig komplex und infolgedessen sehr schwer, zu messen. Sie lässt sich allenfalls theoretisch erfassen, nicht aber ohne Weiteres in therapeutisches Handeln umsetzen, denn sie ist nur mühsam von anderen Therapeutenvariablen, wie positive Wahrnehmung, Wärme oder Echtheit zu trennen. Wie soll schließlich ein Therapeut empathisch sein, aber gleichzeitig nicht warmherzig und echt? Erfassen lässt sich Empathie entweder durch objektive Beurteiler, Patientenurteil, Selbsturteil des Therapeuten oder durch die Kongruenz zwischen der Wahrnehmung von Patienten und Therapeut.

11.3 Zielkonsens und Kooperation

Einigkeit im Zielvorhaben zwischen Patient und Therapeut ist ein wesentlicher Aspekt der therapeutischen Allianz (Orlinsky et al., 1994; Tryon et al., 2002). Mit Kooperation ist das wechselseitige Engagement von Patient und Therapeut in einer helfenden Beziehung gemeint. Der Beitrag des Patienten zur Kooperation kann auf unterschiedliche Art erfasst werden, durch

- die Einschätzung seiner Kooperation in Relation zu seinem Widerstand (S. 291),
- seine Bereitschaft, Hausaufgaben auszuführen,
- sein Engagement in der Patientenrolle (Tryon et al., 2002).

Um Einigkeit in der Zielsetzung und den therapeutischen Bedingungen zu demonstrieren und sich für Engagement in der Therapie zu verpflichten, werden häufig *Therapieverträge* über Zielkonsens und Bereitschaft zur Mitarbeit abgeschlossen (Orlinsky et al., 1994).

Outcome-Studien belegen, wie wichtig – vor allem zu Beginn der Therapie – eine Übereinkunft zwischen Therapeut und Patient über Therapieziele und Kooperation für das Engagement von beiden ist (Tryon et al., 2002). Abgesehen von Patienten, die eine Therapie nach der anderen machen und kaum etwas dabei lernen, sind die meisten Therapie-

Wiederholer therapieerfahren, mehr auf sich und ihre Störung bezogen und oft nicht schwer gestört. Sie haben bereits begonnen, sich ihren Lebensproblemen zu stellen, und sind von daher leichter für eine Kooperation zu gewinnen als Patienten, die noch nicht in Therapie waren. Drei Gruppen von Patienten scheinen weniger engagiert zu sein und arbeiten zumindest nicht so gut mit, weshalb sie im allgemeinen mehr therapeutische Hilfe benötigen: (1) besonders schwer gestörte Menschen, (2) Patienten, die starken Widerstand leisten, und (3) ausnehmend schwach motivierte Patienten. Oft ist die Therapie mit ihnen nicht sehr erfolgreich.

Demgegenüber steigt die Wahrscheinlichkeit, gute therapeutische Wirkungen zu erzielen, sobald Patienten und Therapeuten über den gesamten Therapieverlauf hinweg therapeutische Entscheidungen gemeinsam fällen, häufig Zieldiskussionen führen und sich auf weitere notwendige Therapieziele einigen können. Therapeuten, die Hausaufgaben aufgeben, erzielen zudem bessere Ergebnisse, wenn sie die Umsetzung der Aufgaben durch den Patienten ganz konsequent in jeder Sitzung überprüfen. Für die Güte des Therapieausgangs ist dabei weniger die Quantität der Hausaufgaben entscheidend, als vielmehr deren Qualität (Schmidt et al., 2000).

11.4 Kohäsion in der Gruppentherapie

Das Phänomen der Gruppenkohäsion ist vielschichtig, weil es gleich mehrere Allianzen oder Bündnisse umfasst: Das von jedem Gruppenmitglied zur Gruppe, von einem Mitglied zum nächsten, vom Mitglied zum Gruppenleiter, vom Gruppentherapeuten zur Gruppe oder die Allianz zwischen einem Gruppentherapeuten und dem anderen. Obwohl bei Definitionsversuchen in der einschlägigen Literatur mit verschiedenartigen Begriffen gearbeitet wird, z.B. mit Zusammenhalt, Bindekraft oder Allianz, wird unter Kohäsion in Gruppentherapie vornehmlich die therapeutische Beziehung verstanden (Burlingame et al., 2002).

Für dieses Beziehungselement liegen überwiegend nur Korrelationsstudien vor, die kausale Aussagen nicht zulassen. Wichtige Gruppenprozesse verändern sich zudem systematisch – entsprechend dem Entwicklungsstand der Gruppe. Deshalb fällt es schwer, die Einstellungen der unterschiedlichen Mitglieder und Gruppenleiter sowie die Methoden, mit denen sie erfasst werden sollen (Selbstberichte, Fremdbeobachtungen, Soziometrie, Interviews, Beurteilung von Aussagen), unter einen Hut zu bringen. Aus diesem Grund kommen im Endergebnis oft recht unterschiedliche Beziehungen und Vorstellungen von Kohäsion heraus (MacKenzie, 1994). Obwohl erst wenige wissenschaftliche Erkenntnisse über die therapeutische Beziehung in der Gruppentherapie vorliegen, können diese zusammen mit der klinischen Erfahrung des Gruppentherapeuten aber durchaus schon zu einem besseren Verständnis von gesunden und destruktiven Reaktionen im Gruppenprozess führen.

Der Gruppentherapeut kann die Kohäsion in der Gruppe stärken oder schwächen, indem er sowohl auf der Gruppenebene als auch auf der intrapsychischen Ebene der einzelnen Gruppenmitglieder interveniert. Empirische Daten belegen außerdem die kohäsions-stärkende Einflussnahme des Therapeuten, sobald er sich warm, empathisch, echt und anerkennend zeigt und eine positive Wahrnehmung beim einzelnen Patienten und der gesamten Gruppe fördert. Ehrliche Angaben des Therapeuten über seine eigene Angst und

Verwundbarkeit tragen nachweislich zur Güte der Beziehungen innerhalb der Gruppe bei (Braaten, 1989). Als wichtigster empirischer Beleg für die Stärkung von Kohäsion in der Gruppentherapie gilt die Wärme des Gruppentherapeuten (Burlingame et al., 2002).

In vieler Hinsicht bewahrt der Therapeut die Teilnehmer vor Störungen im Gruppenprozess, indem er die vereinbarten Normen einhält und die Bedeutung der Gruppe als ganzer anerkennt. Die Zusammensetzung der Gruppe, die verbalen Interaktionen, Selbstenthüllungen und emotionalen Ausdrucksweisen aller Mitglieder sowie die therapeutischen Interventionen nehmen großen Einfluss auf die Kohäsion und natürlich auch auf den Ausgang der Therapie.

12 Vielversprechende Elemente der therapeutischen Beziehung

12.1 Wertschätzung des Patienten

Orlinsky et al. (1994) umschreiben Wertschätzung mit einem bestätigenden oder affirmativen Verhalten des Therapeuten. Für Rogers (1980) war die bedingungslose Akzeptanz des Patienten durch den Therapeuten und das Bemühen, jeden Aspekt der Erfahrungswelt des Patienten als Teil seiner Person hinzunehmen, sehr wichtig. Der Therapeut bringt dem Patienten positive Einstellungen und Gefühle, wie Wärme, Zuneigung, Interesse und Respekt, entgegen.

Sehr wahrscheinlich gelangt der Therapeut nur über den Weg der „empathischen Identifikation" mit dem Patienten zu einer Haltung der Wertschätzung (Farber et al., 2002). Die Fähigkeit des Therapeuten, diese positive Haltung einzunehmen, ist für den Patienten eng mit dem Erfolg seiner Therapie verknüpft, selbst wenn die Wertschätzung des Therapeuten zwar einen signifikanten, aber keineswegs einen erschöpfenden Anteil am Therapieergebnis ausmacht.

Die Varianz in den Befunden zur Wertschätzung und ihrer therapeutischen Wirkung ist enorm. Neben methodologischen Unzulänglichkeiten lässt sie sich auf folgende Bedingungen zurückführen (Farber et al., 2002):

- Therapeuten unterscheiden sich in der Fähigkeit, Wertschätzung zu zeigen,
- Patienten unterscheiden sich in dem Bedürfnis nach positiver Sichtweise und Wertschätzung durch den Therapeuten,
- Die Wertschätzung durch den Therapeuten wird von den Eigenschaften des Patienten und vom jeweiligen Stadium der Therapie beeinflusst,
- Eine letzte Bedingung für die hohe Varianz dürfte in der *Schwierigkeit* liegen, *Wertschätzung von Empathie abzugrenzen.*

12.2 Kongruenz und Echtheit

Unter Kongruenz wird zum einen die persönliche Integration des Therapeuten in die Beziehung zum Patienten verstanden, wodurch er sich hinreichend frei fühlt, sein Erleben akurat wiederzugeben, und er aufrichtig er selbst sein kann (Rogers, 1980). Zum anderen bedeutet Kongruenz aber auch die Fähigkeit des Therapeuten, seine persönlichen Gefühle, vor allem solche, die angemessen erscheinen, aufrichtig und echt zu kommunizieren. Gelso et al. (1994) meinen etwas Ähnliches, wenn sie von „realer Beziehung" sprechen und betonen dabei ausdrücklich, dass die reale Beziehung nicht durch Übertragungsprozesse verzerrt wird. Bedeutsam ist die Fähigkeit des Therapeuten, wirklichkeitsnah wahrnehmen zu können und echt zu sein, wobei sie unter *Echtheit* die Bereitschaft des Therapeuten verstehen, in der therapeutischen Beziehung so zu sein, wie er wirklich ist. Dabei sollte er nicht wahllos seine Gefühle ventilieren oder sich selbst enthüllen, ebenso wenig sollte er dem Patienten bestimmte Gefühle vorenthalten, erst recht nicht solche, die es ihm erschweren, empathisches Verständnis für den Patienten aufzubringen (Klein et al., 2002).

Der Therapeut ist ein wichtiges soziales Modell für den Patienten, denn indem er sich bei der therapeutischen Arbeit um mehr Kongruenz bemüht, hilft er ihm, seinerseits aufrichtig und echt zu sein.

Um Kongruenz herzustellen, teilt der Therapeut dem Patienten in authentischer und konsistenter Weise seine persönlichen Gedanken, Ansichten, Erlebnisse und Gefühle mit, sofern sie therapierelevant sind. Dadurch begegnet er dem Patienten auf eine besonders menschliche Art und Weise. Außerdem versucht er, aufrichtige Rückkopplungen zum Verhalten des Patienten zu geben und ihm gezielt Fragen zu stellen, ohne respektlos oder intellektualisierend zu wirken. Auch wenn rollenspezifische Normen und Werte das kongruente Verhalten des Therapeuten weitgehend steuern, muss Kongruenz nicht zwangsläufig an das Rollenverhalten gebunden sein. Insgesamt erfordern ehrliche und kongruente Reaktionen vom Therapeuten viel Aufmerksamkeit und Selbstreflexion (Klein et al., 2002).

12.3 Feedback

Feedback demonstriert den Eindruck, den das Verhalten anderer hinterlässt. Feedback beginnt immer mit der Beobachtung oder Einschätzung des Verhaltens einer anderen Person und enthält sowohl deskriptive als auch evaluative Elemente (Claiborn et al., 2002). Zur gängigen Definition von Feedback gehören (1) Informationen, die an eine Person gerichtet sind und (2) von einer externen Quelle stammen. (3) Diese Informationen geben Auskunft über das Verhalten der Person und seine Auswirkungen, so wie es der Feedbackgebende wahrnimmt. Bei der Leistungsbewertung kann Feedback z. B. aufzeigen, wie gut jemand eine Aufgabe, gemessen an einem bestimmten Verhaltensziel, erledigt hat. Gezieltes Feedback ist ein mächtiges Instrument, um Wahrnehmungen und Kognitionen des Patienten über sein Selbst, seine mitmenschliche Umgebung und sein Verhalten zu verändern.

Je nach Form und Inhalt sowie Situation und Zielvorgabe unterscheidet Jacobs (1974) vier verschiedene Typen von Feedback:

- Feedback zum *Verhalten des Patienten* nach einer Verhaltensbeobachtung, z. B. im Rahmen eines Selbstsicherheitstrainings: „Sie stellen zu wenig Augenkontakt her und Ihre Stimme stockt gelegentlich."
- Feedback von *emotionalen Reaktionen des Therapeuten* auf das Verhalten des Patienten, z. B. auf eine nicht kongruente Kommunikation: „Ich glaube, das sind uneindeutige Informationen, die ich nicht verstehen kann und die mir die Hände binden!"
- Feedback als *Schlussfolgerung aus etwas nicht direkt Beobachtbarem*, z. B. einer Eigenschaft des Patienten oder einer kognitiven Erfahrung: „Offensichtlich genießen Sie soziale Situationen und tanken Energien beim Zusammensein mit anderen". Bei jedem Feedback werden in unterschiedlichem Maße Schlussfolgerungen gezogen, wobei das Kontinuum von „reiner Beschreibung bis hin zu Schlüsse ziehen" reicht. Das wirft die Frage nach dem Unterschied zwischen Feedback und Interpretation auf: Interpretationen geben dem Patienten neue Informationen, ebenso wie neue Perspektiven zur eigenen Person, zum Selbstbild und zur persönlichen Lebenswelt (Claiborn et al., 2002).
- Beim *Feedback als* Spiegelung erhält der Patient keine Botschaft, sondern eine *Ver-*

haltensprobe. Besonders optimal ist das Feedback in Form einer Videovorführung, wie sie im Rahmen der Familientherapie oder in der verhaltenstherapeutischen Behandlung von Sozialphobikern (S. 127) üblich geworden ist.

Nach dem Studium der aktuellen Forschungslage zu den verschiedenen Wirkungen von Feedback ziehen Clairborn et al. (2002) folgende Schlüsse:
- Beschreibendes Feedback ist wirkungsvoller als schlussfolgerndes.
- Positives Feedback findet mehr Zuspruch bei Patienten; aber bei guter therapeutischer Beziehung wird auch negatives Feedback ganz ordentlich angenommen, wenn es auf positive Rückkopplung folgt.
- Während positives Feedback das Selbstbild des Patienten bestätigt, hat negative Rückkopplung eine korrigierende Wirkung auf seine Einstellungen und Verhaltensweisen.
- Positives Feedback trägt zur Herstellung einer besonders kooperativen Beziehung bei.
- Vorteilhaft für Rückkopplungsprozesse ist, den Patienten auf Feedback vorzubereiten und ihn darin zu schulen, Feedback zu geben und zu nehmen.
- Die soziale Machtposition des Therapeuten und seine Expertenrolle tragen zur Akzeptanz von Feedback bei.
- Der Therapeut muss damit rechnen, dass Feedback bei geringem Selbstwertgefühl des Patienten oder bei missmutiger Stimmung schnell in eine negative Richtung verzerrt wird.
- Feedback ist manchmal fehlerhaft oder unangebracht; deshalb ist eine Gelegenheit zur Stellungnahme des Patienten und eine Diskussion von Feedbackprozessen notwendig. Feedback kann den Patienten vom Therapeuten abhängig machen oder Widerstand in ihm hervorrufen. Berg (1985) nennt noch einige weitere Reaktionen des Patienten auf Feedback: (1) hilflose Bestürzung, (2) Gegenargumente, (3) Desinteresse, (4) oberflächliches Akzeptieren oder (5) Widerwille, die Therapiestunde zu beenden. Oft sind solche Reaktionen aber gar nicht defensiv, sondern völlig angemessen.
- In der Partner-, Familien- und Gruppentherapie ist der Therapeut nicht nur verantwortlich für sein eigenes Feedback, sondern auch für das der Gruppenmitglieder. Das strukturierende Vorgehen des Therapeuten steigert den Effekt der Feedbackprozesse und hält die schädlichen Auswirkungen in Grenzen.
- Feedback mit psychologischen Tests ist dann wesentlich wirkungsvoller, wenn mit dem Patienten einige Untersuchungsziele vorher abgesprochen worden sind.

Therapeuten sollten Feedback mit großem Fingerspitzengefühl auf den einzelnen Patienten, die therapeutische Vorgehensweise und die vereinbarten Ziele abstimmen.

12.4 Kitten von Brüchen im therapeutischen Bündnis

Während des Therapieverlaufs können starke Spannungen zwischen Patient und Therapeut auftreten und Stagnation oder völliger Stillstand beim Austausch zu einem ernsthaften Bruch in der therapeutischen Allianz führen. Haben solche Risse verhängnisvolle Ausmaße angenommen, ist das Scheitern der Therapie vorprogrammiert (Safran et al., 2002).

Die Erforschung von Brüchen in der therapeutischen Allianz steckt ebenfalls noch in den Kinderschuhen. Bislang vorliegende empirische Ergebnisse gestatten lediglich provisorische Folgerungen für die klinische Praxis (Safran et al., 2002):

- Therapeuten sollten sich darüber im Klaren sein, dass Patienten nicht selten negative Gefühle gegenüber der Therapie oder der therapeutischen Beziehung entwickeln. Aus Angst vor der Reaktion des Therapeuten sprechen sie ihre Vorbehalte im allgemeinen ungern in der Therapiesitzung an. Darum sollte der Therapeut durchgängig auf subtile Anzeichen von möglichen Rissen in der therapeutischen Allianz achten und sobald ein Verdacht in ihm aufkommt, die Initiative ergreifen und behutsam nachfragen, was gerade in der Beziehung passiert.
- Für den Patienten ist es eine besonders wichtige Erfahrung, negative Gefühle zur Therapie oder zu andersartigen Ansichten des Therapeuten anzusprechen.
- Sobald der Patient den Mut zur Äußerung kritischer Empfindungen aufbringt, sollte der Therapeut nicht gleich in die Defensive gehen, sondern sich offen halten und darauf eingehen. Für seinen Beitrag am Dissens sollte er auch unbedingt die Verantwortung übernehmen.
- Empirische Belege zeigen, dass Brüche in der therapeutischen Allianz relativ leicht zu kitten sind mit einer Exploration der Erwartungsängste von Therapeut und Patient gegenüber den eigenen Vorbehalten, die im Verlauf der Behandlung in ihnen aufgekommen sind.
- Der ehrliche und offene Austausch der negativen Gefühle von Therapeut und Patient erweist sich im Problemlöseprozess des Patienten als recht wirkungsvolle Komponente.
- Ferner liegen Belege vor, dass Therapeuten weniger therapeutisch effektiv handeln, sobald sie sich zwar der negativen Gefühle eines Patienten bewusst geworden sind, aber nichts dagegen unternehmen – möglicherweise aufgrund von unterschwelligen defensiven, wenn nicht sogar feindseligen Reaktionen auf die als unangenehm erlebte Kommunikation mit dem Patienten.
- Empirische Befunde weisen schließlich noch daraufhin, wie schwer es ist, Therapeuten darin zu schulen, vernünftig und konstruktiv mit derart schädlichen Interaktionen umzugehen. Die vermittelnden Bedingungen für den Erwerb von notwendigen therapeutischen Fertigkeiten sind noch nicht hinreichend transparent.

12.5 Persönliche Mitteilungen des Therapeuten

Persönliche Mitteilungen des Therapeuten sind von persönlicher Natur, weil sie etwas von ihm selbst enthüllen. Persönliche Mitteilungen als Beziehungselement oder als therapeutische Vorgehensweise werden in der klinischen Praxis kontrovers beurteilt. Hill et al. (2002) differenzieren zwischen verschiedenen Varianten von persönlichen Mitteilungen:

- Der Therapeut gibt etwas von sich Preis.
- Er äußert unmittelbar seine momentanen Gefühle über den Patienten, die therapeutische Beziehung oder sich selbst.
- Er reagiert auf eine persönliche Äußerung des Patienten mit einer persönlichen Mitteilung, wodurch es zum Austausch von persönlichen Mitteilungen kommt.

Im Weiteren weisen Hill et al. (2002) auf 4 unterschiedliche Inhalte von persönlichen Mitteilungen hin: (1) Fakten, (2) Gefühle, (3) Meinungen und (4) Handlungsstrategien.

Im Therapieprozess werden die verschiedenartigen Enthüllungen vom Therapeuten wahrscheinlich mit jeweils unterschiedlicher Motivation eingesetzt. Einige persönliche Mitteilungen dienen vielleicht der Beruhigung des Patienten. Oder der Therapeut möchte den Patienten damit stützen, verstärken oder ihm das Gefühl vermitteln, seine Sichtweisen, Gedankengänge und Handlungsweisen seien legitim. Mit anderen persönlichen Enthüllungen will der Therapeut eventuell dem Patienten besondere Perspektiven, Gedanken, Gefühle oder Verhaltensweisen entlocken. Offenbarungen von Therapeuten müssen unterschiedlich bewertet werden, je nach Breite und Menge ihres Informationsgehalts und je nach Tiefe, Intimität und Dauer der persönlichen Mitteilung.

Sobald der Therapeut die Schwelle der Anonymität überschreitet und persönliche Äußerungen von sich gibt, nimmt er großen Einfluss auf den Patienten. Um Therapeuten den Umgang mit persönlichen Mitteilungen zu erleichtern, empfehlen Hill et al. (2002) auf der Grundlage der empirischen Literatur folgende Richtlinien für die therapeutische Praxis:

- Therapeuten sollten sich eher selten persönlich mitteilen, um den therapeutischen Nutzen von persönlichen Enthüllungen zu vergrößern.
- Inhaltlich sind persönliche Mitteilungen des Therapeuten aus seinem beruflichen Erfahrungsschatz angemessener als solche über sein Intimleben, z. B. über die eigenen sexuellen Erfahrungen und Wertvorstellungen. Die Datenlage zeigt, dass Psychotherapeuten, die sich häufig über intime Themen auslassen, weniger Ansehen beim Patienten genießen als solche, die derartige Themen auslassen.
- Persönliche Mitteilungen werden wirkungsvoll eingesetzt, um
  - die Realität des Patienten zu bestätigen und für ihn quasi Normalität herzustellen,
  - als Therapeut soziales Modell zu sein,
  - alternative Denkansätze oder Handlungsweisen anzubieten,
  - die therapeutische Beziehung zu stärken.
- Therapeuten sollten grundsätzlich persönliche Mitteilungen vermeiden, wenn sie
  - diese aus eigenem Bedürfnis äußern wollen,
  - damit das Augenmerk vom Problemfeld des Patienten weglenken,
  - den Verlauf der Sitzung stören,
  - den Patienten belasten oder verwirren,
  - in den Augen des Patienten zudringlich sind,
  - die Grenzen von Nähe und Distanz verwischen,
  - den Patienten überreizen oder
  - die Übertragung vergiften,

  denn sie würden damit der therapeutischen Beziehung ernsthaften Schaden zufügen. Oft lassen eigenwillige persönliche Bemerkungen des Therapeuten Probleme oder Konflikte erkennen, mit denen er zu kämpfen hat. Mit diesen sollte er besser in Supervision gehen oder sich notfalls einer Therapie unterziehen.
- Persönliche Mitteilungen des Therapeuten sind besonders wirkungsvoll, wenn sie als Reaktion auf ähnliche Äußerungen des Patienten erfolgen, denn Patienten fühlen sich durch sie bestätigt und erleben sich als normaler.
- Da persönliche Enthüllungen des Therapeuten provokative und mächtige Interventionen sein können, sollte der Therapeut genau beobachten, wie der Patient emotional auf sie reagiert und wie sein Bild vom Therapeuten und der therapeutischen Beziehung dadurch beeinflusst wird.

- Für manche Patienten sind persönliche Mitteilungen wichtiger als für andere, um Vertrauen aufzubauen. Einige Patienten können ohne persönliche Mitteilungen des Therapeuten die Therapie nicht bis zum Ende durchhalten.

12.6 Umgang mit Gegenübertragung

Das Konzept der Gegenübertragung geht auf Freud zurück und ist ein fester Bestandteil psychoanalytischer Therapie. Durch den Einfluss des Patienten auf die unbewussten Gefühle des Therapeuten kommt es bei ihm zur Gegenübertragung. Nach klassischer psychoanalytischer Vorstellung besteht für den Therapeuten die Notwendigkeit, die konfliktträchtige Gegenübertragung zu erkennen und zu überwinden (Freud, 1910).

Gegenübertragung ist ein komplexes Konstrukt, das auf unbewusste Prozesse, Abwehrmechanismen und auf wechselseitige, nicht bewusste Reaktionen von Patient und Therapeut abzielt. Wegen der Vielschichtigkeit des Konstrukts gibt es definitorische Unklarheiten und infolgedessen auch nur wenig empirische Belege. Folgende Definitionen für Gegenübertragung finden sich in der Literatur (Gelso et al., 2002):

- Nach *klassischer* Vorstellung ist Gegenübertragung die Übertragung des Therapeuten auf die Übertragung des Patienten, in der sowohl „neurotische" Anteile, z.B. ungelöste Konflikte aus der frühen Kindheit des Therapeuten, als auch nicht neurotische vorkommen können (s. z.B. Reich, 1951). Gegenübertragung vernebelt oft den Blick des Therapeuten.
- Nach der *totalistischen* Konzeption von Gegenübertragung der 50er Jahre fallen sämtliche emotionalen Reaktionen des Therapeuten unter diesen Begriff. Alle seine emotionalen Regungen dem Patienten gegenüber werden für bedeutsam gehalten, unter den breiten Schirm der Gegenübertragung gezogen und so genau wie möglich untersucht (z.B. Heimann, 1950). Diese totalistische Variante wurde vor allem durch die psychoanalytische Behandlung von Borderline-Patienten populär.
- In den letzten Jahren hat sich die sogenannte *komplementäre* Gegenübertragung stärker durchgesetzt: Jede positive Übertragung vom Patienten auf den Therapeuten soll zu einer positiven Gegenübertragung führen und jede negative Übertragung entsprechend zu einer negativen. Der Therapeut ist bemüht, möglichst nicht einfach nach dem Prinzip „Auge um Auge ..." zu reagieren, vielmehr kontrolliert er den entsprechenden Impuls und versucht, zu verstehen, warum der Patient diese emotionale Reaktion in ihm aufwühlt.

Empirische Daten untermauern, wie schädlich es ist, Gegenübertragung unreflektiert auszuagieren, und wie hilfreich der Versuch sich auswirkt, sie zu kontrollieren (Ellis, 2001; Gelso et al., 2002).

Gegenübertragung ist unausweichlich. Weil jeder Therapeut mit solchen Gefühlen reagiert, wird er zu entscheiden haben, welche dieser Emotionen sich nutzen lassen. Die folgenden fünf Faktoren können den Umgang mit Gegenübertragung erleichtern (Van Wagoner et al., 1991): Der Therapeut bemüht sich um

- ein besseres Verständnis der Grundlagen dessen, was während der Behandlungssituation emotional in ihm vorgeht (*Selbsteinsicht*),
- Konzentration auf seine eigene psychische Gesundheit und die Abgrenzung vom Patienten (*Selbstintegration*),

- *Angst-Management*, indem er zwar Angsterleben zulässt, seine Ängste aber kontrolliert, damit sie nicht in die Reaktionen des Patienten einfließen,
- das Hineinversetzen in den anderen, wodurch gleichzeitig mehr Sensibilität für die eigenen Gefühle entsteht (*Empathie*),
- Rückgriff auf die Theorie zum theoretischen Verständnis der Dynamik des Patienten innerhalb der therapeutischen Beziehung (*Konzeptualisierungsfähigkeit*).

Therapeuten müssen unbedingt verstehen können, was sie gerade an persönlichen Konflikten ausleben. Statt ihren Gefühlen auszuweichen, sollten sie versuchen, die Anzeichen von Gegenübertragung bei sich wahrzunehmen und zu entschärfen. Kiesler (2001) empfiehlt nach Sichtung der einschlägigen Literatur folgende Fragen für Therapeuten, um ihnen das Erkennen von Gegenübertragung und den Umgang mit ihr zu erleichtern:
- Ist Angst vorhanden? (Angst ist ein guter empirischer Prophet für Gegenübertragung)
- Ist die Gegenübertragung akut (demnach nicht charakteristisch für den Therapeuten) oder chronisch (kommt Gegenübertragung häufig bei Patienten vor?)?
- Wie unterscheiden sich die Gefühle von wesentlichen Reaktionen
  - anderen Patienten gegenüber?
  - dem gleichen Patienten gegenüber?
  - anderer Professioneller demselben Patienten gegenüber?
  - anderer Personen im Umfeld des Patienten ihm gegenüber?
- Wurde Gegenübertragung eher von den Eigenschaften des Patienten ausgelöst, vom therapeutischen Kontext oder vom Therapieprozess?
- Sind diese Reaktionen normal und nützlich für den Therapieverlauf und sollten beide, Therapeut wie Patient, Anteil daran nehmen?
- Welche kognitiven Verzerrungen treten auf (selektive Aufmerksamkeit, Rückzugsverhalten, Überengagement)?
- Ist der Therapeut hinreichend selbsteinsichtig (Konfliktwahrnehmung) und integer genug (Konfliktlösung), um offene, schädliche Gegenübertragung oder ihre destruktiven Folgen zu verringern?
- Wie kann ich als Therapeut Gegenübertragung nutzen, um die Lebensprobleme meines Patienten zu verringern?

Was genau passiert, sobald Therapeuten Fehler bei der Gegenübertragung machen, ist noch nicht hinlänglich untersucht (Gelso et al., 2002). Wissenschaftliche Daten belegen immerhin eine Verbesserung der therapeutischen Beziehung, sobald der Therapeut dem Patienten offen eingesteht, dass ihm aufgrund von persönlichen Problemen ein therapeutischer Fehler unterlaufen ist (Hill et al., 1996).

12.7 Beziehungsbezogene Interpretationen

Interpretationen der therapeutischen Beziehung gehen in der Regel über die bewusste Erkenntnisebene des Patienten hinaus. Stiles (1979) definiert Interpretationen des Therapeuten als das Bemühen, Verbindungen zwischen Bemerkungen, Ereignissen, Themen, Verhaltensmustern oder kausalen Beziehungen im Verhalten und in der Persönlichkeit des Patienten herzustellen. Mittels Interpretieren werden Erklärungen gesucht und Schlussfolgerungen gezogen.

Zur Kodierung des Redeflusses von Therapeuten sind Interpretationen als verbale Reaktionsmuster wissenschaftlich untersucht worden. Dazu wurden Therapiesitzungen auf Video aufgezeichnet und anschließend analysiert (Crits-Christoph et al., 2002). Konvergierende Tendenzen im Sinne von bestimmten Interpretationsrichtungen konnten bei folgenden verbalen Reaktionsformen von Therapeuten festgestellt werden: Fragen, Informationen, Empfehlungen, Reflexionen, persönlichen Mitteilungen und beziehungsbezogenen Interpretationen.

Crits-Christoph et al. (2002) heben hervor, dass Interpretationen Bestandteil sowohl von psychodynamischen als auch von kognitiven Therapien sind. Je akkurater die zentrale interpersonelle Dynamik oder das Selbstkonzept des Patienten vom Therapeuten angesprochen und interpretiert wird, desto besser sind die therapeutischen Wirkungen. Unter Vorbehalt ziehen sie aus der von ihnen gesichteten wissenschaftlichen Literatur (Korrelationsstudien) zwei Schlussfolgerungen für den Gebrauch von Interpretationen in der therapeutischen Praxis:

- Interpretationen von Übertragung auf hoher Ebene sind möglichst zu vermeiden, da eine intervenierende dritte Variable nicht auszuschließen ist.
- In der Kurzzeittherapie können Interpretationen dazu beitragen, die zentralen zwischenmenschlichen Themen des Patienten zu beleuchten, und zwar gezielt, genau und auch zum richtigen Zeitpunkt, möglichst dann, wenn der Patient die Bereitschaft signalisiert, sich darauf einzulassen, um an dem betreffenden Thema zu arbeiten.

12.8 Fazit: Zur Überprüfung der therapeutischen Beziehung im klinischen Alltag

Während des Therapieverlaufs können Patient und Therapeut immer wieder in eine spannungsgeladene Situation geraten, sei es durch fehlende Einigkeit bezüglich der Zielvorstellungen, durch unzureichende Kongruenz, Probleme im Umgang mit Gegenübertragung oder durch andere Schwierigkeiten, die sich negativ auf die therapeutische Beziehung auswirken.

Zur Einschätzung der Qualität einer therapeutischen Beziehung und zur Sensibilisierung des Therapeuten wie auch des Patienten für Störungen in der therapeutischen Allianz dienen die im Kasten 15 dargestellten Fragen in Anlehnung an Caspar et al. (1982) und Grawe (1998):

Kasten 15: Leitfragen zur Überprüfung der therapeutischen Beziehung

Fragen zur Beziehungsklärung
– Was für Gefühle, Eindrücke löst der Patient bzw. der Therapeut bei mir aus?
– Was will er bei mir erreichen?
– Was für Handlungstendenzen spüre ich ihm gegenüber in mir?
– Welches Bild versucht er, mir gegenüber zu vermitteln?
– Welches Verhalten meinerseits würde gar nicht in die Situation passen, würde mir sehr schwer fallen, versucht er zu verhindern?
– Wozu will er mich bringen?

Mithilfe dieser Fragen, die wir gerne in der Supervision zur Klärung von therapeutischen Beziehungen heranziehen, lassen sich oft Gründe für die abnehmende Aufnahmebereitschaft und Kooperationswilligkeit des Patienten finden. Beide, Therapeut wie Patient, haben beim Durcharbeiten dieser Fragen manches Aha-Erlebnis. Die Fragen sind im übrigen auch nützlich für die Klärung von anderen Beziehungen, wie z. B. der Partner-Beziehung, Eltern-Kind-Beziehung oder Supervisor-Supervisanden-Beziehung.

13 Bedürfnisse des Patienten und diagnoseunabhängige Eigenschaften

„Welche Therapiemethode hilft noch am ehesten einem bestimmten Patienten bei seinem spezifischen Problem unter seinen individuellen Lebensumständen?“ Dies ist die bedeutendste Frage in der Psychotherapieplanung. Sie muss aber vorerst noch unbeantwortet bleiben (Beutler et al., 2002), denn wie bereits mehrfach betont, führen unterschiedliche therapeutische Vorgehensweisen immer wieder zu ähnlich guten Therapieergebnissen (s. z.B. Wampold, 2001). Zum Teil lässt sich diese klinische Erfahrung damit erklären, dass die meisten psychosozialen Diagnosen wenig reliabel und somit auch wenig zuverlässig sind. Zudem lassen sich weder erfolgversprechende psychotherapeutische Vorgehensweisen nur in eine einzige Theorie einbetten, noch erlauben Diagnosen hinreichend verlässliche Aussagen über die Motivation, Prognose und den Therapieerfolg des Patienten (Beutler et al., 2002a; Houts, 2002).

Weiterführende Hinweise liefert die Forschung über spezifische Therapiemethoden in ihrer Wechselwirkung mit diagnose-unabhängigen Eigenschaften des Patienten. Zu den von Diagnosen unabhängigen Patientenmerkmalen gehören der Widerstand und der Bewältigungsstil des Patienten.

3.1 Widerstand

Das Konzept Widerstand geht ebenfalls auf die Psychoanalyse zurück. In der klassischen psychoanalytischen Theorie wurde Widerstand als unbewusstes Vermeiden oder als Ablenkung des Patienten von der analytischen Arbeit umschrieben. Damit wurde die Annahme verbunden, der Widerstand stelle das Bemühen des Patienten dar, seine inneren psychischen Impulse zu unterdrücken, weil sie mit den sozialen Erwartungen und der Selbstbeobachtung konfligieren. Widerstand gilt demnach als ein dem Patienten innewohnendes, unbewusstes Streben, unbehagliche Gedanken und Gefühle zu umgehen (Arlow, 2000).

Personen mit Widerstandseigenschaften entwickeln angesichts externer Forderungen besonders leicht Widerstand und oppositionelles Verhalten. Eine starke Widerstandsbereitschaft kann, muss aber nicht zu psychischen Störungen führen. Bei ausgeprägtem Widerstandsverhalten laufen Betroffene Gefahr, manche Beziehung zu gefährden, wenn nicht sogar zu zerrütten (Beutler et al., 2002a).

Patienten mit ausgeprägter Widerstandsneigung bemühen sich nicht sonderlich, auf andere einen guten Eindruck zu machen. Ganz im Gegenteil, sie brechen häufiger soziale Normen, nicht nur in der Therapiesitzung, sondern auch in anderen Lebenssituationen. Sie bevorzugen infolgedessen therapeutische Milieus, in denen sie mehr persönliche Freiheiten genießen und vermehrt Initiative ergreifen können (Dowd et al., 1994). Je geringer die Widerstandsneigung, desto mehr profitieren Patienten von einer direktiven Intervention; je direktiver die therapeutische Vorgehensweise, desto höher der Therapieabbruch bei Patienten, die empfindlich auf autoritäre Vorgehensweisen reagieren (Piper et al., 1998). Demnach sollte die Direktheit des therapeutischen Vorgehens geradezu umgekehrt proportional sein zum Ausmaß an Widerstand, den der Patient zeigt, ansonsten besteht Gefahr, dass sein symptomatisches Verhalten aufrechterhalten bleibt und er die

Therapie vorzeitig beendet. Demnach gilt die Stärke des Widerstands als Indikator für den differenziellen Einsatz von direktiven versus weniger direktiven therapeutischen Vorgehensweisen (Beutler et al., 2002a).

Therapeuten sollten sorgfältig unterscheiden zwischen Anzeichen, die beim Patienten für einen momentanen *Zustand* mit Widerstand sprechen, und solchen, die auf Widerstands-*Eigenschaften* hinweisen (Beutler et al., 2002a). Entsprechend wird therapeutisch unterschiedlich vorgegangen:

- Anzeichen für einen *gegenwärtigen Zustand mit Widerstand* reichen vom Ausdruck von Ärger über die Therapie, Wut auf den Therapeuten oder Unzufriedenheit mit dem therapeutischen Fortschritt bis zu offenem Ausdruck von Feindseligkeit und Ablehnung. Zur Entschärfung der Konsequenzen dieses Widerstands und um dem Patienten ein Gefühl von Kontrolle zu geben, empfehlen Beutler et al. (2002a) folgende therapeutischen Schritte:
  - Anerkennung und Reflexion der Sorgen und Wut des Patienten.
  - Erörterung der therapeutischen Beziehung (evtl. mithilfe der Fragen auf S. 289).
  - Erneute Verhandlung über den Therapievertrag, die Therapieziele und die Rollenerwartungen von Patient und Therapeut.

  Die Autoren betonen, wie wichtig es für Therapeuten ist, das Aufkommen von Widerstand prinzipiell einzukalkulieren. Therapieförderlich ist, die Neigung des Patienten zu Widerstand bereits in einem frühen Stadium der Therapie zu erkennen und nach Möglichkeit aufzulösen.
- *Widerstands-Eigenschaften* lassen sich entweder mit standardisierten Tests, die auch persönlichen Argwohn und Misstrauen erfragen, oder mit einer vertieften Exploration des Patienten hinsichtlich seiner Reaktionsmuster gegenüber Autoritätspersonen ermitteln. Patienten mit einer sehr starken Disposition zu Widerstand haben meist schon etliche Schwierigkeiten in ihrer Lebensgeschichte hinter sich: Häufig fällt es ihnen schwer, gezielt und gradlinig zu handeln, oftmals sind sie eigensinnig, bauen sich selber unnötige Hindernisse auf und erweisen sich als wenig kooperativ. Erkenntnisse über Widerstands-Eigenschaften beim Patienten erleichtern es dem Therapeuten, die Therapie so anzulegen, dass er
  - weniger Autorität und Führungsanspruch zeigt,
  - Aufgaben mit mehr Eigenkontrolle und Selbstdirektive für den Patienten auswählt,
  - nicht so rigide Hausaufgaben aufgibt, diese gleichzeitig zu Verhaltensexperimenten erklärt, um dem Patienten nur ein Minimum an Handlungsaufwand abzuverlangen und ihm rasches Versagen zu ersparen,
  - das Verhältnis von Rede und Antwort zugunsten des Patienten ausrichtet und ihm mehr Gelegenheit zum Reden einräumt,
  - einen nicht-direktiven Stil mit vermehrt selbstbestimmten Aufgaben und der Lektüre von Selbsthilfeliteratur wählt, damit weniger Handlungsanweisungen nötig werden,
  - häufiger zu paradoxen Interventionen greift, z. B. Warnung des Patienten vor raschen Veränderungen, Symptomverschreibung und Symptomübertreibung, weil paradoxes Vorgehen besonders geeignet ist, den Widerstand des Patienten in den Dienst seiner eigenen Veränderungsbemühungen zu stellen (vgl. S. 94).

Gelingt es dem Therapeuten, den Widerstand des Patienten in Grenzen zu halten, dann erreichen beide mehr erbauliche therapeutische Wirkungen. Mittlerweile liegen genügend Belege vor, die ein hohes Maß an Widerstand beim Patienten als negativen prognostischen Indikator für den Ausgang der Therapie ausweisen. Natürlich ist Widerstand jedoch nicht die allein entscheidende therapeutische Wirkgröße.

13.2 Funktionale Beeinträchtigung und Bewältigungsstil

Funktionale Beeinträchtigungen können in verschiedenen Bereichen wie soziale Kompetenzen, Problemlöseverhalten, Selbstversorgung oder soziale Integration auftreten und auf die Schwere der Problemlage einer Person und deren Tragweite hinweisen (Beutler, 2002b). Funktionale Beeinträchtigungen ergeben sich aus der Einschätzung des externalen Handlungsspielraums, während der Leidensdruck des Patienten seinen inneren Zustand wieder spiegelt. Zu seiner inneren Verfassung wird er entweder befragt oder er füllt einen Patientenfragebögen aus. Je chronischer und komplexer die Probleme sind und je weniger soziale Unterstützung der Patient erfährt, desto höher ist der Grad an Beeinträchtigung. Nicht selten weichen die Schilderungen des Patienten deutlich von der Wahrnehmung Dritter ab, weshalb es für Untersuchungszwecke sinnvoller erscheint, sich stärker auf äußerlich sichtbare Einschränkungen des Patienten zu konzentrieren (Beutler et al., 2002b).

Beeinträchtigungen verschlechtern die *Lebensqualität.* Ihr werden von der WHO folgende 6 Bereiche zugeordnet: Körperliche Aspekte, psychologische Aspekte, Grad der Unabhängigkeit, soziale Beziehungen, soziales Umfeld und religiöse Glaubensvorstellungen bzw. Spiritualität (Koran, 2000).

Das Verhältnis von sozialer Unterstützung und Handlungsfähigkeit des Patienten und inwieweit er in der Lage ist, seine Lebensprobleme zu meistern, wurde besonders viel untersucht. Eine häufig zitierte Definition von *coping-Stil* oder Bewältigungsstil ist die von Latack et al. (1992): Bewältigungsstil ist eine Art Abwicklung oder Transaktion zwischen der Person und ihrer Umgebung, zu der es kommt, sobald eine Situation von ihr als belastend erlebt wird. Bei Bewältigungsstilen handelt es sich im Grunde genommen um eine ganze Reihe von gewohnheitsmäßigen und fortdauernden Verhaltensmustern bei der Konfrontation mit neuen oder problematischen Situationen. Bewältigungsstile sind bezeichnend für eine Person; sie lassen sich leicht erkennen und genau beschreiben, treten wiederholt auf, erweisen sich als beständig und sogar zum Teil als genetisch vorgegeben.

In Anlehnung an Eysenck (1957) unterscheiden Beutler et al. (2002b) zwischen internalisierenden und externalisierenden Bewältigungsstilen: Mit internalisierenden Bewältigungsstilen werden Rückzugsverhalten, soziale Hemmungen, Selbst-Attribuierungen, Selbstbezichtigungen und Selbstkritik verbunden. In der Literatur über Therapieplanung gelten internalisierende Patienten infolgedessen als tendenziell scheu, zurückweichend, selbstkritisch, überkontrolliert, selbstreflektierend und häufiger besorgt. Unter ihnen sind Menschen, die sich oft bedrängt und gehemmt fühlen (Beutler et al., 2002b). Demgegenüber gehören zu den externalisierenden Bewältigungsstilen Impulsivität, Geselligkeit, Ausdruckskraft, Schuldzuweisungen und Betätigungsdrang. In der klinischen Therapieplanung gelten externalisierende Patienten folgerichtig tendenziell als impulsiv, handlungs- oder aufgabenorientiert, gesellig, aggressiv, hedonistisch, nur wenig einsichtig und häufig auf der Suche nach Anreizen.

Sowohl der Bewältigungsstil des Patienten als auch die Intensität seiner funktionalen Beeinträchtigung beeinflussen nachweislich das Therapieergebnis. Weil Patienteneigenschaften auf die therapeutische Wirkung Einfluss nehmen, spricht nicht jeder Patient gleich gut auf einzelne Behandlungsmethoden an. Deshalb gilt jener Therapeut als besonders erfolgreich, der es schafft, seinen Behandlungsplan und die therapeutische Vorgehensweise auf den Bewältigungsstil und den Handlungsspielraum angesichts der funktionalen Einschränkungen beim Patienten einzustellen. Es besteht allerdings noch Unklarheit darüber, wie dies am besten zu bewerkstelligen sei (Beutler et al., 2002b).

Vier Prinzipien wurden von Beutler et al. (2000; Beutler et al., 2002b) aus der vorliegenden wissenschaftlichen Literatur abgeleitet, die Therapeuten behilflich sein können bei der Einschätzung von relevanten Patienteneigenschaften und der Auswahl von angemessenen, besonders wirkungsvollen Behandlungsmethoden:

1. *Die Güte der Prognose ist eine positive Funktion der Menge an sozialer Unterstützung und eine negative Funktion der funktionalen Beeinträchtigung des Patienten.*
   Für diese Aussage liegen den Autoren Belege aus 70% der von ihnen gesichteten Studien mit, wie sie es ausdrücken, einer statistischen Stärke vor. Das Ausmaß an funktionaler Beeinträchtigung wird vor allem in gestörten sozialen Beziehungen, im Arbeitsverhalten, in der Bindungsunfähigkeit des Patienten und an seinen Entfremdungsgefühlen sichtbar. Einschränkungen wie diese weisen auf künftige Störungen nach ICD-10 oder DSM-IV hin, lassen insbesondere Depressionen vorhersagen und erschweren therapeutische Erfolge. Demgegenüber wirkt soziale Unterstützung durch Familienbande, enge Beziehungen und Freundschaften oder durch Einzel- und Gruppentherapie wie ein schützender Stoßdämpfer.
2. *Psychopharmaka sind noch am ehesten für solche Patienten von Vorteil, die unter ausgeprägten funktionalen Einschränkungen leiden und wenig soziale Unterstützung erfahren.*
   Für dieses Prinzip sprechen 67% der von Beutler et al. (2000) überprüften Veröffentlichungen (mittelstarke Aussagekraft). Patienten, die wenig Unterstützung von anderen erhalten und die Störungen in zwei oder mehr Lebensbereichen aufweisen (Familie, Sexualität, Arbeit), profitieren wahrscheinlich von psychotherapeutischer Behandlung bei gleichzeitigem Einsatz von Psychopharmaka. Die therapeutische Wirkung einer kombinierten Vorgehensweise ist allerdings noch nicht ausreichend empirisch fundiert. Auch hier konnten keine differenziellen Effekte gefunden werden, die eine Auswahl von spezifischen Behandlungsmethoden für eine bestimmte Störung rechtfertigen würde.
3. *Die therapeutischen Wirkungen sind umso größer, je intensiver die Behandlung ist.*
   Für dieses Prinzip finden Beutler et al. (2000) in 80% der gesichteten empirischen Arbeiten mittelstarke bis starke Belege. Allerdings weisen sie auf das definitorische Problem von Behandlungsintensität hin, das sich durch alle von ihnen herangezogenen Studien zieht. Längerfristige Behandlungen – von 6 Monaten bis über mindestens einem Jahr – halten sie jedoch für eindeutig indiziert, wenn Patienten Schwierigkeiten in mehreren Bereichen haben, Komorbiditäten aufweisen oder unter chronifizierten Störungen leiden.
4. *Die therapeutischen Wirkungen sind dann am optimalsten, wenn es dem Therapeuten gelingt, geeignete therapeutische Interventionen auszuwählen, die auf internal oder external ausgerichtete Behandlungsmethoden fokussieren und entsprechend auf*

internale oder externale Vermeidungsreaktionen des Patienten in Stresssituationen abgestimmt sind.

Die empirischen Belege für dieses vierte Prinzip werden als mittelstark bis stark eingeschätzt und von 80% der Untersuchungen gestützt (Beutler et al., 2000). In einigen Studien wird die Schlussfolgerung gezogen, dass Patienten mit impulsiven, extrovertierten und weniger ausgeprägten einsichtsfähigen Eigenschaften eher auf aufgaben- und symptom-orientierte Interventionen ansprechen als auf einsicht-orientierte. Umgekehrt scheinen einsicht-orientierte und interpersonelle Vorgehensweisen besonders wirkungsvoll zu sein bei introvertierten, emotional vermeidenden und selbstkritischen Patienten. Introvertierte Patienten schneiden tendenziell schlechter ab bei therapeutischen Vorgehensweisen, die gezielt Fertigkeiten aufbauen und vorrangig auf Symptomveränderung ausgerichtet sind.

Sobald die Qualität der Beeinträchtigung des Patienten und sein Bewältigungsstil bei der Therapieplanung und der Auswahl von Behandlungsmethoden vom Therapeuten stärker berücksichtigt wird, steigt die Zufriedenheit auf beiden Seiten und es kommt zu einer nachhaltigen Verbesserung der therapeutischen Beziehung.

Zusammenfassung

In den Kapiteln 11 bis 13 wurde vor dem Hintergrund empirischer Arbeiten dargestellt, was in einer therapeutischen Beziehung funktionieren kann und was nicht. Der Behandlungserfolg wird umso größer, je mehr sich Psychotherapeuten an einem integrativen Behandlungsmodell orientieren, auf die Pflege der Patient-Therapeut-Beziehung Wert legen und therapeutische Vorgehensweisen heranziehen, die jeweils auf den einzelnen Patienten zugeschnitten sind.

Berichtet wurde, wie eine Expertengruppe um Norcross (2002) die therapeutische Beziehung differenziell dargelegt und kritisch beleuchtet hat. Den Experten zufolge gehören zu einer guten, belastbaren therapeutischen Beziehung folgende nachweislich wirksame Beziehungselemente:

- Therapeutische Allianz,
- Empathie,
- Zielkonsens und Kooperation sowie
- Kohäsion in der Gruppentherapie.

Eine Reihe weiterer Beziehungselemente sind zwar noch nicht ausreichend wissenschaftlich belegt, werden aber von den Experten für klinisch wirksam gehalten:

- Wertschätzung des Patienten durch den Therapeuten,
- Kongruenz und Echtheit,
- Feedback,
- Kitten von Brüchen im therapeutischen Bündnis,
- persönliche Mitteilungen des Therapeuten,
- Umgang mit Gegenübertragung und
- Interpretationen der therapeutischen Beziehung.

Bei der Therapieplanung erweist sich ferner die Berücksichtigung von Widerstand und funktioneller Beeinträchtigung des Patienten als „besonders demonstrativ geeignet“, die therapeutische Vorgehensweise, die Beziehungsbereitschaft des Therapeuten und in der Konsequenz auch den Therapieausgang zu verbessern.

Eine entsprechende Berücksichtigung des Patienten-spezifischen Bewältigungsstils bei der Konzeptualisierung der Therapie wird von den Experten als „erfolgversprechend und wahrscheinlich effektiv" eingestuft.

Zum Abschluss ihrer Überlegungen geben sie Psychotherapeuten folgende Hinweise für ihre therapeutische Arbeit:

1. Die therapeutische Beziehung liefert *unabhängig von der Therapierichtung* substanziell und konsistent Beiträge zum Ergebnis der Therapie.
2. In therapeutischen Richtlinien und Manualen sollten das Therapeutenverhalten und Bedingungen, die sich förderlich auf die therapeutische Beziehung auswirken, stärker angesprochen werden.
3. Therapeutische Praxisanleitungen, selbst solche, die evidenz-basierte psychotherapeutische Verfahren verwenden, gelten ohne Hinweis auf die therapeutische Beziehung sowohl aus klinischer als auch aus empirischer Sicht als unvollständig und von daher als potenziell irreführend.
4. Zusammen mit ausgewählten Patienteneigenschaften, Therapeutenmerkmalen und therapeutischen Interventionen bestimmt die therapeutische Beziehung die Wirksamkeit der Therapie.
5. Die therapeutische Wirkung nimmt weiter zu, sobald die therapeutische Beziehung und die therapeutischen Vorgehensweisen nicht nur auf die Diagnosestellung, sondern auch auf spezielle Patientenbedürfnisse und diagnoseunabhängige Patienteneigenschaften abgestimmt sind.

Ein erfolgreicher Therapeut bietet demnach eine starke Beziehungsbereitschaft an und hält ein breites Angebot an Therapiemethoden bereit. Gelingt es dem Therapeuten, unter Beachtung der tendenziell externalen oder mehr internalen Eigenschaften des Patienten und seines individuellen Bewältigungsstils besonders geeignete therapeutische Vorgehensweisen auszuwählen, dürfte der Patient im Verlauf der Therapie weniger Widerstand entwickeln.

Im Allgemeinen wird die therapeutische Beziehung stärker beeinflusst von zwischenmenschlichen Faktoren als von einzelnen therapeutischen Vorgehensweisen. Ausnahmen von dieser Regel bilden

1. spezialisierte Therapieverfahren für die folgenden Störungsbilder: Konfrontationsmethoden kombiniert mit kognitiver Umstrukturierung bei Panik- und Agoraphobiepatienten, Konfrontation als Reaktionsverhinderung bei Zwangspatienten und graduelle Übung bei Patienten mit sexuellen Funktionsstörungen.
2. Als weitere Ausnahme wird das unterstützende Vorgehen bei der Interpretation des Therapeuten in der psychoanalytischen Kurzzeittherapie genannt.

Ist der Therapeut in der Lage, seine Beziehungshaltung und die therapeutischen Vorgehensweisen flexibel auf den Patienten und seine Bedürfnisse, Fertigkeiten und Lebensbedingungen einzustellen, wird seine Therapieplanung optimal. Zweifellos ist das schwierig und erfordert Fähigkeiten vom Therapeuten wie Selbstdisziplin, Improvisationsgabe und Flexibilität. Diese Fähigkeiten werden durch eine gute psychotherapeutische Ausbildung, laufende Supervision und Selbsterfahrung erheblich gestärkt. Um am Ende erfolgreich mit kognitiver Verhaltenstherapie arbeiten zu können, geht der Verhaltenstherapeut von einem integrativen Menschenbild aus, bei dem der Patient als eine lernfähige, aktiv handelnde Person gesehen wird, die zu Selbsthilfe fähig ist. Seine motivationalen Prozesse werden über den gesamten Therapieverlauf hinweg beachtet und berücksichtigt.

Literatur

Abramowitz, J.S., Franklin, M.E., Schwartz, S.A. & Furr, J.M. (2003). Symptom presentation and outcome of cognitive-behavioral therapy for obsessive-compulsive disorder. *Journal of Consulting & Clinical Psychology, 71*, 1049-1057.

Ader, R., Felten, D. & Cohen, N. (Eds.). (2001). *Psychoneuroimmunology*. 3. Auflage. San Diego: Academic Press.

Agras, W.S., Crow, S.J., Halmi, K.A., Mitchell, J.E., Wilson, G.I. & Kramer, H.C. (2000). Outcome predictors for the cognitive behavior treatment of bulimia nervosa: Data from a multi-site study. *American Journal of Psychiatry, 157,* 1302-1308.

Ahn, H. & Wampold, B.E. (2001). Where oh where are the specific ingredients? A meta-analysis of component studies in counseling and psychotherapy. *Journal of Consulting Psychology, 48*, 251-257.

Altshuler, L.L., Bauer, M., Frye, M.A., Gitlin, M.J. et al. (2001). Does thyroid supplementation accelerate tricyclic antidepressant response? A review and meta-analysis of the literature. *American Journal of Psychiatry, 158*, 1617-1622.

Andrade, L., Caraveo-Anduaga, J.J., Berglund, P., Bijl, R., Kessler, R.C., Demler, O., Walters, E., Kylye, C., Offord, D., Ustun, T.B. & Wittchen, H.-U. (2000). Cross-national comparisons of the prevalences and correlates of mental disorders. *Bull World Health Organ, 78*, 413-426.

Andrews, G., Slade, T. & Peters, L. (1999). Classification in psychiatry: ICD-10 versus DSM-IV. *British Journal of Psychiatry, 174*, 3-5.

Angenendt, J., Frommberger, U. & Berger, M. (1998). Zum Stellenwert psychotherapeutisch-pharmakologischer Kombinationstherapien bei Angststörungen. *Verhaltenstherapie, 8*, 160-169.

Antony, M.M., Brown, T.A. & Barlow, D.H. (1997). Heterogenity among specific phobia types in DSM-IV. *Behaviour Research & Therapy, 35*, 1089-1100.

Arlow, J.A. (2000). Psychoanalysis. In R.J. Corsini & D. Wedding (Eds.), *Current psychotherapies* (pp. 19-62). Itasca, Il.: Peacock.

Asendorpf, J.B. (2004). *Psychologie der Persönlichkeit.* 3. überarbeitete und aktualisierte Auflage. Berlin: Springer.

Ashman, S.B. & Dawson, G. (2002). Maternal depression, infant psychobiological development, and risk for depression. In S.H. Goodman & I.H. Gotlib (Eds.), *Children of depressed parents: Mechanisms of risk and implications for treatment* (pp. 37-58). Washington, DC: American Psychological Association.

Babyak, M. & Blumenthal, J.A. (2000). Exercise treatment for major depression: Maintenance of therapeutic benefit at 10 months, *Psychosomatic Medicine, 62*, 633-638.

Backenstraß, M., Kronmüller, K.-T., Schwarz, T., Reck, C., Karr, M. et al. (2001). Kognitive Verhaltenstherapie in und mit Gruppen – Ein Behandlungsprogramm für depressive Patienten in stationärer Behandlung. *Verhaltenstherapie, 11*, 305-311.

Baer, R.A. (2003). Mindfulness training as a clinical intervention: A conceptual and clinical review. *Clinical Psychology: Science & Practice, 10*, 125-143.

Bandelow, B. (1997). *Panik- und Agoraphobie-Skala*. Göttingen: Hogrefe.

Bandelow, B. (2001). *Panik und Agoraphobie*. Berlin: Springer.

Bandelow, B., Bleich, S. & Kropp, S. (2004). *Handbuch Psychopharmaka*. 2., überarbeitete Auflage. Göttingen: Hogrefe.

Bandura, A. (1979). *Sozialkognitive Lerntheorie*. Stuttgart: Klett-Cotta.

Bandura, A. (1982). Self-efficacy mechanism in human agency. *American Psychologist, 37*, 122-147.

Barefoot, J.C., Mortensen, E.L., Helms, M.J., Avlund, K. & Schroll, M. (2001). A longitudinal study of gender differences in depressive symptoms from age 50 to 80. *Psychology and Aging, 16*, 342-345.

Barlow, D.H., Craske, M.G., Cerny, J.A. & Klosko, J.S. (1989). Behavioral treatment of panic disorder. *Behavior Therapy, 20*, 261-282.

Barlow, D.H., Rapee, R.M. & Brown, T.A. (1992). Behavioral treatment of generalized anxiety disorder. *Behavior Therapy, 23*, 551-570.

Bar-On, R. & Parker, J.D.A. (Eds.). (2000). *The handbook of emotional intelligence*. San Francisco: Jossey-Bass.

Barsky, A.J., Cleary, P.D., Sarnie, M.K. & Ruskin, J.N. (1994). Panic disorder, palpitations, and the awareness of cardiac activity. *Journal of Nervous and Mental Disease, 182*, 63-71.

Bauer, M. & Priebe, S. (2003). Psychopharmakatherapie. In A. Maercker (Hrsg.), *Therapie der posttraumatischen Belastungsstörungen* (pp. 129-138). 2. ergänzte Auflage. Berlin: Springer.

Beck, A.T. & Emery, G. (1985). *Anxiety disorders and phobias: A cognitive perspective*. New York: Basic Books.

Beck, A.T., Steer, R.A., Sanderson, W.C. & Skeie, T.M. (1991). Panic disorder and suicidal ideation and behavior: Discrepant findings in psychiatric outpatients. *American Journal of Psychiatry, 148*, 1195-1199.

Beck, A.T., Rush, A.J., Shaw, B.F. & Emery, G. (1992a). *Kognitive Therapie der Depression*. 3. Auflage. Weinheim: Psychologie Verlags Union.

Beck, A.T., Sokol, L., Clark, D.A., Berchick, R. & Wright, F. (1992b). A crossover study of focused cognitive therapy for panic disorder. *American Journal of Psychiatry, 149*, 778-783.

Becker, E.S. & Margraf, J. (2002). *Generalisierte Angststörung. Ein Therapieprogramm*. Weinheim: Beltz.

Becker, E.S. & Nündel, B. (2003). Die Generalisierte Angststörung – State of the Art. *Psychotherapie, 8*, 146-155.

Berlin, I. & Corruble, E. (2002). Thyroid hormones and antidepressant response. *American Journal of Psychiatry, 159*, 144.

Beutler, L.E., Clarkin, J.F. & Bongar, B. (2000). *Guidelines for the systematic treatment of the depressed patient*. New York: Oxford University Press.

Beutler, L.E., Moleiro, C.M. & Talebi, H. (2002a). Resistance. In J.C. Norcross (Ed.), *Psychotherapy relationships that work* (pp. 129-143). New York: Oxford University Press.

Beutler, L.E., Harwood, T.M., Alimohamed, S. & Malik, M. (2002b). Functional impairment and coping style. In J.C. Norcross (Ed.), *Psychotherapy relationships that work* (pp. 145-170). New York: Oxford University Press.

Biederman, J., Hirschfeld-Becker, D.R., Rosenbaum, J.F., Kagan, J. & Faraone, S.V. (2001). Further evidence of association between behavioral inhibition and social anxiety in children. *American Journal of Psychiatry, 158*, 1673-1679.

Birbaumer, N. (1977). *Psychophysiologie der Angst*. München: Urban & Schwarzenberg.

Bögels, S.M. & Lamers, C.T.J. (2002). The causal role of self-awareness in blushing-anxious, socially-anxious, and social phobic individuals. *Behaviour Research & Therapy, 40*, 1367-1384.

Bohart, A.C., Elliott, R., Greenberg, L.S. & Watson, J.C. (2002). Empathy. In J.C. Norcross (Ed.), *Psychotherapy relationships that work* (pp. 89-108). New York: Oxford University Press.

Borkovec, T.D. & Whisman, M.A. (1996). Psychosocial treatment for generalized anxiety disorder. In M.R. Mavissakalian & R.F. Prien (Eds.), *Long-term treatment for the anxiety disorders* (pp. 171-199). Washington D.C.: American Psychiatric Press.

Bostwick, J.M., & Pankratz, V.S. (2000). Affective disorders and suicide risk: A re-examination. *American Journal of Psychiatry, 157*, 1925-1932.

Bouton, M.E., Mineka, S. & Barlow, D.H. (2001). A modern learning theory perspective on the etiology of panic disorder. *Psychological Review, 108*, 4-32.

Braaten, L.J. (1989). Predicting positive goal attainment and symptom reduction from early group climate dimensions. *International Journal of Group Psychotherapy, 39*, 377-387.

Breitholtz, E., Johansson, B. & Öst, L.-G. (1999). Cognitions in generalized anxiety disorder and panic disorder patients: A prospective approach. *Behaviour Research & Therapy, 37*, 533-544.

Brewin, C.R., Andrews, B. & Rose, S. (2003). Diagnostic overlap between acute stress disorder and PTSD in victims of violent crime. *American Journal of Psychiatry, 160*, 783-785.

Broman-Fulks, J.J., Berman, M.E., Rabian, B.A. & Webster, M.J. (2004). Effects of aerobic exercise on anxiety sensitivity. *Behaviour Research & Therapy, 42*, 125-136.

Brown, G.K., Beck, A.T., Steer, R.A. & Grisham, J.R. (2000). Risk factors for suicide in psychiatric outpatients: A 20 year prospective study. *Journal of Consulting and Clinical Psychology, 68*, 371-377.

Bruch, M.A., Fallon, M. & Heimberg, R.G. (2003). Social phobia and difficulties in adjustment. *Journal of Counseling Psychology, 50*, 109-117.

Buchkremer, G. & Klingenberg, S. (2001). Was ist wissenschaftlich fundierte Therapie? Zur Diskussion um Leitlinien für die Psychotherapieforschung. *Nervenarzt, 72*, 20-30.

Büttner-Westphal, H. & Hand, I. (1991). Yale-Brown Obsessive Compulsive Scale (Y-BOCS). Autorisierte deutsche Übersetzung und Bearbeitung. *Verhaltenstherapie, 1*, 226-233.

Burlingame, G.M., Fuhriman, A. & Johnson, J.E. (2002). Cohesion in group therapy. In J.C. Norcross (Ed.), *Psychotherapy relationships that work* (pp. 71-87). New York: Oxford University Press.

Butler, G. & Wells, A. (1995). Cognitive-behavioral treatments: Clinical applications. In R.G. Heimberg, M.R. Liebowitz, D.A. Hope & F.R. Schneier (Eds.), *Social phobia* (pp. 94-112). New York: The Guilford Press.

Cahill, S.P., Rauch, S.A., Hembree, E.A. & Foa, E.B. (2003). Effect of cognitive-behavioral treatments for PTSD on anger. *Journal of Cognitive Psychotherapy, 17*, 113-131.

Caspar, F. & Grawe, K. (1982). *Vertikale Verhaltensanalyse (VVA). Analyse des Interaktionsverhaltens als Grundlage der Problemanalyse und Therapieplanung. Forschungsbericht 4/1982*. Bern: Universität, Psychologisches Institut.

Chambless, D.L., Feuerbach, J.A., Floyd, F.J., Wilson, K.A. et al. (2002). Marital interaction of agoraphobic women: A controlled, behavioral observation study. *Journal of Abnormal Psychology, 111*, 502-512.

Chang, E.C. (2000). Perfectionism and psychological health. *Journal of Counseling Psychology, 47*, 18-26.

Christensen, P.N., Stein, M.B. & Means-Christensen, A. (2003). Social anxiety and interpersonal perception: A social relations model analysis. *Behaviour Research & Therapy, 41*, 1355-1371.

Claiborn, C.D., Goodyear, R.K. & Horner, P.A. (2002). Feedback. In J.C. Norcross (Ed.), *Psychotherapy relationships that work* (pp. 217-233). New York: Oxford University Press.

Clark, D.M. (1986). A cognitive approach to panic. *Behaviour Research and Therapy, 24*, 461-470.

Clark, D.M. (1988). A cognitive model of panic attacks. In S. Rachman & J. Maser (Eds.), *Panic: Psychological perspectives* (pp. 48-75). New York: Erlbaum.

Clark, D.M. & Wells, A. (1995). A cognitive model of social phobia. In R.G. Heimberg, M. Liebowitz, D. Hope & F. Schneier (Eds.), *Social phobia: Diagnosis, assessment, and treatment* (pp. 69-93). New York: Guilford.

Clark, D.M., Salkovskis, P.M., Öst, L.G. & Breitholtz, E. (1997). Misinterpretations of body sensations in panic disorder. *Journal of Consulting and Clinical Psychology, 65*, 203-213.

Clark, D.M., Ehlers, A., McManus, F., Hackmann, A. et al. (2003). Cognitive therapy versus Fluoxetine in generalized social phobia: A randomized placebo-controlled trial. *Journal of Consulting & Clinical Psychology, 71*, 1058-1067.

Cole, D.P., Thase, M.E., Mallinger, A.G., Soares, J. et al. (2002). Slower treatment response in bipolar depression predicted by lower pretreatment thyroid function. *American Journal of Psychiatry, 159*, 116-121.

Cole, S., Kemeny, M.E. & Taylor, S.E. (1997). Social identity and physical health: Accelerated HIV infection in rejection-sensitive gay men. *Journal of Personality and Social Psychology, 72*, 320-336.

Collegium Internationale Psychiatriae Scalarum (CIPS) (2005). *Internationale Skalen für Psychiatrie,* 5., vollständig überarbeitete und erweiterte Auflage. Göttingen: Beltz Test.

Coppen, A. & Bailey, J. (2000). Enhancement of the antidepressant action of fluoxetine by folic acid: A randomized, placebo controlled trial. *Journal of Affective disorders, 60*, 121-130.

Crits-Christoph, P. & Gibbons, M.B.C. (2002). Relational interpretations. In J.C. Norcross (Ed.), *Psychotherapy relationships that work* (pp. 285-300). New York: Oxford University Press.

Davey, G.C.L. & Levy, S. (1998). Catastrophic worrying: Personal inadequacy and a perseverative iterative style as features of the catastrophizing process. *Journal of Abnormal Psychology, 107*, 576-586.

De Jongh, A., Bongaarts, G., Vermeule, I. & Visser, K. (1998). Blood-injury-injection phobia and dental phobia. *Behaviour Research & Therapy, 36*, 971-982.

Dowd, E.T., Wallbrown, F., Sanders, D. & Yesenosky, Y. (1994). Psychological reactance and its relationship to normal personality variables. *Cognitive Therapy and Research, 18*, 601-613.

DSM-IV (1996). *Diagnostisches und statistisches Manual psychischer Störungen*, übersetzt nach der 4. Auflage des Diagnostic and Statistic Manual of Mental Disorders, herausgegeben von der American Psychiatric Association, deutsche Bearbeitung von H. Saß, H.-U. Wittchen & M. Zaudig. Göttingen: Hogrefe.

DSM-III (1987). *Diagnostic and Statistical Manual of Mental Disorders*, edited by the American Psychiatric Association. 3rd revised edition. Washington, D.C.: American Psychiatric Association.

D'Zurilla, T.J. & Goldfried, M.R. (1971). Problemsolving and behavior modification. *Journal of Abnormal Psychology, 78*, 107-126.

Eaton, W.W., Kessler, R.C., Wittchen, H.-U. & Magee, W.J. (1994). Panic and panic disorder in the United States. *American Journal of Psychiatry, 151*, 413-420.

Ecker, W. (2002). (Hrsg.). *Die Behandlung von Zwängen. Perspektiven für die klinische Praxis.* Bern: Huber.

Ehlers, A. (1999). *Posttraumatische Belastungsstörung*. Göttingen: Hogrefe.

Ehlers, A., Margraf, J. & Chambless, D. (1993). *Fragebogen zu körperbezogenen Ängsten, Kognitionen und Vermeidung*. Weinheim: Beltz.

Ehlers, A., Steil, R., Winter, H. & Foa, E.B. (1996). *Deutsche Übersetzung der Posttraumatic Stress Diagnostic Scale (PDS).* Oxford: University, Warneford Hospital.

Ehlers, A., Mayou, R.A. & Bryant, B. (1998). Psychological predictors of chronic posttraumatic stress disorder after motorcycle accidents. *Journal of Abnormal Psychology, 107*, 508-519.

Ehlers, A. & Clark, D.M. (2000). A cognitive model of posttraumatic stress disorder. *Behaviour Research & Therapy, 38*, 319-345.

Elliott, R. (2002). Research on the effectiveness of humanistic therapies: A meta-analysis. In D. Cain & J. Seeman (Eds.), *Humanistic psychotherapies: Handbook of Research and Practice* (pp. 57-82). Washington, DC: American Psychological Association.

Ellis, A.E. (1977). *Die rational-emotive Therapie*. München: Pfeiffer.
Ellis, A.E. (2001). Rational and irrational aspects of countertransference. *Journal of Clinical Psychology, 57*, 999-1004.
Emmelkamp, P.M.G. & van Oppen, P. (2002). Konfrontation/Reaktionsverhinderung und kognitive Therapie bei Zwangsstörungen: Durchführung und Effektivität. In W. Ecker (Hrsg.), *Die Behandlung von Zwängen* (S. 23-33). Bern: Huber.
Eschenröder, C. (2002). *Selbstsicher in die Prüfung*. 3. Auflage. München: CIP-Medien.
Essau, C.A. (2003). *Angst bei Kindern und Jugendlichen*. München: Reinhardt UTB.
Etten, M.L. van & Taylor, S. (1998). Comparative efficacy of treatments for post-traumatic stress disorder: A meta-analysis. *Clinical Psychology & Psychotherapy, 5*, 126-144.
Evans, J., Heron, J., Francomb, H., Oke, S. & Golding, J. (2001). Cohort study of depressed mood during pregnancy and after childbirth. *British Medical Journal, 323*, 257-260.
Eysenck, H.J. (1957). *The dynamics of anxiety and hysteria*. New York: Praeger.
Eysenck, H.J. (1987). The role of heredity, environment, and "preparedness" in the genesis of neurosis. In H.J. Eysenck & I. Martin (Eds.), *Theoretical foundations of behavior therapy*. New York: Plenum Press.

Falloon, C., Boyd, J.L. & McGill, C.W. (1984). *Family care of schizophrenia*. New York: Guilford.
Farber, B.A. & Lane, J.S. (2002). Positive regard. In J.C. Norcross (Ed.), *Psychotherapy relationships that work* (pp. 175-194). New York: Oxford University Press.
Fehm, L. & Wittchen, H.-U. (2004). *Wenn Schüchternheit krank macht. Ein Selbsthilfeprogramm zur Bewältigung sozialer Phobie*. Göttingen: Hogrefe.
Filipp, S.-H. (Hrsg.). (1995). *Kritische Lebensereignisse*. 3. Auflage. Weinheim: Psychologie Verlags Union.
Fennell, M.J.V. (1989). Depression. In K.Hawton, P.M. Salkovskis, J. Kirk & D.M. Clark (Eds.), *Cognitive behaviour therapy for psychiatric problems: A practical guide*. Oxford: Oxford University Press.
Flett, G.L. & Hewitt, P.L. (Eds.). (2002). *Perfectionism: Theory, research, and treatment*. Washington, DC: American Psychological Association.
Foa, E. & Kozak, M.J. (1986). Emotional processing of fear: Exposure to correcting information. *Psychological Bulletin, 99*, 20-35.
Foa, E.B. & Rothbaum, B.O. (1998). *Treating the trauma of rape*. New York: Guilford.
Frankl, V. (1947). *Die Psychotherapie in der Praxis*. Wien: Deuticke.
Frankl, V. (2002). *Was nicht in meinen Büchern steht. Lebenserinnerungen*. Weinheim: Beltz.
Frederikson, M., Annas, P., Fischer, H. & Wik, G. (1996). Gender and age differences in the prevalence of specific fears and phobias. *Behaviour Research & Therapy, 34*, 33-39.
Freeston, M.H., Rhéaume, J. & Ladouceur, R. (1996). Correcting faulty appraisals of obsessional thoughts. *Behaviour Research and Therapy, 34*, 433-446.
Freud, S. (1910). Die zukünftigen Chancen der psychoanalytischen Therapie. In S. Freud, *Schriften zur Behandlungstechnik, Studienausgabe, Ergänzungsband* (pp. 121-132). Frankfurt/M.: Fischer Wissenschaft (1982).
Fricke, S. & Hand, I. (2004). *Zwangsstörungen verstehen und bewältigen. Hilfe zur Selbsthilfe*. Bonn: Psychiatrie-Verlag.
Fuentes, K. & Cox, B. (2000). Assessment of anxiety in older adults: A community-based survey and comparison with younger adults. *Behaviour Research & Therapy, 38*, 297-309.
Fydrich, T., Scheurich, A. & Kasten, E. (1995). *Fragebogen zur sozialen Angst: Deutsche Bearbeitung des Social Phobia and Anxiety Inventory (SPAI) von Turner und Beidel*. Heidelberg: Psychologisches Institut der Universität.

Gambrill, E. (1995). Assertion skills training. In W. O'Donohue & L. Krasner (Eds.), *Handbook of social skills* (pp. 81-118). Boston: Allyn and Bacon.

Garcia-Palacios, A., Botella, C., Robert, C., Banos, R., Perpina, C., Quero, S. & Ballester, R. (2002). Clinical utility of cognitive-behavioural treatment for panic disorder. Results obtained in different settings: A research center and a public mental health care unit. *Clinical Psychology and Psychotherapy, 9*, 373-383.

Geddes, J. (2003). Efficacy and safety of electroconvulsive therapy in depressive disorders: A systematic review and meta-analysis. *Lancet, 361*, 799-808.

Gega, L., Marks, I. & Mataix-Cols, D. (2004). Computer-aided cognitive behavior therapy self-help for anxiety and depressive disorders: Experience of a London Clinic and future directions. *Journal of Clinical Psychology, 60*, 147-157.

Geller, B., Zimmerman, B., Williams, M. & Bolhofner, K. (2001). Bipolar disorder at prospective follow-up of adults who had prepubertal major depressive disorder. *American Journal of Psychiatry, 158*, 125-127.

Gelso, C. & Carter, J.A. (1994). Components of the psychotherapy relationship: Their interaction and unfolding during treatment. *Journal of Counseling Psychology, 41*, 296-306.

Gelso, C. & Hayes, J.A. (2002). The management of countertransference. In J.C. Norcross (Ed.), *Therapy relationships that work* (pp. 267-283). New York: Oxford University Press.

Gibb, B.E., Alloy, L.B., Abramson, L.Y., Beevers, C.G. et al. (2004). Cognitive vulnerability to depression: A taxometric analysis. *Journal of Abnormal Psychology, 113*, 81-89.

Gilroy, L.J., Kirkby, K.C., Daniels, B.A., Menzies, R.G. et al. (2000). Controlled comparison of computer-aided vicarious exposure versus live exposure in the treatment of spider phobia. *Behavior Therapy, 31*, 733-744.

Gloaguen, V., Cortraux, J., Cucherat, M. & Blackburn, I. (1998). A meta-analysis of the effects of cognitive therapy in depressed patients. *Journal of Affective Disorders, 49*, 59-72.

Glowinski, A.L., Bucholz, K.K., Nelson, E.C., Fu, Q. et al. (2001). Suicide attempts in an adolescent twin sample. *Journal of the American Academy of Child & Adolescent Psychiatry, 40*, 1300-1307.

Goldapple, K., Segal, Z., Garson, C., Lau, M., Bieling, P., Kennedy, S. & Mayberg, H. (2004). Modulation of cortical-limbic pathways in major depression: Treatment-specific effects of cognitive behavior therapy. *Archives of General Psychiatry, 61*, 34-41.

Golier, J.A., Yehuda, R., Bierer, L.M., Mitropoulou, V., New, A.S., Schmeidler et al. (2003). The relationship of borderline personality disorder to posttraumatic stress disorder and traumatic events. *American Journal of Psychiatry, 160*, 2018-2024.

Goodwin, R.D. & Olfson, M. (2001). Treatment of panic attack and risk of major depressive disorder in the community. *American Journal of Psychiatry, 158*, 1146-1148.

Goodwin, R.D. & Hamilton, S.P. (2002). Cigarette smoking and panic: The role of neuroticism. *American Journal of Psychiatry, 159*, 1208-1213.

Goodwin, R.D., Jacobi, F. & Thefeld, W. (2003). Mental disorders and asthma in the community. *Archives of General Psychiatry, 60*, 1125-1130.

Gorman, J.M., Kent, J.M., Sullivan, G.M. & Coplan, J.D. (2000). Neuroanatomical hypothesis of panic disorder, revised. *American Journal of Psychiatry, 157*, 493-505.

Gould, R.A., Buckminster, S., Pollack, M.H., Otto, M.W. & Yap, L. (1997). Cognitive-behavioral and pharmacological treatment for social phobia: A meta-analysis. *Clinical Psychology: Science and Practice, 4*, 291-306.

Grawe, K., Caspar, F. & Ambuhl, H. (1990). Differenzielle Psychotherapie-Forschung: Vier Therapieformen im Vergleich. *Zeitschrift für Klinische Psychologie, 19*, 287-376.

Grawe, K., Donati, R. & Benauer, F. (1994). *Psychotherapie im Wandel, Von der Konfession zur Profession*. Göttingen: Hogrefe.

Grawe, K. (1998). *Psychologische Therapie*. Göttingen: Hogrefe.

Gray, J.A. (1983). *The neuropsychology of anxiety*. Oxford: Oxford University Press.

Greenberger, D. & Padesky, C.A. (1995). *Mind over mood*. New York: Guilford Press.

Greisberg, S. & McKay, D. (2003). Neuropsychology of obsessive-compulsive disorder: A review and treatment implications. *Clinical Psychology Review, 23*, 95-117.

Gullone, E. (2000). The development of normal fear: A century of research. *Clinical Psychological Review, 20*, 429-451.

Hand, I. (1993). Expositionsbehandlung. In M. Linden & M. Hautzinger (Hrsg.), *Verhaltenstherapie* (S.139-149). Berlin: Springer.

Hannöver, W., Dogs, C.P. & Kordy, H. (2000). Patientenzufriedenheit – ein Maß für Behandlungserfolg? *Psychotherapeut, 45*, 292-300.

Harkness, K.L. & Monroe, S.M. (2002). Childhood adversity and the endogenous versus nonendogenous distinction in women with major depression. *American Journal of Psychiatry, 159*, 387-393.

Hautzinger, M. (1997). *Kognitive Verhaltenstherapie bei Depressionen. Behandlungsanleitungen und Materialien*. Weinheim: Beltz.

Hautzinger, M., Beiler, M., Worall, H. & Keller, F. (1995). *Beck-Depressions-Inventar (BDI)*. Bern: Huber.

Hautzinger, M. & Bronisch, T. (2000). Symptomatik, Diagnostik und Epidemiologie. In N. Hoffmann & H. Schauenburg (Hrsg.). *Psychotherapie der Depression* (pp. 1-13). Stuttgart: Thieme.

Hautzinger, M. & Meyer, T.D. (2002). *Diagnostik affektiver Störungen*. Göttingen: Hogrefe.

Hayden, E.P. & Klein, D.N. (2001). Outcome of dysthymic disorder at 5-year follow-up: The effect of familial psychopathology, early adversity, personality, comorbidity, and chronic stress. *American Journal of Psychiatry, 158*, 158-162.

Hayes, S.C., Strosahl, K.D. & Wilson, K.G. (1999). *Acceptance and commitment therapy: An experiential approach to behavior change*. New York: Guilford.

Hayward, C., Killen, J.D., Kraemer, H.C. & Taylor, C.B. (1998). Linking self-reported childhood behavioral inhibition to adolescent social phobia. *Journal of American Academic Child and Adolescent Psychiatry, 37*, 1308-1316.

Heim, C., Newport, D.J., Bonsall, R., Miller, A.H. & Nemeroff, C.B. (2001). Altered pituitary-adrenal axis responses to provocative challenge tests in adult survivors of childhood abuse. *American Journal of Psychiatry, 158*, 575-581.

Heimann, P. (1950). Countertransference. *British Journal of Medical Psychology, 33*, 9-15.

Hellawell, S. J. & Brewin, C.R. (2004). A comparison of flashbacks and ordinary autobiographical memories of trauma: Content and language. *Behaviour Research & Therapy, 42*, 1-12.

Herman, J.L. (1993). *Die Narben der Gewalt. Traumatische Erfahrungen verstehen und überwinden*. München: Kindler.

Herold, G. (2004). *Innere Medizin*. Köln: Verlag Gerd Herold.

Heron, J., O'Connor, T.G., Evans, J., Golding, J. & Glover, V. (2004). The course of anxiety and depression through pregnancy and the postpartum in a community sample. *Journal of Affective Disorders, 80*, 65-73.

Hettema, J.M., Annas, P., Neale, M.C., Kendler, K.S. et al. (2003). A twin study of the genetics of fear conditioning. *Archives of General Psychiatry, 60*, 702-708.

Hewitt, P.L., Flett, G.L., Sherry, S.B., Habke, M., Parkin, M., Lam, R.W. et al. (2003). The interpersonal expression of perfection: Perfectionistic self-presentation and psychological distress. *Journal of Personality and Social Psychology, 84*, 163-169.

Hill, C.E., Nutt-Williams, E., Heaton, K.J., Thompson, B.J. & Rhodes, R.H. (1996). Therapist retrospective recall of impasses in long-term psychotherapy: A qualitative analysis. *Journal of Counseling Psychology, 43*, 201-217.

Hill, C.E. & Knox, S. (2002). Self-disclosure. In J.C. Norcross (Ed.), *Psychotherapy relationships that work* (pp. 255-265). New York: Oxford University Press.

Hinsch, R. & Pfingsten, U. (1998). *Gruppentraining sozialer Kompetenzen (GSK). Grundlagen, Durchführung, Materialien.* 3. Auflage. Weinheim: Beltz.

Hirsch, C.R., Mathews, A., Clark, D.M., Williams, R. et al. (2003). Negative self-imagery blocks inferences. *Behaviour Research & Therapy, 41*, 1383-1396.

Hoffmann, J.P., Baldwin, S.A. & Cerbone, F.G. (2003). Onset of major depression among adolescents. *Journal of the American Academy of Child & Adolescent Psychiatry, 42*, 217-224.

Hoffmann, N. (1990). *Wenn Zwänge das Leben einengen. Zwangsgedanken und Zwangshandlungen, Ursachen, Behandlungsmethoden und Möglichkeiten der Selbsthilfe.* Mannheim: PAL.

Hoffmann, N. & Schauenburg, H. (Hrsg.). (2000). *Psychotherapie der Depression.* Stuttgart: Thieme.

Hoffmann, N. & Hofmann, B. (2001). *Verhaltenstherapie bei Depressionen.* Lengerich: Pabst Science Publishers.

Hoffmann, N. & Hofmann, B. (2002). *Depression. Informationsmaterial für Betroffene und Patienten.* Lengerich: Pabst.

Hoffmann, N. & Hofmann, B. (2004). *Exposition bei Ängsten und Zwängen. Praxishandbuch.* Weinheim: Beltz.

Hohagen, F. (1998). Kombination von Psychotherapie und Pharmakotherapie bei der Zwangsstörung. In H. Ambühl (Hrsg.), *Psychotherapie der Zwangsstörungen* (pp. 127-135). Stuttgart: Thieme.

Hook, J.N. & Valentiner, D.P. (2002). Are specific and generalized social phobias qualitatively distinct? *Clinical Psychology: Science & Practice, 9*, 379-395.

Horvath, A. & Bedi, R.P. (2002). The alliance. In J.C. Norcross (Ed.), *Psychotherapy relationships that work* (pp. 37-69). New York: Oxford University Press.

Houts, A.C. (2002). Discovery, invention, and the expansion of the modern diagnostic and statistical manuals of mental disorders. In L.E. Beutler & M. Malik (Eds.), *Rethinking the DSM: Psychological perspectives* (pp. 17-68). Washington, D.C.: American Psychological Association.

Hoyer, J., Becker, E.S. & Roth, W.T. (2001). Characteristics of worry in GAD patients, social phobics, and controls. *Anxiety and Depression, 13*, 89-96.

Hoyer, J. & Margraf, J. (2003). *Angstdiagnostik. Grundlagen und Testverfahren.* Berlin: Springer.

Hsu, L.M. (2002). Predictors of posttraumatic stress disorder and symptoms in adults: A meta-analysis. *Psychological Assessment, 14*, 410-422.

Huppert, J.D., Bufka, L.F., Barlow, D.H., Gorman, J.M. et al. (2001). Therapists, therapist variables, and cognitive-behavioral therapy outcome in a multicenter trial for panic disorder. *Journal of Consulting & Clinical Psychology, 69*, 747-755.

Hüther, G. (1997). *Biologie der Angst. Wie aus Stress Gefühle werden.* Göttingen: Vandenhoeck.

ICD-10 (1991). *Internationale Klassifikation psychischer Störungen der WHO. Klinisch diagnostische Leitlinien.* Kapitel V (F), herausgegeben von H. Dilling, W. Mombour & M.H. Schmidt. Bern: Huber.

ICD-10 (2000). *Diagnostische Kriterien für Forschung und Praxis der Internationalen Klassifikation psychischer Störungen der WHO.* Kapitel V (F), herausgegeben von H. Dilling, W. Mombour, M.H. Schmidt & E. Schulte-Markwort. 2., korrigierte und ergänzte Auflage. Bern: Huber.

Isensee, B., Wittchen, H.-U., Stein, M.B., Höfler, M. & Lieb, R. (2003). Smoking and panic disorder: Findings from a prospective community study. *Archives of General Psychiatry, 60*, 692-700.

Jacobi, F., Wittchen, H.-U., Hölting, C., Sommer, S., Lieb, R., Höfler, M. & Pfister, H. (2002). Estimating the prevalence of mental and somatic disorders in the community: Aims and methods of the German National Health Interview and Examination Survey. *International Journal of Methods and Psychiatric Research, 11*, 1-18.

Jacobs, A. (1974). The use of feedback in groups. In A. Jacobs & W.E. Spradlin (Eds.), *The group as an agent of change* (pp. 408-448). New York: Behavioral Publications.

Jacobson, E. (1938). *Progressive relaxation*. Chicago: University of Chicago Press.

Johnson, M.R. & Lydiard, R.B. (1998). Comorbidity of major depression and panic disorder. *Journal of Clinical Psychology, 54*, 201-210.

Joiner, T.E., Voelz, Z. & Rudd, M.D. (2001). For suicidal young adults with comorbid depressive and anxiety disorders, problem-solving treatment may be better than treatment as usual. *Professional Psychology: Research & Practice, 32,* 278-282.

Joiner, T.E., Petit, J.W., Walker, R.L., Voelz, Z.R., Cruz, J. et al. (2002). Perceived burdensomeness and suicidality: Two studies on the suicide notes of those attempting and those completing suicide. *Journal of Social and Clinical Psychology, 21*, 531-545.

Jones, E.E., Cumming, J.D. & Horowitz, M.J. (1988). Another look at the nonspecific hypothesis of therapeutic effectiveness. *Journal of Consulting and Clinical Psychology, 56,* 48-55.

Jones, I. & Craddock, N. (2001). Familiality of the puerperal trigger in bipolar disorder: Results of a family study. *American Journal of Psychiatry, 158*, 913-917.

Kagan, J. (1989). Temperament contributions to social behavior. *American Psychologist, 44,* 668-674.

Kagan, J., Reznick, J.S. & Snidman, N. (1987). The physiology and psychology of behavioral inhibition. *Child Development, 58,* 1459-1473.

Kanfer, F.H. & Phillips, J.S. (1975). *Lerntheoretische Grundlagen der Verhaltenstherapie*. München: Kindler.

Kanfer, F.H. & Karoly, P. (Hrsg.). (1982). *Self-management and behavior change*. New York: Pergamon Press.

Kanfer, F.H., Reinecker, H. & Schmelzer, D. (2000). *Selbstmanagement-Therapie. Ein Lehrbuch für die klinische Praxis*. 3. Auflage. Berlin: Springer.

Kendall, P.C., Flannery-Schroeder, E., Manichelli-Mindel, S.M. & Southam-Gerow, M. (1997). Therapy for youths with anxiety disorders: A second randomized clinical trial. *Journal of Consulting and Clinical Psychology, 65,* 366-380.

Kendler, K.S., Walters, E.E., Neale, M.C., Kessler, R.C., Heath, A.C. & Eaves, L.J. (1995). The structure of genetic and environmental risk factors for six major psychiatric disorders in women. *Archives of General Psychiatry, 52*, 374-383.

Kendler, K. S., Gardner, C.O. & Prescott, C.A. (2002). Toward a comprehensive development model for major depression in women. *American Journal of Psychiatry, 159*, 1133-1145.

Kendler, K.S., Hettema, J.M., Butera, F., Gardner, C.O. & Prescott, C.A. (2003). Life event dimensions of loss, humiliation, entrapment, and danger in the prediction of onsets of major depression and generalized anxiety disorder. *Archives of General Psychiatry, 60*, 789-796.

Kennedy, B.L. (2002). Panic disorder and respiratory tract symptoms. *American Journal of Psychiatry, 159*, 1438.

Kern, N. & Ströhle, A. (2003). Psychopharmakotherapie bei Angsterkrankungen. *Psychotherapie, 8,* 104-113.

Kessler, R.C. (1995). Posttraumatic stress disorder in the National Comorbidity Survey. *Archives of General Psychiatry, 52*, 1048-1060.

Kessler, R.C. (2001). Comorbidity of depression and anxiety disorders. In S.A. Montgomery & J.A. den Boer (Eds.), *SSRIs in depression and anxiety* (pp. 87-106). Chichester: Wiley.

Kessler, R.C., McGonagle, K.A., Zhao, S., Nelson, C.B. et al. (1995). Posttraumatic stress disorder in the National Comorbidity Survey. *Archives of General Psychiatry, 52*, 1048-1060.

Kessler, R.C., Berglund, P., Demler, O., Jin, R. et al. (2003). The epidemiology of major depressive disorder: Results from the National Comorbidity Survey Replication (NCS-R). *Journal of the American Medical Association, 289,* 3095-3105.

Kiecolt-Glaser, J.K., Fisher, L.D., Ogrocki, P., Stout, J.C., Speicher, C.E. & Glaser, R. (1987). Marital quality, marital disruption and immune function. *Psychosomatic Medicine, 49,* 13-34.

Kiecolt-Glaser, J., McGuire, L., Robles, T. & Glaser, R. (2002). Psychoneuroimmunology: Psychological influences on immune function and health. *Journal of Consulting & Clinical Psychology, 70*, 537-547.

Kiesler, D.J. (2001). Therapist countertransference: In search of common themes and emiprical referents. *Journal of Clinical Psychology, 57*, 1053-1063.

Kilpatrick, D.G., Ruggiero, K.J., Acierno, R., Saunders, B.J. et al. (2003). Violence and risk of PTSD, major depression, substance abuse/dependence, and comorbidity: Results from the National Survey of Adolescents. *Journal of Consulting and Clinical Psychology, 71*, 692-700.

Kim, Y., Pilkonis, P., Frank, E., Thase, M. & Reynolds, C. (2002). Differential functioning of the Beck Depression Inventory in late-life patients: Use of item response theory. *Psychology and Aging, 17,* 379-391.

Klein, M.H., Kolden, G.G., Michels, J.L. & Chisholm-Stockard, S. (2002). Congruence. In J.C. Norcross (Ed.), *Psychotherapy relationships that work* (pp. 195-215). New York: Oxford University Press.

Konermann, J. & Zaudig, M. (2003). Diagnostik und Differentialdiagnostik der Angststörungen nach ICD-10. *Psychotherapie, 8*, 72-85.

Koran, L.M. (2000). Quality of life in obsessive-compulsive disorder. *The Psychiatric Clinic of North America, 23*, 509-517.

Kordon, A., Brooks, A. & Hohagen, F. (2002). Neurobiologische Korrelate der Zwangsstörung. In W. Ecker (Hrsg.). *Die Behandlung von Zwängen* (S. 135-152). Bern: Huber.

Koster, E.H.W., Rassin, E., Crombez, G. & Naring, G.W.B. (2003). The paradoxial effects of suppressing anxious thoughts during imminent threat. *Behaviour Research & Therapy, 41*, 1113-1120.

Kozak, M.J., Liebowitz, M.R. & Foa, E.B. (2000). Cognitive behavior therapy and pharmacotherapy for obsessive-compulsive disorder: The NIMH-sponsored collaborative study. In W.K. Goodman & M.V. Rudorfer (Eds.), *Obsessive-compulsive disorder: Contemporary issues in treatment. Personality & clinical psychology series* (pp. 67-89). Mahwah, N.J.: Lawrence Erlbaum.

Krupnick, J.L., Sotsky, S.M., Simmens, A., Moyer, J., Elkin, I., Watkins, J. & Pilkonis, P.A. (1996). The role of the alliance in psychotherapy and pharmacotherapy outcome: Findings in the National Institute of Mental Health treatment of depression collaborative research program. *Journal of Consulting and Clinical Psychology, 64*, 532-539.

Kulhara, P., Basu, D., Mattoo, S.K., Sharan, P. & Chopra, R. (1999). Lithium prophylaxis of recurrent bipolar affective disorder: Long-term outcome and its psychosocial correlates. *Journal of Affective Disorders, 54,* 87-96.

Lakatos, A. & Reinecker, H. (2001). *Kognitive Verhaltenstherapie bei Zwangsstörungen. Ein Therapiemanual.* Göttingen: Hogrefe.

Lam, D.H., Watkins, E.R., Hayward, P., Bright, J. et al. (2003). A randomized controlled study of cognitive therapy for relapse prevention for bipolar affective disorder: Outcome of the first year. *Archives of General Psychiatry, 60*, 145-152.

Lambert, M.J. (1992). Implications of outcome research for psychotherapy integration. In J.C. Norcross & M.R. Goldstein (Eds.), *Handbook of psychotherapy integration* (pp. 94-129). New York: Basic.

Lambert, M.J. & Barley, D.E. (2002). Research summary on the therapeutic relationship and psychotherapy outcome. In J.C. Norcross (Ed.), *Psychotherapy relationships that work* (pp. 17-32). New York: Oxford University Press.

Latack, J.C. & Havlovic, S.J. (1992). Coping with job stress: A conceptual evaluation framework for coping measures. *Journal of Organizational Behavior, 13,* 479-508.

Lazarus, R.S. & Folkman, S. (1984). *Stress, appraisal, and coping.* New York: Springer.

Leidig, S. & Glomp, I. (2003). *Nur keine Panik! Ängste verstehen und überwinden.* München: Kösel.

Lelliot, P., McNamee, G. & Marks, I.M. (1991). Features of agora, social, and related phobias and validation of the diagnoses. *Journal of Anxiety Disorders, 5,* 313-322.

Lewinsohn, P.M., Clarke, G.N., Hops, H. & Andrews, J.A. (1990). Cognitive behavioral treatment for depressed adolescents, *Behavior Therapy, 21,* 385-401.

Lewinsohn, P.M., Clarke, G.N. & Hautzinger, M. (1999). Psychologische Interventionen bei Depressionen im Jugendalter. *Verhaltenstherapie, 9,* 124-130.

Lieb, R., Wittchen, H.-U., Höfler, M., Fuetsch, M., Stein, M. & Merikangas, K.R. (2000). Parental psychopathology, parenting styles, and the risk of social phobia in offspring. A prospective-longitudinal community study. *Archives of General Psychiatry, 57,* 859-866.

Lieb, R., Schreier, A. & Müller, N. (2003). Epidemiologie von Angststörungen. *Psychotherapie, 8,* 86-102.

Lincoln, T.M., Rief, W., Hahlweg, K., Frank, M. et al. (2003). Effectiveness of an empirically supported treatment for social phobia in the field. *Behaviour Research & Therapy, 41,* 1251-1269.

Linden, M., Maier, W., Achberger, M., Herr, R., Helmchen, H. & Benkert, O. (1996). Psychiatric diseases and their treatment in general practice in Germany. Results of a World Health Organization (WHO) Study. *Nervenarzt, 67,* 205-215.

Lindner, R., Fiedler, G. & Götze, P. (2003). Diagnostik der Suizidalität. *Deutsches Ärzteblatt,* Heft 5, 226-229.

Linehan, M.M. (1993). *Cognitive-behavioral treatment of borderline personality disorder.* New York: Guilford.

Lutgendorf, S.K. (1999). Sense of coherence moderates the relationship between life stress and natural killer cell activity in healthy older adults. *Psychology & Aging, 14,* 552-563.

Ma, S.H. & Teasedale, J.D. (2004). Mindfulness-based cognitive therapy for depression: Replication and exploration of differential relapse prevention effects. *Journal of Consulting & Clinical Psychology, 72,* 31-40.

MacKenzie, K.R. (1994). Group development. In A. Fuhriman & G.M. Burlingame (Eds.), *Handbook of group psychotherapy: An empirical and clinical synthesis* (pp. 223-268). New York: Wiley.

MacMillan, H.L., Fleming, J.E., Streiner, D.L., Lin, E. et al. (2001). Childhood abuse and lifetime psychopathology in a community sample. *American Journal of Psychiatry, 158,* 1878-1883.

Maercker, A. (Hrsg.). (2003). *Therapie der posttraumatischen Belastungsstörungen.* 2. überarbeitete und ergänzte Auflage. Berlin: Springer.

Maercker, A. & Schützwohl, M. (1998). Erfassung von psychischen Belastungsfolgen: Die Impact of Event Skala – revidierte Version. (IES-R). *Diagnostica, 44,* 130-141.

Magee, W.J., Eaton, W.W., Wittchen, H.-U., McGonagle, K.A. & Kessler, R.C. (1996). Agoraphobia, simple phobia, and social phobia in the National Comorbidity Survey. *Archives of General Psychiatry, 53,* 159-168.

Mains, J.A. & Scogin, F.R. (2003). The effectiveness of self-administered treatments: A practice-friendly review of the research. *Journal of Clinical Psychology, 59,* 237-246.

Mansell, W. & Clark, D.M. (1999). How do I appear to others? Social anxiety and processing of the observable self. *Behaviour Research & Therapy, 37,* 419-434.

Margraf, J. & Schneider, S. (1990). *Panik. Angstanfälle und ihre Behandlung*. 2. Auflage. Berlin: Springer.

Margraf, J., Schneider, S. & Ehlers, A. (Hrsg.). (1991). *Diagnostisches Interview bei Psychischen Störungen (DIPS)*. Berlin: Springer.

Marks, I.M. (1981). *Cure and care of neurosis*. New York: Wiley.

Marquez, M., Segui, J., Garcia, L. & Canet, J. (2001). Is panic disorder with psychosensorial symptoms (depersonalization-derealization) a more severe clinical subtype? *Journal of Nervous and Mental Disorders, 189*, 332-335.

Marshall, R.D., Schneier, F.R., Lin, S.-H. & Simpson, H.B. (2000). Childhood trauma and dissociative symptoms in panic disorder. *American Journal of Psychiatry, 157*, 451-453.

Marshall, R.D., Olfson, M., Hellman, F., Blanco, C., Guardino, M. & Struening, E.L. (2001). Comorbidity, impairment, and suicidality in subthreshold PTSD. *American Journal of Psychiatry, 158*, 1467-1473.

Mataix-Cols, D., Rauch, S.L., Baer, L., Eisen, J.L., Shera, D.M. & Goodman, W.K. (2002). Symptom stability in adult obsessive-compulsive disorder: Data from a naturalistic two-year follow-up study. *American Journal of Psychiatry, 159*, 263-268.

Mathew, S.J., Coplan, J.D. & Gorman, J.M. (2001). Neurobiological mechanisms of social anxiety disorder. *American Journal of Psychiatry, 158*, 1558-1567.

Mayou, R., Bryant, B. & Ehlers, A. (2001). Prediction of psychological outcomes one year after a motor vehicle accident. *American Journal of Psychiatry, 158*, 1231-1238.

McDermut, W., Miller, I.W. & Brown, R.A. (2001). Group therapy is efficacious and cost-effective for treating depression. *Clinical Psychology: Science and Practice, 8,* 98-116.

McLean, P.D., Whittal, M.L., Thordarson, D.S., Taylor, S.E. et al. (2001). Cognitive versus behavior therapy in the group treatment of obsessive-compulsive disorder. *Journal of Consulting and Clinical Psychology, 69,* 205-214.

McNally, R.J. (1990). Psychological approaches to panic disorder: A review. *Psychological Bulletin, 108*, 403-419.

McNally, R.J., Kaspi, S.P., Rieman, B.C. & Zeitlin, S.B. (1990). Selective processing of treat cues in post-traumatic stress disorder. *Journal of Abnormal Psychology, 99*, 398-402.

Meichenbaum, D. (1991). *Intervention bei Stress. Anwendung und Wirkung des Stressimpfungstrainings*. Bern: Huber.

Merikangas, K.R., Zhang, H., Avenevoli, S., Acharya, S., Neuenschwander, M. & Angst, J. (2003). Longitudinal trajectories of depression and anxiety in a prospective community study: The Zürich cohort study. *Archives of General Psychiatry, 60*, 993-1000.

Meyer, T.D. & Hautzinger, M. (2000). Psychotherapie bei bipolaren affektiven Störungen – Ein Überblick über den Stand der Forschung. *Verhaltenstherapie, 10*, 177-186.

Michel, K., Maltsberger, J.T., Jobes, D.A., Leenaars, A.A. et al. (2002). Discovering the truth in attempted suicide. *American Journal of Psychotherapy, 56*, 424-437.

Monroe, S.M., Harkness, K., Simons, A. & Thase, M. (2001). Life stress and the symptoms of major depression. *Journal of Nervous & Mental Disease, 189*, 168-175.

Morgan, C.A., Hazlett, G., Wang, S., Richardson, E.G., Jr., Schnurr, P. & Southwick, S.M. (2001). Symptoms of dissociation in humans experiencing acute, uncontrollable stress: A prospective investigation. *American Journal of Psychiatry, 158,* 1239-1247.

Mowrer, O.H. (1947). On the dual nature of learning as a reinterpretation of 'conditioning and problem solving'. *Harvard Educational Review, 17,* 102-148.

Muris, P. (2002). An expanded Childhood Anxiety Sensitivity Index: Its factor structure, reliability, and validity in a non-clinical adolescent sample. *Behaviour Research Therapy, 40,* 299-311.

Murray, L. & Cooper, P. (2003). Intergenerational transmission of affective and cognitive processes associated with depression: Infancy and preschool years. In I. Goodyear (Ed.), *Unipolar depression: A lifespan perspective* (pp. 17-46). New York: Oxford University Press.

Neeleman, J., Oldehinkel, A.J. & Ormel, J. (2003). Positive life change and remission of non-psychotic mental illness: A competing outcomes approach. *Journal of Affective Disorders, 76,* 69-78.

Nemeroff, C.B. (2002). Comorbidity of mood and anxiety disorders: The rule, not the exception? *American Journal of Psychiatry, 159,* 3-4.

Norcross, J.C. (Ed.). (2002). *Psychotherapy relationships that work: Therapist contributions and responsiveness to patient needs.* New York: Oxford University Press.

Noyes, R., Jr. (1991). Suicide and panic disorder: A review. *Journal of Affective Disorders, 22,* 1-11.

Noyes, R., Jr., Woodman, C.L., Garvey, M.J., Cook, B.L. et al. (1992). Generalized anxiety disorder versus panic disorder. Distinguishing characteristics and patterns of comorbidity. *The Journal of Nervous and Mental Disease, 180,* 369-379.

Noyes, R., Jr., Woodman, C.L., Holt, C.S., Reich, J.H. & Zimmerman, M.B. (1995). Avoidant personality traits distinguish social phobic and panic disorder subjects. *Journal of Nervous and Mental Disease, 183,* 145-153.

Nyberg, E. & Frommberger, U. (1998). *Clinician-Administered PTSD Scale (CAPS).* Freiburg: Universitätsklinik.

Nyhuis, P. (2004). Vortrag "*Depressionsbehandlung in Praxis und Klinik*", Regionalsymposium „Depression" in der Klinik für Psychiatrie und Psychotherapie der Universität Duisburg-Essen am 17.7.2004.

O'Connor, R.C. & O'Connor, D.B. (2003). Predicting hopelessness and psychological distress: The role of perfectionism and coping. *Journal of Counseling Psychology, 50,* 436-441.

Olfson, M., Shaffer, D., Marcus, S.C. & Greenberg, T. (2003). Relationship between antidepressant medication and suicide in adolescents. *Archives of General Psychiatry, 60,* 978-982.

Oquendo, M.A., Friend, J.M., Halberstam, B. & Brodsky, B.S. (2003). Association of comorbid posttraumatic stress disorder and major depression with great risk for suicidal behavior. *American Journal of Psychiatry, 160,* 580-582.

Oquendo, M.A., Barrera, A., Ellis, S.P., Li, S., Burke, A.K., Grunebaum, M. et al. (2004). Instability of symptoms in recurrent major depression: A prospective study. *American Journal of Psychiatry, 161,* 255-261.

Orlinsky, D.E., Grawe, K. & Parks, B.K. (1994). Process and outcome in psychotherapy – noch einmal. In A.E. Bergin & S.L. Garfield (Eds.), *Handbook of psychotherapy and behavior change* (pp. 257-310). New York: Wiley.

Ortega, A.N., Huertas, S.E., Canino, G., Ramirez, R. et al. (2002). Childhood asthma, chronic illness, and psychiatric disorders. *Journal of Nervous & Mental Disease, 190,* 275-281.

Ösby, U., Brandt, L., Correia, N., Ekbom, A. et al. (2001). Excess mortality in bipolar and unipolar disorder in Sweden. *Archives of General Psychiatry, 58,* 844-850.

Öst, L.-G. (1987). Applied relaxation: Description of a coping technique and review of controlled studies. *Behaviour Research & Therapy, 25,* 397-409.

Öst, L.-G., Alm, T., Brandberg, M. & Breitholtz, E. (2001). One vs. five sessions of exposure and five sessions of cognitive therapy in the treatment of claustrophobia. *Behaviour Research & Therapy, 39*, 167-183.

Overbeek, T., Rikken, J., Schruers, K. & Griez, E. (1998). Suicidal ideation in panic disorder patients. *Journal of Nervous & Mental Disease, 186*, 577-580.

Papageorgiou, C. & Wells, A. (2003). An empirical test of a clinical metacognitive model of rumination and depression. *Cognitive Therapy and Research, 27*, 261-273.

Perkonnig, A., Kessler, R.C., Storz, S. & Wittchen, H.-U. (2000). Traumatic events and post-traumatic stress disorder in the community: Prevalence, risk factors and comorbidity. *Acta Psychiatrica Scandinavica, 101*, 45-59.

Petersen, R.A. & Reiss, S.J. (1993). *Anxiety Sensitivity Index revised test manual*. Worthington, Ohio: IDS publishing corporation.

Piper, W.E., Joyce, A.S., McCallum, M. & Azim, H.F. (1998). Interpretative and supportive forms of psychotherapy and patient personality variables. *Journal of Consulting and Clinical Psychology, 66*, 558-567.

Pitschel-Walz, G. (2003). *Lebensfreude zurückgewinnen*. München: Urban und Fischer.

Placidi, G.P.A., Oquendo, M.A., Malone, K.M. & Brodsky, B. (2000). Anxiety in major depression: Relationship to suicide attempts. *American Journal of Psychiatry, 157*, 1614-1618.

Plattner, A., Möller, H.-J. & Hegerl, U. (2001). Additive Effekte kombinierter Psycho- und Pharmakotherapie für depressive Patienten: Illusion oder Tatsache? *Verhaltenstherapie, 11*, 180-188.

Pomerantz, E.M., Altermatt, E.R. & Saxon, J.L. (2002). Making the grade but feeling distressed: Gender differences in academic performance and internal distress. *Journal of Educational Psychology, 94*, 396-404.

Port, C.L., Engdahl, B. & Frazier, P. (2001). A longitudinal and retrospective study of PTSD among older prisoners of war. *American Journal of Psychiatry, 158*, 1474-1479.

Preston, J.D. (2003). *Ein erster Schritt kann alles ändern. Der Weg aus der Depression*. Freiburg: Herder Spektrum.

Prior, M., Smart, D., Sanson, A. & Oberklaid, F. (2000). Does shy-inhibited temperament in childhood lead to anxiety problems in adolescence? *Journal of American Academic Child and Adolescent Psychiatry, 39*, 461-468.

Rachman, S.J. (1984). Agoraphobia: A safety-signal perspective. *Behaviour Research and Therapy, 22*, 59-70.

Rachman, S.J. (1998). A cognitive theory of obsessions: Elaborations. *Behaviour Research and Therapy, 36*, 385-401.

Rachman, S.J. (2000). *Angst. Diagnose, Klassifikation und Therapie*. Bern: Huber.

Regier, D.A., Narrow, W.E. & Rae, D.S. (1990). The epidemiology of anxiety disorders: The Epidemiologic Catchment Area (ECA) experience. *Journal of Psychiatric Research, 24*, 3-14.

Reich, A. (1951). On countertransference. *International Journal of Psychoanalysis, 32*, 25-31.

Reinecker, H. (1993). *Phobien*. Göttingen: Hogrefe.

Reinecker, H. (1999). *Lehrbuch der Verhaltenstherapie*. Tübingen: DGVT.

Reiss, S. (1991). Expectancy theory of fear, anxiety, and panic. *Clinicial Psychological Review, 11*, 141-153.

Resick, P.A., Nishith, P., Weaver, T.L., Astin, M.C. et al. (2002). A comparison of cognitive-processing therapy with prolonged exposure and a waiting condition for the treatment of chronic posttraumatic stress disorder in female rape victims. *Journal of Consulting & Clinical Psychology, 70*, 867-879.

Revenstorf, D. (1999). *Wenn das Glück zum Unglück wird. Psychologie der Paarbeziehung*. München: Beck.

Reynolds, C.R. (1998). Need we measure anxiety differently from males and females? *Journal of Personality Assessment, 70*, 212-221.

Richter, P., Werner, J., Heerlein, A., Kraus, A. & Sauer, H. (1998). On the validity of the Beck Depression Inventory. *Psychopathology, 31*, 160-168.

Ring, J. (2004). *Angewandte Allergologie*. 3. überarbeitete Auflage. München: MMV Medizin Verlag.

Robins, E. & Guze, S. (1972). Classification of affective disorders : The primary-secondary, the endogenous, and the neurotic-psychotic concepts. In *Recent advances in the psychobiology of depressive illness*. U.S. Department of Health, Education and Welfare Publication No. 70-9053, Washington, D.C.

Robinson, M.S. & Alloy, L.B. (2003). Negative cognitive styles and stress-reactive rumination interact to predict depression: A prospective study. *Cognitive Therapy and Research, 27*, 275-292.

Roemer, L. & Orsillo, S.M. (2002). Expanding our conceptualization of and treatment for generalized anxiety disorder: Integrating mindfulness/acceptance-based approaches with existing cognitive-behavioral models. *Clinical Psychology: Science and Practice, 9*, 54-68.

Rogers, C.R. (1980). *A way of being*. Boston: Houghton Mifflin.

Roitt, I., Brostoff, J. & Male, D.K. (2000). *Kurzes Lehrbuch der Immunologie*. Stuttgart: Thieme.

Rosser, S., Issakidis, C. & Peters, L. (2003). Perfectionism and social phobia: Relationship between the constructs and impact on cognitive behavior therapy. *Cognitive Therapy and Research, 27*, 143-151.

Rudolf, G. & Schmutterer, J. (2003). Depressive schlecht versorgt. *Deutsches Ärzteblatt*, Heft 1, 16-17.

Ruhmland, M. & Margraf, J. (2001a). Effektivität psychologischer Therapien von Panik und Agoraphobie: Meta-Analysen auf Störungsebene. *Verhaltenstherapie, 11*, 41-53.

Ruhmland, M. & Margraf, J. (2001b). Effektivität psychologischer Therapien von spezifischer Phobie und Zwangsstörung: Meta-Analysen auf Störungsebene. *Verhaltenstherapie, 11*, 14-26.

Ruhmland, M. & Margraf, J. (2001c). Effektivität psychologischer Therapien von generalisierter Angststörung und sozialer Phobie: Meta-Analysen auf Störungsebene. *Verhaltenstherapie, 11*, 27-40.

Safran, J.D., Muran, J.C., Samstag, L.W. & Stevens, C. (2002). Repairing alliance ruptures. In J.C. Norcross (Ed.), *Therapeutic relationships that work* (pp. 235-254). New York: Oxford University Press.

Sakinofsky, I., Roberts, A.S., Brown, Y., Cumming, C. & James, P. (1990). Problem resolution and repetition of parasuicide: A prospective study. *British Journal of Psychiatry, 156*, 395-399.

Salkovskis, P.M. (1989). Cognitive-behavioral factors and the persistence of intrusive thoughts in obsessional problems. *Behaviour Research and Therapy, 27, 677-682.*

Salkovskis, P.M. & Hackmann, A. (1997). Agoraphobia. In G.C.L. Davey (Ed.), *Phobias – A handbook of theory, research and treatment* (pp. 27-61). Chichester, N.Y.: John Wiley.

Salkovskis, P.M., Clark, D.M., Hackman, A. & Wells, A. (1999). An experimental investigation of the role of safety-seeking behaviours in the maintenance of panic disorder with agoraphobia. *Behaviour Research & Therapy, 37*, 559-574.

Salkovskis, P.M., Wroe, A.L., Gledhill, A., Morrison, N., Forrester, E., Richards, C., Reynolds, M. & Thorpe, S. (2000). Responsibility attitudes and interpretations are characteristic of obsessive compulsive disorder. *Behaviour Research & Therapy, 38*, 347-372.

Salkovskis, P.M. & Wahl, K. (2002). Kognitive Verhaltenstherapie bei Zwangsstörungen. In W. Ecker (Hrsg.), *Die Behandlung von Zwängen* (pp. 35-66). Bern: Huber.

Salkovskis, P.M., Thorpe, S.J., Wahl, K., Wroe, A.L. et al. (2003). Neutralizing increases discomfort associated with obsessional thoughts: An experimental study with obsessional patients. *Journal of Abnormal Psychology, 112*, 709-715.

Schindler, L., Hahlweg, K. & Revenstorf, D. (1998). *Partnerschaftsprobleme: Diagnose und Therapie. Therapiemanual*. Berlin: Springer.

Schmidt, N.B. & Woolaway-Bickel, K. (2000). The effects of treatment compliance on outcome in cognitive-behavioral therapy for panic disorder: Quality versus quantity. *Journal of Consulting and Clinical Psychology, 68*, 13-18.

Schmidt, N.B., Woolaway-Bickel, K. & Bates, M. (2001). Evaluating panic-specific factors in the relationship between suicide and panic disorder. *Behaviour Research & Therapy, 39*, 635-649.

Schmidt-Traub, S. (2000). *Panikstörung und Agoraphobie. Ein Therapiemanual*. 2. überarbeitete und erweiterte Auflage. Göttingen: Hogrefe.

Schmidt-Traub, S. (2001). *Selbsthilfe bei Angst im Kindes- und Jugendalter. Ein Ratgeber für Kinder, Jugendliche, Eltern und Erzieher*. Göttingen: Hogrefe.

Schmidt-Traub, S. (2003). Therapeutische Beziehung – ein Überblick. *Psychotherapeutische Praxis, 3*, 111-129.

Schmidt-Traub, S. (2005) *Angst bewältigen. Selbsthilfe bei Panik und Agoraphobie*. 3. neu bearbeitete Auflage. Berlin: Springer.

Schmidt-Traub, S. & Bamler, K.-J. (1997). The psychoimmunological association of panic disorder and allergic reaction. *British Journal of Clinical Psychology, 36*, 51-62.

Schneider, M. & Faber, S. (2002). *Angstbewältigung in der Gruppe. Ein Behandlungsmanual in 20 Schritten*. Stuttgart: Pfeiffer bei Klett-Cotta.

Schneider, S. (Hrsg.). (2003). *Angststörungen bei Kindern und Jugendlichen. Grundlagen und Behandlung*. Berlin: Springer.

Schnyder, U., Moergeli, H., Klaghofer, R. & Buddeberg, C. (2001). Incidence and prediction of posttraumatic stress disorder symptoms in severely injured accident victims. *American Journal of Psychiatry, 158*, 594-599.

Schulte, D. (1976). Fear Survey Schedule. In D. Schulte (Hrsg.), *Diagnostik in der Verhaltenstherapie. Fortschritte der Klinischen Psychologie, Bd. 5* (pp. 258-261). München: Urban & Schwarzenberg.

Schulz, H., Radebold, H. & Reulecke, J. (2004). *Söhne ohne Väter. Erfahrungen der Kriegsgeneration*. Berlin: Ch. Links.

Schwalfenberg, A. (2004). Nikotingefährdung, *Allergie konkret, 1*, 18-21.

Scogin, F.R. (Ed.). (2003). The status of self-administered treatments (Special section). *Journal of Clinical Psychology, 59*, 237-246.

Scott, R.L. & Cordova, J.V. (2002). The influence of adult attachment styles on the association between marital adjustment and depressive symptoms. *Journal of Family Psychology, 16*, 199-208.

Segal, Z.V., Williams, J.M.G. & Teasdale, J.D. (2002). *Mindfulness-based cognitive therapy for depression*. New York: Guilford.

Seligman, M.E.P. (1971). Phobias and preparedness. *Behavior Therapy, 2*, 307-320.

Seligman, M.E.P. (1986). *Erlernte Hilflosigkeit*. 3. Auflage. Weinheim: Psychologie Verlags Union.

Selye, H. (1950). *The physiology and pathology of exposure to stress*. Montreal: Acta.

Selye, H. (1975). Confusion and controversy in the stress field. *Journal of Human Stress, 1*, 37-44.

Shapiro, F. (1999). *EMDR – Grundlagen und Praxis: Handbuch zur Behandlung traumatisierter Menschen*. Paderborn: Junfermann.

Sheeran, T. & Zimmermann, M. (2002). Social phobia: Still a neglected anxiety disorder? *Journal of Nervous & Mental Disease, 190*, 786-788.

Sheppard, L.C. & Teasdale, J.D. (2004). How does dysfunctional thinking decrease during recovery from major depression? *Journal of Abnormal Psychology, 113*, 64-71.

Silverstein, B. (2002). Gender differences in the prevalence of somatic versus pure depression: A replication. *American Journal of Psychiatry, 159*, 1051-1952.

Snyder, C.R. & Lopez, S. (Eds.). (2002). *Handbook of positive psychology.* New York: Oxford University Press.

Soares, C.N., Almeida, O.P., Joffe, H. & Cohen, L.S. (2001). Efficacy of estradiol for the treatment of depressive disorders in perimenopausal women: A double-blind, randomized, placebo controlled trial. *Archives of General Psychiatry, 58*, 529-534.

Solomon, S.D. & Johnson, D.M. (2002). Psychosocial treatment of posttraumatic stress disorder: A practice-friendly review of outcome research. *Journal of Clinical Psychology, 58*, 947-959.

Spitzer, M. (2004). Vortrag „*Neuronale Netzwerke und Depression*", Regionalsymposium „Depression" in der Klinik für Psychiatrie und Psychotherapie der Universität Duisburg-Essen am 17.7.2004.

Stangier, U. & Heidenreich, T. (in Vorbereitung). *Sozialphobie-Skalen (SOPHOS).* Göttingen: Hogrefe.

Stangier, U., Heidenreich, T., Berardi, A., Golbs, U. & Hoyer, J. (1999). Die Erfassung sozialer Phobie durch die Social Interaction Anxiety Scale (SIAS) und die Social Phobia Scale (SPS), *Zeitschrift für Klinische Psychologie, 28*, 28-36.

Stangier, U., Heidenreich, T. & Peitz, M. (2003a). *Soziale Phobien. Ein kognitiv-verhaltenstherapeutisches Behandlungsmanual.* Weinheim: Beltz PVU.

Stangier, U., Heidenreich, T., Peitz, M., Lauterbach, W. et al. (2003b). Cognitive therapy for social phobia: Individual versus group treatment. *Behaviour Research and Therapy, 41*, 991-1007.

Steil, R., Ehlers, A. & Clark, D.M. (2003). Kognitive Aspekte bei der Behandlung der posttraumatischen Belastungsstörung. In A. Maercker (Hrsg.), *Therapie der posttraumatischen Belastungsstörungen* (pp. 91-105). Berlin: Springer.

Stein, M.B., Walker, J.R., Hazen, A.L. & Forde, D.R. (1997). Full and partial posttraumatic stress disorder: Findings from a community survey. *American Journal of Psychiatry, 154*, 1114-1119.

Stein, M.B., Jang, K.L. & Livesley, W.J. (1999). Heritability of anxiety sensitivity: A twin study. *American Journal of Psychiatry, 156*, 246-251.

Stein, M.B., Jang, K.L. & Livesley, W.J. (2002). Heritability of social anxiety-related concerns and personality characteristics: A twin study. *Journal of Nervous & Mental Disease, 190*, 219-224.

Steiner, M. & Born, L. (Eds.). (2002). *Psychiatric illness in women: Emerging treatments and research.* Washington, D.C.: American Psychiatric Publishing Inc.

Steketee, G. & Frost, R. (2003). Compulsive hoarding: Current status of research. *Clinical Psychology Review, 23*, 905-927.

Stewart, S.H., Taylor, S.E., Jang, K.L., Cox, B.J. et al. (2001). Causal modeling of relations among learning history, anxiety sensitivity, and panic attacks. *Behaviour Research & Therapy, 39*, 443-456.

Stiles, W.B. (1979). Verbal response modes and psychotherapeutic technique. *Psychiatry, 42*, 49-62.

Stöber, J. (1995). Besorgnis: Ein Vergleich dreier Inventare zur Erfassung allgemeiner Sorgen. *Zeitschrift für Differentielle und Diagnostische Psychologie, 16*, 50-63.

Stuart, G.L., Treat, T.A. & Wade, W.A. (2000). Effectiveness of an empirically based treatment for panic disorder delivered in a service setting. *Journal of Consulting & Clinical Psychology, 68*, 506-512.

Stuart, S., O'Hara, M.-W. & Gorman, L.L. (2003). The prevention and treatment of postpartum depression. *Archives of Women's Mental Health, 6 (Suppl. 2)*, S57-S69.

Sullivan, P.F., Neale, M.C. & Kendler, K.S. (2000). Genetic epidemiology of major depression: Review and meta-analysis. *American Journal of Psychiatry, 157*, 1552-1562.

Taylor, S.E. (2002). *The tending response*. New York: Holt.

Taylor, S.E. (2003a). Outcome predictors for three PTSD treatments: Exposure therapy, EMDR, and relaxation training. *Journal of Cognitive Psychotherapy, 17,* 149-161.

Taylor, S.E. (2003b). Anxiety sensitivity and its implications for understanding and treating PTSD. *Journal of Cognitive Psychotherapy, 17*, 179-186.

Taylor, S.E., Kemeny, M.E. & Reed, G.M. (2000). Psychological resources, positive illusions and health. *American Psychologist, 55*, 99-109.

Teachman, B.A. & Woody, S.R. (2003). Automatic processing in spider phobia: Implicit fear associations over the course of treatment. *Journal of Abnormal Psychology, 112*, 100-109.

Teasdale, J., Segal, Z., Williams, J.M., Ridgeway, V., Soulsby, J. & Lau, M. (2000). Prevention of relapse/recurrence in major depression by mindfulness-based cognitive therapy. *Journal of Consulting and Clinical Psychology, 68*, 615-623.

Teasdale, J.D., Segal, Z.V. & Williams, J.M.G. (2003). Mindfulness training and problem formulation. *Clinical Psychology: Science & Practice, 10*, 157-160.

Terman, J.S., Terman, M., Lo, E.-S. & Cooper, T.B. (2001). Circardian time of morning light administration and therapeutic response in winter depression. *Archives of General Psychiatry, 58*, 69-75.

Terr, L.C. (1989). Treating psychic trauma in children. *Journal of Traumatic Stress, 2*, 3-20.

Thase, M.E., Greenhouse, J.B., Frank, E., Reynolds, C.F.I. et al. (1997). Treatment of major depression with psychotherapy or psychotherapy-pharmacotherapy combinations. *Archives of General Psychiatry, 54*, 1009-1015.

Thayer, J., Rossy, L.A., Ruiz-Padial, E. & Johnsen, B.H. (2003). Gender differences in the relationship between emotional regulation and depressive symptoms. *Cognitive Therapy and Research, 27*, 349-364.

Thom, A., Sartory, G. & Jöhren, P. (2000). Comparison between one-session psychological treatment and benzodiazepine in dental phobia. *Journal of Consulting and Clinical Psychology, 68*, 378-387.

Thorpe, S.J., Patel, S.P. & Simonds, L.M. (2003). The relationship between disgust sensitivity, anxiety and obsessions. *Behaviour Research & Therapy, 41*, 1397-1409.

Tomm, K. (1989). Das systemische Interview als Intervention: Teil III. Lineale, zirkuläre, strategische oder reflexive Fragen? *System Familie, 2*, 21-40.

Tryon, G.S. & Winograd, G. (2002). Goal consensus and collaboration. In J. C. Norcross (Ed.), *Psychotherapy relationships that work* (pp.109-125). New York: Oxford University Press.

Tsao, J.C., Mystkowski, J.L., Zucker, B.G. & Craske, M.G. (2002). Effects of cognitive-behavioral therapy for panic disorder on comorbid conditions: Replication and extension. *Behavior Therapy, 33*, 493-509.

Üexküll von, T. (1990). *Psychosomatische Medizin*. Herausgegeben von T. von Üexküll, R. Adler, J.M. Herrmann, K. Köhle, O.W. Schonecke & W. Wesiack. 4. Auflage. München: Urban & Schwarzenberg.

Van Dijk, J.A., Schoutrop, M.J.A. & Spinhoven, P. (2003). Testimony therapy: Treatment method for traumatized victims of organized violence. *American Journal of Psychiatry, 57*, 361-373.

Van Oppen, P., de Haan, E., Van Balkom, A.J. & Spinhoven, P. (1995). Cognitive therapy and exposure in vivo in the treatment of obsessive compulsive disorder. *Behaviour Research & Therapy, 33*, 379-390.

Van Wagoner, S.L., Gelso, C.J., Hayes, J.A. & Diemer, R. (1991). Countertransference and the repudiately excellent psychotherapist. *Psychotherapy: Theory, Research, and Practice, 28*, 411-421.

Vögele, C., Coles, J., Wardle, J. & Steptoe, A. (2003). Psychophysiologic effects of applied tension on the emotional fainting response to blood and injury. *Behaviour Research & Therapy, 41*, 139-155.

Volk, S.A. (1997). Ambulante Verhaltenstherapie in Kombination mit Serotonin-Wiederaufnahme-Hemmern bei zwangskranken Patienten: Eine 2-Jahres-Katamnese. *Verhaltenstherapie, 7*, 140-144.

Wallace, S.T. & Alden, L.E. (1997). Social phobia and positive social events: The price of success. *Journal of Abnormal Psychology, 106*, 416-424.

Wampold, B.E. (2001). *The great psychotherapy debate: Models, methods, and findings*. Hillsdale, N.J.: Erlbaum.

Warshaw, M.G., Dolan, R.T. & Keller, M.B. (2000). Suicidal behavior in patients with current or past panic disorder: Five years of prospective data from the Harvard/Brown Anxiety Research Program. *American Journal of Psychiatry, 157*, 1876-1878.

Watzlawick, P., Weakland, J. & Fisch, R. (1974). *Change: Principles of problem formation and problem resolution*. New York: Norton.

Weems, C.F., Berman, S.L., Silverman, W.K. & Saavedra, L.M. (2001). Cognitive errors in youths with anxiety disorder: The linkage between negative cognitive errors and anxious symptoms. *Cognitive Therapy Research, 25*, 559-575.

Wehr, T.A., Duncan, W.C., Sher, L., Aeschbach, D. et al. (2001). A circadian signal of change of season in patients with seasonal affective disorder. *Archives of General Psychiatry, 58*, 1108-1114.

Wells, A. (1999). A metacognitive model and therapy for generalized anxiety disorder. *Clinical Psychology and Psychotherapy, 6*, 86-95.

Wells, A. (2002). Worry, metacognition, and generalized anxiety disorder: Nature, consequences, and treatment. *Journal of Cognitive Psychotherapy, 16*, 179-192.

Wessel, I., Meeren, M., Peeters, F. & Arntz, A. (2001). Correlates of autobiographical memory specificity: The role of depression, anxiety, and childhood trauma. *Behaviour Research & Therapy, 39*, 409-421.

Westen, D. & Morrison, K. (2001). A multidimensional meta-analysis of treatments for depression, panic, and generalized anxiety disorder: An empirical examination of the status of empirically supported therapies. *Journal of Consulting & Clinical Psychology, 69*, 875-899.

Wilhelm, S., Deckersbach, T., Coffey, B.J. & Bohne, A. (2003). Habit reversal versus supportive psychotherapy for Tourette's disorder: A randomized controlled trial. *American Journal of Psychiatry, 160*, 1175-1177.

Wittchen, H.-U. (2004). Vortrag *Diagnostik und Epidemiologie depressiver Störungen,* Regionalsymposium „Depression" der Klinik für Psychiatrie und Psychotherapie der Universität Duisburg-Essen am 17.7.2004.

Wittchen, H.-U., Zaudig, M., Fydrich, T. (1997a). *Strukturiertes Klinisches Interview für DSM-IV Achse I und II – SKID.* Göttingen: Hogrefe.

Wittchen, H.-U. & Pfister, H. (Hrsg.). (1997b). *DIA-X-Interview. Instruktionsmaterial zur Durchführung von DIA-X-Interviews*. Frankfurt: Swets & Zeitlinger.

Wittchen, H.-U. & Vossen, A. (2000). Komorbiditätsstrukturen bei Angststörungen: Häufigkeit und mögliche Implikationen. In J. Margraf (Hrsg.), *Lehrbuch der Verhaltenstherapie,* Bd. 1, 2. Auflage (S. 217-233). Berlin: Springer.

Wolpe, J. (1973). *Praxis der Verhaltenstherapie*. Bern: Huber.

Yonkers, K.A., Ramin, S.M., Rush, A.J., Navarrete, C.A. et al. (2001). Onset and persistence of postpartum depression in an inner-city maternal health clinic system. *American Journal of Psychiatry, 158*, 1856-1863.

Young, J.E. (1990). *Cognitive therapy for personality disorders: A schema-focused approach.* Sarasota, Fl.: Professional Resource Exchange, Inc.

Zaworka, W., Hand, I., Lünenschloss, K. & Jauernig, G. (1983). *Das Hamburger Zwangsinventar (HZI).* Weinheim, Göttingen: Beltz Test.

Zimmer, D. & Zimmer, F.T. (1992). Die therapeutische Beziehung in der Verhaltenstherapie: Konzepte und Gestaltungsmöglichkeiten. In J. Margraf & J.C. Brengelmann (Hrsg.), *Die Therapeut-Patient-Beziehung in der Verhaltenstherapie* (S. 11-37). München: Röttger.

Zimmerman, M. & Chelminski, I. (2003). Generalized anxiety disorder in patients with major depression: Is the DSM-IV hierarchy correct? *American Journal of Psychiatry, 160*, 504-521.

Zinbarg, R.E., Craske, M.G. & Barlow, D.H. (1993). *Therapist guide.* San Antonio: Hartcourt Brace & Co.

Zlotnick, C., Elkin, I. & Shea, M.T. (1998). Does the gender of a patient or the gender of a therapist affect the treatment of patients with major depression? *Journal of Consulting and Clinical Psychology, 66*, 655-559.

Zoellner, L.A. & Craske, M.G. (1999). Panickers and internal body cues. *Behaviour Research & Therapy, 31*, 1141-1158.

Anhang

Anhang 1: Medikamentöse Behandlung

1 Angststörungen

Von den 60er bis in die 80er Jahre des letzten Jahrhunderts wurden Patienten mit panischen und phobischen Ängsten unverhältnismäßig häufig Beruhigungsmittel verschrieben, da sich bei den meisten von ihnen sehr rasch eine ausgeprägte angstdämpfende Wirkung zeigte. Sicherlich war die Gefahr des Suchtpotentials zunächst nicht ausreichend bekannt. Dennoch wurden diese suchtgefährdenden Medikamente wegen ihrer raschen angstreduzierenden Wirkung noch viel zu lange verschrieben, weshalb es bei zahllosen Patienten zu Suchterkrankungen kam. Alle Diazepame und Benzodiazepamähnliche Hypnotika (s. Tabelle 4, S. 321) bergen ein hohes Abhängigkeitsrisiko in sich, allerdings nicht bei jedem Patienten: Immer wieder gibt es einzelne Angstpatienten, die erstaunlicherweise ein Beruhigungsmittel einnehmen und selbst nach längerer Einnahme wieder problemlos absetzen können. Diese günstige Wirkung lässt sich jedoch nicht beim einzelnen Patienten vorhersagen.

Grundsätzlich gilt für die Abstützung einer Angstbehandlung durch Tranquilizer:
Beruhigungsmittel dämpfen die körperlichen Symptome der Angst und setzen die reflektiven kognitiven Funktionen herab. Damit werden Fortschritte bei Konfrontationsübungen und Generalisierungseffekte behindert.

Nach Absetzen des Beruhigungsmittels können Patienten, die kurz wirkende Benzodiazepine eingenommen haben, über 1 bis 2 Tage Entzugserscheinungen bekommen. Diejenigen, die länger wirkende Beruhigungsmittel einnehmen, haben sogar Entzugserscheinungen über 5 bis 10 Tage hinweg, z.B. Erregungszustände, Angst, Schlafstörungen, Wahrnehmungsstörungen, Dysphorie, gastro-intestinale Beschwerden, katatone und depressive Zustände und in seltenen Fällen sogar schwere Symptome wie Grand-mal- oder Petit-mal-Anfälle, Koma oder psychotische Zustände (Bandelow et al., 2004). Nach Stunden oder einigen Tagen erleben viele Rebound-Phänomene in Form von paradoxen Erregungszuständen, bei denen die Angst noch stärker ist als vor der Medikamenteneinnahme (Bandelow et al., 2004). Bei den meisten Patienten kommt es zur Toleranzentwicklung, weshalb sie immer höhere Dosen benötigen. Infolge der entstandenen Abhängigkeit greifen sie weiterhin zu dem Beruhigungsmittel, obgleich es die angstlindernde Wirkung allmählich einbüßt.

Wegen des hohen biologischen Abhängigkeitsrisikos von Tranquilizern werden trizyklische Antidepressiva, Monoaminooxydase(MAO)-Hemmer und in den letzten Jahren außerdem vermehrt selektive Serotonin-Wiederaufnahmehemmer (selective serotonin-reuptake-inhibitors, SSRI) und selektive Serotonin-Noradrenalin-Wiederaufnahmehemmer (SSNRI) bei der medikamentösen Behandlung von Angststörungen eingesetzt. Sie bergen keine biologische Abhängigkeitsgefahr. Bei Härtefällen sind SSRI und SSNRI zur Unterstützung einer Konfrontationsbehandlung deshalb besser geeignet, weil sie *nicht die körperlichen Erregungssymptome der Angst*, die der Patient ja aushalten lernen soll, *reduzieren* (Bandelow et al., 2004). Nicht zuletzt sind schwer gestörte Angstpatienten, die sekundäre Depressionen haben, mit diesen Medikamenten leichter zur Konfrontation zu motivieren. Werden ihre depressiven Verstimmungen durch die SSRI behoben, machen sie auch mehr Fortschritte bei der Exposition.

Antidepressiva (s. Tabelle 4) schwächen im Vergleich zu Placebogaben panische und phobische Ängste in den meisten Fällen spürbar ab. Patienten haben daraufhin geringere Erwartungsangst und nicht so viele und heftige Angstanfälle. Sie vermeiden zudem insgesamt Angstsituationen weniger. Angesichts dieser positiven Wirkung der verschiedenen antidepressiven Medikamentengruppen, wurde einmal auf die Beteiligung des serotonergen Systems geschlossen und in jüngerer Zeit auch noch auf die des noradrenergen Systems bei der Pathophysiologie der Angst. Neben den Antidepressiva mit serotonergem Anteil werden deshalb neuerdings die mit noradrenerger Komponente intensiver untersucht. Offensichtlich entfalten sie im Locus coeruleus, der im Angstgeschehen eine nennenswerte Rolle spielt, und der eine hohe Ansammlung von Zellen mit Noradrenalin enthält, eine angstdämpfende Wirkung (Kern et al., 2003).

2 Depressive Störungen

Den meisten Patienten mit schweren depressiven Störungen, die sie in ihrer Lebensführung einschränken, kann mit einer Antidepressiva-Therapie geholfen werden, sofern sie diese annehmen. *Die WHO empfiehlt eine medikamentöse Langzeittherapie, sobald in den letzten 5 Jahren mindestens zwei depressive Episoden aufgetreten sind.* Bei vulnerablen Patienten, die immer wieder depressiv werden, kann mit einer medikamentösen Rezidiv-Prophylaxe als Langzeittherapie – in gleicher Höhe wie bei der Akutbehandlung – das erneute Auftreten verhindert oder zumindest die Häufigkeit, Schwere und Dauer der depressiven Episode verringert werden (Bandelow et al., 2004). Während bei Patienten mit einer ersten depressiven Episode die medikamentöse Behandlung in Abhängigkeit von der Schwere der Depression sich nicht länger als 4 bis 9 Monate erstrecken sollte, können rezidivierende depressive Störungen über ein Jahr bis lebenslang medikamentös behandelt werden.

Bei Nichtansprechen auf ein Antidepressivum kommt es durch Wechsel des Antidepressivums bei etwa 50 bis 65% der therapieresistenten Patienten zu einem Therapieerfolg: Der Austausch von einem SSRI gegen ein anderes SSRI kann sogar bei bis zu 71% dieser Patienten zu einem Behandlungserfolg führen – das gilt aber nicht für den Wechsel von einem trizyklischen Antidepressivum zu einem anderen trizyklischen (Bandelow, 2004). In behandlungsresistenten Fällen kann eine antidepressive Medikation (Monotherapie) mit anderen Psychopharmaka kombiniert werden (Augmentationsverfahren). MAOH darf jedoch nicht mit einem SSRI, SSNRI oder RIMA kombiniert werden wegen der Gefahr eines Serotoninsyndroms, unter Umständen mit Todesfolge (Bandelow et al., 2004).

Die antidepressive Wirkung der Antidepressiva setzt meist nach 2 bis 6 Wochen ein. Oft wird eine Antriebsschwäche bereits vorher gebessert. Bei Patienten mit *Suizidneigung* besteht daher vereinzelt Gefahr, dass sie in dieser Phase eine geplante Selbstmordhandlung vornehmen (Bandelow et al., 2004).

3 Psychopharmaka zur Behandlung von Ängsten und Depressionen

Tabelle 4: Medikamente, die Angst- und depressive Patienten gegen Ängste und depressive Verstimmungen einnehmen (Bandelow et al., 2004; Kern et al., 2003)

Medikamentengruppe	Wirkstoff	Handelsname®	ambulante tägliche Einnahme (in mg)	klinische Wirksamkeit (Placebo-kontrolliert) (Kern et al., 2003) und Halbwertzeiten (Bandelow et al., 2004)
				klinische Wirksamkeit:
Trizyklische AD	Imipramin Clomipramin Opipramol Amitryptilin Amitryptilinoxyd Doxepin Maprotilin Trimipramin	Tofranil Anafranil Insidon Saroten Equilibrin Aponal Ludiomil Stangyl	30-180 (300) 75-200 50-200 75-150 (300) 60-150 75-150 75-150 75-150	Unipolare u. bipolare Depressionen PS, GAS, PTB, Soz. Phobie, ZS (Clomipramin), klimakterische Beschwerden, Bettnässen (v. a. Imipramin), somatische Störungen (Opipramol), hilfreich bei Raucherentwöhnung
Andere AD	Mianserin Mirtazapin Tradozon Viloxazin	Tolvin Remergil Thombran Vivalan	30-180 15-45 100-400 100-300	alle Schweregrade einer Depression, agitierte Depression mit Schlafstörungen, PS, GAS, Soz. Phobie, evtl. PTB
SSRI	Fluvoxamin Fluoxetin Citalopram Paroxetin Sertralin	Fevarin Fluctin Cipramil Seroxat Zoloft	100-300 (150) 20-60 20-30 20-50 50-200	unipolare u. bipolare Depressionen PS, GAS, Soz. u. Spez. Phobie, PTB
SSNRI	Venlafaxin	Trevilor	37,5-225	unipolare u. bipolare Depressionen, GAS, PTB, Soz./Spez. Phobien, PTB, wahrscheinlich bei PS u. ZS
SNRI	Reboxetin	Edronax	6-8	unipol./bipolare Depr., Soz. Phobie, Steigerung der Aufmerksamkeit
RIMA	Moclobemid	Aurorix	300-600	unipol./bipol. Depr., Soz. Phobie, GAS
MAOH	Tranylcypromin	Jatrosom N	10-60	unipol./bipol. Depr., PS, Soz. Phobie, ZS, PTB

Medikamentengruppe	Wirkstoff	Handelsname®	ambulante tägliche Einnahme (in mg)	klinische Wirksamkeit (Placebo-kontrolliert) (Kern et al., 2003) und Halbwertzeiten (Bandelow et al., 2004)
Lithiumsalz	Lithium-carbonat, -acetat, -sulfat	Hypnorex Quilonum	400-1800	vorbeugend gegen unipolare u. bipolare Depressionen sowie schizoaffektive Störungen
				Halbwertzeiten:
Benzodiazepine	Alprazolam Diazepam Bromazepam Clotiazepam Flunitrazepam Lorazepam Oxazepam Chlordiazepoxid Clobazam Dikalium-chlorazepat Nitrazepam	Tafil Valium +++ Lexotanil Trecalmo Rohypnol Tavor +++ Praxiten, Adumbran Librium Frisium Tranxilium Mogadan	0,5-8 5-10 3-18 5-20 0,5-1 1-3 20-30 20-30 10-30 20-30 5-20 5-10	9-20 14-70 8-30 4-29 20-30 8-24 3-25 3-25 4-29 19-60 14-70 15-4
				Klinische Wirksamkeit:
Anxiolytika	Buspiron	Bespar	15-30	GAS
Typische Neuroleptika	Haloperidol Flupentixol-decanoat Fluspirilen Fluphenazin Promethazin	Haldol-Janssen Fluonxol-Depot Imap Dapotum Atosil	50-300 20-100 1,5-12 2,5-20 25-150	schizophrene und manische Symptome
Atypische Neuroleptika	Clozapin Olanzapin Quetiapin Risperidon	Leponex Zyprexa Seroquel Risperdal	12,5-450 5-20 150-750 0,5-8	
Betablocker	Propranolol	Dociton	10-120	Tremor, Parkinson, generalisierte Soz. Phobie
Antihistaminika	Hydroxyzin	Atarax		GAS, Juckreiz, allergische Symptome, Unruhe, Spannungen, Schlafstörungen
Antikonvulsiva (Antiepileptika)	Topiramat Carbamazepin	Tegretal, Timonil	200-1000	PTB manisch-depressiver Erkrankung, ängstlich agitierte Depression

Abkürzungen (Tabelle 4):
1. Spalte: AD: Antidepressiva; SSRI: selektive Serotonin-Wiederaufnahmehemmer; SSNRI: selektive Serotonin-Noradrenalin-Wiederaufnahmehemmer; SNRI: selektiver Noradrenalin-Wiederaufnahmehemmer; RIMA: selektiver, reversibler Monoaminooxydase-A-Hemmer; MAOH: nicht selektiver, irreversibler Monoaminooxydase-Hemmer.
5. Spalte: PS: Panikstörung mit und ohne Agoraphobie; Spez. Phobie: Spezifische Phobie; Soz. Phobie: Soziale Phobie; GAS: Generalisierte Angststörung; ZS: Zwangsstörung; PTB: Posttraumatische Belastungsstörung.

Weil zu Beginn einer Antidepressiva-Behandlung bei einigen Patienten paradoxe Reaktionen in Form von vermehrten (meist weniger heftigen) Panikattacken (Jitteriness-syndrome) vorkommen, empfiehlt sich neben der Aufklärung des Patienten ein Einschleichen des Medikaments in 10 bis 25 mg Schritten (Kern et al., 2003). Angstpatienten sollten zudem erfahren, dass eine lindernde Wirkung erst zeitlich verzögert eintritt, bei Panikpatienten nach Ablauf von 3 bis 5 Wochen, bei manchen Agoraphobikern erst nach 3 Monaten (Kern et al., 2003).

Tabelle 5: Pharmakologische Wirkung der in der Angst- und Depressionsbehandlung eingesetzten Medikamente

Medikamenten-gruppe	Pharmakologische Wirkung (Bandelow et al., 2004; Kern et al., 2003)
Trizyklische AD	Wahrscheinlich Hemmung der Wiederaufnahme von Serotonin und/oder Noradrenalin aus dem synaptischen Spalt; dadurch erhöhte Konzentration der Monoamine Serotonin und Noradrenalin. Außerdem Bindung an serotinerge, noradrenerge, cholinerge und histaminerge Rezeptoren (AD haben auch eine Antihistaminwirkung z. B. für allergische Erkrankungen), die auf diese Weise kompetitiv blockiert werden. Vermutlich wirksamer bei Männern als bei Frauen. Sie sind langwirkend und können deshalb einmal/Tag eingenommen werden. Die volle Wirkung setzt nach 7 bis 8 Tagen ein. Bei ZS ist eine besonders hohe Dosis von Clomipramin notwendig.
Andere AD	Diese Antidepressiva sind in ihrer chemischen und therapeutischen Wirkung heterogen. Mianserin z. B. blockiert die 5-HT2-Rezeptoren, wodurch es zu einer Erhöhung der Serotonin- und der Noradrenalin-Konzentration im synaptischen Spalt kommt. Volle Wirkung nach 1 bis 4 Wochen. Mirtazapin ist ein Noradrenalin- und selektiver Serotoninantagonist, der eine Verstärkung der Noradrenalin- und Serotoninübermittlung bewirkt. Dieser Wirkstoff kann SSRI-induzierte sexuelle Störungen lindern und auch gegen Aggressivität eingesetzt werden.
SSRI	Beeinflussung der Monoaminsysteme (Serotonin- und Noradrenalin-systeme); wirkungsvoller bei der Behandlung von *Angstzuständen* als Placebo und trizyklische Antidepressiva, allerdings nur in etwas höherer Dosis als bei *depressiven Patienten* – zu Behandlungsbeginn langsam einschleichen. Fluoxetin hat die längste Halbwertzeit. Bessere Toleranz als trizyklische Antidepressiva, rascher einsetzende und stärkere antipanische Wirkung; wegen therapeutischer Effizienz und guter Verträglichkeit gelten SSRIs als Medikament der Wahl für soziale Phobie, da sie häufig komorbide mit Depressionen auftritt.

SSNRI	relativ früh einsetzende starke Serotonin- und Noradrenalin-, aber nur schwache Dopamin-Wiederaufnahmehemmung; früher Wirkungseintritt. Frauen nach dem Klimakterium sprechen besser auf SSNRI als auf SSRI an.
SNRI	Hochselektive und potente Noradrenalin-Wiederaufnahmehemmung mit schwachem Effekt auf die 5-HT-Wiederaufnahme.
RIMA	Hemmung des Abbaus der Neurotransmitter Serotonin, Noradrenalin und Dopamin; in Verbindung mit SNRI gute Wirkungen bei Sozialer Phobie. Eine Kombination mit Lithium oder trizyklischen Antidepressiva (Augmentation) kann die antidepressive Wirkung eventuell steigern.
MAOH	Absorbierende Wirkung im Gastrointestinaltrakt durch Hemmung der Aktivität von MAO-A- und MAO-B-Enzymen; vergleichbar wirkungsvoll wie trizyklische AD. Volle Wirkung nach 2 Wochen.
Lithiumsalz	Wahrscheinlich stabilisiert Lithium Katecholaminrezeptoren, verändert kalziummodulierte intrazelluläre Funktionen und erhöht die GABA-Aktivität. Vorbeugende, aber erst langfristige Wirkung – oft nach 2 Wochen; kann die Wirkung von Antidepressiva bei Depressionen und ZS verstärken.
Benzodiazepine	Benzodiazepine und Benzodiazepam-ähnliche Hypnotika haben eine dämpfende Wirkung im Bereich des Limbischen Systems, der Formatio reticularis und des Kortex, indem sie an die Benzodiazepinbindungsstelle am GABA-A-Rezeptorkomplex anbinden und damit die GABAerge Neurotransmission verstärken. GABA ist ein inhibitorischer Neurotransmitter im Gehirn. Sie wirken negativ auf die Lernfähigkeit und verhindern die Generalisierung von gelerntem Verhalten.
Anxiolytikum	Verspäteter Wirkungseintritt wie bei AD, sie binden an 5-HT_{IA}-Agonisten an, wirken damit auf die Serotoninneurotransmission und beeinflussen die noradrenerge und dopaminerge Aktivität; nicht wirksam bei PS, dafür Mittel der Wahl bei GAS.
Neuroleptika	Blockieren verschiedene Neurotransmittersysteme des Gehirns, vor allem Dopamin-D2-Rezeptoren.
Betablocker	Blutdrucksenkung, Reduktion von Infarkt und Hirnschlagrate, Verlängerung der Halbwertzeit von Diazepam; reduzieren nur die vegetativen und nicht die psychischen Symptome der Angst; wirksam (z. B. 20 bis 60 mg Propanolol) bei nicht generalisierter Sozialer Phobie, Vorträgen und anderen öffentlichen Auftritten; tägliche Einnahme auf Dauer erbringt jedoch keine bessere Wirkung als Placebo.
Antihistaminika	Sedierung, geringfügig auch bei GAS infolge der adrenolytischen Eigenschaft, jedoch ist dieser ruhigstellende Effekt bei längerer Behandlung einer Toleranzentwicklung unterworfen.
Antikonvulsiva	verhindern oder unterbrechen anfallsartig auftretende tonische oder klonische Muskelkrämpfe mit Ursprung in abnormen oder paroxysmalen Aktivitäten zentraler Neurone durch die Verstärkung der GABAergen Transmission (Halbwertzeit bei Carbamazepin: 10 bis 15 Std.); antimanische und antidepressive Wirkungen.

Nebenwirkungen und Kontraindikationen

Trizyklische AD: Sedierung, Hypotonie, Schwindel, Appetitsteigerung, Gewichtszunahme, Tremor, Schwitzen, Manieauslösung und anticholinerge Wirkungen, wie Mundtrockenheit, Obstipation, Miktionsstörungen und Tachykardie – nicht geeignet bei akuter Alkohol-, Schlafmittel-, Schmerzmittel-, und Psychopharmaka-Intoxination, frischem Myokardinfarkt und elektrischer Stromleitungsstörung des Herzens wie AV-Block II. und III. Grades. Einige der Nebenwirkungen treten nur zu Behandlungsbeginn auf und verbessern sich nach 4 bis 6 Wochen. Langsames Ausblenden wegen Absetzphänomenen wie Rebound-Depression (vor allem bei ZS)

Andere AD: Da bei jedem Wirkstoff eines anderen Antidepressivums unterschiedliche Nebenwirkungen auftreten, werden sie wirkungsspezifisch dargestellt:
- *Mianserin:* Benommenheit, Tremor, Dyskinesien, Hypotonie, Sedierung, Blutbildveränderungen (Leukopenie, Agranulozytose, Thrombopenie), epileptische Anfälle, Exanthem, Ödeme, Gelenkschwellungen, Gynäkomastie (unnatürliche Brustentwicklung bei Männern), Leberstörungen, Manieauslösung – nicht zu verabreichen bei schweren Leberfunktionsstörungen
- *Mirtazapin:* Müdigkeit, Benommenheit, Mundtrockenheit, Appetit- und Gewichtszunahme, Hypotonie, Umschlag in Manie, epileptische Anfälle, Tremor, Muskelzuckungen, Ödeme, akute Knochenmarksdepression, Eosinophilie, Leberstörung, Exantheme, Parästhesien (abnorme Körperempfindungen) – nicht bei Epilepsie, Leber- und Nierenfunktionsstörungen
- *Trazodon:* Sedierung, Kopfschmerzen, Schwindel, orthostatische Dysregulation, Hypotonie, Priapismus (anhaltende, schmerzhafte Erektion des Penis), Manieauslösung – nicht bei Herzrhythmusstörungen, Nieren- und Leberfunktionsstörungen
- *Viloxazin:* Gastrointestinale Beschwerden, Kopfschmerzen, Schlafstörung, Unruhe, Angst, Hautausschlag, Tremor, Sehstörungen, Aufmerksamkeitsstörung, Transaminaseanstieg (Enzym, das die Übertragung einer Aminogruppe von einer Substanz auf eine andere bewirkt), Leberschädigung, epileptische Anfälle, Manieauslösung – Vorsicht vor Suizidrisiko zu Beginn der Therapie

SSRI: Insgesamt günstigeres Nebenwirkungsprofil als bei trizyklischen Antidepressiva: Übelkeit, Durchfall, Appetitlosigkeit, Gewichtsabnahme, Unruhe, Schlafstörungen, Kopfschmerzen, Schwitzen, Mundtrockenheit, sexuelle Störungen wie Libidoverlust und Erektionsstörungen (dosisabhängig und stärker bei älteren Patienten und Komedikation), Manieauslösung, Tremor; zu Behandlungsbeginn Jitterness-Syndrom bei Patienten mit Panikstörung (deshalb langsame Steigerung) – nicht bei gleichzeitiger Behandlung mit MAOH oder L-Tryptophan, schwerer Nierenfunktionsstörung oder allergischen Reaktionen wegen möglicher lebensbedrohlicher Reaktionen. Antriebssteigerung ist bei depressiven Patienten therapeutisch oft erwünscht, kann aber bei Suizidgefährdeten gefährlich werden

SSNRI: Übelkeit, Schwäche, Kopfschmerzen, Schüttelfrost, Blutdruckanstieg, Gefäßverengung, Herzklopfen, Appetitzu- oder -abnahme, Gewichtszu- oder -abnahme, Unruhe, Angst, vermehrtes Träumen, Schwindel, Schlafstörungen, sexuelle Dysfunktion, Parästhesien, Tremor, Sedierung, Mundtrockenheit, Sehstörung, Schwitzen, Exantheme, Polyurie (vermehrte Harnausscheidung), Risiko für Manieauslösung. Niemals abrupt absetzen, sondern über 2 bis 6 Wochen ausschleichen (sonst Schwindel, Kopfschmerzen, Tinnitus, Verwirrtheit etc.)

SNRI: Kältegefühl, Mundtrockenheit, Obstipation, Schlafstörungen, Schwitzen, Tachykardie, Miktionsbeschwerden, Impotenz, Schwindel

RIMA: Unruhe, Schlafstörungen, Mundtrockenheit, Schwindel, Kopfschmerzen, Sedierung, Übelkeit, Hautveränderungen, gelegentlich Antriebssteigerung (gefährlich für Suizidpatienten) und Manieauslösung

MAOH: Zahlreiche und schwere unerwünschte Wirkungen – vor allem wenn keine Diät (Weglassen von Käse, Alkohol, Schokolade, einigen Wurstsorten und vieles mehr) eingehalten wird – wie Schwindel, Kopfschmerzen, Unruhe, Angstzustände, Zittern, Schwitzen, Schlafstörungen, orthostatische Dysregulation, hypertensive Krisen (Erregung, Blutdruckanstieg, intrazerebrale Blutung), Manieauslösung – nicht bei Herzerkrankungen, hohem Blutdruck, Leber- und Nierenschäden

Lithiumsalz: Gewichtszunahme, Dämpfung von Gefühlen und Stimmungen, Fingerzittern, Schilddrüsenvergrößerung, gastrointestinale Beschwerden – nicht einnehmen bei fiebrigen Erkrankungen, extremem Schwitzen und Durchfällen wegen Lithiumvergiftung

Benzodiazepine: Sedierung (Müdigkeit, Benommenheit, Verwirrtheit), Konzentrations- und Gedächtnisstörungen, paradoxe Erregung mit Halluzinationen, Alpträumen, Euphorie oder Wutanfällen, Nystagmus, Kopfschmerzen, Schwindel, Muskelschwäche, Sprachstörungen, sexuelle Dysfunktionen, Sehstörungen – nicht für Patienten mit Schlaf-Apnoe; nur gradueller Entzug, vor allem wegen starker Entzugssymptome

Anxiolytikum: Geringe Sedierung wegen Kopfschmerzen, Schwindel, Benommenheit, Nervosität, Taubheitsgefühlen, gastrointestinalen Reaktionen, Manieauslösung – *keine* Entzugssymptome

Neuroleptika: Sedierung, Schlafstörungen, Aufmerksamkeitsstörungen, extrapyramidale Wirkungen wie bei Parkinson (kleinschrittiger Gang, Maskengesicht, Tremor, Bewegungshemmung, Rigor), motorische Unruhe, Muskelspasmen, Mundtrockenheit, Obstipation, Miktionsstörungen, Hypotonie, Appetitveränderungen, Gewichtszunahme, Libidoverlust, Spätdyskinesien

Betablocker: Oft nur bis zur Blutdrucknormalisierung, aber bereits bei niedrigen Dosierungen orthostatische Reaktion (deshalb mit kleinster Dosis beginnen), Bradykardie (verlangsamte Herzschlagfolge), Müdigkeit, Antriebsarmut, bei einigen Patienten depressive Verstimmungen; morgens einzunehmen wegen zirkadianen Blutdruckverhaltens (Höchstwerte am Morgen, Tiefstwerte im Schlaf); wahrscheinlich Verstärkung der Wirkung von SSRIs bei Panikpatienten – nicht bei Asthma bronchiale wegen bronchospastischen Nebenwirkungen

Antihistaminika: Tachykardie, Arrhythmie, Hypotonie, Dekompensation einer bestehenden Herzinsuffizienz, Schwindel, Kopfschmerzen, Depressionen, paradoxe Erregung, Tinnitus, Sehstörungen, Störung der Körpertemperaturregelung. – Kontraindikation: Akuter Asthmaanfall, Einnahme von MAO-Hemmern

Antikonvulsiva: Sedierung, Müdigkeit, Konzentrationsstörungen, Schwindel, Doppeltsehen, Reizbarkeit, Kopfschmerzen, Tremor, gastrointestinale Beschwerden, rauschähnliche Zustände, Veränderung des Blutbilds und der Leberfunktionen.

Um Nebenwirkungen der antidepressiven Medikamente, aber auch von Lithium und Antiepileptika, frühzeitig zu erkennen und entsprechend behandeln zu können, sollte der Psychiater oder Hausarzt regelmäßig das Blutbild, speziell die Leberwerte des Patienten, überprüfen und EKG-Untersuchungen durchführen.

Für die Behandlung von leichter bis mittelschwerer Depression hat sich unter den rezeptfreien Mitteln das *Johanniskraut (Hypericum perforatum*, z. B. Esbericum forte, Hyperforat, Jarsin, Remotiv etc.) als wirkungsvoll erwiesen. Die Dosierungshöhe wird zwischen 900 und 1800 mg/Tag angegeben. Allerdings ist aufgrund möglicher gefährlicher Wechselwirkungen, etwa mit gleichzeitig eingenommenen Antidepressiva, anderen Psychopharmaka oder Schmerzmitteln, Vorsicht geboten.

Vor der Einnahme von *Kava-Kava-haltigen Medikamenten* wird seit 2002 ernsthaft gewarnt wegen des hohen Risikos von schweren Hepatiden (Kern et al., 2003).

Anhang 2: Interozeptive Konfrontation mit Konzentrationslenkung auf körperliche Symptome der Angst

Zur realistischen Einschätzung von Paniksymptomen trägt die gründliche Kenntnis des individuellen Störungsmodells bei und eine genaue Beobachtung der Angstsymptome in der gefürchteten Situation. Patienten mit panischen und phobischen Ängsten können sich mit der bewussten und akribisch durchgeführten Wahrnehmung ihrer eigenen Paniksymptome während der Angstanstiegsphase behelfen. Durch eine nüchterne Benennung und wirklichkeitsnahe, sachliche Bewertung der Angstsymptome schwächen sie die damit verknüpfte Angst.

Dieses Vorgehen ist eine Kombination aus Konfrontation und den kognitiven Methoden Psychoedukation, Wahrnehmungs- und Konzentrationslenkung. Durch sorgfältige Beobachtung der körperlichen Symptome wird die Konzentration externalisiert und direkt auf die körperlichen Erscheinungen der Panik, *nicht* auf die Angstgedanken und das kognitiv-emotionale Bedrohungsszenario gerichtet. Bei konsistenter Durchführung lassen sich auf diese Weise gewohnheitsmäßige Befürchtungen von Kontrollverlust, Ohnmacht, Tod und Irrsinn mit der Zeit abschwächen und einer angemessenen Sicht der dramatisch erlebten Körperempfindungen Platz machen.

Angstpatienten werden darin unterwiesen, bei aufkommender Angst ihre Aufmerksamkeit auf die körperlichen Symptome des beginnenden Angstanfalls zu richten und zu versuchen, die in Kasten 16 aufgelisteten biologischen Hinweise – sie sind zum besseren Verständnis einfach und anschaulich formuliert – zur Erklärung ihrer Symptome heranzuziehen.

Kasten 16: Körpercheckliste für die körperlichen Symptome bei einem Panikanfall (in Anlehnung an Hüther, 1997; Leidig et al., 2003)

- *Herzrasen* („Ich bekomme einen Herzinfarkt"). Um den Körper in Alarmbereitschaft zu versetzen und für Kampf- und Fluchthandlungen vorzubereiten, muss mehr Energie bereitgestellt werden. Infolge der Ausschüttung der beiden Stresshormone Adrenalin und Noradrenalin schlägt das Herz wesentlich schneller, oft doppelt so schnell, damit vermehrt Sauerstoff, Zucker und andere Stoffe über die Blutbahn zu den Skelettmuskeln gelangen. Durch Verengung der großen Blutgefäße wird der Blutdruck gesteigert und durch Umverteilen des Bluts von Organen, die derzeit nicht benötigt werden, das Leistungsniveau der Muskeln erhöht. Diese Umverteilung kann zu Schwindelgefühlen, vorübergehenden Sehstörungen und anderen physiologischen Beschwerden führen.
- *Atembeklemmung und Druck auf der Brust* („Ich krieg keine Luft"). Im Rahmen einer Panikreaktion wird schneller geatmet, um Kohlendioxyd vermehrt abzugeben und mehr Sauerstoff aufzunehmen. Da bei grundloser Angst jedoch die vom Körper bereitgestellten Energien für Höchstleistung nicht verbraucht werden – es sei denn, der Angstpatient läuft weg (oder treibt Sport!) – und die größere aufgenommene Menge Sauerstoff infolgedessen nur in den Bronchien und nicht in den erheblich erweiterten Lungenflügeln bewegt wird, bleibt die Atmung zwar beschleunigt, aber flach. Dadurch entsteht ein Gefühl von Atemnot, das bei manchen Personen Hyperventilation auslöst. Infolge des vergrößerten Fassungsvermögens der Lunge bekommen Angstpatienten oft zu viel Luft in die Lunge und es entsteht ein Druckgefühl im Brustraum.

Machen Panikpatienten bei aufkommender Angst Sport, dann können sie diese von der Alarmreaktion Panik bereitgestellte Energie nutzen, um in einen anderen Atemrhythmus zu kommen und den Stresshormonpegel herabzusenken.

- *Schwindel und Benommenheit* („Ich kippe gleich um"). Einige Organe wie Lunge und Herz werden im ersten Stadium der Alarmreaktion kräftig mobilisiert. Das Steuer übernimmt der Sympathikus, das ist der Teil des autonom gesteuerten Nervensystems, der dem Körper Energien bereit stellt und ihn zu Hochleistung antreibt, ohne dass der Mensch direkt einen nennenswerten Einfluss darauf ausüben könnte (indirekt kann allerdings der Sympathikus mit Sport oder Entspannungsverfahren rascher ruhig gestellt werden). Andere Organfunktionen, z.B. Magen-Darm-Tätigkeit (flaues Gefühl im Magen) oder Speicheldrüsen (Mundtrockenheit), werden während der Alarmbereitschaft nicht benötigt und zur Energieeinsparung deshalb auf Sparflamme gestellt. Dafür ist der Gegenspieler des Sympathikus, der Parasympathikus, mit seiner entspannenden Wirkung verantwortlich. Durch Gefäßverengung (Sympathikus) und Gefäßerweiterung (Parasympathikus) wird die Blutzufuhr in den verschiedenen Körperregionen, auch im Gleichgewichtsorgan, verändert. Das kann zu Schwindel und Beklemmungsgefühlen führen. Wärme- und Kälteschauer, Taubheit und Kribbeln in Händen und Füßen, vorübergehende Sehstörungen, Ohrensausen und Mundtrockenheit können weitere Folgeerscheinungen sein.
- *Blässe, Kältegefühl und kalter Schweiß* („Ich hab Schweissausbrüche", „Meine Hände sind klitschnass") entstehen durch Verengung der Hautgefäße. Sobald Schweiß austritt, kühlt die Haut ab. Die Haut ist zwar nicht wichtig für die Stressreaktion Panik und wird deshalb vom Parasympathikus auf minimale Aktivität geschaltet. Weil der Organismus aber auf Höchstleistung vorbereitet wird, sondern Schweißdrüsen vermehrt Schweiß ab, um den Körper abzukühlen.
- *Muskelverspannung, Zittern, Kribbeln, weiche Knie, Wärmegefühle und Schwitzen* („Ich kann nicht gehen!", „Meine Beine sind wie Wackelpudding", „Mir wird ganz heiß"). Beschwerden dieser Art entstehen aufgrund hoher Energiezufuhr. In den Muskeln steigt der Spannungszustand, weil sie verstärkt mit Energien versorgt werden und somit förmlich unter Strom stehen. Damit die Muskeln hohe Leistungen vollbringen können, müssen sie warm sein. Aus diesem Grund wärmen sich Sportler vor jedem sportlichen Einsatz tüchtig auf. Selbst das Zittern der Muskeln dient der Bereitstellung von Wärme. Manchmal entsteht zusätzlich ein Kribbelgefühl. Damit die Muskeln jedoch nicht zu sehr erwärmen, kühlt der Schweiß sie über den Weg der Kälteentwicklung durch Verdunstung ab. Die Gelenke der Beine sind im Zustand der Alarmbereitschaft weicher und lockerer, damit der Mensch leichter aus den Startlöchern kommt. Manchen Panikpatienten vermitteln weiche Knie ein unerträgliches Gefühl von Unsicherheit im Stand.
- *Unwirklichkeitsgefühle* („Ich stehe neben mir") kommen vermutlich deshalb auf, weil die verängstigte Person ihren Körper während des Panikanfalls als bedrohlich verändert erlebt. Bei panischer und phobischer Angst ist der Organismus nicht nur physiologisch und motorisch aktiviert, sondern auch kognitiv. Um für Höchstleistungen bei Gefahr gewappnet zu sein, steigert die Hirntätigkeit Sinnesfunktionen wie Hören und Sehen ebenso wie Aufmerksamkeit und Reaktionsfähigkeit.
- *Übelkeit und Erbrechen, Stuhl- und Harndrang* („Ich habe ein flaues Gefühl im Magen", „Mir wird speiübel", „Ich mach mir vor Angst in die Hose"). Um die vom Sympathikus gesteuerte Mobilmachung des Körpers zu bremsen, setzt einige Minuten nach Beginn des Alarmstadiums eine Gegenregulation über den Parasympathikus ein (Anpassungsstadium). Damit soll der Körper wieder ins Gleichgewicht gebracht werden. In dieser Phase der Stress- oder Panikreaktion kann es zu einer übersteigerten Aktivierung der Magen- und Darmtätigkeit kommen.

Die Patienten werden dazu angeregt, zu Beginn eines Panikanfalls ihre Aufmerksamkeit bewusst auf die körperlichen Veränderungen zu richten und die Stärke ihrer Angst jeweils auf einer Skala von 1 bis 10 einzuschätzen. Mit den aufgeführten Erläuterungen können sie ihren Befürchtungen sachlich und bestimmt entgegentreten. Zum Vergleich können sie zudem darauf achten, wie bei anderen Formen von emotionaler Erregung – Freude, Hektik, Ärger – ähnliche physiologische Veränderungen entstehen.

Anhang 3: Interaktion von Panik und körperlichen Erkrankungen

Die Beschwerden der folgenden körperlichen Erkrankungen stehen besonders häufig in Wechselwirkung mit panischer und phobischer Angst:

- *Allergie:* Eine Allergie ist eine überschießende Reaktion des Immunsystems, auf die an anderer Stelle ausführlicher eingegangen wurde (Schmidt-Traub, 2005; Ring, 2004). In einer kontrollierten klinischen Studie hatten 70% der 79 untersuchten Panik- und Agoraphobiepatienten im Vergleich zu nur 29% der 66 Kontrollpersonen allergische Reaktionen vom allergischen Sofort-Typ I mit Symptomen, die innerhalb von 10 bis 20 Minuten nach Allergenkontakt auftraten, die Mehrzahl in leichter bis mittelschwerer Ausprägung (Schmidt-Traub et al., 1997). Insbesondere die gefäßerweiternde, anaphylaktoide Reaktion bei Unverträglichkeit von Allergenen, eine mitunter schwere Kreislaufkollapsreaktion, wird von Allergikern, die zusätzlich eine Angstsensibilität entwickelt haben, häufig mit Panikerleben verbunden. In der Folge können Symptome dieser Kreislaufreaktion Panikattacken auslösen.
  Allergene können Medikamente, Drogen oder Inhalationsallergene (Pollen, Schimmelpilzsporen, Tierepithelien) sein. Der Mehrzahl der Allergene kann nicht ausgewichen werden, denn sie sind weder zu sehen noch ist ihre auslösende Wirkung zu spüren. Beim Patienten entsteht der Eindruck, die auf diese Weise vermittelte Panik sei aus heiterem Himmel gekommen. Der allergischen Reaktion kann durch die Einnahme von Antihistaminika oder Antidepressiva, die ebenfalls eine Antihistaminwirkung entfalten, indirekt vorgebeugt werden. Oder sie wird zumindest abgeschwächt.
  Allergiker, die auf Inhalationsallergene stark reagieren, können sich mit einer langjährigen Hyposensibilisierungsbehandlung, auch Immuntherapie genannt, mit relativ guter Aussicht auf Erfolg behandeln lassen. Sie sollte aber nur von einem Arzt mit Zusatztitel „Allergologe" durchgeführt werden. Bei Tierepithelien ist eine Immuntherapie allerdings gefährlicher. Nach erfolgreichem Verlauf der Hyposensibilisierungsbehandlung ist die Assoziation von Unverträglichkeitsreaktion und panischer Angst nicht unbedingt behoben, denn manche Allergiker haben gelernt, schon kognitiv, z.B. beim Anblick einer Biene oder Blume, die auf einer Tapete oder in einem Magazin abgebildet ist und auf die sie gewöhnlich allergisch reagieren, einen Asthmaanfall zu bekommen. In diesen Fällen muss die gelernte psychoimmunologische Verknüpfung kognitiv-verhaltenstherapeutisch aufgelöst werden.
- *Schilddrüsenüberfunktion* (Hyperthyreose): Hyperthyreose bei sogenannter Schilddrüsenautonomie entsteht meist aufgrund von Jodmangelstrumen (Strumen sind Lympfknoten). Die immunogene Variante einer Hyperthyreose hat eine genetische Disposition (Morbus Basedow, Graves disease). In seltenen Fällen kommt es zu Hyperthyreose bei Schilddrüsenentzündung, -karzinom (Herold, 2004) oder Hashimoto, einer Autoimmunerkrankung der Schilddrüse, bei der es durch Autoantikörper zu einer Zerstörung der histologischen Struktur und damit vor allem zu einer Unterfunktion der Schilddrüse kommt, wenngleich einige der Patientinnen, es betrifft meistens Frauen (Roitt et al., 2000), auch Einbrüche von Überfunktion erleben (wir haben schon viele Panik- und Agoraphobiepatientinnen mit Hashimoto gehabt). Symptome sind meist Lympfknotenschwellungen, psychomotorische Unruhe, Schlaflosigkeit, Tachykardien, Herz-Rhythmus-Störungen, Wärmeintoleranz, Durchfälle oder Verstopfung (Herold, 2004). Durch Lernen können diese Beschwerden wiederum mit Angst ver-

bunden und dadurch zu einer O-Variable werden. Zur Differenzialdiagnostik bemerkt Herold (2004), der hyperthyreote Patient habe oft eine gesteigerte Stuhlfrequenz, warme Hände und rede nicht über seine Beschwerden, während der Patient mit „vegetativer Dystonie“ – der alten Bezeichnung für Zustände, die Panik ähneln – zu Verstopfung neigt, häufig kalte Hände hat und seine Beschwerden betont.

Um eine annähernde Größenvorstellung vom Vorkommen der Schilddrüsenüberfunktion bei Angstpatienten zu geben, sei auf die erwähnte Panik-Allergie-Studie (Schmidt-Traub et al., 1997) hingewiesen, in der 18% der 79 untersuchten Panik- und Agoraphobiepatienten unter einer Schilddrüsen*über*funktion litten, die eine Behandlung mit Schilddrüsenhormonen oder Jodpräparaten notwendig machte. Bei den 100 untersuchten Allergikern waren es 12% und bei den 66 Kontrollpersonen nur 6%.

– *Rückenbeschwerden:* Neben Wirbel-, Bandscheiben- und Rückennervenerkrankungen können akute und chronische Verspannungen der Muskulatur im oberen Rücken Druck auf Nerven ausüben, woraufhin Schmerzen – z. B. unterhalb des Herzens mit Ausstrahlung in den linken Arm oder Schwindelgefühle im Cervikal- oder Halswirbelbereich – ausgelöst werden. Auch Rückenbeschwerden sind bei manchen Patienten mit Angsterleben assoziiert. Mitunter rufen schon unspezifische Muskelverspannungen in Angstpatienten Befürchtungen hervor.

Anhang 4: Bauchatmung, Progressive Muskelentspannung und Angewandte Entspannung

Bauchatmung

Atembeschwerden gehen Panikanfällen häufig voraus. Zudem sind bei Angstpatienten oft die Atemmuster gestört. Entweder wird zu

- rasch,
- schnell,
- tief oder
- flach ventiliert und dann oft nur in die Brust und nicht ins Zwerchfell.

Diese Atemfehler begünstigen Hyperventilation (S. 84), bei der zu viel Kohlendioxyd ausgeatmet wird und in der Folge physiologische Beschwerden wie Schwindel, Benommenheit, Taubheitsgefühle, Übelkeit, Kopfdruck, vorübergehende Sehstörungen, Herzrasen, Muskelverspannungen etc. aufkommen können.

Mithilfe der Bauchatmung (vgl. Schmidt-Traub, 2005) lassen sich die 4 Atmungsfehler korrigieren. Da das Zwerchfell muskulös zwischen Bauch und Brust verankert ist, wird es in Schwingung versetzt, sobald der Patient seinen Atem in den Bauch lenkt. Am besten legt er dabei eine Hand auf den Bauch, um das Ausdehnen der Bauchmuskeln zu spüren, während er locker in den Bauch atmet. Die andere Hand kann er auf die Brust legen, um zu überprüfen, ob sich die Brust möglichst wenig beim Atmen bewegt. Wird ruhig und sanft in den Bauch geatmet, dann bewegt sich das Zwerchfell im selben Rhythmus mit, ebenso wie die Lunge und der Rumpf. So simpel die Methode klingt, muss sie doch mehrfach geübt werden.

Mit der Bauchatmung gelingt es Angstpatienten, Einfluss auf den Beginn eines Angstanfalls zu nehmen (vgl. Konzentrationslenkung, S. 73). Indem sie sich auf 10 bis 20 ruhige, gleichmäßige Atemzüge konzentrieren, können sie selbstwirksam ihre physiologischen Symptome abschwächen.

Die Progressive Muskelentspannung nach Jacobson (1938) – Patienteninformation

Panikgefühle gehen mit starken physiologischen Beschwerden und Muskelverkrampfungen einher. Umgekehrt führt eine Lockerung der Muskulatur zum Gefühl der Entspannung. Die progressive (fortschreitende) Muskelentspannung (PME) könnte Ihnen helfen, innere Anspannung und Erregung zu normalisieren. Sie wurde 1908 von dem Arzt Edmund Jacobson aus Teilen des Yoga entwickelt. Er hatte erkannt, dass sich *Muskeln spürbar und wirkungsvoll entspannen, wenn sie zuvor kräftig angespannt werden.*

Sobald Sie konzentriert nacheinander Muskel um Muskel anspannen und wieder entspannen, schalten Sie zudem störende innere und äußere Einflüsse wie sorgenvolle Gedanken oder laute Geräusche aus und verringern damit Ihre innere Anspannung. Nach einigem Üben werden Sie mit der PME wohlig müde und entspannt. Manche schlafen sogar ein.

Im Prinzip lernt sich PME ganz leicht, vorausgesetzt, Sie nehmen sich regelmäßig Zeit zum Üben. Am besten sprechen Sie sich die Anweisungen auf Band und spielen sie einige Male für Ihre Übungen ab, bis Sie die Anleitung im Kopf haben. Oder Sie lesen sie mehrfach durch, während Sie gleichzeitig die entsprechenden Muskelpartien anspannen und entspannen, um sich den Ablauf der PME einzuprägen.

Versuchen Sie, Ihr *eigenes Tempo* und Ihren *eigenen Rhythmus* zu finden. Achten Sie darauf, wie fest Sie die Muskeln anspannen wollen, so wie es Ihnen angenehm ist, wie lange Sie die Spannung halten und danach die Muskeln entspannt lassen möchten. Die meisten spannen und entspannen zwischen 5 und 10 Sekunden. Nehmen Sie sich jeweils eine halbe Stunde Zeit und üben Sie täglich. Manche beherrschen PME schon nach 10 Wiederholungen, andere brauchen länger. Mit der Übung wird die Zeit immer kürzer, die Sie brauchen, um sich zu entspannen.

Allmählich können Sie PME für ganz verschiedene Zwecke einsetzen: Zum Einschlafen, zur Regeneration in Ihrer Mittagspause, gegen Ärger und Frust, zur Vorbereitung auf eine Prüfung oder beim Aufkommen von Angst. Wechseln Sie öfter die Körperhaltung: Üben Sie mal im Sitzen, Liegen oder Stehen, umso flexibler können Sie PME dann in unterschiedlichen Situationen einsetzen. Falls störende Alltagsgedanken aufkommen, schieben Sie sie beiseite und konzentrieren Sie sich weiter auf die Anweisungen zur PME.

Zum Üben der PME machen Sie es sich gemütlich, schließen die Augen, spüren die Füße fest auf dem Boden und den Rücken in der Lehne oder auf der Liege. Atmen Sie ruhig, ohne Anstrengung, und beginnen:

Anleitung zur Progressiven Muskelentspannung für die Anwendung in Selbsthilfe:

- Entspanne dich, so gut du kannst ... Nun, während du entspannt bist, balle deine rechte Hand zur Faust, halte sie fest und achte auf die auftretende Spannung. Fühle die Spannung in der rechten Faust und im Unterarm bis zum Ellbogen ...

Und wieder locker lassen. Beachte die Entspannung in Hand und Fingern, der Daumen ist locker, Zeigefinger und alle anderen Finger sind völlig entspannt ...

- Wiederhole noch einmal die rechte Hand ...
- Nun mache dasselbe mit deiner linken Hand: Balle die linke Hand zur Faust, fester, während der übrige Körper entspannt bleibt ...

Und nun entspanne die Hand ... spüre den Unterschied in der Hand und in den einzelnen Fingern ...

- Wiederhole nochmals die linke Hand ...
- Jetzt balle beide Hände zu Fäusten, fester und achte auf die Spannung in den Unterarmen ...

Nun entspanne die Hände wieder, achte auf das Gefühl der Entspannung in Händen und Fingern ...

- Jetzt spanne die Muskeln in beiden Armen an; Oberarme, Unterarme und Hände werden fest angespannt, der übrige Körper ist locker; die Atmung geht ruhig und gleichmäßig ...

Und nun bring die Arme in eine ganz bequeme Lage, lass sie locker werden, die Hände sind gelöst, die einzelnen Finger entspannt – Daumen, Zeigefinger, Mittelfinger, Ringfinger und die kleinen Finger; Arme und Hände werden schwerer und schwerer ...

- Konzentriere dich auf dein Gesicht: Zieh die Augenbrauen fest nach oben, sodass Querfalten auf deiner Stirn entstehen, und halte die Spannung …

Lass nun wieder locker und achte auf die glatte Stirn … und auf die entspannte Kopfhaut …

- Jetzt zieh die Augenbrauen fest zusammen, sodass Längsfalten auf der Stirn entstehen, achte auf die Spannung …

Entspanne die Stirn und beachte die Auflösung der Falten, die Stirn ist glatt und gelöst …

- Schließe deine Augen fest und achte auf die Spannung in den Augen …

Und wieder entspannen; halte die Augen leicht geschlossen, die Lider werden schwer und die Stirn ist locker und frei … achte auf das angenehme Gefühl der Entspannung …

- Nun beiß die Zähne fest aufeinander und achte auf die Spannung in den Kiefern …

Jetzt entspanne die Kiefer … deine Lippen öffnen sich einen Spalt weit …

- Drücke die Zunge ganz fest gegen den Gaumen und halte die Spannung …

Jetzt bring sie wieder in eine bequeme Lage … Achte darauf, wie sich die Entspannung über dein Gesicht ausbreitet … Stirn … Augenlider … Nasenflügel … die Entspannung wird immer tiefer …

- Nun achte auf deine Nackenmuskeln und Schultern. Drücke den Kopf nach vorn, lass dein Kinn zur Brust sinken und versuche gleichzeitig, dies zu verhindern … halte diese Spannung …

Jetzt richte den Kopf wieder auf und lass alles locker …

- Beuge den Kopf nach rechts und achte auf die Spannung … und nun nach links … und bring ihn wieder in eine aufrechte Haltung …
- Hebe die Schultern fest nach oben und halte sie angespannt … rolle sie nun nach vorne, dann nach hinten und wieder nach oben einige Male und genieße diese intensive Bewegung … rolle die Schultern jetzt in die andere Richtung … achte dabei auf die Spannung in den Schultern und im oberen Rücken …

Bring die Schultern in eine normale Lage und lass die Entspannung sich in deinen Schultern und im Rücken ausbreiten … der Rücken ist entspannt, der Nacken … Hals … Kiefer … das Gesicht … ein angenehmes Gefühl der Entspannung breitet sich weiter und weiter aus …

- Atme locker ein und aus … achte darauf, wie sich die Entspannung beim Ausatmen vertieft … Nun atme tief ein, fülle deine Lungen, halte den Atem an und achte auf die Spannung …

Lass die Luft wieder entweichen … genüsslich … Spüre die Entspannung …

- Wiederhole das nochmals: tief einatmen und Luft festhalten …

Nun atme aus und fühle dich erleichtert … Die Entspannung breitet sich über den Rücken aus … über den ganzen Körper …

- Jetzt konzentriere dich auf die Bauchpartie; zieh die Bauchmuskeln zusammen, der Bauch wird ganz hart, achte auf diese Spannung …

Lass die Bauchmuskeln wieder locker werden und achte auf den Unterschied …

- Nun zieh deinen Bauch ganz fest ein und achte auf die Spannung …

Und entspanne dich; ein allgemeines Wohlbefinden kommt in dir auf, während du Magen und Bauch entspannst …

- Zieh nochmals den Bauch ein und beachte die Spannung … nun drück ihn fest heraus, lass ihn kugelrund werden und achte auf die Anspannung … nun zieh ihn wieder ein …

- Und jetzt löse die Spannung auf im Bauch ... Brustkorb und Magen entspannen sich mehr und mehr ... du entspannst dich tiefer und tiefer ... alle Verkrampfungen im Körper lösen sich ...
- Spanne nun die Muskeln in Gesäß, Oberschenkeln und Unterschenkeln an, indem du die Fersen so fest wie möglich auf den Boden drückst und die Zehenspitzen in Richtung Nase hochziehst ... achte auf die Spannung ...

Jetzt entspanne dich und achte auf den Unterschied zur Anspannung ... die Muskeln werden immer lockerer ... die angenehme Entspannung breitet sich weiter und weiter aus ... achte auf die Ruhe, die in dir aufkommt ...

- Spanne für einen Moment deinen ganzen Körper an, Beine, Gesäß, Brust und Bauch, Schultern, Kiefer, Augen, Stirn, und achte auf die starke Anspannung ...

Und nun lass wieder alles locker werden, entspanne den ganzen Körper ... Füße ... Waden ... Oberschenkel ... Gesäß und Hüften ... die Entspannung strömt immer weiter ... durch Magen und Bauch ... den unteren und oberen Rücken ... Schultern ... Arme ... bis in die Fingerspitzen hinein ... der Hals ist entspannt ... das Gesicht ... die Entspannung wird immer tiefer ... der Körper wird schwerer ... du bist ganz ruhig und völlig entspannt ... und fühlst dich wohl ...

Nun komm langsam aus der Entspannung, mit deinem Tempo, lass dir Zeit, strecke und räkle dich, wenn nötig, öffne die Augen und sage dir, ich bin hellwach und fühle mich erfrischt.

Vielleicht beherrschen Sie PME bereits nach 8 bis 12 vollständigen Durchläufen; eventuell müssen Sie häufiger üben. Allmählich brauchen Sie immer weniger Zeit, um sich zu entspannen, und damit verkürzt sich von ganz alleine die Dauer der PME. Die meisten Menschen lernen, sich innerhalb von 5 Minuten zu entspannen. Wenn Sie Glück haben, können Sie sich später sogar nur mit einem Satz, einem einzigen Wort oder mit dem Gedanken an PME (!) entspannen.

Sobald Sie die PME beherrschen, können Sie die entspannende Wirkung intensivieren, indem Sie sich während der Muskelübungen schöne Bilder mit angenehmer Atmosphäre vorstellen – z. B. wie Sie am Strand sitzen und aufs Meer blicken, den Seetang riechen, Tröpfchen auf der Haut spüren usw. oder wie Sie mit Begeisterung tanzen oder auf einer Wiese liegen und Obstblüten vor blauem Himmel über sich sehen.

Sie können auch ein bestimmtes Signal mit Ihrem Zustand von Entspannung kombinieren, sobald Sie die PME beherrschen: Berühren Sie während der Entspannung immer wieder eine Körperstelle, z. B. Ihr linkes Handgelenk. Sie setzen damit einen „Anker". Nach vielen Wiederholungen der PME kann dieses Signal – das Berühren dieses Handgelenks – Sie bereits entspannen.

Selbst wenn es Ihnen nicht gelingt, die notwendige Ausdauer zum Erlernen von PME aufzubringen, können Sie während der Angstanstiegsphase willentlich gesteuert, konzentriert und kraftvoll einige Muskeln an- und entspannen. Nehmen wir an, Sie sitzen im Stau und bemerken die ersten beunruhigenden physiologischen Beschwerden. Führen Sie nun einzelne PME-Übungen durch – Hände, Bauchmuskeln oder Schultern. Damit haben Sie eine weitere Angstbewältigungsmethode zur Verfügung.

Die Progressive Muskelentspannung erweitert zur Angewandten Entspannung nach Öst (1987)

Die Angewandte Entspannung des Schweden Öst baut auf der PME von Jacobson auf und ist ebenfalls eine Angstbewältigungsmethode. PME wird ganz intensiv eingeübt, bis der Patient sie nicht nur jederzeit, in jeder Lage, sondern auch in Sekundenschnelle bei aufkommender Angst einsetzen kann. Um Angst durch Entspannung erfolgreich ersetzen zu können, muss der Patient lernen, die ersten Anzeichen der Angst so früh wie möglich zu erkennen.

Die Entspannungsanweisungen und verschiedenen Variationen der PME, die dem panischen oder phobischen Patienten zu Beginn der Behandlung erläutert werden, lernt er in Einzel- oder Gruppensitzungen. Zu Hause werden die aufeinander aufbauenden Entspannungselemente mehrfach täglich geduldig geübt und die Intensität der Entspannung, die jeweils erreicht wird, protokolliert. Öst empfiehlt folgende aufeinander aufbauende Übungsschritte zum Erlernen der Angewandten Entspannung:

- *Komplette Version der PME:* Sie wird solange geübt, bis der Patient sie eigenständig durchführen kann
- *Verkürzte PME:* Damit Entspannung rascher eintritt, werden mehrere Muskelpartien zusammen angespannt und wieder entspannt
- *Nur Entspannung:* Innerhalb von 5 bis 7 Minuten werden diese Muskelgruppen von nun an nur noch *ent*spannt, ohne sie vorher anzuspannen. Die Atmung ist leicht und angenehm
- *Entspannung mit Selbstinstruktion:* Zur Entspannung innerhalb von 2 bis 3 Minuten wird eine knappe Instruktion wie „Ruhe" oder „Entspannung" eingesetzt und auf eine lockere Atmung geachtet
- *Entspannung in jeder Körperhaltung:* Die Selbstinstruktion zur Entspannung wird in noch kürzerer Zeit, in 1 bis 2 Minuten, an ganz unterschiedlichen Orten und in wechselnden Körperlagen gegeben, sowohl im Liegen, Sitzen, Stehen als auch in Bewegung, beim Gehen und Rennen
- *Rasche Entspannung:* Der Patient übt bis zu 20-mal am Tag in verschiedenen Alltagssituationen, sich innerhalb von wenigen Sekunden Entspannung zu suggerieren und zu entspannen
- *Angewandte Entspannung:* Nun wird mit dem Patienten in der Therapiesitzung Konfrontation in sensu vorgenommen und der Patient versucht, rasch zu entspannen. Gelingt es ihm, sich bei imaginierter Angst binnen Sekunden tief zu entspannen, kann er damit beginnen, sich in echten Lebenssituationen bei Anspannung und Erregung in der Weise zu entspannen.

Mit dieser Angstbewältigungsmethode können Angstsituationen entweder vollständig gemeistert, zumindest kann die angewandte Entspannung aber mit anderen Vorgehensweisen wie Konfrontation, Konzentrationslenkung und Problemlösetraining verbunden werden.

Anhang 5: Stressreaktionen und Psychoneuroimmunologie

Angststörungen gelten als Variante einer Stressreaktion, die nach anhaltender Belastung auftritt (Rachman, 2000; Schmidt-Traub, 2000). Depressionen werden ebenfalls oft nach akuter oder bei chronischer Belastung ausgelöst. Der Begriff Stress ist insofern mehrdeutig, als er in der Literatur einmal für ein akutes belastendes Ereignis steht, dann für anhaltende Belastungen und schließlich auch noch für Stressreaktionen. Stress kann als intervenierende Variable psychische und körperliche Störungen auslösen oder moderieren. Korrelationsstudien unterstreichen diese Annahme. Eine ursächliche Wirkung konnte bislang aber noch nicht empirisch belegt werden. Nicht zuletzt kann Stress auch als ein Prozess wechselseitiger Beziehung betrachtet werden.

Weiterführende Grundlagenerkenntnisse über Stressreaktionen bietet der relativ neue Forschungszweig Psychoneuroimmunologie (PNI). In ihm werden die verschiedenen Beziehungen zwischen Stress, Immunsystem, Befindlichkeit und ihre gesundheitlichen Auswirkungen untersucht (Überblick in Ader et al., 2001; Kiecolt-Glaser et al., 2002).

Psychoneuroimmunologische Mechanismen verbinden Körper und Psyche miteinander. So beeinflussen psychologische Faktoren und die Dauer einer chronischen Belastung immunologische Funktionen. Umgekehrt kann mit therapeutischen Interventionen Einfluss genommen werden auf Immunfunktionen und körperliche Erkrankungen. Aus dem Bereich PNI wurden viele Studien veröffentlicht über

- den Zusammenhang zwischen psychosozialen Faktoren wie optimistische Einstellung oder soziale Unterstützung und Stressreaktionen
- biologische und zelluläre Mechanismen, über die Stressoren das Immunsystem und infektiöse Reaktionen beeinflussen
- neue Theorien, nach denen
  - das Immunsystem einen Informationsfluss in beide Richtungen („bi-direktionales“ Modell) gewährleistet – zum Hirn und vom Gehirn in die Körperperipherie (mithilfe von Messengersubstanzen wie Zytokinen),
  - das Immunsystem eine Art „6. Sinn“ darstellt, der dem Gehirn wichtige Informationen liefert über den aktuellen Gesundheitsstand,
  - kognitive Faktoren als Lernprozesse eine wesentliche Rolle beim Stressgeschehen spielen.

In Erweiterung der bekannten allgemeinen Stresstheorie des aus Österreich stammenden Kanadiers Hans Selye (1950, 1975), nach der es bei jedem Stressor im Menschen zu ganz ähnlichen hormonellen und immunologischen Veränderungen kommt, machen Ader et al. (2001) darauf aufmerksam, dass nicht alle Personen Kampf- oder Fluchtverhalten zeigen. Vielmehr ziehen sich manche unter Stress zurück, um Energien zu sparen. Menschen reagieren auf dieselben belastenden Ereignisse in physiologisch unterschiedlicher Weise – je nach kognitiver Einschätzung der Belastung und wie diese von ihnen bewertet wird. Beispiel Verlust einer geliebten Person: Je nachdem wie der Hinterbliebene seinen Verlust einschätzt, ob er es als trauriges aber erwartetes Ereignis oder als massive Verletzung und Bedrohung betrachtet, wird er sich entweder zurückziehen oder in Erregung geraten. Dabei antwortet sein Körper nicht auf das, was in seiner Umgebung geschieht, sondern auf das, was sich kognitiv bei ihm abspielt.

Nun gibt es bekanntlich verschiedene Möglichkeiten der kognitiven Einschätzung: Der eine tendiert eher zu negativen Bewertungen, der andere mehr zu optimistischen. Bei

HIV-positiven, aber noch nicht AIDS-erkrankten Männern fanden Reed et al. (1999) entsprechende Unterschiede beim Ausbruch von AIDS und im weiteren Krankheitsverlauf: Bei Patienten mit einem eher optimistischen Ausblick auf ihre gesundheitliche Entwicklung und bei solchen, die nicht den Verlust eines Freundes im vergangenen Jahr zu beklagen hatten, bildeten sich weniger schnell AIDS-Symptome heraus im Vergleich zu HIV-positiven Männern, die eine negative, wenn auch realistische Vorstellung von ihrem Krankheitsverlauf hatten oder in jüngster Zeit einen Verlust erlitten hatten. Mithilfe der Abnahme von CD4 T-Zellen bei fortschreitender AIDS-Erkrankung weisen die Autoren eine Verbindung zwischen negativer Selbsteinschätzung, Selbstvorwürfen und schlechtem Krankheitsverlauf nach (Taylor et al., 2000).

Weil emotionale Zustände – wie Angst – und kognitive Prozesse – wie Einstellung zur eigenen Krankheit – zwischen psychologischen Funktionen (Zentralnervensystem) und immunologischen Funktionen (Immunsystem) vermitteln, ist es therapeutisch von außerordentlicher Bedeutung, mit dem Patienten an der Akzeptanz seiner Krankheit zu arbeiten. Nur der gilt als psychisch ausgeglichen und stabil, der seine jeweilige gesundheitliche Verfassung akzeptieren kann. Wer vom Grundsatz her optimistisch eingestellt ist, dürfte demnach gesünder bleiben.

Persönliche Lebenseinstellungen stehen auch bei gesunden, älteren Menschen in Wechselwirkung mit ihrer Immunstärke: Senioren, die einen gewissen Sinn in ihrem Leben und sogar in belastenden Ereignissen entdecken können, zeigen in der Regel stärkere Immunreaktionen (Lutgendorf et al., 1999).

Einer Längsschnittstudie zufolge erlaubt die Qualität der ehelichen Lebensgemeinschaft Vorhersagen zur gesundheitlichen Entwicklung der Partner (Kiecolt-Glaser et al., 2002). Zu Beginn der Studie ist das Stresshormon Noradrenalin in Blutproben von verheirateten Partnern gemessen worden. 10 Jahre später wurde die Untersuchung an derselben Population wiederholt und mit dem Partnerstatus in Verbindung gebracht: Bei Paaren, die mittlerweile geschieden waren, ließ sich ein 34% höherer Stresshormonspiegel nachweisen im Vergleich zu den noch immer verheirateten Paaren. Bereits zu Beginn der Studie waren vermehrt ausgeschüttete Stresshormone bei den späteren Scheidungskandidaten aufgefallen, woraus sich schlussfolgern lässt, dass sie schon früh in ihrer Ehe ein chronisches Stressmuster entwickelt hatten. Die Ergebnisse zeigen, wie eng persönliche Beziehungen mit dem Gesundheitsverlauf verzahnt sind.

Frauen setzen laut jüngsten PNI-Studien bei Stress häufig einen *femininen Reaktionsstil* ein, der sich von der überlieferten Kampf- oder Fluchtreaktion unterscheidet: Taylor (2002) nennt diese weibliche Stress-Reaktion „tend and befriend" (frei übersetzt: „versorgen und freundliches Verhalten zeigen"). Viele der untersuchten Frauen hatten unter Stress vermehrt Versorgungsprozesse an den Tag gelegt, wahrscheinlich um sich und ihre Kinder besser zu schützen. Taylor ist davon überzeugt, dass diese instinktiv anmutenden Verhaltensmuster, die mit einem mütterlichem Verhaltensstil einhergehen, hormonell untermauert sind: Speziell das Hypophysenhormon Oxytoxin begünstige dabei das fürsorgliche und freundliche Verhalten. Die beruhigende Wirkung von Oxytoxin wird von Östrogenen intensiviert, während umgekehrt Androgene sich als Antagonisten erweisen. Derzeit untersuchen Taylor et al. den Zusammenhang zwischen Oxytoxin und Östrogenen bei Frauen im Klimakterium. Die Versuchspersonen wurden je nachdem, ob sie sich einer Hormonbehandlung unterziehen oder nicht, in zwei Untersuchungsgruppen eingeteilt. Die ersten Ergebnisse weisen daraufhin, dass hormonbehandelte Frauen angemessener mit Stress umgehen, weil Östrogene die Wirkung von Oxytoxin verstärkt.

Ergebnisse wie diese dürften für Psychotherapeuten und Psychiater ein Ansporn sein, vermehrt auf ganz unterschiedliche therapeutische Verfahren zurück zu greifen, um die Stressbelastung ihrer ängstlichen und depressiven Patienten zu senken – insbesondere auf körperbezogene Vorgehensweisen wie Sport, Entspannung, Meditation, Biofeedback, aber auch auf Antidepressiva zur Steigerung der Serotonin-Aktivität.

Stichwortverzeichnis

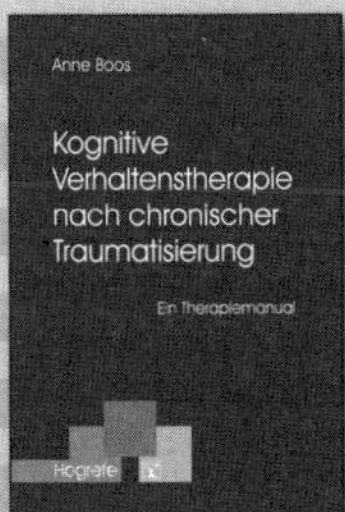

Anne Boos

Kognitive Verhaltenstherapie nach chronischer Traumatisierung

Ein Therapiemanual

(Reihe: »Therapeutische Praxis«)
2005, 202 Seiten, Großformat,
€ 36,95 / sFr. 63,50
ISBN 3-8017-1791-7

Der Band beschreibt praxisnah das kognitiv-verhaltenstherapeutische Vorgehen bei der Posttraumatischen Belastungsstörung (PTB) nach chronischer Traumatisierung unter Berücksichtigung komorbider Störungen und Symptome. Detailliert wird die konkrete therapeutische Arbeit mit Methoden der kognitiven und imaginativen Disputation dargestellt.

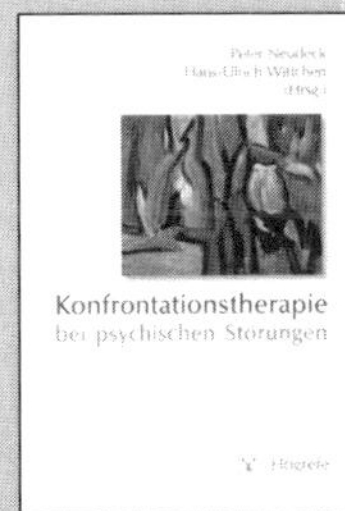

Peter Neudeck
Hans-Ulrich Wittchen (Hrsg.)

Konfrontationstherapie bei psychischen Störungen

Theorie und Praxis

2005, 381 Seiten,
€ 29,95 / sFr. 52,50
ISBN 3-8017-1735-6

In diesem Buch werden aktuelle Möglichkeiten der Durchführung von Reizkonfrontationsmethoden bei verschiedenen psychischen Störungen dargestellt. Der Schwerpunkt liegt dabei auf einer praxisnahen Vermittlung des therapeutischen Vorgehens bei Phobien, Zwängen, Abhängigkeitserkrankungen, Essstörungen und der Posttraumatischen Belastungsstörung.

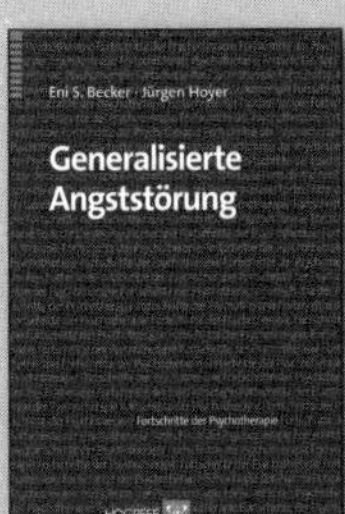

Eni S. Becker / Jürgen Hoyer

Generalisierte Angststörung

(Reihe: »Fortschritte der Psychotherapie«, Band 25)
2005, VII/97 Seiten,
€ 19,95 / sFr. 34,90
(Im Reihenabonnement
€ 15,95 / sFr. 28,50)
ISBN 3-8017-1426-8

Der Band liefert eine praxisnahe Darstellung des diagnostischen Vorgehens bei der Generalisierten Angststörung und zeigt aktuelle kognitiv-verhaltenstherapeutische Ansätze auf, die spezifisch für dieses Störungsbild entwickelt wurden: Sorgenexposition, kognitive Therapie nach Wells und Angewandte Entspannung.

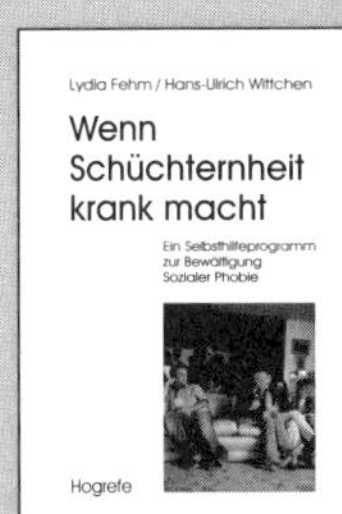

Lydia Fehm
Hans-Ulrich Wittchen

Wenn Schüchternheit krank macht

Ein Selbsthilfeprogramm zur Bewältigung Sozialer Phobie

2004, 133 Seiten,
€ 12,95 / sFr. 22,80
ISBN 3-8017-1754-2

Anhaltende und starke Angst, sich in sozialen Situationen zu blamieren sowie die Vermeidung solcher Situationen sind Hauptkennzeichen der Sozialen Phobie. Der Ratgeber richtet sich an Menschen, die unter sozialen Ängsten leiden und lernen möchten, ihre Ängste Schritt für Schritt abzubauen. Darüber hinaus enthält der Ratgeber zahlreiche Hinweise für Angehörige.

Besuchen Sie uns im Internet:
www.hogrefe.de

HOGREFE

Hogrefe Verlag GmbH & Co. KG
Rohnsweg 25 · 37085 Göttingen · Tel: (0551) 49609-0 · Fax: -88
E-Mail: verlag@hogrefe.de · Internet: www.hogrefe.de